临床护理技术规范:妇儿护理

主编　冯素文　陈朔晖　王华芬

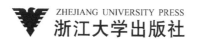
ZHEJIANG UNIVERSITY PRESS
浙江大学出版社

图书在版编目(CIP)数据

临床护理技术规范. 妇儿护理 / 冯素文,陈朔晖,
王华芬主编. —杭州：浙江大学出版社,2022.4
ISBN 978-7-308-22133-7

Ⅰ.①临… Ⅱ.①冯… ②陈… ③王… Ⅲ.①妇产科
病－护理－技术操作规程②小儿疾病－护理－技术操作规
程 Ⅳ.①R47-65

中国版本图书馆 CIP 数据核字(2021)第 263071 号

临床护理技术规范:妇儿护理

冯素文　陈朔晖　王华芬　**主编**

策划编辑	张　鸽(zgzup@zju. edu. cn)
责任编辑	冯其华(zupfqh@zju. edu. cn)
责任校对	沈国明
封面设计	续设计－黄晓意
出版发行	浙江大学出版社
	(杭州市天目山路 148 号　邮政编码 310007)
	(网址:http://www. zjupress. com)
排　　版	浙江时代出版服务有限公司
印　　刷	杭州高腾印务有限公司
开　　本	889mm×1194mm　1/16
印　　张	34.75
字　　数	860 千
版 印 次	2022 年 4 月第 1 版　2022 年 4 月第 1 次印刷
书　　号	ISBN 978-7-308-22133-7
定　　价	158.00 元

《临床护理技术规范:妇儿护理》

编委会

主　编：冯素文　陈朔晖　王华芬

副主编：诸纪华　徐红贞　李雅岑　马冬梅

编　委（按姓名拼音排序）：

蔡建萍	陈朔晖	陈晓春	陈晓飞	陈秀萍
费　玲	冯静怡	冯素文	高建娣	胡　艳
黄国兰	黄丽华	金陈娣	金国萍	金　颖
李东燕	李君琴	李婷霞	李幸霞	李雅岑
林莉莉	凌　云	楼晓芳	罗飞翔	吕丹尼
吕宏英	马春梅	马冬梅	单晓敏	邵菡清
盛美君	唐晓敏	童宝琴	王　芳	王　虹
王华芬	王燕青	魏林琳	吴天霞	项珍珍
肖云霞	谢王芳	邢兰凤	徐红贞	徐建仙
徐兰波	徐凌燕	许丽琴	鄢雨英	杨　苏
应　燕	俞　君	虞露艳	张超琅	张小媛
章　昉	章　毅	郑智慧	周红琴	周莲娟
朱海虹	朱红梅	朱建美	朱琳洁	诸纪华

前　言

矩不正,不可为方;规不正,不可为圆。为了适应现代妇产科学、儿科学的发展,我们迫切需要一本具备科学性、先进性、适用性等特点的专科护理常规专业书,用以规范护理流程,保障护理安全,更新护理理念,提升护理水平,启迪护理教学。

《临床护理技术规范:妇儿护理》是浙江省护理中心最新编撰的"护理管理与临床护理技术规范系列"之一。本书在编写过程中改变了传统专业书籍的撰写架构,融入了临床医学、人体解剖学、基础护理学等相关专科知识,更加注重临床应用价值;同时,在总结既往护理常规、国内外循证医学证据的基础上,与时俱进,增加了最前沿的妇产科、儿科护理新理论、新技能,力求兼具科学性、先进性、实用性。本书突出"以妇儿及其家庭为中心,以问题为引导,以整体护理程序为框架"的模式,阐述了妇儿护理的临床特点、治疗要点、护理评估、护理问题、护理措施及出院指导等,将妇儿护理的延续性、整体性、系统性特点贯穿于全书。期望本书能为各级医疗机构妇产科、儿科护理人员及管理人员的工作提供帮助和支撑。

在本书编写过程中,全体编者查阅了大量相关指南、文献资料,付出了宝贵的时间和精力,在此表示由衷的感谢和深深的敬意!

由于护理实践存在区域局限性,并且护理学专业发展迅速,知识不断更新,所以本书在编写中难免存在不妥和疏漏之处,敬请各位专家、同仁和广大读者提出宝贵建议、意见,以便再版时进一步修订和完善。

浙江省护理中心

目　录

上篇　妇产科护理常规

上 篇

妇产科护理常规

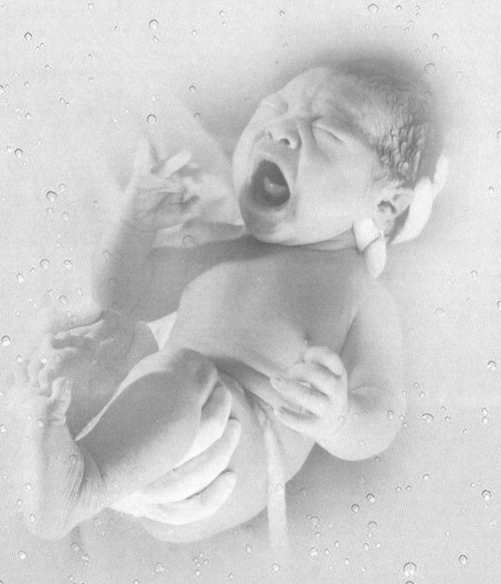

产科护理常规

第一节　产科一般护理常规

一、产前护理常规

(一)入院接待

1. 病区接到入院通知后,做好新孕妇入院准备。

2. 热情接待孕妇,确认孕妇身份,嘱孕妇正确佩戴住院腕带;阅读门诊病历,了解孕产史及本次妊娠经过;安排床位,听诊胎心,通知经管医师。对于危重孕妇,交接后积极给予抢救处理。

3. 进行入院护理评估,内容包括孕妇心理、生理及社会状况的评估,测量生命体征、体重等,并按要求书写入院护理记录。对于经产妇、有急产史及药物过敏史等特殊情况者,须做好交接工作。

4. 嘱孕妇更换清洁衣裤。向孕妇介绍入院环境,告知住院须知,并进行安全教育。

5. 做好健康教育、心理护理及母乳喂养相关知识的介绍。

(二)病情观察

1. 按产科分级护理要求进行护理。

2. 评估孕妇生命体征以及进食、睡眠、活动和排泄等一般状况,按病历书写规范测体温、脉搏、呼吸、血压。

3. 监测胎心,一般情况下每日监测胎心4次,遇特殊情况遵医嘱监测胎心。如发现异常,嘱孕妇取左侧卧位,给予吸氧,并报告医师,同时动态监测胎心变化。

4. 评估胎动情况并记录,发现异常及时听诊胎心并报告医师。

5. 在孕妇入院时测量体重一次,以后每周测量一次,如不能测量体重,则用"卧床"表示。

6. 评估孕妇宫缩、破膜及阴道流血等情况,临产后参照产时护理常规进行处理,破膜后参照胎膜早破护理常规进行处理。如有异常,应及时处理、汇报,并做好记录。

7. 产前出血者须卧床,尽量避免对其行阴道检查,除注意宫缩及胎心变化外,还须严密观察一般情况(如面色、血压、脉搏等)及阴道出血情况。当阴道出血多时,立即通知医师,必要时做好术前准备。

8. 对于合并有传染病的孕妇,应立即予以相应隔离。

(三)健康教育

1. 做好产科相关知识教育,发放相关的书面资料。嘱孕妇取左侧卧位,指导其自数胎动的方法,如出现宫缩,阴道流血、流液,以及胎动异常或其他异常等情况,应及时通知医护人员。

2. 做好孕妇饮食、卫生、活动、休息等方面的指导。在病情允许的情况下,鼓励孕妇多活动。指导孕妇摄入高蛋白、富含维生素、易消化的食物,少食多餐。

(四)心理护理

评估孕妇的认知程度、心理状况及社会支持系统,有无不良的心理反应;向孕妇介绍分娩相关知识,消除其紧张情绪。

(五)母乳喂养

评估孕妇及其家属对母乳喂养的认知情况,给予针对性的指导(母乳喂养的好处、早吸吮、勤吸吮、按需哺乳、正确的喂哺技巧、促进母乳分泌的措施等)。

二、产时护理常规

(一)入室接待

1. 待产室接到入院或病区转入通知后,做好孕妇入室收治准备。

2. 热情接待孕妇,确认孕妇身份,嘱孕妇正确佩戴住院腕带。安排床位,立即听诊胎心。阅读门诊病历,了解孕产史及本次妊娠经过,通知经管医师。对于危重孕妇,应在交接后立即予以紧急处理。

3. 嘱孕妇更换清洁衣裤。对孕妇进行入室胎心监护,评估宫缩情况,必要时行阴道检查。了解产程进展,并做好记录。

4. 进行入院护理评估,内容包括孕妇心理、生理及社会状况的评估,测量生命体征、体重等,并按要求书写入院护理记录。对于经产妇、有急产史及药物过敏史等特殊情况者,须做好交接工作。

5. 向孕妇介绍住院须知和环境,做好健康教育、心理护理,以及促进自然分娩、母乳喂养等相关知识的介绍,并进行入室安全教育。

6. 遵医嘱合理安排饮食,关心孕妇进食情况,尤其是治疗饮食的落实,并做好饮食管理。

7. 核对并执行医嘱。

8. 关注孕妇疼痛主诉,并采取相应的镇痛措施。

(二)产程观察和护理

1. 第一产程护理

从临产开始直至宫口完全扩张,即宫口开全的过程称为第一产程,又称宫颈扩张期。第一产程初产妇需 11～12h,经产妇需 6～8h。

(1)监测宫缩　通过腹部触诊或胎心电子监护评估宫缩持续时间、间歇时间、强度及规律性。注意观察子宫形状、有无压痛,发现异常及时报告医师;观察产妇的面部表情、呻吟、屏气用力等。一般需要连续观察至少 3 次宫缩。根据产程进展情况确定相应的处理方法。

(2)监测胎心　正常胎心率为 110～160 次/min。潜伏期每小时听诊胎心一次,活跃期每 30min 听诊胎心一次。宫缩结束后听诊胎心并计数 1min。如发现胎心异常,应增加监测次数,必要时给予持续胎心电子监护。了解胎儿宫内储备能力,及时给予吸氧,取左侧卧位或变换体位,并客观记录,同时报告医师,遵医嘱处理。

(3)监测产程进展　注意观察会阴膨隆、阴道血性分泌物或流液的量及性状。进行阴道检查,判断宫颈软硬度、宫口扩张程度、胎方位及胎先露下降、是否破膜、是否存在脐带先露或脱垂等情况。建议潜伏期每 4h、活跃期每 2h 行阴道检查一次,对于经产妇或宫缩较频者,间隔时间应缩短,同时根据宫缩情况和产妇临床表现适当增减阴道检查的次数。

(4)观察羊水及破膜　一旦破膜,立即听诊胎心,并注意羊水性状及宫缩情况;行阴道检查,了解产程进展及有无脐带脱垂,并记录胎心率、破膜时间、羊水性状、宫缩情况。注意保持会阴清洁,对于破膜超过 12h 未分娩者,遵医嘱给予抗生素预防感染。

(5)监测生命体征　临产后每 4h 测量产妇生命体征一次,对于特殊者,遵医嘱测量。对于有高血压者,注意自觉症状。对于体温升高者,及时报告医师予以必要处理。

(6)休息与活动　营造一个温馨的环境,有助于产妇休息与睡眠。对于宫缩不强且未破膜,或已破膜但胎头已固定者,鼓励其下床活动。产妇采取站、蹲、走等多种方式,有利于产程的进展。若胎头位置不正,则指导产妇改变体位来调整胎头位置。

(7)补充液体和热量　鼓励和帮助产妇进食高热量、易消化的食物,少食多餐,并注意摄入足够的水分,指导饮用运动型饮料,必要时给予静脉补液支持,以维持产妇的体力。

(8)排尿和排便　督促产妇及时排尿,鼓励其每 2h 排尿一次,确保及时排空膀胱。同时关注产妇排便情况。

(9)疼痛评估及缓解方法　评估产妇对疼痛的感受,并采取有效措施来缓解疼痛。鼓励采用非药物镇痛方法,包括导乐陪伴、呼吸减痛法、自由体位、按摩、热敷、分娩球、经皮电神经刺激等来缓解疼痛。上述方法可在产程中应用,必要时根据疼痛情况采用药物分娩镇痛。

(10)心理支持　评估产妇心理状况及情绪变化,可通过不同方式向产妇提供心理支持,如言语或身体接触;提供支持性环境,增强产妇对自然分娩的信心。

2. 第二产程护理

从宫口开全至胎儿娩出的全过程称为第二产程,又称胎儿娩出期。第二产程初产妇最长不应超过 3h,经产妇不应超过 2h。对于实施椎管内麻醉镇痛者,可在此基础上延长 1h,即初产妇最长不应超过 4h,经产妇最长不应超过 3h。

(1)监测胎心　每 5～10min 听诊胎心一次,必要时使用胎心监护仪进行监测。如胎心率＜110 次/min 或胎心率＞160 次/min,指导产妇取左侧卧位或变换体位,给予吸氧,并动态监测胎心变化,必要时汇报医师,遵医嘱处理。

(2)监测宫缩及产程进展　密切观察宫缩节律和强度、腹部形状,有无子宫压痛等,如发现宫缩乏力、过强或异常,应及时汇报医师。若初产妇 1h、经产妇 30min 未分娩或先露下降不明显,应立即查明原因,对症处理,并通知医师。

(3)监测生命体征　监测产妇呼吸、血压、脉搏、血氧饱和度,每小时测量一次;关注产妇有无自觉症状,如有异常,应及时监测。

(4)指导产妇正确使用腹压　协助产妇取合适体位,可采取坐位、蹲位、侧卧等分娩体位,并注意保暖,保障安全。

(5)提供支持　向产妇提供产程进展信息,给予鼓励性语言,同时协助产妇进食、饮水、擦汗等生活护理。提倡陪伴分娩。

(6)接产准备　正确评估产妇及胎儿情况,适时消毒外阴、铺巾,准备接生物品,做好新生儿复苏准备。

(7)接产　接生者应了解产程进展及胎儿情况,按分娩机转规范接产。严格执行无菌技术操作规程,适度保护会阴,掌握会阴切开指征。

3. 第三产程护理

从胎儿娩出后至胎盘、胎膜娩出的过程称为第三产程,又称胎盘娩出期,需 5～15min,不超过 30min。

(1)预防产后出血　单胎胎肩娩出或胎儿娩出 1min 内给予 10～20U 缩宫素(合并心脏病的产妇慎用)。

(2)监测生命体征　监测产妇呼吸、脉搏、血压、血氧饱和度,每 15min 测量一次,注意保暖。

(3)协助胎盘娩出　观察胎盘剥离征象,采用正确手法协助胎盘娩出,如无出血等胎盘剥离征象,不要过早压迫子宫底和牵拉脐带,以免胎盘剥离不全或残留。胎儿娩出 30min 后胎盘未娩出,或未超过 30min 胎盘未完全剥离而出血多时,应人工剥离胎盘。

(4)观察子宫收缩　胎盘、胎膜娩出后,按摩子宫以促进子宫收缩、减少产后出血;评估子宫收缩的强度、频率及宫底高度,必要时遵医嘱使用宫缩剂。

(5)评估阴道流血量　准确评估,注意流血的时间、颜色,有无血凝块。常用的评估出血量的方法有称重法、容积法、面积法和休克指数法。当出血量＞250ml 时,参照《产后出血预防与处理指南(2014)》进行处理。

(6)检查软产道　检查有无会阴阴道裂伤及裂伤程度,必要时检查有无宫颈裂伤。如有裂伤,则按组织解剖进行缝合修复。

(7)母婴早接触　新生儿娩出后,予以保暖并快速评估新生儿胎龄、哭声或呼吸、肌张力,以及羊水情况等,如情况佳,则尽早实施母婴肌肤接触,晚断脐。如新生儿出现呼吸抑制或喘息样呼吸,则立即断脐,实施新生儿复苏。

4. 产后 2h 护理

(1)监测生命体征　分娩室观察 2h。监测产妇呼吸、脉搏、血压、血氧饱和度,每 15min 测量一次,注意保暖。

（2）观察子宫收缩和阴道流血情况 每15～30min按摩子宫一次，评估子宫收缩和阴道流血情况，观察阴道流血的量、颜色及性状，并记录。嘱产妇及时排空膀胱，必要时给予导尿，防止发生尿潴留。若子宫收缩乏力及宫腔有积血，应及时向医师汇报，并遵医嘱使用宫缩剂。

（3）观察伤口 观察会阴及阴道伤口有无渗血、血肿。关注产妇主诉，若产妇自觉肛门坠胀或会阴部疼痛难忍，应及时进行检查，确认是否发生阴道壁血肿，发现异常情况及时汇报医师予以处理。

（4）生活照护 协助产妇进食，给予清淡、易消化食物。关注产妇需求，为产妇提供舒适、安静的环境，协助其更换衣裤，做好生活护理，注意保暖。

（5）转科交接 在产后2h观察期间，如母婴无异常情况，则可转回母婴病房，并与病房护士详细交接。

（三）新生儿护理

1. 出生后快速评估

做好新生儿保暖，必要时清理新生儿呼吸道。实施新生儿早期保健，必要时执行新生儿复苏流程，做好Apgar评分。

2. 实施晚断脐

规范结扎脐带，检查新生儿全身，注意有无畸形。测量体重、身长，注射维生素K_1。

3. 身份确认

双人核对新生儿信息，并让产妇确认新生儿性别，打印新生儿信息，与产妇再次核实后系于新生儿双脚踝上；在新生儿病历上印上母亲手指印、新生儿脚印。

4. 观察与照护

每15min评估新生儿情况，观察面色、呼吸，以及有无呕吐等，必要时监测血糖水平，并根据血糖结果给予相应的处理。协助母婴早接触、早吸吮、早开奶。

5. 填写记录

填写新生儿相关记录。

（四）健康教育

1. 健康宣教

孕期应结合孕妇的情况，做好相关知识宣教。临产后及时向产妇告知产程进展信息，对其进行分娩期相关知识宣教，并给予鼓励支持。

2. 指导自我监测

孕期自我监测的方法有自数胎动、取左侧卧位等。产妇如出现阴道流血、流液及胎动异常等情况，应及时告知医护人员。

3. 饮食指导

鼓励产妇进食高热量、易消化的食物，少食多餐，且多饮水。

4. 舒适指导

(1)鼓励产妇取自由体位。

(2)指导产妇采取深呼吸、按摩、听音乐等措施缓解疼痛。

(3)鼓励排尿。

5. 产后宣教

(1)给予饮食、活动及排尿指导。

(2)保持会阴清洁,预防感染。

(3)注意阴道流血情况,若流血多、肛门有坠胀感或切口疼痛剧烈,应及时告知医护人员。

(五)心理护理

评估产妇对促进自然分娩的认知程度、心理状况及社会支持系统。助产士尽可能陪伴在产妇身旁,及时提供产程进展信息,给予安慰、支持和鼓励,缓解产妇紧张和恐惧心理;同时协助产妇进食、饮水、排尿等生活护理,增强其分娩的信心,以便顺利度过分娩全过程。

(六)母乳喂养

评估产妇对母乳喂养的认知程度,向其讲解母乳喂养的优点,并协助产妇做好母婴早接触、早吸吮。

三、阴道分娩产后护理常规

(一)产后入室接待

1. 母婴同室接到分娩室转入通知后,做好入室收治准备。

2. 热情接待,确认母婴身份,安置合适卧位,并做好床边交接。

3. 仔细阅读病历,了解分娩经过。

4. 评估产妇生命体征、宫底高度及质地、恶露、会阴伤口、膀胱充盈等情况并记录,如有异常,应及时通知医师。

5. 评估产妇乳房情况,指导产妇母婴肌肤接触和母乳喂养。

6. 新生儿入室评估参见母婴同室新生儿护理常规。

7. 核对并执行产后医嘱。

8. 填写产后护理单和新生儿护理记录单。

(二)病情观察与护理

1. 分级护理

按产科分级护理要求进行护理。

2. 观察生命体征

测量产妇体温、脉搏、呼吸、血压,每日测量 2 次;对于体温异常者,按病历书写规范进行监测。

3.观察专科体征

注意子宫复旧,以及恶露排出量、颜色、气味、性状等;观察会阴伤口有无渗血、红肿、出血和硬结;若阴道有异常排出物,应予以保留,并报告医师。

4.异常识别

了解产妇排尿、排便情况,注意有无排尿困难、残余尿及便秘的发生。

5.评估母乳喂养情况

评估产妇乳头条件、乳房充盈、乳汁量及新生儿吸吮情况,发现异常及时处理并记录。

6.会阴护理

保持产妇会阴清洁,每日清洁 2 次,发现异常及时报告医师,并遵医嘱处理。

7.饮食管理

评估产妇进食情况,做好饮食宣教,产后 1h 鼓励产妇进食流质或给予清淡饮食,以后可以给予普通饮食。食物应富有营养,保证足够的热量和水分,多进食蔬菜、水果及富含蛋白质的食物,同时多进食汤类食物,根据需要适当补充维生素和铁剂。

8.休息与活动

嘱产妇产后充分休息,合理安排休息与活动,学会与新生儿同步休息。在产妇产后首次下床前做好评估与宣教,以防发生跌倒。

9.心理护理

评估产妇及家属的认知程度和情绪反应,介绍与解释有关产褥期和新生儿的知识,消除产妇的紧张情绪。

10.乳房护理

(1)哺乳前,先洗手,用清洁水清洁产妇乳头,切忌用肥皂或乙醇之类物品,以免造成产妇局部皮肤干燥、皲裂。如产妇乳房充盈、乳胀时,在哺乳前可以柔和按摩乳房,刺激泌乳反射。

(2)哺乳中,评估婴儿是否有效含接,如婴儿吸吮姿势不正确或产妇感到乳头疼痛,应予以纠正,重新含接。

(3)哺乳结束后,婴儿自行吐出乳头,不要强行用力拉出,以免损伤乳头。

(4)每次哺乳时应先吸一侧乳房再吸另一侧乳房,两侧乳房交替进行。

(5)哺乳后,挤出适量乳汁涂于乳头上,待其自然干燥,以保护乳头。

(6)指导产妇正确的挤奶手法或恰当使用吸奶器,避免因手法与吸力不当引起乳房疼痛和损伤。

(7)产妇应戴上合适的棉制文胸,以起到支托乳房和改善乳房血液循环的作用。

(8)对于有乳房问题者,给予特别指导和帮助。

(三)母乳喂养

参照母婴同室母乳喂养常规进行处理。

(四)健康教育

1.入室时向产妇介绍入室须知、宣教分娩后注意事项和母乳喂养知识,重点强调产妇和新生儿的安全教育,如起床安全、呼叫器的使用方法、婴儿监护等。

2.鼓励产妇多饮开水。产妇产后4h内应排尿,如出现排尿困难、排尿不畅、阴道出血异常及有便意感,应及时告知护士。

3.保持产妇外阴清洁,勤换会阴垫。会阴侧切者宜取健侧卧位,禁止盆浴。

4.指导或协助产妇每日梳头、刷牙、擦身,以及勤换内衣裤。

5.鼓励产妇早下床活动,指导做产后康复操,如有特殊情况,应适当延迟活动或遵医嘱处理。避免负重劳动或蹲位活动,以防发生阴道壁膨出及子宫脱垂。

6.告知母婴同室探视制度,控制探视人数,禁止患有感染性疾病者探视。

(五)常见症状护理

1.尿潴留

评估尿潴留的原因、症状,稳定产妇情绪,诱导排尿(如下腹部热敷,轻柔按摩膀胱区);如无禁忌,则协助产妇床上坐起或下床排尿,必要时遵医嘱导尿。

2.产后便秘

根据产妇个体状况,鼓励其适当活动,逐步增加活动量,如有特殊情况,应暂缓活动;多饮水,多进食蔬菜、水果,防止发生便秘。如有便秘,应采取合适的措施或遵医嘱处理。

3.会阴血肿

评估产妇有无便意感,会阴部有无肿胀、疼痛,发现异常及时汇报医师,并做好会阴血肿切排术的术前准备。

4.产后出血

参照产后出血护理常规进行处理。

(六)出院指导

1.子宫复旧与恶露

讲解子宫复旧、恶露的知识,告知产妇如恶露增多或淋漓不尽、有恶臭或下腹痛,应及时就诊。

2.伤口护理

讲解伤口愈合的知识,保持伤口清洁、干燥。有会阴伤口者,多以健侧卧位为佳,避免恶露污染伤口。如伤口有红肿热痛、渗血渗液,应及时就诊。

3.饮食与活动

产妇宜进食高蛋白、富含维生素、营养丰富、易消化、刺激性小、少油腻的食物,少食多餐;产褥期间应适当活动,劳逸结合。

4.卫生指导

加强个人卫生,保持会阴清洁;可淋浴,禁盆浴,浴后保持切口干燥。

5.婴儿护理

讲解婴儿日常护理知识,如沐浴、脐部护理、臀部护理,婴儿黄疸的识别与预防,婴儿预防接种及体检的相关事项等。

6.母乳喂养

评价产妇母乳喂养知识和技能的掌握情况,宣教坚持纯母乳喂养6个月的意义和特殊情况下母乳喂养的措施。告知乳房护理知识,避免乳头皲裂、乳腺炎的发生,产妇及家属知晓母乳喂养支持组织,发现异常及时就诊。

7.避孕与复查

嘱产妇产后42天内禁止性生活,告知各种避孕措施,指导产妇选择合适的避孕方法,哺乳者不宜选用药物避孕。嘱产妇出院后3天内将相关资料交给所在社区卫生服务中心(卫生院),产后42天左右母婴去医院复查。

四、剖宫产术前护理常规

(一)病情评估

评估孕妇及胎儿的一般状况,了解既往史、婚育史,以及是否有妊娠合并症,明确剖宫产指征。

(二)健康教育

根据孕妇情况,结合病情进行多种形式的术前教育;指导孕妇学会有效深呼吸、有效咳嗽;指导孕妇练习床上大小便;说明术后早期活动的重要性,告知预防深静脉血栓形成(DVT)的方法;告知孕妇术后疼痛评估方法及疼痛的应对措施;告知术后体位、引流管等情况;简单介绍手术流程。

(三)心理护理

评估孕妇对手术的认知程度和情绪反应,给予针对性的心理疏导,消除孕妇的紧张情绪。

(四)术前准备

根据《剖宫产快速康复专家共识》做好禁食、禁饮,术前6h禁食,术前2h禁饮;对于急诊剖宫产者,自决定手术时即开始禁食、禁饮。

1.术前一日准备

(1)做好手术相关的健康教育及解释工作,取得孕妇的配合。

(2)遵医嘱做好药物过敏试验、交叉配血试验,并做好配血准备。

(3)孕妇修剪指甲,并嘱咐或协助孕妇做好个人卫生。指导孕妇做好手术用物准备。

(4)夜间测量体温、脉搏、呼吸一次,发现异常及时通知医师。

(5)术前动态观察孕妇一般情况,如有胎心、胎动异常,应及时告知医师。

(6)保证夜间睡眠,必要时遵医嘱服用镇静药。

2.当日术前准备

(1)核对手术名称和孕妇身份。

(2)检查手术野皮肤情况,必要时备皮;嘱孕妇更衣,去除内衣裤;嘱孕妇取下义齿、手表、眼镜、首饰、贵重物品等,交予家属保管。

(3)测量孕妇体温、脉搏、呼吸、血压,听诊胎心,观察有无病情变化,发现异常及时通知医师。

(4)确认药物过敏试验结果,遵医嘱准备术前用药。

(5)转运前再次核对孕妇身份,按照手术交接单逐项核对相关内容,携带术中用药及病历;送孕妇至手术室,与手术室护士完成交接。

3.病室准备

按手术、麻醉方式备好术后用物,如麻醉床、婴儿床、心电监护仪等。

五、剖宫产术后护理常规

(一)术后入室接待

1.确认母婴身份,安全搬移产妇至病床,安置合适卧位,与麻醉医师或复苏室护士交接并签字。

2.评估产妇意识及生命体征、产科体征、感知觉恢复情况和四肢活动度。

3.检查切口部位及敷料包扎情况,妥善固定引流管并观察引流液的量、颜色和性质,按要求做好导管标识。

4.检查输液通路并调节滴速。如有镇痛泵,应妥善固定并检查是否处于正常使用状态。

5.协助母婴早吸吮、早接触,宣教母乳喂养知识。

6.告知产妇及家属术后注意事项。

7.核对并执行术后医嘱。

8.填写术后护理单和新生儿护理记录单。

(二)病情观察与护理

1.监测生命体征、产科体征及意识状况

测量血压、脉搏、呼吸、血氧饱和度,每小时一次,连续3次;然后每2h测量一次,连续3次;以后每4h测量一次,至满24h。同时评估子宫质地、宫底高度、阴道流血等情况。若有异常,应加强监测,并立即报告医师。

2.体液管理

及时评估产妇血压、脉搏,观察末梢循环,评估水、电解质和酸碱是否平衡,遵医嘱记录24h尿量和(或)出入量,合理安排补液速度和顺序,合理使用抗生素。

3.呼吸道管理

评估产妇呼吸、血氧饱和度情况,指导其翻身,鼓励进行有效深呼吸和有效咳嗽;保持病室合适的温湿度。

4.疼痛管理

正确选择疼痛评估工具,及时、准确进行疼痛评估与再评估,记录符合要求。在术后24h内,每4h进行一次疼痛评估,24h后每班评估一次,之后有特殊情况随时评估,出院前评估一次,如分值≥4分,遵医嘱及时采取镇痛措施。对于有镇痛泵者,指导其正确使用镇痛泵,并观察镇痛疗效及不良反应。

5.导管护理

保持引流通畅,观察引流液的量、颜色及性质并记录;妥善固定导管,标识清晰,防止滑脱,同时防止发生逆流;保持清洁,严格执行无菌技术操作规程;掌握拔管指征,加强安全教育。

6.体位管理

待病情稳定后,根据麻醉方式、产妇全身情况、术式、疾病性质和医嘱选择合适的卧位。

7.活动与安全

协助产妇进行第一次床上翻身,并鼓励勤翻身,以促进肠蠕动。根据产妇病情循序渐进,增加活动量,鼓励产妇早期活动。第一次起床前进行跌倒风险评估,加强安全防护,以防发生跌倒。产后有体质虚弱、休克、心力衰竭、严重感染、出血等情况的产妇不宜早期活动。

8.饮食管理

入室时评估意识,清醒后即可以进食,从30～50ml的温水开始,观察如无恶心呕吐、无腹胀等不良反应,可逐步过渡到米汤、萝卜汤等流质饮食,肛门排气后如无腹胀,可给予半流质饮食,排便后恢复正常饮食。

9.母乳喂养管理

参照母婴同室母乳喂养常规进行处理。

10.乳房护理

参照阴道分娩产后护理常规进行处理。

11.皮肤黏膜护理

对于病情危重及术后长期卧床的产妇,做好皮肤护理,以防发生压力性损伤。禁食期间给予口腔护理,每日2次;对于长期禁食或使用抗生素的产妇,严密观察口腔黏膜的变化。对于留置导尿的产妇,给予会阴护理,每日2次。

12.心理护理

评估产妇的认知程度和情绪反应,给予针对性的心理疏导,消除产妇的紧张、焦虑情绪。

(三)常见症状护理

1.发　热

评估体温及术后天数,安抚产妇,解释发热原因,遵医嘱选择物理降温或药物降温。鼓励能进食者多饮水,保持皮肤清洁、干燥。

2.恶心、呕吐、腹胀

评估恶心、呕吐、腹胀的原因及伴随症状、体征,记录并汇报医师。指导产妇配合进行辅助检查,并遵医嘱进行对症处理。

3.尿潴留

评估尿潴留原因、症状,诱导排尿(如下腹部热敷,轻柔按摩膀胱区),必要时遵医嘱导尿。

(四)并发症护理

1.产后出血

监测生命体征和意识状况;评估子宫收缩、宫底高度,阴道出血的量和性质、出血速度;严密观察伤口敷料渗血情况、尿量、腹膜刺激征等内出血征象。参照产后出血护理常规进行处理。

2.感　染

以细菌感染最为常见,常见感染部位有切口、呼吸道、乳腺、生殖道、尿道。密切观察,并做好相应护理。

3.深静脉血栓

孕产妇是深静脉血栓形成(DVT)的高危人群,产后卧床易诱发 DVT。应密切观察 DVT 早期症状,如产妇有无胸闷不适,双下肢有无疼痛、苍白、感觉异常、运动障碍、足背动脉搏动消失,并采取相应预防措施。

六、母婴同室新生儿护理常规

(一)入室接待

1.新生儿入室时进行床旁交接,确认母婴身份。对新生儿进行全身检查,测量体温,注意保暖,做好入室评估并记录。如发现异常,应及时报告医师并做好相应护理。

2.正确填写或打印新生儿胸牌,双人核对后佩戴。

(二)观察与护理

1.观察新生儿面色、反应、呼吸、肌张力,检查脐部有无渗血及皮肤完整性,评估母乳喂养、大小便情况,如出生 24h 未排便、48h 未排尿,应及时报告儿科医师。

2.每日监测新生儿体重,定期沐浴,并进行详细的全身检查,每日一次。做好脐护理,如发现异常,应及时报告医师。

3.出生 24h 内测量体温,每 4h 一次;24h 后体温正常的,改为每日 2 次。对于体温异常者,评估新生儿状况,严密监测体温并采取相应措施,及时报告医师。

4.病情观察每班记录一次,出生 48h 后,每日记录一次,发现异常随时记录。

5.对于新生儿,除书面、口头交班外,还应做好床头交接班。

6.规范接种乙肝疫苗、卡介苗,完成新生儿疾病筛查、听力筛查、先天性心脏病筛查。

7.严格执行新生儿身份核对制度,按操作规程进行操作。

8.护理新生儿前后做好手卫生。

(三)健康教育

1.新生儿安全

婴儿床固定放置,新生儿应单独睡婴儿床,保持呼吸道通畅,防止发生窒息;新生儿体温偏低时,不能使用热水袋之类的物品给新生儿取暖,以免发生烫伤;指导产妇或家属如发现新生儿面色苍白或青紫、面部出汗、有呻吟声、呕吐、呛奶等异常情况,应及时呼叫医护人员;告知产妇及家属新生儿监护的重要性,严禁将新生儿单独放在病房内或交给陌生人看护。

2.母乳喂养

向产妇及家属讲解母乳喂养的优点,以及早吸吮、勤吸吮、按需哺乳、正确的喂哺技巧、促进乳汁分泌的措施等知识。

3.育儿常识

向产妇及家属讲解新生儿常见的生理现象,指导其掌握新生儿护理方法,介绍新生儿疫苗接种、新生儿疾病筛查和听力筛查等相关内容,告知接触新生儿前先洗手,防止发生交叉感染。

(四)出院处置

再次评估新生儿的一般情况,核对新生儿脚圈及胸牌信息,确认无误后取下脚圈,做好出院宣教,如母乳喂养、脐带护理、预防接种等有关婴儿的一般知识。

七、新生儿疫苗接种常规

(一)一类疫苗管理

1.一类疫苗是指政府免费向公民提供,公民应当依照政府的规定受种的疫苗。

2.遵守《疫苗流通和预防接种管理条例》,接受当地疾病预防控制中心的督查。

3.产科/新生儿病区设专人负责疫苗管理,根据每月分娩数,到药库领取乙肝疫苗和卡介苗,置于疫苗专用冰箱。冰箱温度保持在2~8℃的冷链状态,并严格执行冷链管理。

4.接种人员经培训且考核合格后持证上岗,并依照卫生行政部门的规定规范进行操作。

5.新生儿出生后如无禁忌证,应于6h内完成乙肝疫苗接种,24h内完成卡介苗接种。

6.根据疫苗的接种情况,每月由专人负责汇总上报。

7.病区建立疫苗进出登记本,领用、取用时及时登记,做到账物相符。如发生接种不良反应,应及时上报护理部和预防保健科,并反馈给当地疾病预防控制中心。

(二)冷链管理

1.疫苗冷链设备包括贮存疫苗的医用冰箱、自动温度监测系统、冷藏箱等。冷链设备应专室或固定区域存放,并配备温控报警装置。

2.冷链设备必须做到专物专用,不得挪作它用。冰箱内禁止存放化学试剂或药品,严禁存放食物和私人物品。

3.建立冷链设备台账,设备科每季度定期检查冷链设备,监测机械运转情况,做好停电、停机、故障维修记录。

4.严格按照有关的温度要求运输、贮存和使用疫苗,疫苗纸箱(盒)之间、与冰箱冰柜壁之间均应留有冷气循环通道。将疫苗按照品种、批号分类整齐存放,包装标志明显,并遵循同批疫苗"先入库,先出库"的原则。

5.科室冷链冰箱做到专人管理,定期保养,并建立维修、温度记录。冰箱要经常擦拭清洁,检查并记录冰箱冰柜内的运转温度,每日 2～3 次(两次检查间隔不少于 6h)。

6.病区在领取或运输疫苗时须配备相应的冷藏设备(如冷藏箱、冷藏包等),每次使用冷藏箱或冷藏包后要擦净水迹,保持箱内干燥、清洁。

7.制定冷链温度异常应急流程,若发生停电、疫苗冷链温度异常等突发事件,应及时处理,确保疫苗质量。

(三)疫苗接种流程

1.按要求筛选适合接种的新生儿(经双人核对)。

2.告知产妇或家属疫苗接种相关事项,嘱其同意后在告知书上签字。

3.在新生儿电子病历中开具疫苗接种电子医嘱并予核对,核对无误后打印注射标签。

4.在取疫苗时,规范检查药名、剂量、有效期、质量、批号、生产单位等,并在《××市疫苗进出登记本》上准确记录所取用的疫苗的相关信息。

5.按要求在新生儿电子病历中建立报卡,正确、完整填写预防接种信息卡,审核者核对信息无误后,双人签名,保存并打印。

6.根据注射标签,使用疫苗接种专用注射器抽取药液,并做好查对。

7.携带疫苗注射剂、疫苗报卡、疫苗接种本至床边,核对身份,请产妇或家属核对验证接种单与疫苗信息,确认无误后签字。

8.注射前再次核对疫苗报卡与疫苗注射剂信息是否一致。

9.疫苗接种。①乙肝疫苗接种:暴露新生儿右上臂外侧三角肌,75%乙醇溶液消毒待干后肌内注射 0.5ml 药液。②卡介苗接种:暴露新生儿左上臂外侧三角肌,75%乙醇溶液消毒待干后在三角肌中部略下处皮内注射 0.1ml 药液。

10.交代注意事项,发放疫苗报卡,产妇或家属在疫苗签字本上签字。

11.整理用物,按消毒隔离要求处置用物。

12.对于因各种因素不能接种卡介苗者,在预防接种信息卡上填写未接种原因,并打印发放未接种信息卡、卡介苗接种告知书,产妇或家属确认信息无误后,在登记本上签字。

八、母婴同室母乳喂养常规

(一)实行 24h 母婴同室

除有医学指征的母婴分离外,产妇和新生儿应 24h 在一起,每日分离的时间不超过 1h。

(二)实行纯母乳喂养

加奶须有医学指征,并由儿科医师开具医嘱。对于需要加奶的婴儿,应教会产妇正确的奶杯或乳旁加奶方法。

(三)产后母乳喂养指导

1.产后第1天

(1)评估产妇掌握母乳喂养知识及技巧的程度,根据评估结果对产妇进行相应的指导。对于乳头条件较差的产妇,给予更多帮助并指导纠正方法。

(2)母婴入室半小时内,由责任护士帮助早接触、早吸吮,给予产妇更多帮助、支持;指导产妇正确的卧式或半躺式哺乳姿势、含接姿势,以及乳房护理;鼓励勤吸吮,24h内吸吮次数≥12次,不限制母乳喂养的次数和持续的时间。

(3)指导识别新生儿进食信号,顺应新生儿的需要进行喂哺,避免在新生儿剧烈哭闹时喂哺。

(4)教会母婴分离的产妇在产后6h内开始挤奶(每日8次以上),坚持夜间挤奶,每次挤奶持续时间20～30min。教会产妇及家属挤奶、储奶、送奶的方法。

(5)指导产妇如何判断婴儿是否有效吸吮,如何做好与婴儿同步休息。

(6)以多种形式对产妇或家属进行相关母乳喂养知识宣教:①母婴同室及纯母乳喂养的优点。②严格遵守爱婴医院规定,不得自行给新生儿添加任何食物或饮料,不得携带橡皮奶头、奶粉及奶瓶入室。③正确的含接姿势。④如何保证母亲有足够的乳汁,以及初乳少的应对方法。⑤早吸吮、勤吸吮、夜间哺乳、按需哺乳的概念及重要性。

2.产后第2天

(1)指导正确的挤奶方法,做好乳房护理,告知预防乳头皲裂的方法。
(2)鼓励并协助做好勤吸吮,每日哺乳至少8次。
(3)指导产妇坐式或环抱式哺乳。
(4)指导产妇正确判断母乳是否满足婴儿需求。

3.产后第3天

(1)评估母乳喂养是否有效:产妇的乳汁分泌量、新生儿体重及大小便。
(2)评估产妇掌握母乳喂养知识及技巧的程度,根据评估结果给予相应指导。
(3)教会产妇遇到异常情况时的乳房护理(如乳房充盈、乳头皲裂、乳腺炎等)。

(四)出生早期母乳摄入量评估

1.喂养频率和每次喂养时间
确保每24h至少哺乳8次,每次哺乳时间持续10～30min。

2.体 重
每日测量体重,评估体重下降程度。如出生后体重下降7%,应对新生儿含接、吸吮能力、黄疸、大小便、有无脱水表现,以及母乳分泌量等进行综合评估,判断是否需要补充喂养。

3.大小便

出生后第 1 个 24h 排尿一次,第 2 个 24h 排尿 2 次,第 3 天排尿 3 次,第 4 天排尿 4 次,第 5 天及之后每日排尿 6～8 次。如排尿次数少,尿液出现粉红色尿盐酸结晶,则存在摄入不足的可能,应进一步评估。胎便在出生 3 天排空,并逐渐转变为黄色大便。胎便排出延迟,表明存在乳汁摄入不足的可能,应进一步评估。

(五)出院评估及宣教

1.评估产妇母乳喂养技巧掌握情况及家庭支持系统,给予针对性指导。

2.通过对新生儿的评估(包括体重、大小便、黄疸、有无脱水表现、精神状态等),以及母亲乳汁分泌量的评估,判断母乳摄入是否满足新生儿的需求,并教会产妇和家属评估母乳喂养满足婴儿需求的指征及常见问题的处理。

3.提供出院后母乳喂养支持组织。

九、导乐陪伴分娩护理常规

1.临产后,由产妇提出申请,自宫口扩张 2.5～3.0cm 始,通知导乐师。导乐师与产妇签订导乐陪伴分娩协议书,同时向家属做自我介绍。

2.为产妇提供温馨、舒适、清洁、安全的分娩环境。

3.在导乐陪伴过程中,向产妇及家属提供相关的信息,并做好交流和沟通。

4.导乐师应始终陪伴在产妇身边,并为其提供生理、心理、体力、精神全方位的支持,缓解其紧张和恐惧心理,鼓励产妇建立自然分娩的信心,使其以积极的心态度过分娩期。陪伴过程中如有异常情况,应及时向医护人员报告。

5.在不同的产程阶段,应提供有效的方法和措施来缓解产妇疼痛。

(1)第一产程　导乐师应全身心陪伴产妇,与产妇交流、沟通,并给予产妇适当的支持和帮助。①生活护理:协助产妇做好进食、饮水、擦汗、排尿等照护。②心理护理:耐心解释宫缩的作用,产程的进展情况,并不断鼓励产妇。③疼痛护理:使用非药物镇痛技术,如水疗、冷热敷、按摩、自由体位等。④体位指导:多变换体位,避免长时间平卧。对于胎头位置不正的产妇,使用针对性的体位来调整胎头位置。

(2)第二产程　导乐师应不断鼓励和指导产妇,协助其进食。在产妇无屏气感时,鼓励产妇活动或休息,宫缩时指导用力,及时给予赞扬,增强其分娩的信心。对于屏气效果不佳的产妇,指导采用自由体位正确使用腹压,如侧卧位、坐位、蹲位、站立位等。

(3)第三、四产程　胎儿娩出后,协助做好新生儿早期保健;为产妇做好清洁,更换衣物,促进舒适;与产妇共同回忆分娩经过,共同分享分娩感受;关注阴道出血、产妇主诉及新生儿情况。

6.产后 2h,产妇、新生儿一般情况好,护送母婴回母婴同室。

7.对于病情需要而行剖宫产术的产妇,导乐师应陪伴整个手术过程,且术后护送产妇回病房。

十、椎管内麻醉分娩镇痛护理常规

1. 参照产时护理常规进行处理。

2. 临产后，由产妇提出申请，助产士进行初步评估，无椎管内麻醉分娩镇痛禁忌证。

3. 产妇生命体征稳定，常规检查如血常规、凝血功能等正常；对于存在合并症或异常情况者，需进行相应的特殊实验室检查。

4. 在宫口扩张2～3cm时，先用胎心监护仪监测胎心20～30min，经产科医师评估，可进行阴道分娩试产者（包括有瘢痕子宫、妊娠期高血压及子痫前期等的产妇），签署椎管内麻醉分娩镇痛知情同意书，并通知麻醉医师。

5. 向产妇做好解释工作，麻醉前排空膀胱，开放静脉通道，护送产妇至麻醉镇痛室或分娩室实施麻醉。避免摄入固体食物，建议进食流质或半流质食物。

6. 麻醉医师再次进行评估，拟定镇痛方式，告知相关事项及风险，并签署椎管内麻醉分娩镇痛知情同意书。

7. 使用各种监护仪（心电监护仪、胎心监护仪）进行持续监护，并给予吸氧。

8. 协助麻醉医师实施麻醉操作，摆好体位，与麻醉医师一起核对镇痛药物。

9. 在实施麻醉过程中，麻醉医师严密监测生命体征，助产士及时配合处理。置管完成后，麻醉医师至少观察30min，无异常方可离开。

10. 麻醉完毕后，进行持续胎心监护，严密观察产程进展及胎心变化，有异常情况立即通知产科医师。

11. 严密监测生命体征及血氧饱和度，观察麻醉效果及不良反应，定时进行疼痛评分[视觉模拟评分法（VAS）]和下肢运动等级评分，根据产妇疼痛情况或有异常情况，及时通知麻醉医师。

12. 填写分娩镇痛记录表。

13. 产后2h，观察如无异常，则通知麻醉医师拔除麻醉导管。

十一、产科特殊用药护理常规

（一）硫酸镁用药护理

1. 用药前及用药过程中需评估的内容

（1）膝反射必须存在。

（2）呼吸每分钟不少于16次。

（3）24h尿量≥400ml或每小时尿量≥17ml，尿少提示排泄功能受抑制，镁离子易蓄积而发生中毒。

2. 用药目的与用法

（1）控制子痫抽搐与预防子痫发作　静脉用药负荷量为4～6g，溶于10%葡萄糖溶液20ml中，静脉推注（15～20min），或溶于5%葡萄糖溶液100ml中，快速静脉滴注（15～20min），继而1～2g/h静脉滴注维持。硫酸镁24h用药总量一般不超过25g，用药时间长短根据病情需要调整，用药时限一般不超过5天。用药持续至产后24～48h。

(2)保胎与治疗早产　硫酸镁静脉滴注的常用浓度为 25％硫酸镁溶液 30～40ml＋5％葡萄糖溶液 500ml,滴速为 1～2g/h,根据有无不良反应调整滴速。用法:25％硫酸镁溶液 4～5g(16～20ml)溶于 5％葡萄糖溶液 100ml 中,30～60min 静脉滴注完成,之后以 1～2g/h 滴速维持缓慢滴注 12h。每日总量不超过 30g,一般用药时间不超过 48h。

3. **注意硫酸镁毒性反应及处理**

遵医嘱及时留取血液标本,以监测血镁浓度,正常孕妇的血清镁离子浓度为 0.75～1.00mmol/L,治疗有效浓度为 1.8～3.0mmol/L,血清镁离子浓度超过 3.5mmol/L 即可发生镁中毒。镁中毒首先表现为膝反射减弱或消失,继而出现全身肌张力减退、呼吸困难、复视、语言不清,严重者可出现呼吸肌麻痹,甚至呼吸、心跳停止,危及生命。用药时须备用 10％葡萄糖酸钙注射液。当发生镁中毒反应时,必须立即停用硫酸镁,通知医师,遵医嘱取 10％葡萄糖酸钙注射液 10ml,静脉推注,3min 以上推注完毕。

(二)盐酸利托君用药护理

1. **用药前严格掌握适应证和禁忌证**

(1)适应证　预防妊娠 20 周以后的早产。

(2)禁忌证　分娩前任何原因的大出血,特别是前置胎盘及胎盘早剥;子痫及严重的先兆子痫;胎死腹中;绒毛膜羊膜炎;孕妇有心脏病或危及心脏功能的情况;肺性高血压;重度高血压;孕妇甲状腺功能亢进;未控制的糖尿病孕妇。

2. **用法用量**

盐酸利托君注射液 100mg＋5％葡萄糖溶液 500ml 或生理盐水 500ml 稀释后静脉滴注,初始滴速为 5 滴/min(0.05mg/min),每 10min 增加 5 滴/min(0.05mg/min),直至达到预期效果。通常保持在 15～35 滴/min(0.15～0.35mg/min),待宫缩停止,继续输注 12～18h。密切观察滴注速度,使用可控制的输注装置调控滴速。

3. **用药护理**

(1)用药前护理　排除禁忌证,查看各项检验指标及辅助检查结果,监测胎心、宫缩、心率和血压,并耐心向孕妇及家属解释。

(2)用药时护理　指导孕妇取左侧卧位。用药过程中每 4h 监测胎心、宫缩、心率和血压一次,对于孕周＜28 周者,遵医嘱监测胎心。用药期间监测血糖、血钾指标,并注意观察相关症状变化。

(3)用药后护理　若出现心悸、胸闷等症状,及时汇报医师,调慢滴速,嘱孕妇取左侧卧位,一般 30min 左右可缓解。若孕妇心率＞120 次/min,应关注孕妇自觉症状,必要时减慢滴速;若心率＞140 次/min,应停用盐酸利托君,遵医嘱改用其他药物。

(三)醋酸阿托西班用药护理

1. **用药前严格掌握适应证和禁忌证**

(1)适应证　适用于以下情况的妊娠妇女,以推迟即将来临的早产:年龄≥18 岁;妊娠 24～33 周;胎心率正常;每次至少 30s 的规律子宫收缩,每 30min 子宫收缩不少于 4 次;宫颈扩张 1～3cm(初产妇 0～3cm)和子宫软化度/变薄≥50％。

(2)禁忌证 胎龄<24 周或胎龄>33 周;妊娠 30 周后发生胎膜早破;胎儿宫内生长迟缓和胎心异常;有产前子宫出血,需要立即分娩者;有子痫和严重的先兆子痫,需要立即分娩者;胎死宫内;任何继续妊娠对孕妇或胎儿有害的情况;已知对活性物质或任何其他赋形剂过敏者。

2. 用法用量

静脉给药有三个连续步骤:首次单剂量 6.75mg 静脉推注;然后以高剂量 37.5mg＋生理盐水 45ml 稀释后静脉微泵推注,24ml/h,连续 3h;随后再以低剂量 8ml/h 微泵维持 45h。治疗时间不应超过 48h。一个完整的醋酸阿托西班疗程,总剂量不要超过 330mg。

3. 用药护理

(1)单剂量首次注射时,缓慢静推时间>1min。

(2)高浓度的醋酸阿托西班注射液可以用生理盐水、乳酸钠林格溶液、5％葡萄糖溶液稀释。

(3)醋酸阿托西班不应与其他药物混合使用。

(4)用药过程中要定期监测孕妇的血压、脉搏、宫缩情况,以及胎儿宫内情况。

(5)关注药物的不良反应,常见的不良反应主要有恶心、呕吐、头晕、头痛、潮热、低血压、高血糖及皮疹瘙痒,遵医嘱定期监测孕妇的生化指标。

(6)分娩前应停用醋酸阿托西班,分娩后关注产妇的子宫收缩情况,及时使用缩宫素促进宫缩,防止发生产后出血。

(7)醋酸阿托西班可重复使用,第二周期使用时仍应从单剂量开始。

十二、药物引产护理常规

(一)缩宫素引产护理

1. 引产前须了解缩宫素引产的目的

2. 严格掌握药物的适应证及禁忌证

(1)适应证 晚期妊娠引产指征:过期妊娠、胎膜早破、预产期临近需提前终止妊娠者;死胎及严重畸形儿;中期妊娠引产者,多用于在实施各种引产方法的同时加强子宫收缩;妊娠足月时执行催产素激惹试验(OCT);低张性子宫收缩乏力。

(2)禁忌证 骨盆狭窄、明显头盆不称、胎位异常;有产道阻塞者;胎儿窘迫;严重内外科合并症,如心血管疾病者。瘢痕子宫、双胎者慎用。

3. 注意事项

(1)缩宫素引产前应测量孕妇的血压,听胎心,检查宫颈、宫口、先露等情况。

(2)缩宫素引产宜从低浓度、慢速度开始,先用生理盐水或乳酸钠林格静脉滴注,调整滴速后加缩宫素混匀,常用浓度为 0.5％(2.5U 缩宫素加入生理盐水或乳酸钠林格 500ml 溶液中,静脉滴注),滴速开始一般为 1～2mU/min(4～8 滴/min),根据子宫收缩情况,每 15～30min 调节一次滴速,一般每次增加 1～2mU/min(4～8 滴/min),直至出现有效宫缩(判断标准为 10min 内出现 3 次宫缩,每次宫缩持续 30~60s,且伴有宫颈缩短和宫口扩张),最快滴速一般不超过 60 滴/min,最大浓度不超过 1%。

(3)引产时,应告知孕妇不可自行调整滴速,若擅自调快滴速,则可造成宫缩过强、胎儿窘迫甚至子宫破裂等严重后果。

(4)在引产期间,应密切观察宫缩的频率、强度和持续时间,胎心情况及孕妇主诉等,根据宫缩情况,每 30~60min 调整滴数并记录。如发现血压升高,应减慢缩宫素滴注速度;如发现 10min 内宫缩超过 5 次、宫缩持续 1min 以上或胎心率异常,应立即停止引产并报告医师,以防发生胎儿宫内窘迫或子宫破裂。

(5)缩宫素引产一般在白天进行,一次引产用液不超过 1000ml,不成功时第 2 天可重复或改用其他方法。

(6)在缩宫素引产过程中,如需提高浓度,应准确计算滴数,经双人核实后方可执行。调节速度公式:原浓度×原滴数=新浓度×需要滴数。

(二)地诺前列酮栓引产护理

1. 用药方法

采用阴道给药,由医师根据适应证将栓剂置于阴道后穹隆,将栓剂旋转 90°,使其横置于阴道后穹隆深处,听胎心并记录。置药后孕妇需卧床休息 30min,直至药物充分吸水膨胀,30min 后若无脱落,则可下地活动。

2. 严格掌握药物的适应证和禁忌证

(1)适应证 具有阴道分娩条件;有临床引产指征;宫颈 Bishop 评分≤6 分;无前列腺素 E_2 使用禁忌证(如哮喘、青光眼、严重肝肾功能不全等)。

(2)禁忌证 瘢痕子宫,如剖宫产史、子宫肌瘤剔除术后、子宫体部手术史、子宫颈手术史或宫颈裂伤史;难产或创伤性生产史;明显头盆不称;胎位异常;胎儿宫内窘迫;急性盆腔炎、阴道炎或有盆腔炎史;有急产史或 3 次以上足月产史的经产妇;多胎妊娠;已开始临产;正在静脉点滴缩宫素;已知对前列腺素过敏;在本次妊娠内,有前置胎盘或无法解释的阴道出血。

3. 注意事项

(1)放置地诺前列酮栓后,应向孕妇交代注意事项,嘱孕妇自数胎动,注意宫缩,出现宫缩后及时告知医务人员。

(2)用药后注意观察宫缩的频率、持续时间、强度,警惕宫缩过强。

(3)每小时听胎心一次,临产后参照产时护理常规予以处理。

(4)关注孕妇自觉症状,若出现腹痛、阴道流血增多或排便感,应及时行阴道检查。

(5)当出现下列情况时,应及时汇报医师,取出栓剂并记录:①出现每 3min 一次的规律性疼痛的宫缩;②自然破膜或人工破膜;③出现过强宫缩或子宫强直性收缩迹象;④胎儿宫内窘迫;⑤孕妇使用地诺前列酮栓后发生系统性不良反应,如恶心、呕吐、低血压和心动过速;⑥用药 24h;⑦宫颈 Bishop 评分≥7 分;⑧如需缩宫素引产,则须在地诺前列酮栓取出至少 30min 后进行。

(6)宫缩过频,即 10min 内出现 5 次及以上宫缩;宫缩过强,即在连续两个 10min 内,宫缩持续时间>90s。

（7）强直性子宫收缩的特点是子宫强烈收缩失去节律性,宫缩无间歇。如一旦出现强直性子宫收缩,应立即给予宫缩抑制剂（5％葡萄糖溶液 20ml＋25％硫酸镁溶液 20ml）,5～10min 内静推;或盐酸利托君注射液 50mg 加入 5％葡萄糖溶液 250ml 中,20～30 滴/min。如宫缩不能缓解,应行剖宫产术。

（8）地诺前列酮栓使用后的产程特点:用药后可以有效、快速启动产程并缩短产程,故需严密观察产程进展,提前做好接生准备。

（9）包装与贮藏:地诺前列酮栓的包装规格为 1 枚/盒。本品应密封在原铝箔包装中,存放在－20℃至－10℃冷冻室内。

（三）水囊引产护理

1. 概　述

水囊引产是指将水囊放置于宫壁和胎膜之间,使宫内压增高,并机械性刺激宫颈管,诱发和引起子宫收缩,促使胎儿和胎盘排出的一种终止妊娠方法。

2. 严格掌握水囊引产的适应证和禁忌证

（1）适应证　可阴道试产者,排除禁忌证。

（2）禁忌证　急性传染病;慢性疾病的急性发作期（如心力衰竭）;妊娠期反复有阴道流血者;生殖器官炎症或全身其他处有感染病者暂缓引产,经治疗好转后,可考虑进行;低置胎盘;24h 内体温在 37.5℃ 以上者;瘢痕子宫者慎用。

3. 注意事项

（1）放置水囊后行胎心监护 20～30min,并告知孕妇相关的注意事项,如无不适症状,可下床活动。

（2）监测体温、脉搏,每日 3 次;观察有无感染症状,如有寒战、发热,应及时通知医师,取出水囊,并给予抗感染药物治疗。

（3）放置水囊后,应密切观察宫缩情况及阴道流血、流液情况。

（4）每小时测量一次胎心,观察产程进展情况,必要时行阴道检查。

（5）当出现以下情况时,应及时取出水囊:①强直性宫缩或宫缩过强;②阴道有活动性出血或胎膜破裂;③体温升高并超过 38℃;④放置时间超过 24h。

十三、外倒转术护理常规

（一）概　述

外倒转指对孕妇的腹部加压,使胎儿以逆时针或顺时针方向转为头位先露的操作。外倒转的短期益处是可以增加分娩时头位先露的机会,最终目的是将分娩时的非头位先露转为头位先露,从而增加阴道分娩率,降低剖宫产率。

(二)处理原则

1.外倒转的时机

一般建议在孕 36～37 周,明确胎位之后进行。美国妇产科医师学会(ACOG)建议在孕 37 周及以后行外倒转。英国皇家妇产科医师学会(RCOG)建议初产妇在孕 36 周以后、经产妇在孕 37 周以后行外倒转。

2.手术禁忌证

手术禁忌证包括有绝对剖宫产指征、7 天内发生过阴道流血、胎心监护异常、明显的子宫畸形、子宫肌瘤、胎膜早破、多胎妊娠。

(三)护　理

1.一般护理

按普通产科护理常规予以处理。

2.主要护理

(1)术前护理　①给予心理支持。向孕妇讲解外倒转术的相关知识,减轻紧张、焦虑情绪,帮助其树立信心,取得其配合。②做好剖宫产术的术前准备。完善常规检查,行药物过敏试验、交叉配血试验。③术前禁食 6h,禁饮 2h,或遵医嘱执行。④开放静脉通道,操作前 30min 使用宫缩抑制剂(首选盐酸利托君),以减轻操作刺激子宫而诱发宫缩。⑤嘱孕妇排空膀胱。

(2)术中配合　①入室后、麻醉前听胎心并记录,评估宫缩抑制剂的滴速,以及有无药物不良反应、宫缩情况。②持续心电监护,遵医嘱给氧。③做好紧急剖宫产准备。④操作过程中密切关注孕妇情况(主诉、宫缩等)及胎心变化,随时做好记录。⑤关注孕妇情绪,给予安慰,指导做好深呼吸,尽量放松。⑥外倒转术成功后,予大毛巾卷和多头腹带固定胎位,行胎心监护 20min。⑦一旦发现胎心率异常,暂时停止操作,监测胎心,根据胎心恢复情况决定是否继续操作,若胎心不能恢复,则考虑启动紧急剖宫产。⑧若操作过程中孕妇出现频繁宫缩,则可逐渐增加盐酸利托君注射液的滴速,同时指导孕妇放松。

(3)术后护理　①入病房后,于床边行持续胎心监护 30min,如胎心监护正常,则继续听胎心,每小时 6 次,以后按产前护理常规监测。如有胎心监护异常,应立即汇报医师予以处理。②入病房后测量血压、脉搏、血氧饱和度,如实施麻醉,则按麻醉方式做好监测。③如实施麻醉,则根据麻醉方式取合适体位。④给予软食。⑤密切观察宫缩、子宫张力、胎心、胎动,有无腹痛、阴道流血、流液等症状,及早发现胎盘早剥、胎儿宫内窘迫等并发症,及时汇报医师积极处理;若无明显宫缩,则遵医嘱停止使用宫缩抑制剂。⑥外倒转术后次日再次行胎心监护,评估胎儿宫内状况。⑦对于外倒转术失败的孕妇,应给予更多关心、安慰。

(四)出院指导

1.自我监测

指导孕妇自数胎动,若出现胎动异常、腹痛、阴道流血流液,应随时就诊,并向接诊医师说明病史。

2. 随 访

术后 1 周或遵医嘱行产前门诊复查。

十四、剖宫产术后阴道试产护理常规

(一)概 述

剖宫产术后阴道试产(TOLAC)指有前次剖宫产史者,在再次妊娠时采用阴道分娩的方式终止妊娠。剖宫产术后阴道分娩不仅可以降低剖宫产率,减少产后静脉血栓、产后感染等并发症的发生,并且减少对再次妊娠的影响,同时也可以降低新生儿呼吸系统并发症的发生。但是,剖宫产术后阴道试产存在子宫破裂、产道撕裂、再次急诊剖宫产等风险,以及母胎的并发症发生率和病死率也明显提高。

(二)处理原则

准确评估,严格掌握适应证与禁忌证,严密监测产程,积极预防并发症的发生,并有完备的应急预案。

1. TOLAC 的适应证

(1)孕妇及家属有阴道分娩的意愿,这是 TOLAC 的必要条件。

(2)医疗机构有抢救剖宫产术后阴道分娩(VBAC)并发症的条件及相应的应急预案。

(3)既往有一次子宫下段横切口剖宫产史,且前次剖宫产术顺利,切口无延裂,如期恢复,无晚期产后出血、产后感染等;除剖宫产切口外,子宫无其他手术瘢痕。

(4)胎儿为头位。

(5)不存在前次剖宫产指征,也未出现新的剖宫产指征。

(6)两次分娩间隔≥18 个月。

(7)超声检查显示子宫前壁下段肌层连续。

(8)估计胎儿体质量不足 4000g。

2. TOLAC 的禁忌证

(1)医疗机构不具备施行紧急剖宫产的条件。

(2)已有 2 次及以上子宫手术史。

(3)前次剖宫产术为古典式剖宫产术、子宫下段纵切口或 T 形切口。

(4)存在前次剖宫产指征。

(5)既往有子宫破裂史;或有穿透宫腔的子宫肌瘤剔除术史。

(6)前次剖宫产有子宫切口并发症。

(7)超声检查显示胎盘附着于子宫瘢痕处。

(8)估计胎儿体质量为 4000g 及以上。

(9)存在影响阴道分娩的内外科合并症或产科并发症。

(三)护 理

1.一般护理

按普通产科护理常规予以处理。

2.主要护理

(1)术前准备 ①遵医嘱留送各种急诊检验标本,如血常规、凝血功能、交叉配血、备血等,并了解结果。②临产后即开放静脉通道、备皮等,完善术前准备,必要时留置导尿管,做好紧急剖宫产准备。

(2)产时护理 ①监测产妇生命体征、血氧饱和度变化,关注尿量及尿色。②密切观察子宫收缩情况,注意产妇主诉,关注子宫有无压痛,以及子宫张力、宫底高度、阴道流血等情况。③密切观察胎心变化并记录,行持续胎心电子监护观察胎心率变化,判断胎儿宫内状态。④及时完成辅助检查,如B超、监护、血标本检查等。⑤在产程观察过程中,如出现产程停滞或胎头下降延缓,应及时汇报医师,可放宽剖宫产指征;第二产程时间不宜过长,应适当缩短第二产程,必要时可行阴道手术助产,助产前需排除先兆子宫破裂。⑥产程中加强观察,如出现以下征象,则提示有子宫破裂的可能:异常胎心监护(晚期减速、变异减速、胎儿心动过缓);胎方位摸不清;胎头较前上升;产程进展消失;急性发作性瘢痕压痛;产妇心动过速、低血压、晕厥或休克;血尿;严重的腹痛,特别是在宫缩间歇期持续存在者;阴道异常流血;腹部轮廓改变;正常宫缩消失,应实施紧急剖宫产,尽快娩出胎儿,术前呼叫新生儿科医师到场协助抢救新生儿。⑦推荐在产程过程中使用硬膜外麻醉镇痛,以减轻产妇疼痛,并满足手术产的麻醉需求。

(3)产后护理 ①预防产后出血:分娩后及时给予宫缩剂,密切观察阴道流血的量、颜色及性状。②监测产妇生命体征及一般情况:观察有无低血容量症状,如血压下降、心率加快、四肢厥冷、面色苍白等,积极查明产后出血原因,并且考虑子宫破裂的可能。③继续观察子宫收缩情况、宫底高度,注意阴道流血的量及性状,如发现阴道流血不凝固,应及时报告医师。④产后不推荐分娩后常规探查子宫下段完整性。⑤产褥期加强营养,纠正贫血;及时更换会阴垫,保持会阴清洁,防止发生感染;根据产妇身体状况给予母乳喂养指导。

(4)心理护理 向产妇及家属做好解释工作,减轻其恐惧心理,取得其理解和配合。

3.并发症护理

(1)子宫破裂 参见子宫破裂护理常规。

(2)产后出血 参见产后出血护理常规。

(四)出院指导

参照阴道分娩产后护理常规进行处理。

第二节 妊娠并发症护理常规

一、流 产

【概 述】

妊娠不足 28 周、胎儿体重不足 1000g 而终止妊娠,称为流产。妊娠 12 周前终止妊娠的,称为早期流产;妊娠 12 周至不足 28 周终止妊娠的,称为晚期流产。

【治疗原则】

(一)先兆流产

卧床休息,减少刺激,禁止性生活,遵医嘱使用药物保胎,及时复查。

(二)难免流产

一旦确诊,应及早排出胚胎及胎盘组织。

(三)不全流产

行吸宫术或钳刮术清除宫内残留组织。

(四)完全流产

无感染征象,一般不予特殊处理。

(五)稽留流产

完善术前凝血功能等检查,及时行刮宫术。

(六)复发性流产

妊娠前,男女双方均应进行详细检查,明确病因,并给予个性化治疗。

(七)流产合并感染

迅速控制感染,尽快清除宫内残留物。

【护 理】

(一)护理评估

1.健康史及相关因素

(1)孕产史、停经史、早孕反应情况,以及有无妊娠产物排出。

(2)阴道流血的量、颜色,以及持续时间。

(3)腹痛的部位、性质、程度。

(4)健康史、家族史,有无并发症及全身性疾病,以及有无接触有害物质史。

2.症状、体征

(1)生命体征,如体温、脉搏、呼吸及血压等。

(2)停经。

(3)腹痛。

(4)阴道流血、流液,以及妊娠产物排出。

3.辅助检查

了解血常规、血细胞凝集(简称血凝)、血生化、人绒毛膜促性腺激素(HCG)、B超检查等结果。

4.心理和社会支持状况

(二)护理措施

1.先兆流产护理

(1)病情观察　及时评估孕妇病情变化,如腹痛、阴道流血等情况,监测生命体征。

(2)饮食管理　指导孕妇进食易消化、易吸收、富含纤维素和维生素的食物,避免进食生冷、辛辣等刺激性食物。保持排便通畅,以免排便用力增加腹压而导致病情加重。

(3)休息与活动　卧床休息,禁止性生活。

(4)健康教育　对孕妇及家属进行疾病相关知识教育。

(5)用药护理　遵医嘱用药,密切观察药物的疗效及不良反应。

(6)心理护理　重视心理护理,安抚孕妇情绪,增强其治疗信心。

2.妊娠不能再继续者的护理

(1)及时做好终止妊娠的准备。

(2)完善术前准备,建立静脉通道,做好输血准备。

(3)围手术期监测生命体征、腹痛、阴道流血等情况。

(4)预防感染,做好会阴护理,观察分泌物的颜色、气味等。

(5)给予心理支持,协助患者顺利度过悲伤期。

(6)向患者及家属讲解流产的相关知识,帮助其为再次妊娠做好准备,并告知患者术后复查、随访等内容。

【出院指导】

(一)先兆流产

1.用药指导

根据医嘱继续服用保胎药物。

2.饮食指导

多食用蔬菜、水果,保持排便通畅。

3.休息与活动

注意休息,避免做增加腹压的动作(如负重、剧烈咳嗽等),禁止性生活。

4.随　访

定期进行产前检查,若有腹痛、阴道流血等情况,应随时就诊。

(二)流产后

1.预防感染

根据医嘱使用抗生素。1个月内禁止性生活,保持会阴清洁。

2.饮食指导

进食营养丰富、易消化的食物,避免食用辛辣、生冷等刺激性食物。

3.休息与活动

保证充分休息,避免重体力劳动。

4.随　访

1个月后至门诊复查,如有异常出血、腹痛等情况,应及时就诊。

二、异位妊娠

【概　述】

受精卵在子宫体腔以外着床发育,称为异位妊娠,又称宫外孕。根据受精卵种植部位不同,异位妊娠分为输卵管妊娠、宫颈妊娠、卵巢妊娠、腹腔妊娠、阔韧带妊娠等。输卵管妊娠占异位妊娠的95%左右,其中以壶腹部妊娠最多见。

【治疗原则】

根据病情缓急采取相应处理,主要有手术治疗、药物治疗及期待疗法。

【护　理】

(一)护理评估

1.健康史及相关因素

(1)婚育史、月经史、性生活史。

(2)既往史、健康史,有无并发症及全身性疾病。

2.症状、体征

停经、阴道流血、腹痛、晕厥和休克、腹部包块。

3.辅助检查

(1)血常规、肝肾功能、红细胞沉降率、血凝、内分泌、肿瘤标志物、妊娠试验,以及 B 超检查、心电图等。

(2)妇科检查。

(3)腹部检查。

(4)经阴道后穹隆穿刺和经腹壁穿刺。

(5)腹腔镜检查。

(6)诊断性刮宫。

4.心理和社会支持状况

(二)护理措施

1.心理护理

评估患者对疾病的认知程度和心理承受能力,向患者及家属讲解疾病相关知识,消除患者的紧张情绪。

2.休息与活动

以卧床休息为主。保持排便通畅,避免做增加腹压的动作。

3.病情观察

严密观察患者一般情况、生命体征、腹痛及阴道流血等情况,必要时保留会阴垫;如有阴道成形物排出,则将排出物送病理学检查。当腹痛加剧时,密切观察生命体征变化,减少搬动,并配合完成各项辅助检查。

4.期待疗法护理

(1)用药指导 对于药物保守治疗者,遵医嘱正确使用化疗药物,做好药物毒副作用观察及护理,并观察用药后疗效。

(2)动态监测 遵医嘱留取血标本,监测血 HCG 变化情况;同时监测血常规、血生化等的变化。

5.手术治疗护理

(1)术前准备 建立静脉通道,抽血,行交叉配血试验,备血,做好腹部皮肤准备,并备好抢救物品。

(2)术后护理 ①根据手术方式选择相应的术后护理常规;②严密观察腹痛、阴道流血情况,密切观察生命体征变化;③遵医嘱留取血标本,动态监测血 HCG、血常规、血生化等的变化;④对于异位妊娠保守性手术者,若术中使用甲氨蝶呤,则需做好药物毒副作用观察及护理。

【出院指导】

(一)健康指导

给予高蛋白、富含维生素、易消化饮食;适当运动,保证充足睡眠,增强机体免疫力;保持外阴清洁,术后禁止性生活和盆浴1个月。

(二)随 访

讲解术后随访的重要性。术后每周复测血HCG直至连续2周正常。血HCG水平无下降趋势或已降至正常范围又上升者应随时就诊。

三、妊娠剧吐

【概 述】

妊娠剧吐指妊娠早期孕妇出现严重且持续的恶心、呕吐,并引起脱水、酮症甚至酸中毒,需要住院治疗。只有0.3%~1.0%的孕妇其恶心、呕吐发展为妊娠剧吐。

【治疗原则】

给予静脉补液,补充多种维生素(尤其是B族维生素),纠正脱水及电解质紊乱,合理使用止吐药物,防止并发症的发生。

【护 理】

(一)护理评估

1.健康史及相关因素

(1)孕产史。

(2)既往史、健康史,有无并发症及全身性疾病。

2.症状、体征

(1)生命体征 体温、脉搏、呼吸、血压,以及体重等。

(2)皮肤黏膜 黏膜是否完整及有无黄疸,皮肤弹性是否正常及有无脱水等。

(3)中枢神经系统症状 意识状态,有无记忆障碍及昏睡等。

(4)其他 有无视网膜出血等。

3.辅助检查

了解血常规、尿常规、血液流变学、血生化、电解质、心电图、动脉血气分析、眼底检查以及B超检查等结果。

4.心理和社会支持状况

(二)护理措施

1.饮食管理

呕吐后予禁食,待症状缓解后予流食,呕吐停止后给予高蛋白、富含维生素、易消化饮食,鼓励少食多餐。

2.病情观察

及时、正确采集检验标本,了解各项检验检查结果,密切观察病情变化。严密观察有无宫缩,及时汇报医师,并配合处理。

3.皮肤护理

评估皮肤弹性及脱水程度,做好口腔护理及皮肤护理,避免继发感染。

4.支持治疗

遵医嘱给予静脉注射,补充营养、维生素和电解质等,并观察用药后疗效。

5.心理护理

向孕妇及家属说明妊娠剧吐的相关知识,使孕妇及家属积极配合治疗、护理。

6.健康教育

向孕妇宣教如出现宫缩或腹痛、腰酸,阴道流液或流血等征象,应及时联系医护人员。

7.并发症观察

(1)甲状腺功能亢进 $60\%\sim70\%$ 的妊娠剧吐孕妇可出现短暂的甲状腺功能亢进,一般无须使用抗甲状腺药物,孕 20 周后甲状腺功能大多恢复正常。

(2)Wernicke 脑病 该病为严重呕吐引起维生素 B_1 缺乏所致,一般在妊娠剧吐持续 3 周后发病。其主要特征为眼球麻痹、躯干共济失调和遗忘性精神症状。治疗后病死率仍有 10% ,未治疗者病死率高达 50% 。

(3)维生素 K 缺乏 频繁呕吐导致维生素 K 摄入不足,有时伴有纤维蛋白原及血浆蛋白减少,孕妇有出血倾向,可发生鼻出血、骨膜下出血等。

【出院指导】

(一)用药指导

根据医嘱正确用药,告知孕妇注意用药后反应。

(二)休息与活动

保证充分休息,以舒适卧位为宜。

(三)饮食指导

宜以高蛋白、富含维生素、易消化饮食为主,少食多餐,多进食新鲜的蔬菜、水果,避免摄入辛辣等刺激性食物。

(四)定期复诊

适当增加产前检查次数,定期复查尿常规、内分泌、肝功能等,以了解疾病变化情况。

四、先兆早产

【概　述】

妊娠满 28 周至 37 周前出现明显的规律宫缩（至少每 10min 一次）伴宫颈管缩短，可诊断为先兆早产。如妊娠 28～37 周，出现规律宫缩（20min 宫缩不少于 4 次，或 60min 不少于 8 次）伴有宫颈管的进行性改变，宫颈容受≥80％，宫颈扩张 1cm 以上，则诊断为早产临产。早产指妊娠满 28 周至不满 37 足周间分娩，此时娩出的新生儿称为早产儿，出生体重为 1000～2499g，各器官发育尚不成熟。

【治疗原则】

1. 如胎儿存活，无胎儿窘迫、胎膜未破，在孕妇情况允许下，通过休息和药物控制宫缩，尽量保胎至 34 周，情况良好者可维持至足月。

2. 若胎膜已破，早产已不可避免，此时尽可能预防新生儿合并症，以提高早产儿的存活率。

【护　理】

（一）一般护理

按普通产科护理常规予以处理。

（二）与本病相关的主要护理

1. 护理评估

（1）健康史及相关因素　①停经史、早孕反应；②本次妊娠的经过；③既往生育、健康状况。

（2）症状、体征　①生命体征；②胎方位、胎心、胎动；③宫缩出现时间、持续时间以及宫颈口扩张情况；④有无阴道流血、流液，阴道流血、流液的量、性状及时间。

（3）辅助检查　了解 B 超检查、胎心监护、羊水结晶检查等结果。

（4）心理和社会支持状况　评估孕妇有无焦虑心理，以及孕妇和家属对疾病的认知程度。

2. 护理措施

（1）体位与休息　避免劳累，卧床休息，根据病情需要采取臀高位，必要时绝对卧床休息。

（2）观察病情　随时评估孕妇宫缩、阴道流血流液情况，若流血量超出月经量或阴道有组织物排出，应及时通知医师，并保留组织物送病理学检查。禁止进行不必要的妇科检查，以减少刺激。

（3）用药护理　遵医嘱使用硫酸镁、盐酸利托君等宫缩抑制剂，观察药物疗效及不良反应。

(4)指导监测　教会孕妇自数胎动,如有异常,应及时告知医师或护士,以采取应对措施。

(5)预防感染　监测体温、血常规;保持会阴清洁,嘱其多饮水,预防上行感染;遵医嘱使用抗生素。

(6)预防DVT　对于卧床孕妇,指导床上双下肢活动,正确穿戴减压弹力袜。注意观察双下肢有无疼痛、麻木感,足背动脉搏动情况,以及双下肢皮温是否正常。

(7)预防便秘　指导进食含纤维丰富的食物及蔬菜、水果,以防发生便秘而诱发宫缩。

(8)提供心理支持　讲解精神因素对恢复健康的重要性,解除孕妇和家属的思想顾虑,引导孕妇以乐观的心态对待病情,增强保胎信心。

(9)宫颈环扎护理　对于宫颈环扎者,按附录宫颈环扎术护理进行护理。

(10)预防早产　加强孕期保健,做好产前检查和孕期卫生指导。

【出院指导】

1. 若妊娠继续维持,则做好孕晚期保健知识的宣教。
2. 若发生早产,则按阴道分娩产后护理常规给予出院宣教。

附录

宫颈环扎术护理

【概　述】

对于宫颈功能不全伴习惯性流产史,经检查确诊为宫颈内口松弛的孕妇,可行宫颈环扎术,以达到保胎、预防流产的目的。

【适应证】

1. 既往有宫颈功能不全致妊娠丢失史,本次妊娠12～14周行宫颈环扎术对预防早产有效。

2. 有前次早产或晚期流产史,本次为单胎妊娠,妊娠24周前宫颈长度<25mm,无早产临产症状、绒毛膜羊膜炎、持续阴道流血、胎膜早破、胎儿窘迫、胎儿严重畸形或死胎等宫颈环扎术禁忌证,推荐行宫颈环扎术。

【治疗原则】

1. 建议在妊娠12～14周实施手术,过早手术刺激易致流产,过晚则宫颈缩短或胎膜膨出而增加手术困难,影响手术效果。

2. 如有胎膜早破、规律宫缩、持续阴道流血、宫颈扩张>4cm、宫内感染、绒毛膜羊膜炎及胎儿畸形等手术禁忌证,禁止手术。

3. 手术前后使用硫酸镁、盐酸利托君等抑制宫缩,使用抗生素预防感染。选择最佳时机及时拆线,终止妊娠。

【护 理】

(一)一般护理

按普通产科护理常规予以处理。

(二)与本手术相关的主要护理

1. 护理评估

(1)健康史及相关因素 ①孕产史;②健康史、家族史,有无并发症及全身性疾病。

(2)症状、体征 ①生命体征:体温、脉搏、呼吸及血压等;②产科体征:胎方位、胎心,以及有无子宫收缩及阴道流血、流液;③皮肤黏膜:是否完整,以及有无水肿、瘙痒等。

(3)辅助检查 了解B超检查、血常规、肝功能及血凝等结果。

(4)心理和社会支持状况

2. 护理措施

(1)术前护理 ①保胎护理:遵医嘱静脉滴注硫酸镁或盐酸利托君抑制宫缩,密切观察药物疗效和毒副作用。②休息与活动:卧床休息,必要时取臀高位(尤其对于羊膜囊突出宫颈管者),以减轻妊娠重量对薄弱的宫颈内口的压力。③心理支持:向孕妇讲解手术相关知识,减轻紧张、焦虑情绪,以树立信心,取得配合。④术前准备:配合医师完善各项常规检查;保持会阴清洁,做药物过敏试验;术前测体温、脉搏、血压,听诊胎心。

(2)术后护理 ①根据麻醉方式做好麻醉后护理。②休息与活动:绝对卧床休息3~5天,必要时取臀高位(尤其对于羊膜囊突出宫颈管者),根据病情决定下床活动时间;对于卧床保胎者,指导其床上活动及正确使用减压弹力袜,预防下肢静脉血栓形成。③预防感染:测量体温,每日3次,如3天体温正常,则改每日一次;保持会阴清洁,每日清洁2次;观察阴道分泌物有无异味,如发现感染征象,应及时汇报医师予以处理。④保胎护理:因手术可刺激子宫,注意腹痛及阴道流血流液情况,如有宫缩,应及时报告医师,遵医嘱常规使用宫缩抑制剂3~5天。⑤拆线时机:术后若出现难免流产、早产或临产征象,应及时拆线,以免造成子宫破裂或宫颈穿孔,环脱;对于无并发症的经阴道环扎者,一般36~37周拆线;对于拟择期行剖宫产者,也可于39周后手术时拆除。

3. 并发症护理

(1)出血 术中注意缝扎部位及深度,如有出血点,应压迫止血。

(2)感染 每日测量体温,遵医嘱监测血常规,注意子宫有无压痛,观察阴道分泌物的性状和气味,发现感染征象及时汇报医师,必要时拆线。

(3)胎膜早破、早产 取臀高位,避免缝针刺破胎膜,术后应用抗生素预防胎膜炎。操作要轻柔,手术前后应用宫缩抑制剂,预防早产。

(4)宫颈裂伤 如出现难免流产、早产或临产征象,应及时拆线。

【出院指导】

(一)用药指导

根据医嘱继续服用保胎药物。

(二)休息与活动

注意休息,避免做增加腹压的动作(如负重、大笑、剧烈咳嗽等),禁止性生活。

(三)饮食指导

多进食蔬菜、水果,保持排便通畅,避免使用腹压。

(四)自我监测

注意胎动,若出现胎动异常、腹痛、阴道流血流液,应随时就诊,并向接诊医师说明病史。

(五)随　访

按时进行产前检查,如有异常,应随时就诊。

五、妊娠期高血压疾病

【概　述】

妊娠期高血压疾病是妊娠与血压升高并存的一组疾病。该病严重影响母胎健康,是孕产妇和围产儿病死率升高的主要原因。妊娠期高血压疾病包括妊娠期高血压、子痫前期、子痫,以及慢性高血压并发子痫前期和妊娠合并慢性高血压。

【治疗原则】

妊娠期高血压疾病治疗的基本原则是休息、镇静、解痉,有指征地降压、利尿,密切监测母胎状态,适时终止妊娠。根据病情程度不同,治疗原则也略有不同。

(1)妊娠期高血压:休息、镇静,监测母胎情况,酌情予以降压治疗。

(2)子痫前期:预防抽搐,有指征地降压、利尿、镇静,密切监测母胎情况,预防和治疗严重并发症,适时终止妊娠。

(3)子痫:控制抽搐,待病情稳定后终止妊娠,预防并发症的发生。

(4)妊娠合并慢性高血压:以降压治疗为主,预防子痫前期的发生。

(5)慢性高血压并发子痫前期:兼顾慢性高血压和子痫前期的治疗。

一)子痫前期

【概　述】

子痫前期是指在妊娠期高血压疾病基础上,血压进一步升高,或有明显的蛋白尿,或肾、脑、肝和心血管系统等受累引起的上腹部不适、头痛或视觉障碍等临床症状。根据病情轻重可将子痫前期分为轻度子痫前期和重度子痫前期。该病的特点是妊娠 20 周后发生高血压、蛋白尿、水肿等症状,严重者可发生抽搐、昏迷,甚至母胎死亡,严重影响母胎健康。

【护　理】

(一)一般护理

按普通产科护理常规予以处理。

(二)与本病相关的主要护理

1. 护理评估

(1)健康史及相关因素　①孕产史;②既往史、家族史,有无并发症及全身性疾病。

(2)症状、体征　①生命体征:体温、脉搏、呼吸、血压及基础血压、血氧饱和度情况,以及有无上腹部不适、胸闷、头痛、视觉障碍等自觉症状。②产科体征:胎心、胎动、子宫张力,有无子宫收缩及阴道流血、流液。③皮肤黏膜:是否完整及有无水肿、瘙痒等。④其他:意识、食欲、睡眠、大小便、体重等情况。

(3)辅助检查　①孕妇检查:尿常规、尿蛋白定量、肝肾功能、电解质、血常规、凝血功能、血尿酸、眼底检查、心脏超声、心电图等。②胎儿监护:胎心电子监护、超声检查,以及胎儿生长发育、羊水量、脐动脉血流阻力等。

(4)心理和社会支持状况

2. 护理措施

(1)体位与休息　卧床休息,以左侧卧位为佳;尽可能采取集中式的治疗及护理,操作轻柔,保证充足睡眠。

(2)病室准备　保持病室安静、光线柔和。床旁应放置压舌板、舌钳、开口器、氧气、吸引器、抢救车处于备用状态。

(3)饮食管理　给予富含蛋白质、维生素、微量元素的食物,无须严格限制盐的摄入,但对于全身水肿者,应适当限制盐的摄入。

(4)病情观察　严密监测生命体征,随时注意是否出现头痛、视力改变、上腹部不适等症状;记录出入量;如病情允许,应每日测量体重。遵医嘱及时、正确留取各种检验标本,并及时了解结果。

(5)产科监测　观察子宫张力及有无腹痛、阴道流血,警惕胎盘早剥发生,如出现临产征兆,应及时报告医师。监测胎心,注意胎动变化;定期进行胎心电子监护及超声检查,了解胎儿宫内情况。

(6)产时及产后护理　对于确定阴道分娩者,需加强各产程的监测。在第一产程,密切监测生命体征、子宫收缩、尿量、胎心,以及有无自觉症状。如血压升高,应及时汇报医师。在第二产程,应尽量缩短产程,必要时使用产钳助产。在第三产程,预防产后出血,及时使用缩宫素及娩出胎盘,禁用麦角新碱。观察血压变化,重视产妇主诉。对于重度子痫前期产妇,产后应继续使用硫酸镁 24～48h,这是因为产后 24h 至 5 天内仍有发生子痫的可能。使用大量硫酸镁的孕产妇,产后易发生子宫收缩乏力,恶露较常人多,因此应严密观察子宫复旧情况,防止发生产后出血。在病情允许情况下,应鼓励产妇产后早期活动,预防深静脉血栓的形成。

(7)健康教育　对孕妇及家属进行疾病相关知识教育。指导孕妇取左侧卧位,自数胎动,以及给予饮食指导。加强产前检查,告知孕妇如出现头痛、视物不清、阴道流液、胎动异常、腹痛等征象,应及时报告。

(8)心理护理　给予心理支持,及时向孕妇及家属提供疾病相关知识,鼓励孕妇表达不适感,保持情绪稳定,取得孕妇及家属的支持与配合。

(9)用药护理　遵医嘱及时、正确用药,密切观察药物的疗效及不良反应。①在使用硫酸镁时,应严格执行硫酸镁用药护理常规。②在使用静脉降压药时,应密切监测血压变化,避免血压急剧下降或下降过低,如血压出现异常变化,应及时报告医师。③在使用利尿剂时,应严密监测电解质,密切观察孕妇有无倦怠、腹胀等低血钾症状,注意尿量,观察有无脉搏加快等血液浓缩、血容量不足的临床表现。④一般不推荐使用扩容药,对于子痫前期的孕妇,扩容疗法可增加血管外液体量而导致肺水肿。对于严重低蛋白血症伴腹水、胸腔积液或心包积液者,需补充白蛋白或血浆,同时配合使用利尿剂。在输液时,应控制输液量及速度,避免发生肺水肿、心功能衰竭等严重并发症。在用药过程中,应严密观察脉搏、呼吸、血压及尿量。

3.并发症护理

(1)左心衰竭、急性肺水肿　注意观察孕妇有无休息时心率>110次/min、呼吸频率>20次/min,夜间阵发性呼吸困难等心力衰竭早期症状。心力衰竭护理参见内科护理常规。

(2)胎盘早剥　评估孕妇有无腹部持续性疼痛、阴道流血,子宫张力增大,宫底升高,有无压痛,胎心电子监护有无异常表现等胎盘早剥征象。具体护理参见胎盘早剥护理常规。

(3)弥散性血管内凝血(DIC)　评估有无皮肤、黏膜及注射部位出血,阴道流血不凝,以及有无血尿、咯血、呕血等DIC征象。DIC护理参见外科护理常规。

(4)视网膜剥离　评估有无视力模糊,警惕视网膜剥离发生。

(5)肾功能衰竭　注意观察尿量、尿色。对于留置导尿者,应每小时计尿量一次。如每小时尿量少于25ml或24h少于600ml,应及时报告医师,并遵医嘱予以相应处理。

(6)HELLP综合征(hemolysis, elevated liver function and low platelet count syndrome)　密切观察疾病相关临床症状,如溶血、肝酶水平升高、血小板计数减小;使用激素治疗;做好输血的观察。

【出院指导】

(一)产　前

1.用药指导

根据医嘱正确用药,告知孕妇注意用药后反应。

2.休息与活动

保证休息,每日睡眠8~10h;以左侧卧位为宜,避免平卧。

3.饮食指导

补充足够的蛋白质、维生素,以及铁、钙等微量元素,避免摄入过量脂肪与盐。

4.定期复诊

适当增加产前检查次数,每日自数胎动,每周监测体重,发现异常及时就诊;保持心情舒畅,如有头晕眼花、胸闷气促等不适,应及时就诊。

(二)产 后

1.参照阴道分娩产后护理常规进行处理。

2.用药指导、休息与活动、饮食指导同产前。

3.对于产褥期血压不稳定者,仍需监测血压,必要时请内科诊治;如有头晕眼花、胸闷气促等不适,应及时就诊。

4.妊娠期高血压特别是重度子痫前期产妇,其远期罹患高血压、肾病,以及血栓形成的风险增高。应充分告知孕妇,嘱其加强检查及自我健康管理。鼓励产妇采取健康的饮食,培养良好的生活习惯,如规律体育锻炼、戒烟、控制食盐摄入、控制体重等。

5.对于产后 6 周的产妇,如其血压仍未恢复正常,应于产后 12 周再次复查血压,以排除慢性高血压,必要时建议至内科就诊。

二)子 痫

【概 述】

在子痫前期基础上发生的不能用其他原因解释的抽搐,即为子痫。子痫发生前患者可有不断加重的重度子痫前期,也可发生于血压升高不显著、无蛋白尿病例。通常产前子痫较多,部分可发生在产后 48～72h 或更晚。子痫抽搐进展迅速,前驱症状短暂,表现为抽搐、面部充血、口吐白沫、深昏迷;随之深部肌肉僵硬,很快发展成典型的全身高张阵挛惊厥、有节律的肌肉收缩和紧张,持续 1.0～1.5min,此期间患者无呼吸动作;此后抽搐停止,呼吸恢复,但患者仍昏迷,最后意识恢复,但表现为困惑、易激惹、烦躁。在抽搐过程中患者易发生唇舌咬伤、摔伤甚至骨折等多种创伤,昏迷时呕吐可造成窒息或吸入性肺炎。

【护 理】

(一)一般护理

按普通产科护理常规予以处理。

(二)与本病相关的主要护理

1.护理评估

(1)健康史及相关因素 抽搐发作前的活动,抽搐发作的准确时间、持续时间、状态、频率、间隔时间。

(2)症状、体征 ①生命体征:意识、自觉症状、体温、脉搏、呼吸、血压及基础血压、血氧饱和度。②产科体征:胎心、宫缩,以及有无产兆及胎盘剥离征象。③皮肤黏膜:是否完整,有无瘀斑、水肿,以及水肿程度。④受伤情况:有无唇舌咬伤、摔伤、骨折等。

(3)辅助检查 了解DIC、血气分析、肝肾功能、尿常规、尿蛋白定量,以及头颅计算机体层成像(CT)、磁共振成像(MRI)、心脏超声、B超检查、眼底检查等结果。

(4)心理和社会支持状况

2.护理措施

(1)急救处理 呼救与抢救同时进行,立即予去枕平卧,将患者头侧向一边,用开口器或于上、下磨牙间放置压舌板,松开紧身衣物,保持呼吸道通畅(必要时抽吸口鼻分泌物),并给予吸氧。

(2)控制抽搐 一旦发生抽搐,应尽快控制,首选硫酸镁,必要时使用地西泮、冬眠合剂等镇静药。

(3)安全防护 使用床栏,必要时约束肢体,非必要不宜移动患者。

(4)病情观察 有专人护理,并填写危重护理记录单。严密监测血压、脉搏、呼吸、血氧饱和度,以及瞳孔大小、对光反射、意识程度;观察并记录抽搐形式、持续与间歇时间及其他伴随症状。予留置导尿,观察尿量及尿色,正确评估并记录出入量。严密监测病情,注意子痫发生后脑出血、肺水肿、胎盘早剥等并发症的发生。

(5)减少刺激 将患者置于单人暗室,嘱其保持绝对安静;治疗和护理操作尽量轻柔并集中进行,避免声光刺激,以免诱发再次抽搐。

(6)皮肤黏膜护理 抽搐期间或昏迷者暂禁食,做好口腔护理,保持口腔清洁;保持会阴清洁;保持床单位清洁、舒适、干燥、平整。

(7)产程及胎儿监护 观察产程进展及胎心变化,待子痫控制及病情稳定后尽早终止妊娠,并做好新生儿抢救准备。

(8)产后护理 产后严密观察子宫收缩、阴道出血的量及性状,注意生命体征变化,防止再次发生抽搐;绝对卧床休息,暂停母乳喂养,指导保持泌乳的方法。产后遵医嘱继续使用硫酸镁24～48h,预防产后子痫的发生。

(9)心理护理 当患者清醒时,应再给予环境介绍及心理支持,并安抚家属,以取得配合。

3.并发症护理

(1)参见子痫前期护理常规。

(2)外伤 参见外科护理常规。

【出院指导】

参照子痫前期护理常规进行处理。

六、妊娠期肝内胆汁淤积症

【概　述】

妊娠期肝内胆汁淤积症(ICP)主要发生在妊娠晚期,少数发生在妊娠中期,以皮肤瘙痒和血清总胆汁酸水平升高为特征,主要危及胎儿。

【治疗原则】

缓解皮肤瘙痒症状,改善肝功能,降低血清胆汁酸水平,延长孕周,改善妊娠结局。重点是胎儿宫内安危监护,及时发现胎儿宫内缺氧并采取相应措施。

【护　理】

(一)一般护理

按普通产科护理常规予以处理。

(二)与本病相关的主要护理

1. 护理评估

(1)健康史及相关因素　①孕产史,尤其关注有无不良孕产史;②健康史、家族史,有无并发症及全身性疾病。

(2)症状、体征　①生命体征:体温、脉搏、呼吸及血压等。②产科体征:胎方位、胎心、胎动,有无宫缩、阴道流血、流液等分娩先兆。③皮肤黏膜:是否完整,有无水肿,评估瘙痒发生的时间、程度,有无抓痕、黄疸。④其他:食欲、睡眠、排泄等情况,评估有无由瘙痒引起的失眠。

(3)辅助检查　了解血常规、血凝、血清胆汁酸、肝功能,以及胎儿B超检查、胎心监护等结果。

(4)心理和社会支持状况　评估孕妇有无焦虑心理,以及孕妇和家属对疾病的认知程度。

2. 护理措施

(1)饮食管理　给予高蛋白、富含维生素、低脂肪、易消化饮食,鼓励少食多餐,多进食新鲜的蔬菜、水果,避免进食辛辣等刺激性食物。

(2)病情观察　特别注意胎心、胎动的变化,严密观察有无宫缩,及时汇报医师,并配合处理。及时、正确采集检验标本,了解各项检验检查结果,密切观察病情变化。

(3)皮肤护理　评估皮肤颜色、瘙痒程度,做好皮肤护理,避免继发感染。

(4)护肝降胆酸　遵医嘱使用护肝、降胆酸药物,慎用对肝脏有损害的药物,了解用药后疗效。

(5)心理护理　向孕妇及家属说明疾病的特殊性,讲解疾病相关知识,使孕妇及家属积极配合治疗、护理。

（6）健康教育　特别向孕妇强调对有关危险征象进行自我监护的意义,如出现胎动异常,宫缩或腹痛、腰酸,阴道流液或流血,皮肤发黄或尿量减少等征象,应及时汇报医师。

3.并发症护理

产后出血:参见产后出血护理常规。

【出院指导】

（一）产　前

1.用药指导

根据医嘱正确用药,告知孕妇注意用药后反应。

2.休息与活动

保证休息,每日睡眠 8～10h,以左侧卧位为宜。

3.饮食指导

宜以高蛋白、富含维生素、低脂肪、易消化饮食为主,少食多餐,多进食新鲜的蔬菜、水果,避免进食辛辣等刺激性食物。

4.定期复诊

适当增加产前检查次数,每日自数胎动,定期进行血清胆汁酸、肝功能等实验室检查,以了解疾病变化情况。

（二）产　后

1.参照阴道分娩产后护理常规进行处理。
2.用药指导、休息与活动、饮食指导同产前。
3.定期复查血清胆汁酸、肝功能等,以了解身体恢复情况。

第三节　妊娠合并症护理常规

一、妊娠合并心脏病

【概　述】

妊娠合并心脏病（包括妊娠前已有心脏病及妊娠后新发生的心脏病）是孕产妇死亡的重要原因之一。妊娠合并心脏病在我国孕产妇死因顺位中居第 2 位,占非直接产科死因首位。在我国,该病的发病率为 1%。妊娠合并心脏病主要分为结构异常性心脏病、功能异常性心脏病和妊娠期特有心脏病三类,且以结构性心脏病为主,其中先天性心脏病占 35%～50%。随着生活水平的提高及医疗条件的改善,以往发病率较高的风湿性瓣膜性心脏病发病率逐年下降。妊娠期特有心脏病如妊娠期高血压疾病性心脏病、围产期心肌病等也占有一定的比例。合并心脏病的孕产妇在妊娠 32～34 周、分娩期（第一产程末、第二产程）、产后 3 天内心脏负担最重,此时是心脏病孕产妇的危险时期,极易诱发心力衰竭,临床上应给予高度重视。

【治疗原则】

积极防治心力衰竭和感染。

1. 妊娠前

根据孕妇所患心脏病的类型、病情程度及心功能状态,确定是否可以妊娠。对于不宜妊娠者,应指导其采取正确的避孕措施。

2. 妊娠期

(1)评估能否继续妊娠　对于不宜妊娠者,建议在妊娠早期行人工流产术。如就诊时已至妊娠中期,应根据疾病严重程度、疾病种类、并发症等综合评估终止妊娠的时机和方法。

(2)加强妊娠期监护　定期进行产前检查,心脏病高危孕妇应接受多学科诊治和监测。正确评估孕妇和胎儿情况,积极预防和治疗各种引起心力衰竭的诱因,动态观察心脏功能,减轻心脏负荷,适时终止妊娠。

3. 分娩期

(1)对于妊娠风险低且心功能Ⅰ级者,或胎儿不大、胎位正常、宫颈条件良好者,在严密监护下可经阴道分娩,第二产程时需给予阴道助产,以缩短产程,防止心力衰竭和产后出血的发生。

(2)对于心功能Ⅲ—Ⅳ级,有产科指征者,均应选择行剖宫产术。对于心脏病妊娠风险高但心功能Ⅱ级者,也可考虑择期行剖宫产术。剖宫产术可减少孕产妇长时间子宫收缩而引起的血流动力学改变,从而减轻心脏负担。

4. 产褥期

产后3天内,尤其是产后24h仍是心力衰竭发生的危险时期,产妇应充分休息且需给予严密监护。术后应限制液体入量,控制输液速度,遵医嘱使用抗生素预防感染。心功能Ⅲ级或以上者不宜哺乳。对于不宜再妊娠者,建议产后1周行绝育术。

【护　理】

(一)一般护理

按普通产科护理常规予以处理。

(二)与本病相关的主要护理

1. 护理评估

(1)健康史及相关因素　①孕产史。②健康史、家族史,有无并发症及全身性疾病。③既往史、心脏病病史及与心脏病有关的疾病史、相关检查、心功能状态、诊疗经过。④本次妊娠经过、病情控制及目前用药情况。⑤判断有无潜在的诱发因素,以及孕产妇对妊娠、分娩的适应状况。

(2)症状、体征 ①生命体征:呼吸、心率、心律、血压、体温及血氧饱和度;有无胸闷、气急等,判断心功能状态;有无心力衰竭的早期症状。②产科体征:胎位、胎心、胎动,有无子宫收缩及阴道流血、流液。③皮肤黏膜:是否完整,以及有无发绀、水肿等。

(3)辅助检查 了解心电图、X线检查、超声心动图、B超检查,以及实验室检查结果。

(4)心理和社会支持状况

2. 护理措施

(1)产前护理 参见心脏病护理常规。

1)休息与活动 避免过劳及情绪激动,保证充分休息、充足睡眠。

2)饮食管理 合理饮食,避免营养过剩而导致体重过度增长,整个妊娠期体重增加不超过12kg为宜;保证蛋白、维生素和铁剂的合理补充;适当限制食盐量,少食多餐,多进食新鲜的水果和蔬菜,防止发生便秘。

3)病情观察 监测生命体征,注意有无心力衰竭的早期症状,如出现气急、咳嗽,特别是夜间出现胸闷等症状,应及时报告医师;关注尿量、出入量平衡,必要时记录24h出入量。如病情需要,应予以持续心电监护,及时发现心律失常。

4)预防和治疗引起心力衰竭的诱因 预防感染,尤其是上呼吸道感染;纠正贫血;治疗心律失常;控制输液速度及输入量;防治妊娠期高血压疾病及其他妊娠合并症、并发症。

5)用药护理 对于口服地高辛者,服药前应测脉搏1min,如脉搏在60次/min以下,应及时报告医师并遵医嘱停药;用药期间注意有无恶心、呕吐、黄视等中毒症状;对于使用华法林等抗凝剂者,做好凝血功能监测,观察皮肤黏膜及全身有无出血倾向。

6)胎儿监护 加强胎儿监护,注意胎心、胎动变化,必要时给予胎心监护,如有异常,应及时报告医师予以处理。

7)健康教育 对孕妇及家属进行疾病相关知识教育。给予饮食和休息指导,提供心理支持,减轻孕妇及家属的焦虑心理。

(2)产时护理 妊娠合并心脏病分娩期需由产科医师、心内科医师、新生儿科医师及麻醉科医师联合管理。对于心脏病妊娠风险低且心功能Ⅰ级者,可考虑在严密监护下经阴道分娩,在分娩过程中给予心电监护,严密监测产妇自觉症状、心肺功能。避免产程过长;对于有条件者,使用分娩镇痛,以减轻疼痛对血流动力学的影响。具体参照产时护理常规进行处理。

1)病情观察 ①密切监测生命体征:在第一产程,测量血压、脉搏、呼吸、心率、血氧饱和度,每15min测量一次并记录;测量胎心率,每30min测量一次并记录。在第二产程,每10min测量一次上述指标并记录,或使用胎心监护仪进行持续监护。②随时评估产妇的心功能状态,密切注意心悸、气急、心率加快等心力衰竭的早期症状。③给予吸氧,取左侧卧位或半卧位,避免仰卧位,防止仰卧位引发低血压综合征。

2)产程观察 ①第一产程:密切观察子宫收缩、宫口扩张程度、胎头下降及胎儿宫内情况;鼓励产妇在两次宫缩间歇充分休息,指导产妇以呼吸及放松技巧减轻不适;对于有条件者,可给予分娩镇痛;对于无分娩镇痛者,可遵医嘱适当使用哌替啶、地西泮等进行镇痛,产程开始后即给予抗生素预防感染。②第二产程:避免屏气而增高腹压,应行会阴切开术、胎头吸引或产钳助产术,以缩短第二产程,减少体力消耗。③第三产程:胎儿娩出后,应立即给予腹部沙袋加压24h,以防腹压骤降而诱发心力衰竭,预防产后出血。新生儿娩出后,可静脉滴注或肌内注射缩宫素10～20U,禁用麦角新碱,以防静脉压增高。对于产后出血多者,在输血、输液时,应控制输注速度。

3)预防感染 严格执行无菌技术操作规程,遵医嘱给予抗生素治疗。

4)心理护理 安慰及鼓励产妇,消除其紧张情绪。给予产妇生理和情感支持,予以分娩镇痛,以缓解其焦虑心理。

(3)产后护理 具体参见阴道分娩产后护理常规。

1)病情观察 产后72h,尤其是产后24h是发生心力衰竭的危险时期,应严密监测生命体征,及早识别心力衰竭的早期征象。

2)液体管理 补液量以"量出为入"为原则,控制输液速度及输液总量,避免输注氯化钠溶液。

3)休息与活动 保证充足的睡眠和休息,必要时遵医嘱使用小剂量镇静药物(如地西泮)。产妇应取半卧位或左侧卧位,在心功能允许的情况下,鼓励其早期下床适当活动,以减少血栓形成。

4)饮食管理 饮食宜清淡,不宜过饱,多进食新鲜的水果和蔬菜,防止发生便秘。

5)疼痛护理 防止疼痛影响休息,加重心脏负担。术后控制疼痛,可使用镇痛泵及口服镇痛药等镇痛方式,确保VAS评分在3分以下。

6)预防感染 注意保暖,防止发生上呼吸道感染;保持会阴清洁;减少探视。

7)母乳喂养 心脏病妊娠风险低且心功能Ⅰ级者可以母乳喂养,但应避免过劳;对于患有严重心脏病的产妇,即使心功能Ⅰ级,也建议人工喂养。对于长期使用华法林者,由于华法林可分泌至乳汁中,建议人工喂养,及时回奶,并指导家属人工喂养的方法。

(4)并发症护理 心力衰竭:参见内科护理常规。

【出院指导】

(一)产 前

1.用药指导

根据医嘱正确用药,告知孕妇注意用药后反应。

2.休息与活动

保证充分休息,避免过劳,每日至少睡眠10h。

3.饮食指导

给予高蛋白、富含维生素、清淡、易消化饮食,少食多餐,限制钠盐摄入,多进食新鲜的水果和蔬菜,防止发生便秘。

4.定期复诊

加强孕期保健,定期进行产前检查。加强自我监护,指导左侧卧位及自数胎动,如有异常或不适,应及时就诊。

5.心理护理

保持乐观、稳定的心理状态,避免精神紧张、情绪激动。

(二)产　后

1.参照阴道分娩产后护理常规进行处理。

2.用药指导、休息与活动、饮食指导同产前。

3.密切观察心功能状态,如有胸闷、气急,尤其出现夜间呼吸困难等不适,应及时就诊。指导定期至专科就诊,如有异常,应随时复诊。

二、妊娠合并糖尿病

【概　述】

妊娠合并糖尿病属高危妊娠,其基本病理生理为绝对或相对胰岛素不足引起的代谢紊乱,特征为高血糖、糖尿、葡萄糖耐量减低及胰岛素释放试验异常,可使与孕妇有关的围产期疾病的患病率和病死率升高。妊娠合并糖尿病包括以下两种情况:一种是在妊娠前已有糖尿病的基础上合并妊娠,称为糖尿病合并妊娠(PGDM);另一种是妊娠前糖代谢正常,妊娠期才出现的糖尿病,称为妊娠期糖尿病(GDM)。妊娠合并糖尿病对母胎的影响程度取决于糖尿病病情及血糖控制情况。如病情较重或血糖控制不良,则对母胎影响极大,母胎近、远期并发症的发生率也随之增高。

【治疗原则】

通过医学营养治疗、运动疗法、药物治疗、血糖自我监测等方式,将血糖控制在目标范围。加强孕期母胎监护,选择适宜的分娩方式,减少并发症的发生。

1.糖尿病患者妊娠前评估与孕期监护

妊娠前应判断糖尿病的程度,以确定能否妊娠。对于允许妊娠者,需在内分泌科医师、产科医师和营养师的密切监护、指导下,尽可能将孕期血糖控制在正常范围或接近正常范围内,并选择合适的分娩方式,减少并发症的发生。

2.妊娠期血糖控制目标

对于 GDM 孕妇,妊娠期血糖浓度宜控制在餐前不高于 5.3mmol/L,餐后 2h 不高于 6.7mmol/L,夜间不低于 3.3mmol/L。对于 PGDM 孕妇,妊娠早期血糖控制勿过于严格,以防发生低血糖;妊娠期餐前、夜间血糖浓度宜控制在 3.3~5.6mmol/L,餐后峰值血糖浓度为 5.6~7.1mmol/L。无论是 GDM 还是 PGDM,经过饮食和运动管理,如妊娠期血糖水平达不到上述标准,应及时加用胰岛素或口服降糖药物,以进一步控制血糖水平。

3.妊娠期热量摄入与体重管理

合理控制饮食,适当运动,每日摄入的总热量应根据妊娠前体重和妊娠期的体重增长速度而定。

4.终止妊娠时机

对于 GDM 孕妇,如血糖控制达标,无母胎并发症,可在严密监测下等待至预产期。对于至预产期仍未临产者,可引产终止妊娠。对于 PGDM 孕妇及经胰岛素治疗的 GDM 孕妇,如血糖控制好且无并发症,在严密监测下,妊娠39周后可终止妊娠;如血糖控制不满意或出现母胎并发症,应及时收住入院观察,并根据病情决定终止时机。

5.分娩方式

糖尿病不是剖宫产的指征,如有胎位异常、巨大儿、糖尿病伴微血管病变及其他产科指征,病情严重需终止妊娠,常选择剖宫产术。若选择阴道分娩,应制订分娩计划,且在产程中密切监测产妇血糖、宫缩、胎心变化,避免产程过长。

【护　理】

(一)一般护理

按普通产科护理常规予以处理。

(二)与本病相关的主要护理

1. 护理评估

(1)健康史及相关因素　糖尿病病史及家族史,既往不良孕产史;本次妊娠经过、病情控制、目前饮食及用药情况;有无反复阴道炎史;有无潜在高危因素及合并症。

(2)症状、体征

1)一般情况　意识、自觉症状、体温、脉搏、呼吸、血压、体重(有无肥胖)、血糖控制情况。

2)产科体征　胎方位、胎心、胎动、宫底高度、子宫收缩强度和频率,阴道流血、流液情况;评估有无巨大儿或胎儿宫内生长受限。

3)皮肤黏膜　瘙痒、水肿情况。

4)糖尿病的严重程度　有无糖代谢紊乱症候群,即"三多一少"(多饮、多食、多尿,体重下降)症状,有无低血糖及酮症酸中毒症状。

(3)辅助检查　了解口服葡萄糖耐量试验(OGTT)、血糖、尿糖、肝肾功能、眼底检查及胎心监护等结果。

1)对于妊娠前未进行过血糖监测的孕妇,首次产前检查需要明确是否存在糖尿病,妊娠期血糖水平升高达到以下任何标准之一者,可诊断为PGDM。①空腹血糖(FPG)浓度≥7.0mmol/L(126mg/dl)。②75g OGTT,服糖后2h血糖浓度≥11.1mmol/L(200mg/dl)。③伴有典型的高血糖症状或高血糖危象,任意血糖浓度≥11.1mmol/L(200mg/dl)。④糖化血红蛋白(HbA1c)≥6.5%。

2)在妊娠24~28周及28周后首次就诊时,对所有尚未被诊断为PGDM或GDM的孕妇进行75g OGTT检测。

方法:OGTT前一日晚餐后禁食至少8h至次日晨。在检查时,于5min内口服75g葡萄糖的液体300ml,分别抽取服糖前、服糖后1h、服糖后2h的静脉血。

诊断标准:空腹及服糖后1h、服糖后2h的血糖值分别为5.1mmol/L、10.0mmol/L、8.5mmol/L。任何一次血糖水平达到或超过上述标准,即诊断为GDM。

3)血糖监测:包括自我血糖监测情况、持续动态血糖监测和糖化血红蛋白监测,可实时反映血糖水平,评估糖代谢紊乱程度,为孕妇制定个性化生活方式和优化药物干预方案提供依据。

4）肾功能监测及眼底检查：每次产前检查查尿常规，监测尿酮体和尿蛋白，每 1～2 个月进行一次肾功能及眼底检查。

5）胎儿监护：①超声和血清学筛查胎儿畸形；②胎动计数；③无应激试验（NST）；④胎盘功能测定。

2．护理措施

（1）妊娠期

1）医学营养管理　通过个体化的饮食方案实现血糖控制。饮食方案的设计应综合考虑个体饮食习惯、体力活动水平、血糖水平及孕妇妊娠期生理特征，在限制碳水化合物摄入的同时，保证充足的营养供给和孕妇体重适当增长，并将血糖维持在正常水平，以减少并发症的发生。饮食管理建议：①多选择血糖生成指数较低的粗粮，如荞麦面、燕麦面、玉米面、薯类等，长期食用可降低血糖、血脂水平；②鱼、肉、蛋、牛奶、豆类食物等富含蛋白质、无机盐、维生素和不饱和脂肪酸，可降低血清胆固醇及甘油三酯水平；③增加降糖食物的摄入量，如猕猴桃、苦瓜、洋葱、香菇、柚子、南瓜等食物；④不宜进食高糖、高胆固醇的食物及动物脂肪，不宜饮酒，适当限制钠盐摄入。

2）运动干预　指导孕妇结合自身身体条件，科学把握运动的时间和强度，避免在空腹或胰岛素剂量过大的情况下运动，避免剧烈运动。运动方式以有氧运动为主，如瑜伽、散步、上臂运动、太极拳、孕妇操等，运动时间选择在进食 30min 后，每次以 30～40min 为宜。不宜下床活动的孕妇可选择在床上进行上肢运动。

3）血糖监测及管理　①根据医嘱监测血糖，注意观察病情变化；②识别糖尿病酮症酸中毒、低血糖昏迷、高渗性非酮症昏迷的临床症状，如发现四肢无力、头痛、头晕、轻度口渴、恶心、呕吐、尿量增加、意识障碍、脱水、呼吸深大而快等症状，提示酮症酸中毒，应及时通知医师，积极配合抢救。

4）药物治疗与护理　对于血糖监测未达标的 GDM 孕妇，首先推荐使用胰岛素控制血糖水平。胰岛素注射的注意事项：①根据医嘱正确使用胰岛素，注射部位经常更换；②注射胰岛素后 30min 内必须进食，注意观察有无低血糖症状，如出现饥饿、乏力、面色苍白、出冷汗等低血糖症状，应立即进食，或口服、静脉注射葡萄糖，同时通知医师。

（2）分娩期

1）产时护理　保证充分休息，保持镇静，给予合理饮食，严密监测血糖、尿糖及酮体变化，及时调整胰岛素用量，加强胎儿监护。对于准备阴道分娩者，鼓励其取左侧卧位，以改善胎盘血液供应。产程不宜过长，否则会增加酮症酸中毒、胎儿缺氧和感染的风险。在分娩过程中需维持产妇身心舒适，给予心理支持，以减轻分娩压力。

2）新生儿护理　新生儿出生后注意保暖，监测血糖。早接触，早吸吮，早开奶。注意预防低血糖、低血钙、高胆红素血症和新生儿呼吸窘迫综合征（RDS）的发生。

（3）产褥期

1）调整胰岛素用量　由于胎盘娩出，抗胰岛素激素水平迅速下降，对于产前使用胰岛素者，产后需重新评估并调整胰岛素用量。对于产前无胰岛素治疗者，产后可恢复正常饮食，但应避免高糖、高脂饮食。

2）预防产褥感染　糖尿病患者抵抗力下降，易合并感染，应及早识别其感染征象。注意产妇的体温变化,观察腹部及会阴伤口愈合情况、子宫复旧及恶露的量与性状,保持外阴清洁。

3)母乳喂养　鼓励母乳喂养,减少新生儿低血糖及子代肥胖、2型糖尿病的发生。

4)新生儿监测　新生儿娩出后易发生低血糖、高胆红素血症及呼吸窘迫综合征,应加强巡视,密切观察新生儿症状,监测血糖。如产妇产前使用胰岛素,则需将新生儿转送至新生儿科予以监护。

(4)并发症护理

1)糖尿病酮症酸中毒的预防　①如孕早期出现妊娠反应,应保证一定的进食量,调整胰岛素用量,避免发生饥饿性酮症酸中毒。②在产程中密切监测宫缩、胎心变化,避免产程延长,应在12h内结束分娩,产程＞16h易发生酮症酸中毒。③如出现食欲减退、恶心、呕吐、"三多"加重、疲乏无力、头痛、腹痛等症状,应及时处理。

2)糖尿病酮症酸中毒的处理　①对于血糖水平过高者($>16.6mmol/L$),遵医嘱先给予胰岛素$0.2\sim0.4U/kg$一次性静脉注射。②胰岛素持续静脉滴注:0.9%氯化钠注射液＋胰岛素,按胰岛素$0.1U/(kg \cdot h)$或$4\sim6U/h$的速度输入。③监测血糖:从使用胰岛素开始每小时监测血糖一次,根据血糖水平下降情况进行调整,要求平均每小时血糖浓度下降$3.9\sim5.6mmol/L$或超过静脉滴注前血糖水平的30%。④当血糖浓度降至13.9mmol/L时,将0.9%氯化钠注射液改为5%葡萄糖溶液或葡萄糖氯化钠溶液,每$2\sim4g$葡萄糖加入1U胰岛素,直至血糖浓度降至11.1mmol/L以下,尿酮体阴性,并可平稳过渡到餐前皮下注射治疗停止。补液原则:先快后慢,先盐后糖,注意出入量平衡。开始静脉滴注胰岛素且患者有尿后,应及时补钾,以免发生严重低血钾。

【出院指导】

(一)产　前

1.定期进行产前检查。

2.取左侧卧位,自数胎动。

3.保持心情舒畅;合理饮食;做好血糖监测,维持血糖水平在正常范围。

4.适当活动,注意休息;如有不适,应及时就诊。

(二)产　后

1.参照阴道分娩产后护理常规进行处理。

2.指导产妇定期至产科和内科复查。对于GDM产妇,在产后$6\sim12$周进行随访,了解产后血糖恢复情况,如产后正常,也需每3年复查一次OGTT,以减少GDM发展为2型糖尿病。

3.指导产妇改变生活方式,保持心情舒畅,合理饮食,适当运动,并做好血糖监测。

4.鼓励母乳喂养。

5.建议对糖尿病患者子代进行随访,以及指导其保持健康的生活方式。

三、妊娠合并缺铁性贫血

【概　述】

贫血是由多种病因引起,通过不同的病理过程,使人体外周血中单位体积内的血红蛋白含量、红细胞计数及血细胞比容低于正常范围下限的一种常见的临床症状。通常临床上以血红蛋白浓度作为贫血的诊断标准。妊娠期贫血的诊断标准为血红蛋白浓度$<110g/L$,血细胞比容<0.33。50%以上的孕妇合并贫血,其中血红蛋白浓度$\leqslant60g/L$为重度贫血,且以缺铁性贫血最为常见,占妊娠期贫血的95%。贫血的临床表现如下:轻者无明显症状;重者可有乏力、头晕、心悸、气短、食欲不振、腹胀、腹泻,皮肤黏膜苍白、皮肤毛发干燥、指(趾)甲脆薄,以及口腔炎、舌炎等。

【治疗原则】

解除病因,治疗并发症,补充铁剂。对于血红蛋白浓度$\leqslant60g/L$,在接近预产期或短期内行剖宫产者,宜少量多次输血,以浓缩红细胞为佳,可在输血时避免因加重心脏负担而诱发急性左心衰竭。同时,积极预防产后出血和产褥感染。

【护　理】

(一)一般护理

按普通产科护理常规予以处理。

(二)与本病相关的主要护理

1. 护理评估

(1)健康史及相关因素　既往有无月经过多等慢性失血性疾病病史,有无营养不良病史。本次妊娠经过、病情控制及目前用药情况;有无潜在高危因素及合并症。对于有产科手术指征需择期手术者,孕前血红蛋白浓度需至少维持在$80g/L$。

(2)症状、体征

1)生命体征　体温、脉搏、呼吸及血压等。

2)产科体征　胎方位、胎心、胎动、宫底高度,有无子宫收缩及阴道流血、流液。

3)皮肤黏膜　皮肤、黏膜、眼睑、指(趾)甲、口腔、舌等的色泽。

4)其他　意识,有无头晕、乏力、胸闷等自觉症状,有无脾大等。

(3)辅助检查　了解血常规、血清铁测定等检验检查结果。

(4)心理和社会支持状况

2. 护理措施

(1)妊娠前　应积极治疗慢性失血性疾病,纠正长期偏食等不良饮食习惯,调整饮食结构,增加营养,必要时补充铁剂,增加铁的储备。

（2）妊娠期

1）饮食管理　建议孕妇摄入含铁丰富的食物,如瘦肉和动物血、肝脏等,同时摄入富含维生素 C 的深色蔬菜、水果,如橘子、橙子、猕猴桃、鲜枣等,以促进铁的吸收和利用。

2）正确补充铁剂　铁剂补充首选口服制剂,同时口服维生素 C,促进铁的吸收。铁剂对胃黏膜有刺激作用,易引起恶心、呕吐、胃部不适,应在餐后或餐中服用,个别药物遵医嘱服用。铁与肠内硫化氢作用可形成黑便,应予以解释,避免引起恐慌。服药期间避免饮用浓茶及食用鞣酸过多的食物,避免与乳制品等同时服用,影响吸收。对于妊娠期重度缺铁性贫血或口服铁剂致胃肠道反应较重者,可采用深部肌内注射或静脉滴注铁剂。

3）加强母胎监护　加强产前检查,如血常规,妊娠晚期重点复查。监测胎儿宫内生长发育情况,积极预防各种感染。

4）健康指导　注意劳逸结合;轻度贫血者可下床活动,减轻工作量;重度贫血者需卧床休息,避免因头晕、乏力晕倒而发生意外伤害;绝对卧床者应及时更换体位,以防发生压力性损伤。保持口腔清洁,以及会阴、皮肤清洁。

5）心理护理　向孕妇及家属说明疾病的特殊性,讲解疾病相关知识,减轻孕妇焦虑情绪,使其配合治疗。

（3）分娩期

1）产时护理　对于重度贫血者,应于临产后配血备用。严密观察产程,鼓励产妇进食;加强胎心监护,给予低流量吸氧;防止产程过长,可阴道助产缩短第二产程,但应避免发生产伤。积极预防产后出血,胎儿前肩娩出后,肌内注射或静脉注射缩宫素 10～20U。如出血多,应及时输血。在输血时监控输血速度和输注总量,遵循少量多次的原则,以防发生急性左心衰竭。在产程中严格执行无菌技术操作规程,产时及产后遵医嘱使用广谱抗生素预防感染。

2）新生儿护理　新生儿出生时提倡晚断脐,可降低婴儿期和儿童期铁减少相关后遗症的风险,以及早产儿输血、颅内出血等风险。

（4）产褥期

1）密切观察子宫收缩及阴道流血情况,遵医嘱补充铁剂,纠正贫血,并继续使用抗生素预防和控制感染。

2）指导母乳喂养。对于重度贫血不宜哺乳者,向其详细讲解原因,并指导产妇及家属掌握人工喂养的方法。采取正确的回奶方法,如口服生麦芽冲剂或芒硝外敷乳房。

【出院指导】

1.保持心情舒畅,加强营养,进食高蛋白、富含维生素和铁的食物。

2.正确服用铁剂,定期复查血常规,了解贫血纠正程度。

3.适当活动,注意休息,如有不适,应及时就诊。

四、妊娠合并血小板减少症

【概　述】

妊娠合并血小板减少症指由各种因素导致外周血血小板减少合并妊娠,其中在孕晚期

的发生率为 $7\%\sim12\%$ 。血小板减少症可由多种生理或病理因素引起,根据病因分为妊娠期血小板减少症、子痫前期/HELLP 综合征、免疫性血小板减少症(ITP)。ITP 是一种自身免疫性疾病。免疫性血小板破坏过多导致外周血血小板减少,血小板计数 $<100\times10^9$/L,一般血小板计数 $<50\times10^9$/L 时才出现临床症状。ITP 的主要临床表现为皮肤黏膜出血和贫血。轻者皮肤有出血点、紫癜及瘀斑,鼻出血、牙龈出血;严重者可出现消化道、生殖道及视网膜出血,甚至颅内出血而死亡。ITP 孕妇的部分抗血小板抗体能通过胎盘进入胎儿血液循环,引起胎儿血小板破坏,导致胎儿、新生儿血小板减少。当 ITP 孕妇血小板计数 $<50\times10^9$/L 时,胎儿(新生儿)血小板减少的发生率为 $9\%\sim45\%$,严重者有发生颅内出血的风险。

【治疗原则】

妊娠合并 ITP 一般不需终止妊娠。只有发生严重血小板减少且经治疗无缓解,或发生严重合并症者,才需终止妊娠。

1. 妊娠期治疗

(1)定期监测血小板计数、血小板下降率,掌握终止妊娠时机。

(2)对有出血倾向的孕妇实施治疗,包括静脉注射糖皮质激素、丙种球蛋白,输注血小板,必要时行脾切除术。

2. 分娩期处理

原则上以阴道分娩为主。下列情况考虑实施剖宫产术:血小板计数 $<50\times10^9$/L,并有出血倾向,或行脾切除术。

3. 产后处理

遵医嘱使用抗生素预防感染。对于孕期使用糖皮质激素治疗者,产后遵医嘱继续使用。

【护　理】

(一)一般护理

按普通产科护理常规予以处理。

(二)与本病相关的主要护理

1. 护理评估

(1)健康史及相关因素　孕产史;健康史、家族史,有无并发症;用药情况。

(2)症状、体征

1)生命体征　体温、脉搏、呼吸及血压等。

2)产科体征　胎方位、胎心、胎动、宫底高度、宫颈成熟度,有无子宫收缩及阴道流血、流液。

3)皮肤黏膜　有无瘀斑、出血点、牙龈出血等。

(3)辅助检查　了解 B 超检查、胎心监护、血常规、DIC、肝肾功能等结果。

(4)心理和社会支持状况

2. 护理措施

(1)饮食管理 给予营养丰富、易消化饮食,忌食粗硬食物,以免损伤口腔或消化道黏膜。

(2)消除出血诱因 ①用软毛牙刷刷牙,防止牙龈出血。②保持排便通畅,避免用力排便,必要时口服缓泻剂。③消除各种引起腹压和颅内压增高的诱因(如大笑、咳嗽、便秘等)。④嘱穿宽松的纯棉内衣,禁止用力搔抓皮肤。

(3)自身防护 活动时需有人陪伴,防止跌倒和受伤。

(4)观察出血倾向 ①注意皮肤黏膜有无出血,观察大小便情况;密切观察有无内脏出血。②密切观察有无头痛、恶心、呕吐、意识障碍等颅内出血表现,如有上述表现,应及时通知医师予以处理。③产后严密观察子宫收缩情况,注意阴道流血的量及性状,预防产后出血。④ITP孕妇的最大危险是分娩时出血,用力屏气可诱发颅内出血,应适当缩短第二产程;分娩时适度保护会阴,减少会阴侧切和软产道裂伤;及时缝合产道裂伤,避免形成血肿。⑤在ITP孕妇阴道分娩时,新生儿有发生颅内出血的风险,应严密观察新生儿相关症状,如面色苍白、呕吐、抽搐、惊厥、肌张力异常等。

(5)用药护理 ①及时、正确给药,对于长期应用糖皮质激素者,应保持电解质平衡。②使用糖皮质激素或产后出血等可使机体抵抗力下降,应积极预防感染。

(6)健康教育 指导孕妇对有关危险征象进行自我监护,如出现头痛、恶心、呕吐、皮肤黏膜有新鲜出血点、黑便、血尿等,应及时汇报医师。

(7)心理护理 加强心理护理,使孕妇树立战胜疾病的信心,配合治疗。

(8)母乳喂养 根据病情及用药情况与产妇、新生儿科医师共同商讨喂养方式。ITP不是母乳喂养的禁忌证,是否母乳喂养应视产妇病情及新生儿血小板情况而定。

(9)新生儿护理 动态监测新生儿血小板,密切观察新生儿有无出血倾向,必要时出生后转送至新生儿监护病房观察。

3. 并发症护理

(1)产后出血 参见产后出血护理常规。

(2)消化道出血、颅内出血等脏器出血 参见外科护理常规。

【出院指导】

1. 指导进食营养丰富、易消化食物。

2. 注意休息,保证睡眠,确保活动安全,防止外伤。

3. 对于孕期应用糖皮质激素治疗者,产后遵医嘱继续应用。

4. 产后1～3个月内进行血小板检测,以确定血小板水平是否恢复正常。建议ITP产妇转血液科进一步治疗。

五、妊娠合并病毒性肝炎

【概 述】

病毒性肝炎是由多种病毒引起的以肝脏病变为主的传染性疾病,致病病毒包括甲型、乙型、丙型、丁型及戊型 5 种肝炎病毒。妊娠合并病毒性肝炎的临床表现为孕妇出现不能用妊娠反应及其他原因解释的消化系统症状,如食欲减退、恶心、呕吐、腹胀、肝区痛、乏力、畏寒、发热等,部分孕妇出现皮肤巩膜黄染、尿色深黄,重症肝炎者可出现深度黄疸、出血倾向、肝昏迷和肝肾综合征。病毒性肝炎是妊娠妇女肝病和黄疸最常见的原因。妊娠期以乙型肝炎病毒感染最为常见。

【治疗原则】

(一)妊娠期轻症肝炎

妊娠期轻症肝炎的处理原则同非孕期肝炎。嘱孕妇充分休息,加强营养,给予富含维生素、高蛋白、足量碳水化合物、低脂肪饮食。避免应用可能损害肝脏的药物并预防感染,对于有黄疸者,按重症肝炎处理。

(二)妊娠期重症肝炎

保护肝脏,积极预防及治疗肝性脑病。限制蛋白质的摄入,保持排便通畅。预防 DIC 及肾功能衰竭的发生。

(三)产科处理

备新鲜血液,缩短第二产程,并防止母婴传播和产后出血。应用对肝脏损害较小的药物,并预防产褥感染。

【护 理】

(一)一般护理

按普通产科护理常规予以处理。

(二)与本病相关的主要护理

1. 护理评估

(1)健康史及相关因素　孕产史;健康史,有无并发症及全身性疾病,有无肝炎家族史及当地流行史;对于重症肝炎,应评估其诱发因素。

(2)症状、体征

1)生命体征　体温、脉搏、呼吸、血压及意识状态等。

2)消化道症状　严密观察孕妇有无恶心、呕吐、腹胀、厌油腻、乏力等症状;密切观察有无畏寒、发热,频繁呕吐,腹胀腹水,甚至急性肾功能衰竭及不同程度的肝性脑病症状。

3)产科体征　胎方位、胎心、胎动,有无宫缩、阴道流血流液等征象。

4)皮肤黏膜　是否完整,有无水肿、黄染、出血点、瘀斑等。

5)其他　食欲、睡眠、排泄、体重等情况,有无消瘦、失眠等。

(3)辅助检查　了解血常规、血凝、肝肾功能、病原学检验,以及胎儿 B 超检查、胎心监护等结果。

（4）心理和社会支持状况 评估孕妇有无焦虑心理，以及孕妇和家属对疾病的认知程度。

2.护理措施

（1）分类安置 按传染病相关规定进行隔离，防止发生交叉感染。

（2）饮食管理 给予清淡、易消化、低脂、高蛋白饮食，保证营养。对于疑有肝昏迷者，应限制蛋白摄入；对于有水肿、腹水者，给予低盐饮食，避免进食刺激性食物。

（3）休息与活动 注意休息，急性期或重症肝炎患者应绝对卧床休息；慢性肝炎患者以静养为主，根据病情适当活动。

（4）病情观察 严密观察病情，预防并发症的发生。密切观察胎心、胎动变化，以及有无宫缩，如有异常，应及时汇报医师，并配合处理。及时、正确采集检验标本，了解各项检验检查结果，密切观察病情变化。

（5）用药护理 遵医嘱及时、正确给药，如抗病毒药物和降黄疸、护肝、利尿药物等，密切观察药物疗效及不良反应。

（6）母婴阻断 对于乙肝病毒携带者，分娩后应做好新生儿免疫接种。

（7）母乳喂养 根据具体病情决定是否哺乳。对于乙型病毒性肝炎产妇分娩的新生儿，接受主动、被动联合免疫后可以进行母乳喂养。不宜哺乳者应及早回奶。回奶时禁用对肝脏有损害的药物（如雌激素）。

（8）健康教育 介绍消毒隔离、休息方式、饮食结构、重症肝炎的诱因（如疲劳、药物、酗酒、出血、感染等）、康复指导等，如孕妇出现食欲下降、呕吐、乏力、面黄、尿少等征象，应及时汇报医师。

（9）心理护理 向孕妇及家属讲解肝炎对母胎的影响，使其树立战胜疾病的信心，消除焦虑、紧张、抑郁情绪，配合治疗，以便早日康复。

3.并发症护理

（1）肝昏迷 密切观察精神神经症状，了解有无智力障碍和注意力降低。有无定向障碍、头昏、性格改变、扑翼震颤、嗜睡症状。保持排便通畅，减少血氨吸收，防止肝性脑病的发生。具体参见内科护理常规。

（2）产后出血 观察有无牙龈出血、皮肤瘀斑等早期出血征象，产后注意子宫收缩和阴道流血情况。对于凝血酶原时间（PT）延长或有出血倾向者，遵医嘱及时给予止血药物、新鲜血浆或全血，预防产后出血。具体参见产后出血护理常规。

（3）肾功能衰竭 观察尿量，准确记录出入量。观察有无水肿、腹水。应用利尿剂后，观察利尿效果，有无电解质紊乱。具体参见内科护理常规。

（4）感染 对急性期和重症肝炎患者进行保护性护理。保持室内清洁，定时通风。对于重症肝炎患者，应做好病房物体表面和空气的定期消毒。产后保持会阴清洁，做好基础护理。

【出院指导】

(一)产 前

1.用药指导

根据医嘱正确用药,告知孕妇注意用药后反应。

2.休息与活动

避免劳累和过度活动,注意休息,保证充足睡眠,以左侧卧位为宜。

3.饮食指导

宜进食清淡、易消化、低脂、高蛋白的食物,保证营养。避免进食辛辣等刺激性食物。

4.定期复诊

适当增加产前检查次数,每日自数胎动,定期进行肝肾功能等实验室检查,以了解疾病变化情况。

(二)产 后

1.参照阴道分娩产后护理常规进行处理。
2.用药指导、休息与活动、饮食指导同产前。
3.定期复查肝功能等,以了解身体恢复情况。

第四节 胎儿及其附属物异常护理常规

一、多胎妊娠

【概 述】

一次妊娠同时有两个或两个以上胎儿,称为多胎妊娠,且以双胎妊娠多见。多胎妊娠孕妇并发症多,易发生妊娠期高血压疾病、妊娠期肝内胆汁淤积症、贫血、胎膜早破及早产、胎儿发育异常等,属高危妊娠。

【治疗原则】

1.妊娠期

(1)及早诊断,并按照高危妊娠进行管理,增加产前检查次数和项目。

(2)注意休息,加强营养,预防贫血、妊娠期高血压疾病,防止早产、羊水过多、产前出血、胎膜早破等。

2.终止妊娠指征

(1)合并急性羊水过多,压迫症状明显,腹部过度膨胀,呼吸困难,严重不适。

(2)胎儿畸形。

（3）有严重并发症,如子痫前期或子痫,不允许继续妊娠的。

（4）双绒毛膜性双胎:如无并发症或合并症,可至38周再分娩,最晚不超过39周。

（5）单绒毛膜性双羊膜囊双胎,如无并发症及合并症,可在严密监测下至35～37周分娩。

（6）单绒毛膜性单羊膜囊双胎:建议32～34周分娩。

（7）复杂性双胎:如出现双胎输血综合征(TTTS)、选择性胎儿宫内生长受限(sIUGR)及双胎贫血-红细胞增多序列征(TAPS),则需要结合每个孕妇和胎儿的情况制定个体化方案。

3.分娩期

应根据绒毛膜性、胎方位、孕产史、妊娠合并症和并发症、子宫颈成熟度及胎儿宫内情况等综合判断双胎妊娠的分娩方式,制定个体化指导方案,目前没有证据支持剖宫产优于阴道分娩。双胎妊娠计划行阴道试产的,由于第二个胎儿大约20%发生胎位变化,因此需做好阴道助产及剖宫产的准备。

有以下情况者,可考虑行剖宫产:

（1）第一胎为肩先露、臀先露。

（2）胎儿窘迫短时间内不能经阴道结束分娩。

（3）有严重妊娠并发症,需尽快终止妊娠,如重度子痫前期、胎盘早剥等。

（4）宫缩乏力致产程延长,经保守治疗效果不佳。

4.产褥期

积极预防产后出血。

【护　理】

（一）一般护理

按普通产科护理常规予以处理。

（二）与本病相关的主要护理

1.护理评估

（1）健康史及相关因素　孕产史。健康史、家族史,有无并发症及全身性疾病。了解本次妊娠的经过及产前检查的情况。评估孕妇的早孕反应、饮食、呼吸、下肢水肿、静脉曲张程度等;评估孕妇是否过度担心影响胎儿及自身的健康、睡眠环境的改变、输液等因素,出现焦虑、睡眠质量下降等。

（2）症状、体征

1）生命体征　体温、脉搏、呼吸、血压及血氧饱和度等。

2）产科体征　动态监测孕妇的宫高、腹围、体重,胎位、胎心、胎动,有无子宫收缩及阴道流血、流液。

3）皮肤黏膜　有无水肿、瘙痒等。

4）活动　有无活动不便,以及行走、翻身困难。

（3）辅助检查　了解 B 超检查、绒毛膜性判断、胎心监护、血常规、血生化、血甘胆酸等结果。

（4）心理和社会支持状况

2．护理措施

（1）饮食管理　鼓励孕妇少食多餐，指导多进食高蛋白、富含维生素和必需脂肪酸的食物，尤其是注意补充铁、钙、叶酸、维生素等，预防贫血、妊娠期高血压疾病、胎儿生长发育受限，满足妊娠需要。

（2）休息与活动　孕晚期避免过度疲劳，多卧床休息，以防早产及胎膜早破。

（3）胎儿宫内监护　指导孕妇正确数胎动的方法。对于疑有双胎输血综合征者，应加强胎心、胎动的观察。临产后应严密观察产程和胎心变化。

（4）注意辨别是否有多个胎儿的胎心音　在不同部位听到两个频率不同的胎心，同时计数 1min，胎心率相差 10 次以上，或两胎心音之间隔有无音区。

（5）早期发现并发症　观察病情变化，及时发现妊娠期高血压疾病、贫血、羊水过多、胎膜早破等并发症，如有异常，应及时汇报医师予以处理。

（6）产时护理　注意观察产程和胎心变化，如发现宫缩乏力或产程延长，应及时处理。第一个胎儿娩出后应立即断脐，以防第二个胎儿失血。同时，行阴道检查，了解第二个胎儿的先露情况，听胎心。助手扶正第二个胎儿的胎位，使其保持纵产式，等待 15～20min 后，第二个胎儿自然娩出。如等待 15min 仍无宫缩，则可人工破膜或静脉滴注催产素促进宫缩。如发现有脐带脱垂或怀疑胎盘早剥，应立即用产钳助产或臀牵引，迅速娩出胎儿，必要时行剖宫产术。在最后一个胎儿前肩娩出后使用宫缩剂，同时在腹部放置沙袋。

（7）预防产后出血　产后按摩子宫，注意子宫质地和宫底高度，以及阴道流血的量及性状，必要时在臀部垫贮血器。

（8）预防感染　保持会阴清洁，每日测量体温，遵医嘱监测血常规，注意子宫有无压痛，观察阴道分泌物性状，及时发现感染征象。

（9）母乳喂养　指导产妇给两个婴儿哺乳的方法。具体参见母婴同室母乳喂养常规。

（10）心理护理　向孕妇及家属讲解多胎妊娠的相关知识，减轻紧张情绪，以树立信心，取得配合。

3．并发症护理

（1）妊娠期高血压疾病　参见妊娠期高血压疾病护理常规。

（2）妊娠期肝内胆汁淤积症　参见妊娠期肝内胆汁淤积症护理常规。

（3）胎膜早破及早产　参见胎膜早破及早产护理常规。

（4）产后出血　参见产后出血护理常规。

【出院指导】

（一）产　前

1．定期进行产前检查。

2．注意卧床休息，取左侧卧位，自数胎动。

3.加强营养,补充足够的蛋白质、维生素,以及铁、钙等微量元素。

4.如有早产迹象,应及时就诊。

(二)产 后

1.参照阴道分娩产后护理常规进行处理。

2.指导多名婴儿喂哺的技巧,并告知注意事项。

二、死 胎

【概 述】

妊娠20周后在子宫内死亡的胎儿称为死胎。胎儿在分娩过程中死亡,称为死产,亦是死胎的一种。

【治疗原则】

1.凡确诊死胎且尚未排出的,无论胎儿死亡时间长短,均应予以积极处理,尽早引产。

2.原则上尽量阴道分娩,剖宫产仅限于特殊情况下使用。

3.胎儿死亡超过4周,应常规检查凝血功能,包括纤维蛋白原、血小板计数、凝血酶原时间等。若纤维蛋白原浓度$<1.5g/L$,血小板计数$<100\times10^9/L$,应给予肝素治疗,待上述指标恢复至有效水平再行引产,术前应备新鲜血液,以防发生产后出血和感染。

4.引产方法有:经羊膜腔注入依沙吖啶;催产素引产;米非司酮配伍前列腺素引产;米索前列醇引产。

【护 理】

(一)一般护理

按普通产科护理常规予以处理。

(二)与本病相关的主要护理

1.护理评估

(1)健康史及相关因素 孕产史。健康史、家族史,有无并发症及全身性疾病。

(2)症状、体征

1)生命体征 体温、脉搏、呼吸、血压及血氧饱和度等。

2)产科体征 胎方位;有无子宫收缩;有无阴道流血、流液,以及流血、流液的性状;腹部张力;有无压痛。

3)皮肤黏膜 有无水肿、瘀斑、出血点、牙龈出血等。

(3)辅助检查 了解B超检查、血常规、肝功能及凝血功能等结果。

(4)心理和社会支持状况

2.护理措施

(1)指导孕妇对危险征象进行自我监护 如出现阴道大量流血或阴道流血突然增多及

阴道分泌物有异味等,应及时报告。

(2)引产前准备　及时采集血、尿标本,了解肝、肾功能及凝血功能。对于胎儿死于宫内超过3周者,应密切观察有无出血倾向。

(3)引产后护理　严密观察宫缩情况,注意产程进展;在第三产程,仔细检查胎盘、脐带及胎儿,尽可能查找死胎发生的原因。产后根据医嘱回奶。

(4)注意产后出血、DIC征象　密切观察阴道出血的量及性状,注意皮肤黏膜有无瘀斑、瘀点,观察尿量及尿色。对于胎儿死于宫内超过4周者,应遵医嘱做有关凝血功能的检查,并观察有无出血倾向。

(5)预防感染　保持会阴清洁,每日监测体温,注意子宫有无压痛及阴道分泌物的性状。

(6)心理支持　给予同情和理解,安排舒适的病室。产后做好心理疏导。

3.并发症护理

(1)产后出血　参见产后出血护理常规。

(2)感染性休克　参见内科护理常规。

(3)DIC　参见外科护理常规。

【出院指导】

1.注意个人卫生,预防感染,产后常规复查。

2.避孕半年,且在计划妊娠前做好孕前咨询。

三、前置胎盘

【概　述】

正常胎盘附着于子宫体部的后壁、前壁或侧壁。妊娠28周后,胎盘附着于子宫下段,甚至胎盘下缘达到或覆盖宫颈内口,位置低于胎先露部,称为前置胎盘。前置胎盘是妊娠晚期的严重并发症,严重危害母胎健康,是妊娠晚期阴道流血最常见的原因之一。根据胎盘下缘与宫颈内口的关系,将前置胎盘分为完全性前置胎盘、部分性前置胎盘和边缘性前置胎盘3类。

既往有剖宫产史或子宫肌瘤剔除术史,本次妊娠为前置胎盘,胎盘附着于原手术瘢痕部位者,发生胎盘粘连、植入和致命性大出血的风险高,称为凶险型前置胎盘。凶险型前置胎盘尤其合并胎盘植入时,是发生严重产后出血及子宫切除的重要原因,也是孕产妇死亡的主要原因。

【治疗原则】

治疗原则是抑制宫缩、止血、纠正贫血和预防感染。根据阴道流血量、有无休克、妊娠周数、产次、胎次、胎儿是否存活、是否临产及前置胎盘类型等综合做出决定。凶险型前置胎盘的处理应在有救治条件的医院进行。

【护 理】

(一)一般护理

按普通产科护理常规予以处理。

(二)与本病相关的主要护理

1.护理评估

(1)健康史及相关因素 孕产史;健康史、家族史,有无并发症及全身性疾病。

(2)症状、体征

1)生命体征 体温、脉搏、呼吸、血压及血氧饱和度等。面色、神志,有无出冷汗等失血性休克症状。

2)产科体征 胎位、胎心、胎动、宫底高度、腹部张力,有无子宫收缩及阴道流血、流液。

3)皮肤黏膜 有无水肿、瘙痒等。

(3)辅助检查

1)超声检查 可确定前置胎盘类型。对于怀疑合并胎盘植入者,可行 MRI 检查。

2)产后检查 胎盘母体面有陈旧性黑紫色血块附着,或胎膜破口与胎盘边缘的距离 <7cm。

3)其他检查 如胎心电子监护、血生化等。

(4)心理和社会支持状况

2.护理措施

(1)期待疗法

1)保证休息,减少刺激 卧床休息,并告知休息的重要性,以取得配合。在腹部检查时,动作宜轻柔,禁行阴道检查,避免各种刺激,减少出血机会,确有需要的,应在输液、输血及可立即行剖宫产术的条件下进行。

2)饮食管理 指导孕妇合理饮食,摄入足够蛋白质、含铁丰富的食物,以及新鲜蔬果,满足营养需要。保持排便通畅。

3)病情观察 严密观察宫缩及阴道流血情况,并准确记录阴道流血量。监测生命体征、胎心、胎动变化,如发现异常,应及时报告医师。

4)预防感染 指导孕妇做好个人卫生,保持会阴清洁、干燥,勤换内裤及会阴垫。严密观察与感染相关的症状、体征。

5)健康教育 对孕妇及家属进行疾病相关知识教育。鼓励孕妇表达不适感,保持情绪稳定。

(2)大出血者急救护理

1)绝对卧床,给予吸氧,做好保暖。

2)立即开通静脉通道,做好输血准备。

3)监测血压、脉搏、呼吸、血氧饱和度,关注失血性休克早期征象。

4)准确评估阴道流血的量以及性状。

5)监测胎心,关注胎儿安危。

6)遵医嘱迅速留送各种检验标本,并及时了解结果。

7)做好心理护理。

8)在抢救的同时做好剖宫产术前准备,通知手术室做好母婴抢救准备。

(3)凶险型前置胎盘护理　为防止发生术中、术后大出血,在剖宫产术前行双侧髂内动脉球囊阻断术。具体参见髂内动脉球囊阻断术护理常规。

(4)产后护理

1)预防产后出血　胎儿娩出后,及早使用宫缩剂;严密监测生命体征及阴道流血的量和性状,必要时用贮血器。如发现阴道流血不凝固,应及时报告医师予以处理。

2)预防感染　严密观察与感染有关的征象,遵医嘱正确、及时应用抗生素;指导产妇进食高蛋白、富含维生素、高热量食物,增强机体抵抗力;及时更换会阴垫,保持会阴清洁;做好口腔、皮肤护理。

3.并发症护理

(1)产后出血　参见产后出血护理常规。

(2)失血性休克及 DIC　参见外科护理常规。

【出院指导】

(一)产　前

1.定期进行产前检查。

2.注意卧床休息,取左侧卧位,自数胎动。

3.加强营养,补充足够的蛋白质、维生素,以及铁、钙等微量元素,防止发生便秘。

4.有阴道流血或早产迹象者应及时就诊。

(二)产　后

参照阴道分娩产后护理常规进行处理。

四、胎盘早剥

【概　述】

妊娠 20 周后或分娩期,正常位置的胎盘在胎儿娩出前,部分或全部从子宫壁剥离,称为胎盘早剥。胎盘早剥是妊娠晚期的严重并发症,具有起病急、发展快的特点,若处理不及时,可危及母胎生命。

【治疗原则】

治疗原则是早期识别,积极纠正休克,及时终止妊娠,控制 DIC,并减少并发症。分娩时机和方式应根据孕周、胎盘剥离的严重程度、有无并发症、宫口开大情况、胎儿宫内状况等综合判断。

1. 纠正休克

监测生命体征；建立静脉通道，积极输血，迅速补充血容量及凝血因子，维持全身血液循环系统稳定。

2. 监测胎儿宫内情况

持续监测胎心，以判断胎儿宫内情况。对于有外伤的孕妇，当疑有胎盘早剥时，应进行持续胎心监护，以早期发现胎盘早剥。

3. 及时终止妊娠

一旦确诊Ⅱ、Ⅲ级胎盘早剥，应及时终止妊娠，并根据病情轻重、胎儿宫内情况、产程进展、胎产式等确定终止妊娠的方式。

(1)阴道分娩　对于一般情况好，病情较轻，以显性出血为主，估计短时间内能分娩者，可试行阴道分娩。

(2)剖宫产终止妊娠　①重型胎盘早剥；②估计短期内难以结束分娩；③轻型胎盘早剥，伴胎儿窘迫；④破膜后，产程无进展；⑤病情急剧变化，危及母胎生命。

4. 预防产后出血

胎儿娩出后立即使用宫缩剂，按摩子宫，防止DIC的发生。

5. 预防或处理凝血功能障碍

输注新鲜血液、血小板、纤维蛋白原；使用肝素、抗纤溶剂。

6. 预防肾功能衰竭

尿量<30ml/h，提示血容量不足，应及时补充血容量；若血容量已补足，而尿量<17ml/h，则可给予呋塞米静脉推注。

【护　理】

(一)一般护理

按普通产科护理常规予以处理。

(二)与本病相关的主要护理

1. 护理评估

(1)健康史及相关因素　孕产史，本次妊娠史；健康史，有无并发症或仰卧位低血压综合征；有无外伤史、高龄多产等高危因素。

(2)症状、体征

1)生命体征　体温、脉搏、呼吸、血压及血氧饱和度等。

2)产科体征　胎位、胎心、胎动、宫底高度、子宫张力、宫缩强度和频率，以及阴道流血、流液等。

3)腹部触诊　有无压痛、反跳痛或板样强直状腹壁。后壁胎盘的隐性剥离多表现为腰背部疼痛，子宫压痛可不明显。

4)皮肤黏膜　皮肤颜色，有无瘀斑、出血点、牙龈出血等。

(3)辅助检查　了解血常规、凝血功能、肝肾功能等实验室检查结果。B超检查可协助了解胎盘位置及胎盘早剥类型,但检查结果阴性不能完全排除胎盘早剥,尤其是位于子宫后壁的胎盘。胎心电子监护可出现胎心基线变异消失、变异减速、晚期减速、正弦波、胎心缓慢等。

(4)心理和社会支持状况

2.护理措施

(1)病情观察

1)疑有胎盘早剥　①密切观察腹痛、阴道流血、子宫张力、压痛、宫底高度。②严密监测胎心、胎动并记录。③监测生命体征;观察孕妇面色、尿量及尿色,有无全身出血倾向。④及时完成辅助检查,如B超、胎心监护、血生化等。

2)已诊断为胎盘早剥　①迅速开放静脉通道,给予吸氧,行交叉配血试验,做好术前准备,留置导尿管。②遵医嘱迅速留送各种急诊检验标本,并了解结果。③做好抢救新生儿准备。

3)重度胎盘早剥　对于危及母胎生命者,应立即启动紧急剖宫产流程。

(2)预防产后出血

1)胎儿娩出后及时给予宫缩剂,按摩子宫,预防产后出血。

2)严密观察生命体征,注意阴道流血的量及性状。如发现阴道流血不凝固,应及时报告医师予以处理。

(3)产褥期护理　加强营养,纠正贫血。及时更换会阴垫,保持会阴清洁,防止发生感染。根据产妇身体状况给予母乳喂养指导。对于胎儿死亡者,及时给予回奶措施。

(4)心理护理　向孕产妇及家属做好解释工作,减轻其恐惧心理,取得其理解和配合。

3.并发症护理

产后出血、DIC:参见产后出血护理常规。

【出院指导】

参照阴道分娩产后护理常规进行处理。

五、胎膜早破

【概　述】

胎膜早破指在临产前发生胎膜自然破裂。发生在妊娠满37周后称为足月胎膜早破,发生率为8%;发生在妊娠未满37周的,称为未足月胎膜早破,发生率为2%～4%。胎膜早破的妊娠结局与破膜时的孕周有关。孕周越小,围产儿预后越差,常引起早产及母婴感染。

【治疗原则】

预防感染和脐带脱垂。

【护 理】

(一)一般护理

按普通产科护理常规予以处理。

(二)与本病相关的主要护理

1. 护理评估

(1)健康史及相关因素　孕产史;健康史、家族史,有无并发症及全身性疾病;有无潜在高危因素及感染征象。

(2)症状、体征

1)生命体征　体温、脉搏、呼吸、血压及血氧饱和度等。

2)产科体征　评估胎位、胎心、胎动,有无子宫收缩,以及阴道流血情况;注意阴道流液、羊水的量及性状,以及有无异味等。

3)皮肤黏膜　是否完整、清洁、干燥等。

(3)辅助检查　阴道窥器检查、阴道液 pH 值测定、羊膜镜检查、实验室检查、B 超检查及胎心监护。

(4)心理和社会支持状况

2. 护理措施

(1)预防脐带脱垂　对于胎先露高浮者,绝对卧床,给予臀高位及取左侧卧位。必要时行阴道检查,注意宫口、先露及有无脐带先露或脐带脱垂。如有脐带先露或脐带脱垂,应积极处理,并通知医师,以尽快结束分娩。

(2)胎儿监护　破膜后立即听胎心,观察羊水性状并记录,如发现异常,应及时给予吸氧、取左侧卧位等处理。监测胎心、胎动及胎儿宫内状况。一般每小时听诊胎心一次,特殊情况遵医嘱处理。

(3)预防感染　①保持会阴清洁,每日护理会阴 2 次,并垫消毒会阴垫。②注意观察阴道流液的性状、颜色、气味,以及子宫下段有无压痛。③监测体温、脉搏,每日 4 次。④一般于破膜 12h 后遵医嘱使用抗生素。

(4)健康教育　对孕妇及家属进行疾病相关知识教育。指导孕妇监测有关危险征象的方法,如出现羊水颜色异常、有异味或阴道内有异物掉出等情况,应及时通知医护人员。

(5)预防下肢静脉血栓形成　观察肢体活动情况,有无肿胀、疼痛,观察皮温情况;对于下肢静脉栓塞高危的孕妇,做好健康教育。

(6)休息与活动　对于长期卧床的孕妇,指导其进行适当的床上活动,加强生活护理。

3. 并发症护理

(1)感染　严格执行无菌技术操作规程,加强监测,保持会阴清洁,遵医嘱使用抗生素。

(2)脐带脱垂　一旦确诊脐带脱垂,应立即呼叫医师,同时抬高臀部,将胎儿先露部上推,以缓解脐带受压,并严密监测胎心,做好术前准备。

第五节 分娩期并发症护理常规

一、产后出血

【概 述】

产后出血指胎儿娩出后 24h 内阴道分娩者出血量超过 500ml,剖宫产者超过 1000ml。产后出血是分娩期的严重并发症,居我国孕产妇死亡原因首位。产后出血的发生率占分娩总数的 2%～3%,其中 80% 以上发生在产后 2h 内。因此,应特别重视产后出血的防治与护理,以降低产后出血的发生率及孕产妇的病死率。

【治疗原则】

1.针对出血原因迅速止血。

2.补充血容量,纠正失血性休克。

3.防治感染。

【护 理】

(一)一般护理

按普通产科护理常规予以处理。

(二)本病相关的主要护理

1.护理评估

(1)健康史及相关因素 孕产史;健康史、家族史,有无并发症及全身性疾病;本次分娩史;有无潜在高危因素及感染征象。

(2)症状、体征

1)生命体征 体温、脉搏、呼吸、血压、血氧饱和度及意识状态等。

2)产科体征 子宫收缩情况、宫底高度、软产道有无裂伤、胎盘的完整性等。

3)皮肤黏膜 是否完整;皮肤弹性;有无瘀点、瘀斑;有无渗血、渗液等。

4)产后出血 观察阴道出血是否凝固,同时准确评估出血量(可用称重法、容积法、面积法),同时可根据休克症状进行休克指数评估。

(3)辅助检查 了解 B 超检查、实验室检查(如血常规、凝血功能等)及中心静脉压测定等结果。

(4)心理和社会支持状况

2.护理措施

(1)取平卧,给予吸氧,做好保暖。

(2)立即开放静脉通道,必要时开通两路及以上静脉;遵医嘱输液、输血,及时补充血容量,预防休克;遵医嘱采取血标本送实验室检查。

（3）针对原因止血。①子宫收缩乏力:按摩子宫,遵医嘱应用宫缩剂、水囊或宫腔填塞纱条、髂内动脉或子宫动脉栓塞等。②胎盘因素:正确处理第三产程,检查胎盘、胎膜是否完整,必要时行宫腔探查术、刮宫术或钳刮术。对于胎盘植入者,应及时做好子宫切除的术前准备。③软产道裂伤:按解剖层次逐层缝合,彻底止血。④凝血功能障碍:明确诊断后应积极处理,配合医师全力抢救,尽快输注新鲜全血,补充纤维蛋白原、血小板及凝血酶原复合物等。

（4）密切观察病情。①严密监测生命体征,做好护理记录。②严密观察产妇的意识状态、面色、血压、呼吸及尿量等,及时发现休克早期症状,如头晕、口渴、打哈欠、烦躁、呕吐、面色苍白、出冷汗、血压下降等,必要时给予特别护理并记录。③观察子宫收缩,准确评估出血量(采用容积法、称重法或休克指数法),观察血液颜色及是否凝固,预防 DIC 的发生;注意检查宫底是否上升,子宫体积是否增大,如发现阴道流血量与临床表现不符,应警惕隐性出血或羊水栓塞的发生。④注意观察膀胱充盈程度,必要时予留置导尿,监测尿量及尿色,防止肾功能衰竭。

（5）预防感染。严格执行无菌技术操作规程,保持外阴清洁,遵医嘱给予抗生素。严密观察感染征象,如体温、血常规、宫底压痛、恶露性状等。

（6）做好心理护理及健康教育。①积极做好产妇及家属的安慰、解释工作,避免精神紧张。②大量失血后,产妇抵抗力低下、体质虚弱,医护人员要主动关心产妇并提供帮助,增加安全感。③鼓励产妇进食高蛋白、含铁和维生素丰富的饮食,少食多餐。④病情稳定后,指导并协助产妇进行早期母乳喂养,可刺激子宫收缩,以利恶露排出。

3.并发症护理

（1）失血性休克　参见外科护理常规。

（2）DIC　参见外科护理常规。

【出院指导】

参照阴道分娩产后护理常规进行处理。

附录 I

宫腔球囊填塞术护理

【概　述】

阴道分娩后由于宫缩乏力发生产后出血,使用宫缩剂无效,在进行介入治疗或手术干预之前,可使用宫腔球囊填塞控制或减少产后出血。此外,对于剖宫产术中、术后或者既往有剖宫产者,阴道分娩后发生产后出血也可使用宫腔球囊填塞。

【护　理】

(一)术前准备

1.术前行手术野备皮(双侧腹股沟及会阴部),建立静脉通道,备血,留置导尿管。

2.物品准备,包括器械包、500ml生理盐水、球囊、50ml注射器,以及无菌纱布、胶布。

(二)术后护理

1.严密监测生命体征,并观察产妇是否出现面色苍白、出冷汗、口渴、心慌、头晕、脉搏细速、血压下降等失血性休克表现。

2.严密观察尿量、尿色,以及24h出入量是否平衡。

3.观察子宫收缩、宫底高度、阴道出血量,以及引流液的量、颜色、性状。

4.保持引流通畅,避免受压移位。

5.预防感染,保持会阴清洁;监测体温,每日3次;遵医嘱使用抗生素。

6.监测实验室检查指标,如血常规、血生化、凝血功能等。

7.根据病情,球囊放置24~48h后可取出。取球囊应在手术室进行,术前需备血,应用宫缩剂,并建立静脉通道等。

附录Ⅱ

产后出血介入手术护理

【概　述】

产后出血介入手术是指在数字减影血管造影(DSA)设备的监视下,利用导管和导丝等器械,选择插管至子宫动脉或髂内动脉,行子宫动脉或髂内动脉术,以控制出血,保留子宫和生育功能的一种技术。与传统手术相比,产后出血介入手术具有微创、保留子宫和生育功能的优势,是一种简单、迅速而有效治疗产后出血的新技术。该手术术后恢复快,适用于治疗各种因素引起的早晚期产后出血,并已成为常规保守治疗产后出血无效后首选的治疗技术。

【护　理】

(一)术前准备

1.术前行血常规、血型、凝血功能、肝肾功能、心电图等检查。

2.做好术前宣教,指导产妇练习床上大小便。

3.术前禁食,建立静脉通道并遵医嘱补液。行手术野备皮(双侧腹股沟及会阴部),留置导尿管,遵医嘱给予术前备药。注意:术前禁食不必拘泥于时间,以抢救产妇生命为前提。

(二)术后护理

1.保护穿刺点,用纱布卷覆盖加压包扎,压迫止血。

2. 观察穿刺部位有无出血、血肿或假性动脉瘤形成。

3. 穿刺侧下肢制动 6h，平卧 12～24h。可适当活动双足，鼓励按摩双下肢、背部及腰部。

4. 观察足背动脉搏动，以及下肢和臀大肌皮温、色泽，若出现足背动脉搏动减弱或消失，或皮温异常，应及时报告医师予以处理，以免下肢供血不足导致坏死。

5. 遵医嘱给予抗感染、镇痛等对症处理。

6. 心电监护、饮食、血压、脉搏监测等其余护理方法参照剖宫产术后护理常规或遵医嘱处理。

7. 卧床 12h 后可拆除弹性绷带，屈膝屈髋时动作宜轻柔、幅度小，活动时用手用力压迫穿刺点。尽量避免做剧烈咳嗽、用力大小便等增加腹压的动作。在身体允许的情况下，24h 后可下床适当活动。

二、子宫破裂

【概　述】

子宫破裂(rupture of uterus)指分娩期或妊娠晚期子宫体部或子宫下段发生裂开，是直接危及母胎生命的严重并发症之一。子宫破裂的发病率是判断一个地区产科质量的指标之一。国内子宫破裂的发生率为 0.10%～0.55%，孕产妇病死率为 5%～12%，围产儿病死率为 50%～90%。近年来，剖宫产率的升高导致子宫破裂的发生率呈上升趋势。但随着城乡妇幼卫生三级保健网的建立和逐步完善，子宫破裂的发病率正明显降低。

【治疗原则】

对于先兆子宫破裂者，应立即抑制宫缩，尽快行剖宫产术，防止发生子宫破裂；对于出现子宫破裂者，无论胎儿是否存活，应立即纠正休克，同时及时行手术治疗，并视病情严重程度决定是否保留子宫，术后遵医嘱给予抗生素预防感染。

1. 先兆子宫破裂

立即抑制宫缩，肌内注射哌替啶 100mg，或者静脉全身麻醉，立即行剖宫产术。

2. 子宫破裂

在输液、输血、吸氧和抢救休克的同时，无论胎儿是否存活，应尽快行手术治疗。

(1)对于子宫破口整齐、破裂时间短、无明显感染者，或者全身情况差，不能承受大手术者，可行破口修补术。对于子宫破口大且不整齐、有明显感染者，应行子宫次全切除术。对于破口大、撕裂伤超过宫颈者，应行子宫全切术。

(2)手术前后遵医嘱给予大量广谱抗生素，以控制感染。

【护　理】

(一)一般护理

按普通产科护理常规予以处理。

(二)与本病相关的主要护理

1. 护理评估

(1)健康史及相关因素　①孕产史。②健康史、家族史,有无并发症及全身性疾病。③有无诱发因素,如:胎先露部下降受阻;子宫手术史(瘢痕子宫、肌瘤挖出术等)、子宫畸形、子宫发育不良等;手术创伤(如宫口未开全行产钳或臀牵引术,忽略性肩先露强行内转胎位术操作不慎,或植入胎盘强行剥离,也可造成子宫破裂);子宫收缩剂使用不当。

(2)症状、体征

1)生命体征　体温、脉搏、呼吸、血压及血氧饱和度变化,有无血压下降、脉搏细速、面色苍白、皮肤湿冷、烦躁不安等表现。

2)腹部体征　有无下腹或瘢痕处压痛、腹膜刺激征,有无扪及胎体。

3)排尿困难或血尿

4)阴道流血

5)产科体征　子宫呈强直性收缩或出现病理缩复环;阴道检查显示宫口较前缩小,已下降的胎先露又上升,或触及子宫下段的破裂口;胎心率或胎动异常等胎儿窘迫表现。

(3)辅助检查　了解B超检查结果。血常规显示血红蛋白水平下降,白细胞计数增加。尿常规可见红细胞及肉眼血尿。

(4)心理和社会支持状况

2. 护理措施

(1)先兆子宫破裂护理

1)休息与活动　对于子宫瘢痕处菲薄者,以卧床休息为主,减少活动量,保持排便通畅,避免做增加腹压的动作。密切观察子宫收缩情况及子宫下段处压痛。

2)病情观察　密切观察产程进展,及时发现导致难产的相关因素,注意胎心率变化。若发现下腹部压痛或腹部出现病理性缩复环,应立即报告医师,并停止使用催产素和一切操作,同时密切监测生命体征,遵医嘱给予抑制宫缩、吸氧、建立静脉通道等处理,做好剖宫产的术前准备和新生儿抢救准备。

3)心理护理　协助医师向孕产妇及家属做好解释、安慰工作,并取得其配合。

(2)子宫破裂护理　①立即平卧,做好保暖及给予吸氧,遵医嘱迅速输液、输血,短时间内补足血容量;纠正酸中毒及水、电解质紊乱;积极进行抗休克治疗;同时做好剖宫产的术前准备和新生儿抢救准备。②术中、术后遵医嘱应用大剂量抗生素预防感染。③严密观察并记录生命体征、出入量,准确评估出血量。

(3)心理支持　①向孕产妇及家属解释子宫破裂的治疗情况,争取其积极配合抢救治疗。②对于胎儿已经死亡的产妇,要帮助其度过悲伤阶段,鼓励其表达悲伤情绪,甚至哭泣,倾听产妇诉说内心感受,并表示理解和同情。③给予生活上的护理、更多的陪伴,鼓励其进食,以更好地恢复体力。④为产妇提供产褥期的休养计划,帮助其尽快调整情绪,接受现实,恢复身体健康。

(4)健康教育　①重视孕期保健,定期进行产前检查,及早发现头盆不称、胎位异常等影响胎先露下降的因素。②对于既往有子宫手术瘢痕、难产史,子宫发育不良,子宫畸形的孕妇,应定期至产科高危门诊检查,在预产期前2周住院待产,做好分娩方式规划。

【出院指导】

1.产后应保证足够的睡眠,保持心情愉快,避免过度疲劳。

2.保持会阴清洁、卫生,产褥期禁止性生活和盆浴,以免发生逆行感染。产后42天至产科门诊检查。

3.若出现阴道流血持续时间长、腹部伤口愈合不良,应及时就诊。

4.破裂子宫修补术后不推荐再次妊娠,对于有生育需求者,应在三级医院行孕前评估、产前检查及监护。

三、羊水栓塞

【概　述】

羊水栓塞是指羊水突然进入母体血液循环,引起肺栓塞、过敏性休克、DIC、多器官功能衰竭等一系列严重症状的综合征。其发病急,病情凶险,是造成孕产妇死亡的重要因素之一。足月分娩者如发生羊水栓塞,其病死率为60%～70%。此外,羊水栓塞也可发生于妊娠早、中期的流产、引产或钳刮术中,但情况较缓和,极少造成死亡。

【治疗原则】

羊水栓塞一旦确诊,应立即抢救。治疗的主要原则是抗过敏,纠正呼吸循环功能衰竭,改善低氧血症,抗休克,防治DIC和肾功能衰竭。

【护　理】

(一)一般护理

按普通产科护理常规予以处理。

(二)与本病相关的主要护理

1.护理评估

(1)健康史及相关因素　孕产史;健康史、家族史,有无并发症及全身性疾病;本次分娩史或手术史;有无潜在诱发因素。

(2)症状、体征

1)生命体征　体温、脉搏、呼吸、血压、血氧饱和度等。

2)一般情况　破膜后或分娩过程中,突然发生寒战、呛咳、气急、烦躁不安等症状。

3)产科体征　子宫收缩情况、宫底高度、阴道流血的量及性状。

4)皮肤黏膜　面色、四肢温度,有无出血点及瘀斑,有无切口渗血等。

(3)辅助检查　①实验室检查:采集下腔静脉血,镜检可见羊水有形物质;DIC、血液学检验各项指标阳性。②床旁心电图或心脏彩色多普勒超声检查。③胸部X线摄片。

(4)心理和社会支持状况

2.护理措施

(1)早期识别　严密观察病情,注意保暖,并重视分娩期间产妇的主诉,如有无胸闷、气促、呼吸困难、呛咳、寒战、发绀、打哈欠、烦躁不安等先兆症状,及早识别,争分夺秒配合抢救。

(2)改善低氧血症　保持呼吸道通畅,对于出现呼吸困难、发绀者,立即给予面罩吸氧。可取半卧位或抬高头肩部,正压给氧,必要时行气管插管或气管切开。

(3)建立静脉通道　迅速开放两路及以上静脉通道补充血容量,并留取血标本。

(4)病情观察　①专人护理,密切观察血氧饱和度、血压、脉搏、呼吸及意识等变化,建立特护记录,准确记录24h出入量;②准确评估出血量,采用贮血器,观察流出的血液是否凝固。

(5)合理用药

1)解除肺动脉高压　①罂粟碱(首选):一般将30～90mg罂粟碱加入25%或50%葡萄糖溶液20～40ml中,缓慢静脉推注。②阿托品:当心率慢时(心率<60次/min),将1mg阿托品加入5%葡萄糖溶液10ml中,每隔15～30min静脉注射一次。但当心率>120次/min时,应慎用。③氨茶碱:将250mg氨茶碱加入25%葡萄糖溶液10ml中,缓慢推注,必要时可重复使用。

2)抗过敏　遵医嘱可选用甲泼尼龙、氢化可的松或地塞米松。

3)抗休克,纠正酸中毒　①补充血容量:应尽快输注新鲜血液和血浆;②升压药:一般选用多巴胺;③纠正心力衰竭:常选用毛花苷C 0.2～0.4mg加入25%葡萄糖溶液20ml中,静脉推注,必要时4～6h可重复使用一次;④纠正酸中毒:可行血气分析,若发生酸中毒,则可给予5%碳酸氢钠250ml静脉滴注。

4)防治DIC　遵医嘱补充凝血因子,应用肝素及抗纤溶药物。

(6)预防肾功能衰竭　予留置导尿,严密观察尿量及尿色,并定时记录,如发现异常,应及时报告医师。遵医嘱使用利尿剂,并定时检测电解质。

(7)预防感染　抢救过程中严格执行无菌技术操作规程,遵医嘱使用广谱抗生素预防感染。

(8)当发生羊水栓塞时,如正在滴注缩宫素,应立即停止。

(9)提供心理支持,鼓励、安慰产妇及家属,以取得其配合。

3.并发症护理

(1)DIC　参见外科护理常规。

(2)肾功能衰竭　参见内科护理常规。

参考文献

[1]安力彬,陆虹.妇产科护理学.6版.北京:人民卫生出版社,2017.

[2]何承晋,漆洪波.美国妇产科医师学会《前次剖宫产后阴道分娩指南》2015版要点解读.中国实用妇科与产科杂志,2016,32(11):1083-1087.

[3]姜梅,庞汝彦.助产士规范化培训教材.北京:人民卫生出版社,2017.

［4］林果为，王吉耀，葛均波．实用内科学．15 版．北京：人民卫生出版社，2017．

［5］刘兴会，漆洪波．难产．2 版．北京：人民卫生出版社，2021．

［6］沈铿，马丁．妇产科学．3 版．北京：人民卫生出版社，2016．

［7］谢幸，孔北华，段涛．妇产科学．9 版．北京：人民卫生出版社，2018．

［8］欣普贝生临床应用规范专家组．欣普贝生临床应用规范专家共识．中国实用妇科与产科杂志，2013，29(12)：996-998．

［9］尤黎明，吴瑛．内科护理学．6 版．北京：人民卫生出版社，2017．

［10］余艳红，陈叙．助产学．北京：人民卫生出版社，2017．

［11］中国妇幼保健协会助产士分会，中国妇幼保健协会促进自然分娩专业委员会．正常分娩临床实践指南．中华围产医学杂志，2020，23(6)：371-375．

［12］中华医学会妇产科学分会产科学组，首都医科大学附属北京妇产医院．剖宫产术后再次妊娠阴道分娩管理的专家共识(2016)．中华妇产科杂志，2016，51(8)：561-564．

［13］中华医学会妇产科学分会产科学组．妊娠晚期促子宫颈成熟与引产指南(2014)．中华妇产科杂志，2014，49(12)：881-885．

［14］中华医学会妇产科学分会妊娠期高血压疾病学组．妊娠期高血压疾病诊治指南(2020)．中华妇产科杂志，2020，55(4)：227-238．

［15］中华医学会围产医学分会胎儿医学学组，中华医学会妇产科学分会产科学组．双胎妊娠临床处理指南(2020 年更新)．中华围产医学杂志，2020，23(8)：505-516．

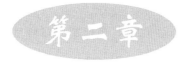

妇科护理常规

第一节　妇科一般护理常规

一、入院接待

1. 病区接到入院通知后,做好新患者入院准备。

2. 热情接待患者,阅读门诊病历记录,了解此次疾病经过;安排床位,双人核对患者身份,嘱患者正确佩戴腕带。责任护士进行自我介绍。

3. 通知经管医师接管患者,必要时协助医师进行检查;对于病情危重的患者,应根据SBAR交接程序进行交接,密切观察患者病情变化,积极配合医师进行救治,并做好护理记录。

4. 进行入院护理评估,内容包括对患者心理、生理及社会状况的评估,监测生命体征、体重等,并按要求书写入院护理记录。对过敏史、性生活史等特殊情况做好标识并交接。

5. 嘱患者更换清洁衣裤。给予入院指导,并进行安全教育。

6. 保持病房安静、整洁、舒适,保证安全。

二、病情观察

1. 按级别护理要求进行护理。

2. 严密观察病情变化。

(1)全身情况　评估生命体征、心肝肺肾等重要脏器的状况,以及水、电解质和酸碱平衡,全身营养状况等。

(2)专科情况　评估患者有无腹痛、腹胀、恶心、呕吐等症状,阴道有无成形物排出,有无腹部压痛、反跳痛、腹肌紧张等腹膜刺激征,听诊肠鸣音等;评估尿量及阴道流血情况。对于有剧烈腹痛而原因不明者,不能随意使用镇痛剂。

3. 对于病情变化者,应及时汇报医师并做好记录;对于病情危重者,应填写危重护理记录单。

三、健康教育

1. 根据患者情况,结合病情进行多种形式的入院后健康教育。

2. 做好患者饮食、卫生、活动和休息等方面的指导,在病情允许的情况下,鼓励患者多活动。

3. 指导患者学习疼痛评估方法及疼痛的应对措施。

四、辅助检查

指导患者正确留取各种标本,逐项交代检查的注意事项,了解辅助检查的阳性结果。

(1)实验室检查 血常规、凝血功能、血型、血生化、肝炎系列、内分泌、肿瘤标志物、性传播性疾病(STD)、阴道分泌物检验等。

(2)其他检查 胸片、心电图、B超、CT、MRI,必要时行心脏超声、24h动态血压、24h动态心电图、肺功能等。

(3)病理学检查 宫颈脱落细胞学检查等。

五、心理护理

1. 评估患者的认知程度、心理状况及社会支持系统,有无不良情绪反应。

2. 介绍疾病相关知识,做好患者的心理护理,消除患者的紧张情绪。

第二节 女性生殖系统炎症护理常规

一、阴道炎

一)滴虫阴道炎

【概 述】

由阴道毛滴虫感染而引起的阴道炎,称为滴虫阴道炎(TV)。滴虫阴道炎是一种常见的阴道炎,其往往与其他阴道炎并存。

【治疗原则】

切断传播途径,给予全身及局部用药,同时性伴侣治疗,消灭阴道毛滴虫。

【护 理】

(一)护理评估

1. 健康史及相关因素

(1)月经史、孕产史、性生活史。

(2)阴道分泌物的量、颜色及性状,包括此次治疗及效果。

(3)健康史、家族史,有无并发症及全身性疾病。

2.症状、体征

(1)阴道口及外阴瘙痒,间或有灼热、疼痛、性交痛。

(2)阴道分泌物增多,呈稀薄的泡沫状,有臭味。当混合细菌感染时,分泌物呈脓性或黄绿色。

(3)若合并有尿路感染,则可有尿频、尿痛、尿急,甚至血尿。

(4)阴道黏膜充血,严重者呈散在红色点状皮损或草莓状宫颈。

3.辅助检查

(1)妇科检查。

(2)阴道分泌物常规检验。

(3)分泌物培养。

4.心理和社会支持状况

(二)护理措施

1.正确阴道用药

遵医嘱使用各种剂型的阴道用药;用药时先清洗外阴,然后塞药至宫颈后穹隆处;按医嘱要求的疗程进行治疗;月经期间暂停阴道用药。

2.全身用药护理

遵医嘱正确服用甲硝唑或替硝唑,服药后偶见胃肠道反应、头痛、皮疹、白细胞减少等不良反应,一旦发现不良反应,应报告医师并立即停药。若在哺乳期服用甲硝唑,则服药后12～24h内应避免哺乳;服用替硝唑者在服药后3天内避免哺乳。甲硝唑用药期间及停药24h内、替硝唑用药期间及停药72h内禁止饮酒(避免引起双硫仑样反应)。治疗妊娠期滴虫阴道炎可选择甲硝唑。

3.取阴道分泌物的注意事项

取阴道分泌物前24～48h避免性交、阴道灌洗或局部用药,分泌物取出后应及时送检,并注意保暖。

4.心理护理

该病治愈时间较长,应耐心做好解释工作,给予心理疏导与心理支持,并帮助患者树立治愈的信心,不随意中断疗程,使患者积极配合治疗。

【出院指导】

(一)卫生指导

1.注意个人卫生,保持外阴清洁、干燥。

2.尽量避免搔抓外阴部,造成皮肤破损。

3.内裤、洗涤用物应煮沸5～10min,以消灭病原体。

4.使用一次性坐便器垫,注意公共卫生方面的问题,避免将病原体传播给他人。

5.禁止盆浴。

(二)用药指导

鼓励患者坚持用药,不随意中断疗程。

(三)性生活指导

1.随访期间性伴侣应同时进行治疗,且治疗期间禁止性生活。

2.不与多个性伴侣有性行为。

(四)复查随访

滴虫阴道炎治疗后可发生再次感染或于月经后复发,故治疗后应在每次月经干净后复查分泌物,经连续检查3次阴性后方为治愈。对于症状持续存在者,治疗7天后复诊。

二)外阴阴道假丝酵母菌病

【概　述】

外阴阴道假丝酵母菌病(VVC)是由假丝酵母菌引起的外阴阴道炎症,曾被称为念珠菌性阴道炎。

【治疗原则】

消除诱因,给予局部或全身抗真菌药物治疗。

【护　理】

(一)护理评估

1.健康史及相关因素

(1)月经史、婚育史、性生活史。

(2)阴道分泌物的量、颜色及性状,包括此次治疗及效果。

(3)既往史,有无肥胖、妊娠、糖尿病、免疫缺陷史、肠道有念珠菌史、应用广谱抗生素、接受大剂量雌激素治疗、服用类固醇皮质激素等。

(4)是否合并其他感染性疾病,如艾滋病、滴虫阴道炎、细菌性阴道病等。

2.症状、体征

(1)外阴瘙痒、灼痛,严重时坐卧不宁,伴有尿频、尿痛及性交痛。

(2)阴道分泌物增多,白色、稠厚,呈凝乳状或豆腐渣样,无臭味。

3.辅助检查

(1)妇科检查。

(2)阴道分泌物常规检验。

4.心理和社会支持状况

(二)护理措施

1.正确阴道用药

遵医嘱使用各种剂型的阴道用药;用药时先清洁外阴,然后塞药至宫颈后穹隆处,禁止盆浴;按医嘱要求的疗程进行治疗;月经期间暂停阴道用药。

2.全身用药护理

遵医嘱正确服用抗真菌类药物,观察药物的疗效及不良反应,不可随意停药或增减药量。妊娠合并VVC以局部用药为主,禁止口服抗真菌类药物。

3.取阴道分泌物的注意事项

取阴道分泌物前24~48h避免性交、阴道灌洗或局部用药,窥阴器不涂抹润滑剂,分泌物取出后应及时送检,并注意保暖。

4.心理护理

该病治愈时间较长,应耐心做好解释工作,给予心理疏导与心理支持,并帮助患者树立治愈的信心,不随意中断疗程,使患者积极配合治疗。

【出院指导】

(一)随访及性伴侣治疗

首次治疗后应做好复查及随访;对于有症状的男性,应进行假丝酵母菌检查及治疗,预防女性重复感染,且治疗期间禁止性交;不与多个性伴侣有性行为。

(二)治愈标准

根据患者的临床分类决定疗程的长短。对于妊娠期合并感染者,以局部治疗的7天疗法效果好;对于复发性VVC患者,在初始治疗达到真菌学治愈后,给予维持巩固治疗半年;对于复杂的VVC患者,可延长局部治疗时间至7~14天。

(三)用药指导

鼓励患者坚持用药,不随意中断疗程。对于长期口服抗真菌药物的患者,除关注药物的疗效及毒副作用外,还应定期检查肝、肾功能,若出现异常,应立即停止用药。

(四)卫生指导

注意个人卫生,保持外阴清洁、干燥;尽量避免搔抓外阴部而导致皮肤破损;勤换内裤,内裤及洗涤用物应使用开水烫洗;尽量穿宽松、全棉的内裤,以减少局部刺激;使用一次性坐便器垫,注意公共卫生方面的问题,避免接触感染的衣物而间接传染给他人。

三)细菌性阴道病

【概　述】

细菌性阴道病(BV)是阴道内正常菌群失调所致的一种混合感染。

【治疗原则】

治疗选用抗厌氧菌药物。

【护　理】

(一)护理评估

1.健康史及相关因素

(1)月经史、婚育史、性生活史。

(2)阴道分泌物的量、颜色及性状的改变。

(3)既往史。

2.症状、体征

(1)无临床症状或轻度外阴瘙痒、烧灼感。

(2)阴道分泌物增多,呈灰白色,有鱼腥臭味,性交后加重。

3.辅助检查

(1)妇科检查。

(2)阴道分泌物常规检验。

(3)革兰氏染色检查。

4.心理和社会支持状况

(二)护理措施

参见滴虫阴道炎护理措施。

【出院指导】

(一)卫生指导

1.注意个人卫生,保持外阴清洁、干燥。

2.尽量避免搔抓外阴部,造成皮肤破损。

(二)性生活指导

对于性伴侣,不给予常规治疗;对于反复发作或难治性细菌性阴道病患者的性伴侣,应给予治疗。治疗期间禁止性交;不与多个性伴侣有性行为。

(三)用药指导

鼓励患者坚持用药,不随意中断疗程,甲硝唑用药治疗期间及停药 24h 内禁饮酒。BV 与不良妊娠结局有关,故对于妊娠合并细菌性阴道病者,多选择口服用药。

(四)随　访

治疗后若症状消失,则无须随访。对于症状持续存在或反复出现者,需随访。对于妊娠合并细菌性阴道病者,治疗后需随访。

二、前庭大腺炎和囊肿

【概　述】

前庭大腺炎症是由病原体侵入前庭大腺引起的一类炎症,可分为前庭大腺炎、前庭大腺脓肿和前庭大腺囊肿。前庭大腺囊肿为前庭大腺腺管阻塞,分泌物积聚于腺腔而形成,多为单侧,也可为双侧。前庭大腺囊肿可继发感染形成脓肿并反复发作。

【治疗原则】

急性炎症发作时,需保持局部清洁;根据病原体选用抗生素;对于囊肿较大或反复发作者,可行囊肿造口术。

【护　理】

(一)护理评估

1.健康史及相关因素

(1)评估患者既往史、婚育史、性生活史。

(2)曾接受的治疗的经过及疗效。

(3)评估体温、血常规,以及炎症有无反复发作或扩散。

2.症状、体征

(1)外阴一侧或双侧包块。

(2)局部肿胀、疼痛、灼热感,行走不便,大小便困难。

(3)发热等全身症状,腹股沟淋巴结肿大。

3.辅助检查

(1)血常规、C 反应蛋白(CRP)、降钙素原、分泌物细菌培养及药物敏感试验等。

(2)妇科检查。

4.心理和社会支持状况

(二)护理措施

1. 药物保守治疗患者的主要护理措施

(1)休息与活动 急性期卧床休息;炎症控制后,注意劳逸结合。

(2)病情观察 严密观察体温、血常规的变化,及时了解感染程度;观察肿块的大小和疼痛程度。

(3)支持疗法 当出现高热时,遵医嘱采用物理降温或药物降温;配合做好细菌培养,遵医嘱给予抗生素及镇痛剂;注意保持外阴局部清洁。

(4)术前准备 脓肿或囊肿形成后,要做好一般外阴手术的术前准备。

2. 手术治疗患者的主要护理措施

(1)造口护理 脓肿或囊肿切开引流术后,每日更换引流条;外阴用消毒液常规擦洗,遵医嘱局部用药,注意保持外阴清洁。

(2)病情观察 观察伤口有无活动性出血,局部引流物的量、颜色及性状,引流条有无脱出,拔除引流条后应重点观察伤口愈合情况。

【出院指导】

(一)休息与活动

保证充分休息,避免劳累和过度活动。

(二)性生活指导

治疗期间禁止性交;经医师复查正常后,可开始性生活。

(三)定期复诊

术后1个月返院复查,如出现局部疼痛、流血等症状,应及时就诊。

三、盆腔炎性疾病

【概　述】

盆腔炎性疾病指女性上生殖道的一组感染性疾病,主要包括子宫内膜炎、输卵管炎、输卵管卵巢脓肿、盆腔腹膜炎,其中最常见的是输卵管炎及输卵管卵巢脓肿。

【治疗原则】

给予及时、足量和个体化的抗生素治疗,必要时予以手术治疗。对于盆腔炎性疾病后遗症者,多采用综合性治疗方案控制炎症,缓解症状,增加受孕机会。综合性治疗方案包括中西医治疗、物理治疗、手术治疗等,同时注意增强机体抵抗力。

1. 门诊治疗

对于状况良好、症状轻、能耐受口服抗生素,并有随访条件的患者,可进行门诊非静脉应用抗生素治疗。

2. 住院治疗

对于状况差、病情严重,伴有发热、恶心、呕吐,经门诊治疗无效,不能耐受口服抗生素,诊断尚不明确者,均收住院,给予以抗生素药物治疗为主的综合治疗。

3. 手术治疗

手术治疗主要用于治疗抗生素控制不满意的输卵管卵巢脓肿或盆腔脓肿。

4. 中药治疗

中药治疗以活血化瘀、清热解毒药物为主。

【护 理】

(一)护理评估

1. 健康史及相关因素

(1)月经史、经期卫生情况。

(2)婚育史、产后或流产后感染史。

(3)宫腔内手术操作或操作后感染史。

(4)既往史和治疗史。

2. 症状、体征

(1)下腹痛伴发热。

(2)阴道分泌物增多。

(3)月经改变。

(4)下腹部包块。

(5)膀胱、直肠刺激症状。

(6)不孕或异位妊娠。

(7)慢性盆腔痛,如下腹坠胀、疼痛及腰酸。

(8)盆腔炎反复发作。

3. 辅助检查

(1)血常规、肝肾功能、红细胞沉降率、血凝、血培养、CRP、降钙素原、胸部 X 线检查、心电图、B 超检查、宫颈分泌物涂片及培养等。

(2)妇科检查。

4. 心理和社会支持状况

(二) 护理措施

1. 药物保守治疗患者的主要护理措施

(1)心理护理 向患者讲解疾病相关知识,减轻紧张、焦虑情绪,以树立信心,取得配合。

(2)休息与体位 嘱患者多休息,避免劳累。在急性炎症期如急性盆腔炎时,应采取半卧位卧床休息,半卧位有利于脓液积聚于直肠子宫陷凹而使炎症局限。指导患者穿宽松的棉质内衣,勤换会阴垫,保持外阴清洁、干燥。

(3)对症护理 遵医嘱补充液体,纠正电解质、酸碱平衡失调;密切观察体温变化,高热时给予物理降温、药物降温;若出现腹胀,应遵医嘱行胃肠减压。尽量避免行阴道灌洗和不必要的妇科检查,以免引起炎症扩散。

(4)用药护理 及时、正确、足量、合理地使用抗生素;必要时,遵医嘱给予镇静镇痛药,以缓解患者的不适。

(5)饮食管理 给予高热量、高蛋白、富含维生素的饮食,多饮水,摄入足够的液体。

(6)术前准备 对于药物治疗无效的输卵管脓肿或盆腔脓肿,或经药物治疗病情稍有好转但脓肿持续存在、脓肿破裂的患者,应做好手术准备。

2. 手术治疗患者的主要护理措施

(1)护理措施选择 根据手术方式选择相应的术前、术后护理常规,并严格执行无菌技术操作规程。

(2)评估要点 评估有无腹痛、腹胀、阴道异常流血流液及感染等并发症发生。

(3)主要护理措施

1)病情观察 严密监测生命体征,观察阴道流血、流液的量、颜色及性状,必要时留纸垫观察,注意保持外阴清洁。

2)用药指导 正确、合理使用抗生素。

3)导管护理 取引流体位,尽量取腹腔引流管侧卧位;定时更换腹腔引流袋,并观察引流管是否通畅,引流液的颜色、量及性状;妥善固定引流袋、引流管,防止滑脱,并严格执行无菌技术操作规程。

【出院指导】

(一)健康教育

提倡安全性行为,减少性传播性疾病的发生,注意性生活卫生,经期禁止性交。注意经期、妊娠期、分娩期和产褥期的卫生。

(二)饮食指导

指导患者加强营养,进食高热量、高蛋白、富含维生素的食物,增强机体抵抗力。

(三)休息与活动

保证充分休息,积极锻炼身体,注意劳逸结合,避免参加增加盆腔淤血的活动,如跳舞、久站等。

(四)性生活指导

急性期避免性生活。

(五)定期复诊

对于盆腔炎性疾病患者,若行手术治疗,则术后 1 个月返院接受检查,如出现腹痛、阴道异常流血和异常分泌物等症状,应及时就诊。采用保守治疗者,应于出院后 1 周内复诊,以确定疗效,如出现急性发作时的症状,应立即就诊。

对于出现盆腔炎性疾病后遗症的患者,需根据不同情况选择综合治疗方案。

第三节　月经失调护理常规

一、异常子宫出血

【概　述】

异常子宫出血(AUB)是指与正常月经的周期频率、规律性、经期长度、经期出血量中的任何一项不符的、源自子宫腔的异常出血。

【病因分类】

AUB 病因分类系统见表 2.1。

表 2.1　AUB 病因新分类系统:PALM-COEIN 系统

结构性改变(PLAM)	无结构性改变(COEIN)
子宫内膜息肉(polyp,AUB-P)	全身凝血相关疾病(coagulopathy,AUB-C)
子宫腺肌病(adenomyosis,AUB-A)	排卵障碍相关(ovulatory dysfunction,AUB-O)
子宫平滑肌瘤(leiomyoma,AUB-L)	子宫内膜局部异常(endometrial,AUB-E)
黏膜下肌瘤(submuous myoma,AUB-Lsm)	医源性因素(iatrogenic,AUB-I)
其他肌瘤(other myoma,AUB-Lo)	未分类因素(not yet classified,AUB-N)
子宫内膜恶性病变和不典型增生(malignancy & hyperplasia,AUB-M)	

注:引自安力彬,陆虹.妇产科护理学.6 版.北京:人民卫生出版社,2017,经整理成表。

【治疗原则】

出血期予以止血并纠正贫血,血止后调整月经周期,以预防子宫内膜增生及 AUB 复发;对于有生育要求者,给予促排卵治疗。对于青春期少女,以止血、调整月经周期为主;对于生育期妇女,以止血、调整月经周期和促进排卵为主;对于围绝经期妇女,则以止血、调整月经周期、减少经血、防止子宫内膜癌变为主。通常采用性激素药物止血和调整月经周期。

1.出血期治疗

给予止血,纠正贫血,以及抗感染治疗。止血的方法包括孕激素子宫内膜脱落法、大剂量雌激素内膜修复法、复方短效口服避孕药或高效合成孕激素内膜萎缩法、促性腺激素释放激素激动剂(GnRH-a)治疗法、雄激素治疗法和诊断性刮宫。

2.调整月经周期

调整月经周期是治疗的根本,也是巩固疗效、避免复发的关键。调整月经周期的方法根据患者的年龄、激素水平、生育要求等而有所不同,主要包括:孕激素治疗、口服避孕药;雌、孕激素序贯疗法,常用于青春期患者;对于多种药物治疗失败且无生育要求者,可选择左炔诺孕酮宫内缓释节育系统(LNG-IUS)。

3.促排卵

对于生育期、有生育要求者,尤其是不孕患者,给予促排卵治疗。对于青春期患者,不采用促排卵药物来控制月经周期。

4.手术治疗

对于药物治疗无效、无生育要求的患者,尤其是不易随访的年龄较大的患者,应考虑手术治疗。手术治疗可选择子宫内膜去除术和子宫切除术。

【护 理】

(一)护理评估

1.健康史及相关因素

(1)年龄,以往月经情况,婚姻史,孕、产次,分娩经过。

(2)发病时间,目前阴道流血情况,流血前有无停经史及诊疗过程(包括所用激素名称、剂量和效果,诊断性刮宫的病理结果,询问有无贫血和感染征象)。

(3)出血有无周期性,持续时间及出血量有无规律。

(4)有何诱因,如近期有无精神创伤、情绪波动、劳累等。

(5)避孕方法,有无应用口服避孕药、放置宫内节育器等。

(6)一般健康状况,观察患者的精神和营养状态,有无肥胖、贫血貌、出血点、紫癜、黄疸及其他病态,有无慢性肝病、血液病、高血压、心力衰竭及代谢性疾病。

2.症状、体征

阴道流血的体征与出血量有关,大量出血导致继发贫血时,患者皮肤黏膜苍白、心率加快,少量出血时可无以上体征。不同的病因引起的 AUB 体征也各异:AUB-A 及 AUB-L 子宫增大可在下腹部扪及实质性包块;AUB-C 有全身皮肤紫癜、瘀点、瘀斑、肝脾大及关节压痛等;AUB-O 可有甲状腺肿、基础体温单相等;AUB-E 可有体温升高、下腹压痛等。

3.辅助检查

(1)实验室检查 了解血常规、凝血功能、生殖内分泌测定、妊娠试验等检查结果,确定有无贫血及血小板减少,排除凝血和出血功能障碍性疾病、妊娠及妊娠相关疾病等。

(2)超声检查 超声检查了解子宫内膜厚度及回声,明确有无宫腔占位性病变及其他生殖系统器质性病变。

(3)体格检查 体格检查包括妇科检查和全身检查。

(4)其他检查 基础体温测定、诊断性刮宫、宫腔镜检查。

4.心理和社会支持状况

(二)护理措施

1.出血期护理

观察并记录患者的生命体征、出入量,嘱患者保留出血期间使用的会阴垫,以便准确评估出血量。对于出血量较多者,嘱其卧床休息,避免过度疲劳和剧烈活动。对于贫血严重者,遵医嘱采取配血、输血、止血措施,执行治疗方案,以维持患者正常的血容量。

2.预防感染

严密观察与感染有关的征象,如体温、脉搏、子宫体压痛等,了解实验室检查结果,保持外阴清洁。如有感染征象,应及时汇报医师,并遵医嘱给予抗生素治疗。

3.安全管理

患者出血量较多或者出血时间较长时,易引起贫血,出现头晕、心悸等症状,应及时进行跌倒风险评估,加强安全指导,防止跌倒及坠床等意外事件发生。如跌倒风险评分≥4分,应按照高危跌倒管理制度及流程进行护理。

4.饮食管理

患者体质往往较差,应加强营养,鼓励患者多进食高蛋白、富含维生素和铁的食物,如猪肝、鸡蛋、大枣、绿叶菜等,以改善全身情况。

5.性激素治疗的注意事项

(1)按时按量服用性激素,保持血药浓度稳定,不得随意停服和漏服,以免性激素使用不当引起子宫出血。

(2)药物减量必须按规定在血止后开始,每3天减量一次,每次减量不得超过原剂量的1/3直至维持量。

(3)维持量服用时间通常按照停药后发生撤退性出血的时间,与患者上一次行经时间一致,或遵医嘱服用。

(4)指导患者在治疗期间严格遵医嘱正确用药,如出现不规则阴道流血,应及时就诊。

6.心理护理

给予心理支持,及时向患者及家属提供疾病相关知识,鼓励患者表达不适感,保持情绪稳定,取得患者及家属的支持与配合。

7.术后护理

(1)护理措施选择 根据手术方式选择相应的术后护理常规。

(2)主要护理措施

1)病情观察 观察阴道流血、流液的量及性状,必要时留纸垫观察;观察有无腹痛等伴发症状。

2)合理用药 注意保持外阴清洁,合理使用抗生素,预防感染;继续正确、合理使用性激素。

【出院指导】

(一)饮食指导

进食高蛋白、富含维生素和铁的食物。

(二)用药指导

指导正确、合理使用性激素。向患者说明性激素治疗的原理和注意事项,指导其正确服药。在大剂量雌激素口服治疗时,部分患者可出现恶心、呕吐、头昏、乏力等不良反应,故宜在睡前服用。对于长期用药者,需行肝功能监测。

(三)心理支持

保持乐观、稳定的心理状态,消除紧张、悲观等不良情绪,避免情绪波动而诱发出血。

(四)性生活指导

出血期间禁止性生活,做好避孕指导。

(五)复诊与随访

由于采用性激素药物止血和调整月经周期,一般一个疗程连续用药 3 个周期,因此每月门诊定期复查一次,如有阴道异常流血,应及时就诊。

第四节 妇科肿瘤护理常规

一、子宫肌瘤

【概　述】

子宫肌瘤是女性生殖系统一种常见的良性肿瘤,由平滑肌及结缔组织组成。该病常见于 30～50 岁妇女。

【治疗原则】

根据患者年龄、生育要求、症状,以及肌瘤的部位、大小、数目等情况全面考虑。

1. 随访观察

对于无症状的肌瘤患者,一般不需治疗,每 3～6 个月随访一次,尤其是近绝经期妇女。

2. 药物治疗

药物治疗适用于症状较轻、近绝经年龄或全身情况不宜手术者;术前缩小子宫肌瘤体积。

3.手术治疗

手术治疗主要用于有严重症状的患者。根据病情选择经腹、经阴道、宫腔镜或腹腔镜下手术。术式有肌瘤剔除术、子宫切除术。

4.其他治疗

子宫动脉栓塞术、磁共振引导聚焦超声。

【护 理】

(一)护理评估

1.健康史及相关因素

(1)月经史及生育史。

(2)用药史(是否长期使用雌激素)。

(3)曾接受的治疗情况。

(4)发病后月经变化。

(5)因肌瘤压迫伴随其他症状的主诉。

2.症状、体征

约1/3病例常无症状。常见症状、体征主要有:①月经量增多,经期延长,不规则阴道流血等;②下腹包块;③白带增多;④压迫症状,如尿频、尿急、便秘等;⑤其他,如下腹坠胀、腹痛、腰酸,以及不孕或流产等。

3.辅助检查

了解血常规、肝肾功能、红细胞沉降率、血凝、B超检查、MRI、胸部X线检查、心电图等结果。

4.心理和社会支持状况

(二)护理措施

1.护理措施选择

根据手术方式选择相应的术后护理常规。

2.病情观察

注意阴道流血的量、性状,观察是否出现相应并发症,如继发贫血后的头晕、心慌、乏力等。观察有无腹痛,对于突然发生剧烈腹痛的肌瘤患者,应警惕肌瘤蒂扭转或红色变性。

3.饮食管理

鼓励患者多摄入高蛋白、高热量、富含维生素和铁的食物。

4.心理护理

讲解疾病相关知识,使患者了解子宫肌瘤属于良性肿瘤,极少发生恶变,手术治疗不会影响女性性征和性生活,以消除患者不必要的顾虑,增强康复信心。

【出院指导】

(一)饮食指导

鼓励患者多摄入高蛋白、高热量、富含维生素和铁的食物。

(二)休息与活动

保证充分休息,避免劳累和过度活动。术后2~3个月内避免举重物、久站,以免过度增加腹压。

(三)性生活指导及盆浴

根据随访过程中患者的具体情况,确定恢复性生活及盆浴的时间。

(四)定期复诊

术后按时随访,如出现腹痛、阴道异常流血和流液等,应及时就诊。对于保守治疗者,每3~6个月门诊随访一次。

二、宫颈癌

【概　述】

宫颈癌是最常见的妇科恶性肿瘤之一,发生在女性宫颈部位,常见为鳞癌和腺癌。

【治疗原则】

根据患者的临床分期、年龄和全身情况综合决定治疗方案。总原则为采用手术和放疗为主、化疗为辅的综合治疗。手术方式有宫颈锥形切除术、根治性宫颈切除术、全子宫切除术、宫颈癌根治术等。

【护　理】

(一)护理评估

1. 健康史及相关因素

(1)婚育史、性生活史,特别是与高危男性有性接触的病史。

(2)人乳头状瘤病毒(HPV)感染史。

(3)慢性宫颈炎疾病史。

2. 症状、体征

(1)阴道流血,早期多为接触性出血,后期则为不规则阴道流血。

(2)阴道流液。

(3)晚期症状,如尿频尿急、疼痛、贫血、恶病质等。

3．辅助检查

了解血常规、肝肾功能、红细胞沉降率、血凝、胸部 X 线检查、心电图、宫颈刮片细胞学检查、HPV 定量测定、碘试验、阴道镜检查、宫颈和宫颈管活检等结果。

4．心理和社会支持状况

（二）护理措施

1．手术患者的护理

（1）饮食管理　评估营养状况,鼓励患者摄取足够的营养,满足机体需要,增强抵抗力。

（2）会阴护理　观察阴道流血、流液的量、颜色及性状,必要时留纸垫观察。

（3）阴道准备　注意动作轻柔,以免引起宫颈局部病灶出血。

（4）心理护理　具有同情心,提供心理支持,协助患者应对压力,消除恐惧心理,帮助其树立治疗的信心,使其能主动配合治疗。

（5）保持会阴清洁,加强导尿管的护理。宫颈癌根治术后留置导尿管时间较长,一般 7～14 天,拔管后可发生尿潴留,应指导患者早期进行盆底功能锻炼或排尿中断训练,也可使用生物电反馈治疗仪促进膀胱功能恢复;拔管后观察小便自解情况,有无腰酸、阴道流液等,以及早期发现输尿管瘘等并发症。

（7）术后尽早进行深呼吸运动、下肢的主动或被动运动,遵医嘱使用抗凝药物,监测血 D-二聚体水平变化,预防深静脉血栓的形成。

（8）如出现淋巴囊肿,则可用硫酸镁湿敷或芒硝外敷腹股沟,严重者可在无菌原则下行淋巴囊肿穿刺。

2．化疗患者的护理

对于需化疗者,按妇科恶性肿瘤化疗护理常规进行护理。

【出院指导】

（一）饮食指导

给予高热量、富含维生素、高蛋白饮食,增强机体抵抗力。

（二）休息与活动

避免劳累和过度活动,半年内避免重体力劳动,保证充分休息。

（三）性生活指导及盆浴

根据随访过程中患者的具体情况,确定恢复性生活及盆浴的时间。未经医护人员允许,避免冲洗阴道。

（四）定期复诊

术后 2 年内,每 3 个月复查一次;3～5 年内,每 6 个月一次;第 6 年开始,每年复查一次。如出现不适症状,应及时就诊。

三、卵巢肿瘤

【概　述】

卵巢肿瘤是妇科常见肿瘤之一,可发生于任何年龄。其有各种不同的形态和性质:单一型或混合型,一侧性或双侧性,囊性或实质性,良性、交界性或恶性。卵巢的组织成分非常复杂,是全身各脏器原发肿瘤类型最多的器官,不同类型卵巢肿瘤的组织学结构和生物学行为均存在很大的差异。世界卫生组织(WHO)制定的《女性生殖器官肿瘤组织学分类(2014版)》将卵巢肿瘤分为十四大类,其中主要组织学类型为上皮性肿瘤、生殖细胞肿瘤、性索间质肿瘤及转移性肿瘤。直接蔓延、腹腔种植和淋巴转移是卵巢恶性肿瘤的主要转移途径。

【治疗原则】

一经确诊,首选手术治疗。根据患者年龄、生育要求、对侧附件情况及肿瘤的性质确定手术方式和范围。

【护　理】

(一)护理评估

1. 健康史及相关因素

(1)有无其他肿瘤疾病史及卵巢肿瘤的家族史。

(2)有无相关的内分泌、饮食等高危因素。

(3)肿块的生长速度,以及有无食欲下降、体重减轻等情况。

2. 症状、体征

(1)症状　①卵巢良性肿瘤发展缓慢,早期多无症状,肿瘤增大后,常感腹胀,或出现尿频、便秘等压迫症状。②卵巢恶性肿瘤早期常无症状,晚期可有腹胀、腹痛、腹部肿块及腹水,可表现为消瘦、严重贫血等恶病质现象。

(2)体征　早期不易发现,卵巢良性肿瘤可在腹部扪及边界清楚的包块。卵巢恶性肿瘤多为实质性或半实质性,表面凹凸不平,活动差,常伴腹水。随着卵巢肿瘤增大,通过妇科双合诊/三合诊检查通常可发现:阴道穹隆部饱满,可触及瘤体下极,子宫体位于肿瘤的侧方或前后方;子宫旁一侧或双侧扪及囊性或实性包块;表面光滑或高低不平;活动或固定不动。通过盆腔检查可以评估卵巢肿块的质地、大小、单侧或双侧、活动度、肿瘤与子宫及周围组织的关系,初步判断有无恶性的可能。

3. 辅助检查

了解血常规、肝肾功能、红细胞沉降率、血凝、肿瘤标志物、B超检查、胸部X线检查、心电图、CT、腹水细胞学检查、腹腔镜检查加活检等结果。

4. 心理和社会支持状况

(二)护理措施

1.心理护理

详细了解患者疑虑和需求,耐心解答患者的提问。鼓励患者及家属主动参与护理活动,介绍将要经历的手术经过、可能施行的各种检查,取得其配合。

2.饮食管理

评估营养状况,鼓励患者摄取足够的营养,满足机体需要,增强机体抵抗力。

3.肿瘤过大或伴有腹水者的护理

对于有压迫症状如心悸、气急者,取半卧位,尤其对于巨大卵巢肿瘤或大量腹水者,要注意生命体征的变化,必要时给予氧气吸入。

4.放腹水护理

(1)备好腹腔穿刺用物,协助医师完成操作。

(2)注意腹围大小变化及全身情况。

(3)在放腹水过程中,要注意腹水的性状,准确记录腹水抽出量,并注意观察患者的生命体征及体液平衡。

(4)放腹水速度不宜过快,放后用腹带包扎腹部。

(5)每次放腹水一般不超过3000ml,以免腹压骤降而导致虚脱。

5.并发症护理

(1)蒂扭转　蒂扭转是常见的妇科急腹症之一,其典型症状为突然出现一侧下腹剧痛,伴有恶心、呕吐,甚至休克,腹部有压痛并伴有肌紧张。一经确诊,须立即行剖腹手术,即刻做好相应的术前准备。

(2)破裂　破裂分外伤性和自发性两种。轻者仅有轻度腹痛,重者剧烈腹痛、恶心、呕吐以致腹腔内出血、腹膜炎及休克。一旦发生破裂,须立即手术。

(3)感染　感染的临床表现为高热、腹痛、肿块、腹部压痛、肌紧张及白细胞计数升高等腹膜炎征象。对于需控制感染且暂不行手术者,必须密切观察腹痛症状和体温变化,定时测量生命体征,注意水、电解质平衡,观察有无脱水、酸中毒等情况。

(4)恶变　肿瘤迅速生长尤其是双侧性,应考虑有恶变的可能,诊断后应尽早手术,做好相应的术前准备。

6.妊娠合并卵巢肿瘤患者的护理

妊娠合并卵巢肿瘤的患者比较常见,其危害性较非妊娠期大。

(1)合并良性肿瘤者　对于早孕者,可在孕12周后手术,以免引起流产;对于妊娠晚期发现肿瘤者,可等待至妊娠足月行剖宫产术的同时实施手术。术中需为患者提供相应的手术护理。

(2)合并恶性肿瘤者　对于诊断或考虑为恶性肿瘤者,应及早实施手术并终止妊娠,其处理和护理原则参见卵巢癌护理常规。

7.术后护理

(1)控制腹压　巨大卵巢肿瘤或大量腹水患者手术后,其腹部应放置沙袋加压,以防腹压突然下降而引起低血压、休克。

（2）腹腔引流管的护理 ①保持局部敷料干燥、清洁，以防发生感染；②定期检查引流管，防止扭曲、压折、堵塞及滑脱；③观察并记录引流液的量、颜色及性状。

（3）活动指导 指导患者进行床上肢体主动或被动活动，尽早下床活动，预防下肢深静脉血栓的形成。

（4）用药指导 如出现淋巴囊肿，则可用硫酸镁湿敷或芒硝外敷腹股沟，严重者可在无菌原则下行淋巴囊肿穿刺。

（5）化疗护理 对于术后需化疗者，按妇科恶性肿瘤化疗护理常规进行护理。

（6）心理护理 给予情感支持，鼓励患者表达内心感受，评估患者对疾病及有关诊治过程的认知程度，鼓励患者及家属讨论有关疾病和治疗的疑虑，耐心解答，增强治疗信心。

【出院指导】

(一)饮食指导

疾病及化疗往往导致患者营养失调。应鼓励患者进食营养素全面、富含蛋白质和维生素的食物，必要时可静脉补充高营养液及成分输血等，保证治疗效果。

(二)休息与活动

保证充分休息，避免劳累和过度活动。术后2个月内避免举重物、久站等，以免过度增加腹压。

(三)性生活指导及盆浴

根据不同手术方式，术后经医师复查，全面评估患者身心状况后确定性生活及盆浴的恢复时间。

(四)定期复诊

1.对于卵巢非赘生性肿瘤直径<5cm者，应定期（每3～6个月）进行复查并详细记录。

2.对于术后患者，根据病理报告结果配合治疗：对于良性者，术后1个月常规复查；对于恶性肿瘤患者，常需辅以化疗，护士应配合家属督促、协助患者克服实际困难，努力完成治疗计划，以提高疗效。

3.卵巢癌易复发，患者需长期接受随访和监测。随访时间：术后1年内，每个月一次；术后第2年，每3个月一次；术后3～5年，视病情每4～6个月一次；5年以上者，每年一次。随访内容包括临床症状与体征、全身及盆腔检查、B超检查等，必要时行CT或MRI检查；根据病情需要测定血清糖类抗原（CA）125、甲胎蛋白（AFP）、HCG等肿瘤标志物水平。

四、子宫内膜癌

【概　述】

子宫内膜癌系发生于子宫内膜的一组上皮性恶性肿瘤，绝大多数为腺癌，其多发生于年龄较大的妇女,是女性生殖道三大恶性肿瘤之一。

【治疗原则】

根据病情及患者全身情况选择手术、放射治疗或药物治疗。早期患者以手术为主,晚期患者则采用综合治疗。对于影像学评估病灶局限于子宫内膜的、高分化的年轻子宫内膜样癌患者,可考虑采用以孕激素治疗为主的保留生育功能治疗。

【护　理】

(一)护理评估

1. 健康史及相关因素

(1)月经史及婚育史。

(2)是否为高危人群,如老年、肥胖、高血压、糖尿病、绝经期推迟、少育、不育人群。

(3)是否存在长期使用雌激素的诱发因素。

(4)子宫内膜癌的家族史。

2. 症状、体征

(1)不规则阴道流血或绝经后阴道流血。

(2)阴道流液。

(3)疼痛。

(4)全身症状。晚期患者常伴有贫血、消瘦、恶病质、发热及全身衰竭等情况。

(5)早期妇科检查无明显异常,晚期子宫增大、变软、固定,宫旁有结节状块物。

3. 辅助检查

了解血常规、肝肾功能、红细胞沉降率、血凝、肿瘤标志物、B超检查、胸部X线检查、心电图、分段诊断性刮宫、CT、宫腔镜检查等结果。

4. 心理和社会支持状况

(二)护理措施

1. 饮食管理

评估营养状况,鼓励患者摄取足够的营养,满足机体需要,增强抵抗力。对于合并高血压、糖尿病者,提供相应的饮食。

2. 会阴护理

观察阴道流血、流液量,保持外阴清洁。

3. 心理护理

表达同情,提供心理支持,消除恐惧心理,帮助其树立治疗的信心,使其能主动配合治疗。

4. 术后护理

(1)观察阴道流血、流液情况,术后7~14天,肠线吸收后可能出现少量暗红色阴道流血,为正常现象;如阴道流血量多于月经量、颜色鲜红或有异味,应及时处理。

(2)根治术留置导尿管时间较长,一般为5～7天,拔管后可能发生尿潴留,可采用盆底功能锻炼、调整体位和姿势、诱导排尿等措施促进排尿。

(3)注意观察各种内科合并症的变化情况,有异常及时处理。

(4)给予情感支持,鼓励患者表达内心感受,评估患者对疾病及有关诊治过程的认知程度,鼓励患者及家属讨论有关疾病和治疗的疑虑,耐心解答,增强治疗信心。

5．化疗护理

对于术后需化疗者,按妇科恶性肿瘤化疗护理常规进行护理。

6．激素治疗护理

(1)说明药物名称,用药目的、剂量、方法,可能出现的不良反应及应对措施。

(2)激素治疗期间应注意体重、血压等变化,监测肝功能。

(3)指导患者准时用药,并定期随访。

【出院指导】

(一)饮食指导

鼓励患者多进食高蛋白、高热量、富含维生素和铁的食物。

(二)休息与活动

保证充分休息,避免劳累和过度活动。术后3个月内避免举重物、久站等,以免过度增加腹压。

(三)性生活指导及盆浴

根据随访过程中患者的具体情况,确定恢复性生活和盆浴的时间。子宫全切术后、服药或放射治疗后,患者可能出现阴道分泌物减少、性交痛等症状,使用局部水溶性润滑剂可增进性生活舒适度。

(四)定期复诊

术后2～3年内,每3个月随访一次;3年后,每6个月随访一次;5年后,每年随访一次。随访时注意有无复发病灶,并根据患者康复情况调整随访间期。

五、外阴癌

【概　述】

外阴癌是一种女性外阴的恶性肿瘤,以鳞状细胞癌最常见。

【治疗原则】

以手术治疗为主,辅以放射治疗与化疗。

【护　理】

(一)护理评估

1. 健康史及相关因素

(1)有无 HPV 感染史。

(2)有无不明原因的外阴瘙痒史、外阴赘生物史以及外阴白斑史等。

2. 症状、体征

(1)外阴瘙痒、糜烂、白斑、肿块。

(2)晚期肿块增大伴出血、感染,并出现累及邻近器官的症状。

3. 辅助检查

了解血常规、肝肾功能、红细胞沉降率、血凝、胸部 X 线检查、B 超检查、心电图、外阴活检等结果。

4. 心理和社会支持状况

(二)护理措施

1. 保持外阴清洁、干燥,穿宽松、柔软的内裤。

2. 患者多为老年患者,常伴有高血压、冠心病、糖尿病等,应协助患者做好检查,积极纠正内科合并症。

3. 指导患者练习深呼吸、咳嗽、床上翻身等;给患者讲解预防术后便秘对外阴癌术后恢复的重要性及方法。

4. 如外阴需植皮,应对植皮部位进行剃毛、消毒,然后用无菌巾包裹。

5. 表达同情,提供心理支持,消除恐惧心理,帮助其树立治疗的信心,使其能主动配合治疗。

6. 术后护理参见外阴广泛切除手术护理常规。

7. 化疗护理参见妇科恶性肿瘤化疗护理常规。

【出院指导】

(一)饮食指导

给予高热量、富含维生素、高蛋白饮食,增强机体抵抗力。

(二)休息与活动

避免劳累和剧烈活动,半年内避免重体力劳动,保证充分休息。

(三)性生活指导及盆浴

根据随访过程中患者的具体情况,确定恢复性生活及盆浴的时间。

(四)定期复诊

术后第 1 年内,每 1～2 个月随访一次;第 2 年,每 3 个月随访一次;第 3—5 年,每半年随访一次。

六、妊娠滋养细胞疾病

妊娠滋养细胞疾病是一组来源于胎盘滋养细胞的疾病,根据组织学将其分为葡萄胎、侵蚀性葡萄胎、绒毛膜癌、胎盘部位滋养细胞肿瘤及上皮样滋养细胞肿瘤。除葡萄胎为良性疾病外,其余统称妊娠滋养细胞肿瘤。

一)葡萄胎

【概　述】

葡萄胎,亦称水泡状胎块,是因妊娠后胎盘绒毛滋养细胞增生、间质水肿,形成大小不一的水泡,水泡间借蒂相连成串,形如葡萄而名之。葡萄胎分为完全性葡萄胎和部分性葡萄胎两类,其中大多数为完全性葡萄胎。

【治疗原则】

葡萄胎一经确诊,应及时清宫。清宫前应仔细进行全身检查,必要时先对症处理,稳定病情。清宫后定期进行 HCG 测定及随访。

【护　理】

(一)护理评估

1.健康史及相关因素
(1)月经史、生育史、本次妊娠的早孕反应时间及程度。
(2)有无阴道流血,以及流血的量、性状,有无水泡状物质排出等。
(3)患者及家族的既往史,包括妊娠滋养细胞疾病史。

2.症状、体征
(1)停经后反复、不规则阴道流血。
(2)子宫异常增大、变软。
(3)腹痛。
(4)妊娠剧吐,严重时可导致水、电解质紊乱。
(5)较早出现子痫前期征象。
(6)卵巢黄素化囊肿。
(7)甲状腺功能亢进征象。

3.辅助检查
了解血常规、肝肾功能、血凝、HCG、B超检查等结果。

4.心理和社会支持状况

(二)护理措施

1.心理护理

评估患者对疾病的认知程度和心理承受能力,向患者和家属介绍疾病相关知识,使其积极配合治疗。

2.病情观察

观察患者阴道出血情况,正确评估阴道出血的量、颜色及性状,注意有无水泡状组织排出。当流血过多时,密切观察生命体征变化。正确判断腹痛的部位、性质。评估妊娠呕吐的程度。评估妊娠期高血压疾病征象。注意用药后的观察。

3.清宫术前准备

清宫前仔细进行全身检查,病情稳定后及时清宫。清宫前应配血备用,建立静脉通道,做好各种应急抢救的药品和物品准备。

4.术后护理

按人工流产术护理常规予以处理:①严密观察腹痛及阴道流血情况,以及生命体征变化。②遵医嘱留取血标本监测血 HCG 水平变化。③葡萄胎清宫一次不易吸刮干净,对于需再次刮宫者,做好患者的心理护理。

【出院指导】

(一)饮食指导

给予高蛋白、富含维生素和铁的饮食,增强机体抵抗力。

(二)休息与活动

适当运动,劳逸结合,保证充足睡眠,改善机体免疫功能。

(三)性生活指导及盆浴

清宫后禁止性生活和盆浴 1 个月。

(四)定期复诊

讲解术后随访和避孕的重要性。随访内容包括:①HCG 定量测定,第一次测定应在清宫后 24h 内,以后每周一次,直至连续 3 次阴性;然后每月测定一次,共 6 个月;此后可每 2 个月测定一次,共 6 个月。自第一次阴性后共计 1 年。②每次随访除监测 HCG 外,还需注意月经是否规律,有无阴道流血,有无咳嗽、咯血及其他转移灶症状,并行妇科检查,定期或必要时行盆腔 B 超、X 线胸片或 CT 检查。随访期间应有效避孕 1 年,避孕方法首选避孕套。

二)妊娠滋养细胞肿瘤

【概　述】

妊娠滋养细胞肿瘤是滋养细胞的恶性病变,60％继发于葡萄胎,30％继发于流产,10％继发于足月妊娠或异位妊娠。妊娠滋养细胞肿瘤包括侵蚀性葡萄胎、绒毛膜癌、胎盘部位滋养细胞肿瘤及上皮样滋养细胞肿瘤。其最常见的转移部位是肺(80％),其次是阴道(30％)、盆腔(20％)、肝(10％)和脑(10％)等。

【治疗原则】

给予以化疗为主、手术和放疗为辅的综合治疗。必须在明确临床诊断的基础上全面评估患者情况,并根据预后评分将患者评定为低危或高危,制定合适的治疗方案,以达到分层治疗的目的。

【护　理】

(一)护理评估

1.健康史及相关因素

(1)月经史、生育史。

(2)患者及家族的既往史,包括滋养细胞疾病史、药物使用史及药物过敏史。

(3)有无不规则阴道流血、咯血和头痛史。

(4)是否接受过化疗,以及化疗的时间、药物、剂量、疗效、用药后机体的反应情况等。

2.症状、体征

(1)无转移滋养细胞肿瘤:阴道流血、腹痛、卵巢黄素化囊肿、子宫复旧、假孕症状等。

(2)转移性滋养细胞肿瘤:常见的转移部位是肺、阴道、盆腔、肝和脑等,局部出血是各转移部位症状的共同特点,其他转移部位的症状视转移部位而异。

3.辅助检查

了解血常规、肝肾功能、血凝、HCG、B超检查、CT等结果。

4.心理和社会支持状况

(二)护理措施

1.心理护理

耐心做好解释工作,予以心理疏导与心理支持,帮助患者树立治疗信心。

2.饮食管理

加强营养,鼓励患者多进食高蛋白、高热量、富含维生素、易消化的食物。

3.病情观察

密切观察病情变化,尤其注意观察转移部位症状,并做好相应护理。

(1)阴道转移的护理 ①尽量卧床休息,禁止做不必要的妇科检查。②消除增加腹压的因素,保持排便通畅,必要时使用镇咳、止吐剂等。③对于有阴道出血者,指导保持外阴清洁。④密切观察阴道出血情况,准确评估出血量。⑤备好阴道大出血的抢救物品。一旦发生转移灶大出血,应立即通知医师并配合抢救,同时给予吸氧、输血、输液,遵医嘱使用抗生素等;协助进行阴道纱条填塞;密切观察生命体征变化等。⑥对于需手术止血者,做好术前准备。

(2)肺转移的护理 ①卧床休息,严密观察有无咯血、胸闷、胸痛、呼吸困难等。对于呼吸困难者,取半卧位,给予吸氧。②遵医嘱给予镇静药及化疗药物。③如出现血胸,应密切注意生命体征变化,及早发现肺部感染迹象。④大量咯血时有发生窒息、休克甚至导致死亡的风险,应严密观察生命体征及病情变化,发现异常立即通知医师;同时取头低患侧卧位,并保持呼吸道通畅,轻击背部,排出积血,配合医师进行止血、抗休克治疗。

(3)脑转移的护理 ①病室应避光、安静,备齐抢救物品。②严密观察生命体征及病情变化,有无头痛、喷射样呕吐、抽搐等颅内高压症状。③开放静脉通道,遵医嘱给予静脉用药,严格控制补液总量和补液速度,并记录出入量。④当发生抽搐时,采取必要的护理措施预防跌倒、咬伤、吸入性肺炎等。⑤协助留取血标本,配合行腰部穿刺、CT等检查。⑥对于昏迷患者或偏瘫患者,按相应护理常规进行护理。

4.化疗护理

按妇科恶性肿瘤化疗护理常规进行护理。

5.手术护理

根据不同手术方式给予相应的手术护理。

【出院指导】

(一)饮食指导

给予高热量、富含维生素、高蛋白饮食,增强机体抵抗力。

(二)休息与活动

注意休息,劳逸结合,避免过度疲劳及受凉,保证充足睡眠,改善机体免疫功能。

(三)性生活指导

节制性生活,有阴道转移者禁止性生活。

(四)治疗指导

化疗期间做好化疗药物毒副作用的自我监测,出现异常及时就诊;按时化疗,避免自行要求更改化疗方案、随意延迟化疗时间等。

(五)定期复诊

治疗结束后应严密随访。第1年,每月随访一次;第1年后,每3个月随访一次直至3

年;此后每年随访一次,共 5 年。随访内容参见葡萄胎护理常规。

(六)避孕指导

随访期间应有效避孕,避孕方法首选避孕套,也可选用口服避孕药。一般化疗停止 1 年后方可妊娠。

七、妇科恶性肿瘤化疗

【概 述】

化疗是恶性肿瘤治疗的主要手段之一,必须在组织病理学确诊为恶性的前提下才能施行化疗,除非特殊类型的肿瘤(如妊娠滋养细胞肿瘤)。

【化疗的种类和作用】

(一)根治性化疗

根治性化疗用于对化疗高度敏感的妇科恶性肿瘤,通过化疗可以根治或治愈,如妊娠滋养细胞肿瘤。

(二)辅助化疗

辅助化疗大多用于手术后,用于消灭残留的微小肿瘤或亚临床肿瘤,达到缓解、延缓复发、提高生存的作用。

(三)新辅助化疗

新辅助化疗用于手术或放疗前缩小肿瘤体积,为后续治疗创造条件。

(四)巩固性化疗

巩固性化疗是肿瘤达到临床或病理完全缓解后的补充治疗,其目的是强化疗效,预防复发。

(五)姑息性化疗

姑息性化疗主要用于复发性肿瘤的治疗,其目的是控制肿瘤生长,改善生活质量,延长生存时间。

【护 理】

(一)入院评估

1. 评估患者住院前病情变化过程。
2. 详细询问病史,包括既往史、过敏史、化疗史、此次发病的经过、症状、体征等。
3. 评估患者心、肺、肝、肾等重要脏器的状况。

4. 评估相应的实验室检查指标。

(二)心理护理

了解患者的心理状态,耐心、详细地讲解化疗相关知识,鼓励患者克服化疗的不良反应,帮助患者树立信心,配合治疗。

(三)健康教育

向患者讲解化疗的常识,包括化疗方案,给药途径、时间、方法;告知患者可能出现的毒副作用,并指导患者学习应对方法和自我护理技能。

(四)营养指导

加强营养知识的宣教工作。鼓励患者摄取高蛋白、高热量、富含维生素的食物,避免进食生冷、坚硬等刺激性食物,多饮水。膳食中应有足够的纤维素,以防发生便秘。必要时遵医嘱给予静脉营养治疗,以维持营养平衡,提高机体免疫功能。

(五)病房管理

定时通风,保持病室空气清新。保持床单位清洁,每日用消毒水拖地、擦洗床单位。适当限制陪客,严禁感冒者探视患者。

(六)用药护理

1. 使用化疗药物前,准确测量体重、身高,应在早上空腹、排空大小便后进行测量,酌情减去衣服重量,为计算化疗药物用量提供依据,保证药物用量准确。

2. 正确使用药物。根据医嘱严格进行"三查七对",正确溶解和稀释药物。对于需要避光的药物,使用避光罩。如需联合用药,应根据药物的性质排出先后顺序。

3. 选择合适的给药途径,正确进行给药操作。

(1)静脉全身化疗 静脉给药是最常用的给药途径,一般使用静脉点滴法。尽可能选用深静脉置管给药,如经外周静脉穿刺中心静脉置管(PICC)、完全植入式静脉输液港[TIVAP,简称输液港(port)]或颈内静脉置管等。中心静脉导管在使用前后均应使用 10ml及以上注射器进行脉冲式正压冲封管,冲封管液可选择生理盐水或肝素钠稀释液(10~100U/ml),以一次性专用冲洗装置为佳。除紫色耐高压导管外,其他导管不能用于 CT、MRI 等高压泵注射用药。维护时宜使用专用护理包,操作中遇阻力不可强行冲管。对于留置中心静脉导管者,应做好相应的健康教育。

1)PICC 护理操作要点:①取舒适体位,检查 PICC 局部皮肤、导管长度等。②使用有效消毒剂消毒皮肤(范围 10cm×10cm)3 遍。③注意无菌操作。④置管后,纱布敷料每 24~48h 须更换贴膜一次;⑤穿刺处如无异常,每 7 天维护一次。

2)完全植入式静脉输液港维护操作要点:①取舒适体位,检查输液港周边的皮肤,触摸输液港港体的边缘,以确定准确的穿刺点。②使用专用无损伤针穿刺。③使用有效消毒剂消毒皮肤(范围 10cm×10cm)3 遍。④穿刺成功后轻柔回抽,见回血后,用 10ml 生理盐水以脉冲式冲管,同时夹闭无损伤针延长管上的止水夹片,连接肝素帽。⑤用无菌纱布垫在针翼下方后予以固定(穿刺点可视)。⑥注意无菌操作。⑦拔针时先用生理盐水冲管,再连接3～5ml肝素钠稀释液(100U/ml)进行正压封管,边推边退拔,拔针后压迫针眼。⑧使用中每7天维护一次,间隙期每28天维护一次。

(2)动脉介入化疗　保持导管通畅,防止堵塞;妥善固定,防止脱管;防止气栓、血栓发生;预防感染;注意肢端血运情况。

(3)腔内注射化疗　主要用于卵巢癌及癌性胸腹水的治疗。在用药过程中,注意观察患者的反应,协助其经常更换体位,使药液扩散,保证疗效。

(4)肌内注射　需做深部肌肉注射,以利于药物吸收;此外,还需轮换注射部位。

(5)口服　多数抗癌药物对胃黏膜有刺激,宜睡前服用,必要时同时使用镇静药、止吐药等减轻胃肠道反应。

4. 做好用药期间的观察与记录,输注过程中应经常巡视,及时发现药物外渗、不良反应,并配合医师进行处理。

(七)药物毒副作用的观察与护理

药物毒副作用根据WHO抗癌药毒副作用的分度标准(见表2.2)进行评定。

表2.2　抗癌药毒副作用的分度标准(WHO)

项目	0度	Ⅰ度	Ⅱ度	Ⅲ度	Ⅳ度
血液学(成年人)					
血红蛋白/(g/L)	≥110	95～109	80～94	65～79	<65
白细胞计数/(10^9/L)	≥4.0	3.0～3.9	2.0～2.9	1.0～1.9	<1.0
粒细胞计数/(10^9/L)	≥2.0	1.5～1.9	1.0～1.4	0.5～0.9	<0.5
血小板计数/(10^9/L)	≥100	75～99	50～74	25～49	<25
出血	无	瘀点	轻度失血	明显失血	严重失血
消化系统					
胆红素	≤1.25×N*	(1.26～2.5)×N	(2.6～5)×N	(5.1～10)×N	>10×N
SGOT/SGPT	≤1.25×N	(1.26～2.5)×N	(2.6～5)×N	(5.1～10)×N	>10×N
碱性磷酸酶	≤1.25×N	(1.26～2.5)×N	(2.6～5)×N	(5.1～10)×N	>10×N
口腔	正常	红斑、疼痛	红斑、溃疡	溃疡,一般饮食	不能进食/流食
恶心、呕吐	无	恶心	短暂呕吐	呕吐,需治疗	呕吐,难控制
腹泻	无	短暂(<2天)	能耐受(>2天)	不能耐受,需治疗	血性腹泻
肾、膀胱					
尿素氮	≤1.25×N	(1.26～2.5)×N	(2.6～5)×N	(5.1～10)×N	>10×N
肌酐	≤1.25×N	(1.26～2.5)×N	(2.6～5)×N	(5.1～10)×N	>10×N
蛋白尿	无	+,<1.0g/24h	++至+++,>1.0g/24h	+++至+++++,≥3.0g/24h	肾病综合征
血尿	无	镜下血尿	严重血尿	严重血尿+血块	尿道梗阻

续表

项目	0度	Ⅰ度	Ⅱ度	Ⅲ度	Ⅳ度
肺	正常	症状轻微	活动后呼吸困难	休息时呼吸困难	需完全卧床
药物热	无	<38℃	38～40℃	>40℃	发热伴低血压
过敏	无	水肿	支气管痉挛	支气管痉挛,无须注射治疗	过敏反应,需注射治疗
皮肤	正常	红斑	干性脱皮	湿性皮炎,水疱,瘙痒	剥脱性皮炎,溃疡,坏死,需手术
头发	正常	少量脱发	中等、斑状脱发	完全脱发,可恢复	不能恢复的脱发
感染	无	轻度感染	中度感染	重度感染	重度感染伴低血压
心脏					
心脏节律	正常	窦性心动过速	单灶性室性期前收缩(PVC),休息时心率110次/min	多灶性PVC,房性心律失常	室性心律失常
心功能	正常	无症状,但有异常心脏体征	有暂时的心功能不足症状,无须治疗	有心功能不足症状,治疗有效	有心功能不足症状,但治疗无效
心包炎	无	无症状,有心包积液	有症状,无须抽水	心脏压塞,需抽水	心脏压塞,需手术治疗
神经系统					
神志	清醒	短暂嗜睡	嗜睡时间不到清醒的50%	嗜睡时间不少于清醒的50%	昏迷
周围神经	正常	感觉异常,腱反射减退	严重感觉异常和(或)轻度无力	不能耐受的感觉异常/显著运动障碍	瘫痪
便秘**	无	轻度	中度	重度,腹胀	腹胀、呕吐
疼痛***	无	轻度	中度	重度	难控制

注:引自谢幸,马丁,孔壮华.中国妇科恶性肿瘤临床实践指南.6版.北京:人民卫生出版社,2020.

*N表示正常上限值;**便秘不包括由麻醉药物、镇静剂引起的便秘;***疼痛仅指与治疗相关的疼痛,而非与疾病相关的疼痛。根据患者的耐受力,使用镇静剂可能有助于疼痛分级。

1. 骨髓抑制

骨髓抑制是化疗毒副作用中最常见和最严重的一种。当白细胞计数<$3.0×10^9$/L或血小板计数<$70×10^9$/L时,宜暂停化疗。

(1)白细胞减少 ①白细胞计数<$2×10^9$/L,严格执行消毒、隔离制度;监测体温,每日2次;每日进行室内空气消毒,限制探视;严格执行无菌技术操作规程。②白细胞计数<$1×10^9$/L,要进行保护性隔离,尽量谢绝探视,禁止带菌者入室,遵医嘱应用抗生素。③做好基

础护理,避免继发感染。④遵医嘱应用升白细胞药物,并按时复查血常规,如白细胞计数＞10.0×10⁹/L,则不宜再继续使用升白细胞药物,避免引起骨髓衰竭。

(2)血小板减少　①当血小板计数＜50×10⁹/L 时,避免外出;当血小板计数＜20×10⁹/L时,要绝对卧床休息,限制活动。②预防外伤,注意观察患者有无头痛、腹痛、皮肤瘀斑、牙龈出血、血尿、血便等全身出血倾向。③嘱患者用软毛牙刷,不可用手挖鼻孔,不宜进食易损伤口腔黏膜的坚果类和油炸类食物。④保持排便通畅。⑤减少侵入性操作,尽量避免肌内和静脉注射,必要时,注射完毕后压迫针眼 5min。

2. 胃肠道反应

食欲不振、恶心呕吐、腹痛腹泻等胃肠道反应是常见的不良反应。

(1)关心患者进食情况,鼓励患者少食多餐,给予易消化、少油腻的清淡饮食。

(2)指导患者多饮水,多食用水果。

(3)化疗前 30min,遵医嘱给予镇吐药物,对于呕吐频繁者,给予强镇吐药物治疗。

(4)对于进食少、呕吐及腹泻频繁者,要注意预防其发生脱水或水、电解质紊乱,必要时给予补液支持治疗。

3. 肾脏毒性

(1)顺铂化疗时,每日输液量 2000～3500ml,准确记录尿量,24h 总尿量在 2500ml 以上。

(2)输注大剂量甲氨蝶呤时,遵医嘱静脉输注碳酸氢钠,以碱化尿液。

(八)口腔炎护理

1.指导患者保持口腔清洁,勤漱口。

2.减少对口腔不利的因素,避免食用过热、过凉、辛辣、坚硬、粗糙的食物。

3.如合并念珠菌感染,则可用 3％苏打水漱口或相应的抗真菌药物治疗。

4.对于口腔黏膜溃疡疼痛者,遵医嘱给予相应镇痛治疗(临床上常用地塞米松、利多卡因、丁胺卡那配制的漱口液漱口)。

5.鼓励患者进食。

6.对于口腔溃疡严重者,密切观察血常规、体温变化,以及有无出血倾向、败血症的发生。

7.必要时遵医嘱予以解毒治疗。

【出院指导】

(一)休息与活动

指导患者出院后保持良好的情绪,注意休息,劳逸结合,保证充足的睡眠。

(二)饮食指导

加强营养,多饮水,并保持口腔清洁。

(三)导管维护

对于有 PICC 或完全植入式静脉输液港的患者,应定期做好维护。

(四)定期复诊

每3天复查血常规,每周复查肝功能,如有异常或不适,应及时就诊,并按时入院进行后续治疗。

第五节　子宫内膜异位症和子宫腺肌病护理常规

一、子宫内膜异位症

【概　述】

子宫内膜异位症简称内异症,是指具有生长功能的子宫内膜组织(腺体或间质)出现在子宫腔被覆内膜及宫体肌层以外的其他部位。临床上子宫内膜异位症常与子宫腺肌病并存。

【治疗原则】

(一)期待治疗

1.对症治疗

缓解慢性盆腔痛或痛经,如非甾体类抗炎药。

2.定期随访

若病情进一步发展或症状、体征明显,则选择相应的激素抑制剂进行治疗或手术治疗。

(二)药物治疗

1.遵医嘱用药

选用非甾体类抗炎药等进行对症治疗;或选用激素抑制剂,如口服避孕药、GnRH-a等进行治疗。

2.不良反应

告知副作用为血管舒缩症状、骨质疏松症、肝肾功能损伤等,给予合理饮食、药物补钙,动态观察骨密度水平等。

3.定期随访

如妇科常规检查、影像学检查、血生殖激素测定等。

4.心理护理

讲解疾病相关知识,减轻患者的紧张、焦虑情绪,以帮助其树立信心,取得其配合。

(三)手术治疗

1.保留生育功能的手术。

2.保留卵巢功能的手术。

3.根治性手术。

【护 理】

(一)护理评估

1.健康史及相关因素

(1)月经史、婚育史。

(2)有无痛经、性交痛及慢性盆腔痛。

(3)曾接受的治疗经过、疗效及用药后机体反应。

(4)家族史。

2.症状、体征

(1)痛经和慢性盆腔痛。

(2)性交痛。

(3)月经异常。

(4)不孕或流产。

(5)急腹痛。

(6)盆腔包块。

(7)其他特殊部位症状。

3.辅助检查

(1)血常规、肝肾功能、红细胞沉降率、血凝、血生殖激素测定、肿瘤标志物、影像学检查、心电图等。

(2)妇科检查。

4.心理和社会支持状况

(二)护理措施

1.缓解症状

遵医嘱对症治疗。

2.激素治疗

按月经失调护理常规予以处理。

3.心理护理

评估患者的认知程度、心理状况及社会支持系统,有无不良心理反应。介绍疾病相关知识,消除患者的紧张情绪。

4.术后护理

(1)病情观察 观察阴道流血的量及性状。

(2)导管护理 取引流体位,尽量取腹腔引流管侧卧位;每日更换腹腔引流管,并观察是否通畅,以及引流液的量、颜色及性状。

(3)健康教育　对于期望妊娠者,遵医嘱行促排卵等治疗,并指导其学习辅助生育技术相关知识。

(4)用药指导　对于术后应用激素抑制类药物者,用药指导参见药物治疗。

【出院指导】

(一)自我监测

注意体温、切口恢复情况,有无其他症状、体征。

(二)用药指导

1.告知患者和家属用药时可能出现的不良反应,以消除其顾虑。
2.嘱坚持长期用药,不随意中途停药。
3.服药期间如有少许出血,应询问医师,并酌情处理。
4.用药时出现暂时闭经属正常。

(三)饮食指导

加强营养,多食用高蛋白、富含维生素和钙的食物。

(四)心理护理

保持乐观、稳定的心理,避免紧张、悲观等不良情绪,尤其对合并不孕的患者要予以心理疏导,鼓励其积极采用辅助生育技术助孕。

(五)休息与活动

保证充分休息,避免劳累和过度活动。

(六)定期复诊

指导患者定期随访,治疗期间定期复查血常规、肝肾功能、血生殖激素及骨密度水平,若有复发症状,应及时至门诊就诊。

二、深部浸润型子宫内膜异位症

【概　述】

深部浸润型子宫内膜异位症(DIE),是指病灶浸润深度≥5mm 的特殊部位的内异症,包括位于子宫骶韧带、直肠子宫陷凹、阴道穹隆、阴道直肠隔、直肠或者结肠壁的内异症病灶,也可以侵犯至膀胱壁和输尿管。

【治疗原则】

参见子宫内膜异位症。

【护　理】

(一)护理评估

1. 一般护理

参照子宫内膜异位症护理常规予以处理。

2. 辅助检查

(1)MRI、经直肠超声检查、静脉肾盂造影(IVP)、肠镜检查等。

(2)妇科检查,除双合诊外,还需行三合诊检查。

3. 术前准备

参与多学科会诊(MDT),备好围手术期所用材料,如吻合器、输尿管支架、一次性造瘘袋等物品。

(二)护理措施

1. 一般护理

参照子宫内膜异位症护理常规予以处理。

2. 饮食管理

早期禁食,必要时行胃肠减压。肛门排气或肠造口开放后,进食清淡流质,逐步过渡到半流质、软食,忌进食易产气、粗纤维食物。

3. 双 J 管护理

取半卧位,多饮水,勤排尿。避免活动不当、膀胱过度充盈等。

4. 造口护理

(1)严密观察造口肠段血运和张力情况,预防造口出血、造口缺血坏死、皮肤黏膜分离、造口狭窄、造口回缩、造口脱垂、粪水性皮炎、造口旁疝等并发症的发生。

(2)术后 2～3 天内取造口侧卧位,以防粪便污染腹部切口。适当活动,避免增加腹压。

(3)及时清理造口袋内排泄物,用温水清洗造口周围皮肤,以复方氧化锌软膏或造口护肤粉涂抹保护皮肤,必要时使用防漏膏、防臭粉。

(4)选择合适的造口袋并正确使用,底盘大小剪贴合适,并备用 3～4 个造口袋。

【出院指导】

1. 按子宫内膜异位症出院指导予以处理。

2. 指导患者在双 J 管留置期间多饮水,适当活动。

3. 指导患者做好人工肛门术后的自我护理,并指导其学习正确使用肠造口的护理用品。

4. 定期复诊,双 J 管一般留置 4～6 周后在膀胱镜下取出。

5. 对于肠道暂时性造口者,术后 3～6 个月可行二期还纳手术。

三、子宫腺肌病

【概　述】

子宫腺肌病是指子宫内膜腺体和间质存在于子宫肌层中，伴随周围肌层细胞的代偿性肥大和增生。临床上子宫腺肌病常与子宫内膜异位症并存。

【治疗原则】

(一)期待治疗

(二)药物治疗

1.参见子宫内膜异位症。

2.局部用药　左炔诺孕酮宫内缓释节育系统(LNG-IUS)。

(三)手术治疗

1.保留生育功能的手术,如腺肌病病灶切除术、子宫动脉栓塞术(UAE)。

2.子宫内膜去除术。

3.子宫切除术。

【护　理】

(一)术前护理

参照子宫内膜异位症护理常规予以处理。

(二)术后护理

1.病情观察

严密观察阴道流血的量及性状,必要时留纸垫观察。子宫动脉栓塞术后注意观察"5P"征,即疼痛(pain)、麻木(parasthsia)、运动障碍(paralysis)、无脉(pulseless)、苍白(pale),及时解决患者术后疼痛等不适。

2.健康教育

对于有生育需求者,遵医嘱给予药物治疗等,并指导其学习辅助生育技术相关知识。

【出院指导】

1. 按子宫内膜异位症出院指导予以处理。

2. 左炔诺孕酮宫内节育器放置术后的副作用为闭经和点滴出血,必要时可给予小剂量雌激素口服治疗。

3. 定期随访。指导患者定期行妇科检查和 B 超检查,必要时行宫腔镜检查,然后再置入左炔诺孕酮宫内节育器。

第六节 女性生殖器官发育异常护理常规

一、MRKH 综合征

【概　述】

MRKH 综合征(Mayer-Rokitansky-Küster-Hauser syndrome)表现为先天性无阴道,系双侧副中肾管发育不全或双侧副中肾管尾端发育不良所致,几乎均合并无子宫或仅有始基子宫,但卵巢功能多为正常。其症状为原发性闭经及性生活困难。因子宫为始基状况而无周期性腹痛。检查见患者体格、第二性征以及外阴发育正常,但无阴道口,或仅在前庭后部见一浅凹,偶见短浅阴道盲端。可伴有尿道发育异常,个别伴有脊椎异常。染色体核型为46,XX。

【治疗原则】

(一)模具顶压法

模具顶压法适用于无子宫且阴道凹陷组织松弛者。

(二)阴道成形术

对于子宫发育正常者,在初潮时即应行人工阴道成形术;对于无子宫或只有始基子宫者,应在婚前 6～12 个月行人工阴道成形术。

【护　　理】

(一)护理评估

1. 健康史及相关因素

(1)有无月经来潮。

(2)有无周期性下腹痛。

(3)有无性生活困难及不孕史。

(4)有无其他生殖道或尿道等畸形。

2. 症状、体征

(1)原发性闭经

(2)性生活困难　无阴道口或只有一浅窝。

(3)周期性下腹痛　子宫正常者常因宫腔积血而出现周期性下腹痛。

(4)排尿、排便异常

(5)盆腔包块

3. 辅助检查

了解血常规、血凝、血生化、X 线检查、B 超检查、心电图、染色体检查、IVP 等结果。

4. 心理和社会支持状况

(二) 护理措施

1. 特殊用物准备

准备型号适当的阴道模具 2～3 个及丁字带 2～3 根,消毒后备用。

2. 特殊术前准备

对于行游离皮瓣阴道成形术者,应准备一侧大腿中部皮肤,术前一日对供皮区皮肤进行剃毛及清洁,术日晨对该区皮肤消毒,然后用无菌治疗巾包裹,以备术中使用。对于行乙状结肠阴道成形术者,需严格进行肠道准备,根据医嘱术前 3 天起进食无渣半流质和口服肠道抗生素,术前一日进食无渣流质并行全胃肠灌洗,术日晨辅以清洁灌肠,直至排出清水样便。

3. 心理护理

同情、理解患者,多与患者沟通、交流,使其了解疾病相关知识,增强信心,积极配合。注意做好患者病史病情的保密工作,维护患者的自尊。

4. 术后护理

按一般外阴阴道手术术后护理予以处理。

(1)体位与活动　术后平卧 6h,6h 后可翻身活动,体力恢复后也可在搀扶下下床活动,活动度以不引起疲劳和不适为原则。翻身活动或下床活动均应妥善固定丁字带,防止活动时模具脱出。

(2)饮食管理　一般根据阴道成形手术方式和肠道恢复情况调整饮食。前庭黏膜上提术按照一般腹部手术术后饮食管理即可,而乙状结肠代阴道成形术术后需禁食,至肛门排气后进流质,排便后进半流质,术后 1 周左右恢复至软食。

(3)导管护理　根据手术方式做好留置导尿管、胃肠减压管、腹腔引流管的护理。

(4)排尿护理　术后一般留置导尿管至更换硬质模具,约 7 天,保持导尿管通畅,每日清洁会阴 2 次,拔管后注意观察患者排尿情况;对于排尿困难者,可取出阴道模具,待排尿后将经消毒的模具重新置入成形阴道。

(5)模具护理　术后 5～7 天将软质模具(一般由避孕套包裹凡士林纱布而成)更换成硬质模具(材质大多为塑料)。模具型号选择适当,并在模具表面涂抹润滑油或润滑剂,可适当减轻放置时的疼痛。模具放置后应以丁字带固定。第一次更换模具时患者疼痛明显,常需在更换前使用镇痛剂,护士应在床旁陪同支持。出院前应教会患者自行正确更换阴道模具,模具需每日更换,换下的模具消毒后备用。

5. 其他

观察人工阴道的血运情况,分泌物的量、性状,以及有无感染等。对于行肠道代阴道成形术者,尚需观察首次排便状况,有无腹痛、血便等。

【出院指导】

(一)自我监测

出院后每日更换消毒模具,24h佩戴模具,一般需坚持至少3个月,以后视人工阴道成形情况,在医师指导下佩戴模具直至有正常性生活。注意阴道分泌物的颜色、量及气味的变化,如有异常,应及时来院就诊。

(二)饮食指导

指导进食易消化、易吸收、富含纤维素和维生素的食物,避免进食过冷、过热、辛辣等刺激性食物。保持排便通畅,以免排便用力而增加腹压导致模具脱落,排便后及时清洁肛周,防止发生逆行感染。

(三)休息与活动

保证充分休息,避免劳累和过度活动。

(四)卫生宣教

3个月内禁止盆浴,每日清洗外阴,以保持清洁。

(五)心理护理

鼓励患者尽快恢复原来的学习和工作,充分认识自己其他方面的才能,使其对今后的生活充满信心。

(六)定期复诊

出院后1个月、3个月至门诊复查;要求结婚者先到医院复查,确认阴道伤口完全愈合后方可有性生活。

第七节 女性生殖器官损伤性疾病护理常规

一、尿 瘘

【概 述】

尿瘘指生殖道与尿道之间形成异常通道,尿液自阴道排出,不能控制。尿瘘可发生在生殖道与尿道之间的任何部位,根据解剖位置分为膀胱阴道瘘、尿道阴道瘘、膀胱尿道阴道瘘、膀胱宫颈瘘、膀胱宫颈阴道瘘、输尿管阴道瘘及膀胱子宫瘘。

【治疗原则】

手术修补为主要治疗方法。

【护　理】

(一)护理评估

1. 健康史及相关因素

(1)有无难产及盆腔手术史。

(2)有无肿瘤、结核,以及接受放射治疗相关病史。

(3)有无膀胱结石、长期放置子宫托史。

(4)了解患者发生漏尿的时间,评估目前存在的问题。

2. 症状、体征

(1)漏尿　漏尿发生的时间、与体位改变的关系等。

(2)外阴部不适　外阴有无瘙痒和烧灼,有无呈皮炎改变或存在外阴湿疹等。

(3)尿路感染

3. 辅助检查

了解血常规、尿常规、血凝、血生化、X线检查、B超检查、心电图、亚甲蓝试验、靛胭脂试验、膀胱镜检查、输尿管镜检查等结果。

4. 心理和社会支持状况

(二)护理措施

1. 饮食管理

术前3天给予少渣饮食;对于营养不良者,术前宜给予高蛋白饮食,补充维生素和微量元素,纠正贫血。鼓励多饮水,一般每日不少于3000ml,增加尿量,以达到冲洗膀胱的目的。

2. 会阴阴道准备

术前3~5天每日用碘伏液坐浴1~2次,每次20~30min;对于外阴有湿疹者,可在坐浴后行氧化锌搽剂治疗或红外线照射;对于老年妇女,术前2周宜补充雌激素,使泌尿生殖道上皮增厚,以利术中缝合和术后愈合。

3. 肠道准备

术前一日行全胃肠灌洗,术日晨行清洁灌肠直至排出清水样便。

4. 预防感染

对于有尿路感染者,应先控制感染后再行手术。

5. 心理护理

常与患者接触,了解患者的心理感受,不能因异常的气味而疏远患者;向患者及家属说明疾病的特殊性,讲解疾病相关知识,使患者及家属积极配合治疗和护理。

6. 术后护理

(1)体位与活动　根据患者瘘孔的位置确定体位,对于膀胱阴道瘘的瘘孔在膀胱后底部者,应取俯卧位;对于瘘孔在侧面者,应取健侧卧位,使瘘孔居于高位,减少尿液对修补伤口处的浸泡。鼓励早期床上活动,体力恢复后可在搀扶下下床适当活动,活动度以不引起疲劳为原则。早期活动可有效预防压力性损伤和下肢深静脉血栓形成。

(2)导管护理　留置导尿管7～14天,保持留置导尿管绝对通畅,使膀胱空虚,有利于修补处愈合;每日饮水2000ml以上,可避免尿液浓缩结晶形成,发现阻塞及时处理,以免膀胱过度充盈而影响伤口的愈合。每日清洁会阴2次,每周更换尿袋2次。术后补液充分,并鼓励患者多饮水,增加尿量,达到自然冲洗膀胱的作用。拔管后嘱患者有尿意时及时排尿,防止憋尿,注意患者排尿情况,观察有无漏尿,发现异常及时报告医师。

(3)饮食管理　术后前5天宜给流质或无渣半流质,必要时口服肠蠕动抑制剂,以延缓排便时间。术后第4天可口服麻油,使患者排便通畅,预防大便干结致用力排便而影响修补处伤口愈合。

【出院指导】

(一)用药指导

遵医嘱继续服用抗生素或雌激素。

(二)饮食指导

给予易消化、易吸收、富含纤维素和维生素的饮食,避免进食过冷、过热、辛辣等刺激性食物,保持排便通畅。

(三)休息与活动

3个月内禁止重体力劳动,避免劳累和过度活动,保证充分休息。

(四)卫生宣教

3个月内禁止阴道检查、性生活及盆浴,术后初次恢复性交动作要轻柔,以防修补的瘘孔再次扩大。每日清洗外阴,以保持清洁、干燥。注意避孕1年以上,尿瘘修补术后再孕的分娩方式,一般建议行剖宫产术。

(五)心理护理

保持乐观、稳定的心理,消除紧张、悲观等不良情绪。

(六)定期复诊

出院后3个月至门诊复查,如有阴道异常流血、流液,应及时就诊。

二、子宫脱垂

【概　述】

子宫脱垂指子宫从正常位置沿阴道下降,宫颈外口达坐骨棘水平以下,甚至子宫全部脱出于阴道口以外,常伴有阴道前后壁膨出。子宫切除术后若阴道顶端支持结构缺损,则会发生阴道穹隆脱垂。

【治疗原则】

治疗应因人而异,以安全、简单和有效为原则。

1. 非手术治疗

(1)盆底肌肉锻炼。

(2)放置子宫托。

(3)中药和针灸。

(4)盆底电刺激和生物反馈等康复治疗。

2. 手术治疗

(1)经阴道子宫切除术及阴道前后壁修补术。

(2)曼氏手术。

(3)盆底重建术。

(4)阴道封闭术。

【护　理】

(一)护理评估

1. 健康史及相关因素

(1)有无多产、产程过长、阴道助产史。

(2)有无长期重体力劳动史。

(3)有无长时间腹压增加史,如长期慢性咳嗽、盆腔内肿瘤、便秘等病史。

(4)有无盆底组织损伤和盆腔手术史。

2. 症状、体征

(1)下坠感及腰背酸痛。

(2)肿物自阴道脱出。

(3)肿物表面有无溃疡、糜烂、出血等。

(4)排尿、排便异常。

3. 辅助检查

了解血常规、尿常规、血凝、血生化、X线检查、B超检查、心电图、液基薄层细胞学检查(TCT)、盆底功能评估、压力性尿失禁相关检查,以及老年患者的心脏超声、24h动态心电图、肺功能等结果。

4. 心理和社会支持状况

(二)护理措施

1. 外阴阴道准备

对于有溃疡者,自术前3~5天起,每日用碘伏液坐浴1~2次;必要时行阴道冲洗后,局部涂 40％紫草油或含抗生素软膏,将脱垂的子宫还纳于阴道内,并用清洁卫生带或丁字带托起下移的子宫,避免子宫与内裤摩擦,减少异常分泌物。无论有无溃疡,术前一日皮肤准备均同一般外阴阴道手术护理。

2. 心理护理

常与患者接触,了解患者的心理感受,向患者及家属说明疾病的特殊性,讲解疾病相关知识,使患者及家属积极配合治疗和护理。

3. 盆底肌肉锻炼指导

嘱患者做收缩肛门运动,用力收缩盆底肌 3s 以上后放松,每次 10~15min,每日 2~3 次。

4. 术后护理

(1)体位与活动 术后平卧位 6h,6h 后指导翻身活动,体力恢复后也可在搀扶下下床活动,活动以不引起疲劳和不适为原则。早期活动可有效预防压力性损伤和下肢深静脉血栓形成。

(2)导管护理 留置导尿管 3~5 天,保持导尿管通畅。拔除导尿管后观察患者自主排尿情况,并常规检查膀胱残余尿量。

(3)饮食管理 对于同时行陈旧性会阴裂伤修补术的患者,必要时在排气后先给予流质,进而过渡至无渣半流质;伤口愈合前,排便忌用腹压,必要时给予缓泻剂。

(4)并发症护理 ①残端出血:评估阴道出血的量、颜色及气味,尤其阴道纱布取出后需密切关注阴道有无活动性出血,如有活动性出血,则阴道内需再次用纱布填塞,必要时阴道残端缝合止血。术后避免使用强腹压。②残端感染:监测体温变化;严密观察阴道分泌物的量、性质、颜色;保持会阴清洁、干燥,每日清洁会阴 2 次;防止便秘;监测血常规变化;正确、合理使用抗生素。

【出院指导】

(一)自我监测

出院后坚持盆底肌肉锻炼。注意阴道分泌物的颜色、味及量的变化,保持外阴清洁卫生,如有异常,应及时来院就诊。

(二)饮食指导

给予易消化、易吸收、高热量、富含纤维素和维生素的饮食,避免进食过冷、过热、辛辣等刺激性食物。保持排便通畅,防止脱垂复发。

(三)休息与活动

术后休息 3 个月,其间避免重体力劳动及做增加腹压的动作。

(四)卫生宣教

保持会阴清洁、干燥,3 个月内禁止性生活和盆浴,待医师确认完全恢复后方可恢复性生活。

(五)生活指导

1.摄入足够的水分,调整饮食,增加纤维素摄入,以保持排便通畅,避免便秘时用力排便。

2.避免一过性或慢性的腹腔内压力增高,如排便时过分用力、慢性咳嗽或经常负重。

3.超重者减轻体重。

(六)心理护理

保持乐观、稳定的心理。

(七)术后复诊

出院后 3 个月至门诊复查,如有阴道异常流血、流液,应及时就诊。

(八)子宫托的健康教育

1.教会患者或家属自行放置和取出子宫托。子宫托每日取放为宜,最少每周必须取出一次,取出的子宫托应消毒后次日晨再次放入。

2.绝经期妇女在佩戴子宫托时,可根据医嘱局部涂抹雌激素,以促进阴道上皮生长。

3.保持阴道清洁,性生活时、月经期和妊娠期停止使用子宫托。

4.放置子宫托后应定期随访复查。于放置后的 1 周、1 个月、3 个月、6 个月至医院检查一次,以后可每 6 个月复查一次。

5.如出现以下症状或不适,应及时来院检查:尿失禁、尿流变慢、排尿困难、漏尿、排便困难、分泌物改变、阴道出血等。

三、压力性尿失禁

【概　述】

压力性尿失禁指腹压突然增加而导致尿液不自主流出,但不是由逼尿肌收缩压或膀胱壁对尿液的张力压所引起。其特点是正常状态下无遗尿,而腹压突然增高时尿液自动流出。压力性尿失禁也称真性压力性尿失禁、张力性尿失禁、应力性尿失禁。

【治疗原则】

(一)非手术治疗

非手术治疗指用于轻、中度压力性尿失禁的治疗和手术治疗前后的辅助治疗。

(1)生活方式干预,包括减肥、戒烟、减少饮用含咖啡因的饮料,避免和减少参加增加腹压的活动。

(2)治疗便秘等慢性腹压增高疾病。

(3)盆底肌肉锻炼简单易行,适用于各种类型的压力性尿失禁。

（4）盆底电刺激、生物反馈、阴道哑铃训练等康复治疗。

（5）磁刺激治疗。

（6）药物治疗。

（二）手术治疗

手术治疗用于中度或重度压力性尿失禁以及非手术治疗失败的患者。

（1）经阴道无张力尿道中段悬吊带术。

（2）Burch 阴道壁悬吊术。

（3）膀胱颈吊带术。

（4）阴道前壁修补术。

（5）注射疗法。

【护 理】

（一）护理评估

1. 健康史及相关因素

（1）了解年龄、体重、吸烟饮酒史。

（2）了解分娩方式、产次，有无产程过长、阴道助产及盆底组织撕伤、盆腔手术史。

（3）有无长时间腹压增加史，如长期慢性咳嗽、盆腔内肿瘤、便秘等病史。

2. 症状、体征

腹压增加下不自主溢尿是压力性尿失禁最典型的症状，常伴有尿急、尿频、急迫性尿失禁和排尿后膀胱区胀满感。

3. 辅助检查

了解血常规、尿常规、血凝、血生化、X线检查、B超检查、心电图、压力试验、指压试验、棉签试验、尿流动力学检查，以及老年患者的心脏超声、24h动态心电图、肺功能等结果。

4. 心理和社会支持状况

（二）护理措施

1. 辅助检查

协助做好各项辅助检查。

2. 盆底功能锻炼

给予盆底肌肉锻炼指导。

3. 心理护理

常与患者接触，了解患者的心理感受，向患者及家属说明疾病的特殊性，讲解疾病相关知识，使患者及家属积极配合治疗和护理。

4. 术后护理

（1）参见一般外阴阴道手术术后护理

(2)参见一般腹部手术术后护理

(3)与本病相关的主要护理

1)导管护理 留置导尿管长期开放2~3天,保持导尿管通畅,注意观察尿色、尿量。每日清洁会阴2次。

2)排尿护理 拔管后严密观察排尿情况,嘱患者适量饮水,督促患者拔管后2h内排尿,注意排尿的量和频率,有条件时采用膀胱容量仪测量残余尿,如残余尿量>100ml,应积极采取诱尿措施并汇报医师。

3)并发症护理 ①膀胱尿道损伤:抗尿失禁悬吊带手术术中膀胱尿道损伤的发生率为4.0%~6.8%,术中发现须及时修补,术后一般通过长期留置导尿管持续引流7~10天来促进修补伤口愈合。护理重点是观察导尿管的通畅性,及时解除导尿管扭曲、折叠、阻塞等,保持绝对通畅。②术后排尿困难和尿潴留:抗尿失禁悬吊带手术术后发生排尿困难和尿潴留大多与术前存在逼尿肌功能减低,术后尿道阻力增加,术后膀胱尿道水肿、痉挛、感染,或吊带悬吊过紧有关。护理重点是拔管前需排除有无逼尿肌功能低下,拔管后严密观察患者自行排尿情况,排尿后监测膀胱残余尿,及时发现排尿不畅和尿潴留,并立即汇报医师给予积极处理,一般持续导尿1周多可治愈;如1周后仍有尿潴留,则需解痉抗炎、膀胱训练、电刺激和生物反馈等多种手段协同解决。

【出院指导】

(一)自我监测

出院后进行盆底肌肉锻炼;不能过早试验手术效果;注意阴道分泌物的颜色、气味及量的变化,保持外阴清洁卫生,如有异常,应及时来院就诊。

(二)饮食指导

给予易消化、易吸收、高热量、富含纤维素和维生素的饮食,避免进食过冷、过热、辛辣等刺激性食物。保持排便通畅。

(三)休息与活动

休息3个月,半年内避免重体力劳动及做增加腹压的动作。

(四)卫生宣教

3个月内禁止性生活和盆浴,复查确认完全恢复后方可恢复性生活。

(五)生活指导

1.摄入足够的水分,调整饮食,增加纤维素的摄入,以保持排便通畅,避免便秘时用力排便。

2.避免一过性或慢性的腹腔内压力增高,如排便时过分用力、慢性咳嗽或经常负重。

3.超重者减轻体重。

(六)心理护理

保持乐观、稳定的心理。

(七)定期复诊

出院后 6 周、3 个月至门诊复查,如有排尿困难、排尿异常、阴道异常流血流液,应及时就诊。

附录 Ⅰ

盆底肌肉锻炼

盆底肌肉锻炼,又称凯格尔(Kegel)运动,指患者有意识地对以肛提肌为主的盆底肌肉群进行自主性收缩训练,以增强尿道阻力,从而加强控尿能力和盆底肌肉力量。盆底肌肉锻炼是目前被推荐治疗压力性尿失禁的一线治疗方法。

(一)方 法

持续收缩盆底肌不少于 3s,松弛休息 2～6s,连续做 15～30min,每日重复 2～3 次;或每日做 150～200 次缩肛运动,持续 3 个月或更长时间,训练 3 个月后由门诊进行随访,对主客观指标进行评价。

(二)注意事项

1. 了解肛提肌的位置。嘱患者排空膀胱,并将食指和中指放置于阴道内,当收缩肛门时,手指周围感觉有压力包绕,说明收缩有效。同时将另一只手放于腹部,感知腹部肌肉是否处于放松状态。此外,也可通过在排尿过程中中断小便来感受盆底肌肉如何发挥作用,当这些肌肉收缩时,小便应能中断,放松后又能继续小便。

2. 正确的收缩比有力的收缩更重要。避免患者收缩臀大肌及腹肌,腹部肌肉应处于放松状态,专注于训练阴道、肛门周围的肌肉群。

3. 采用不同的姿势(躺着、坐着或站立)练习,找出最容易锻炼的姿势,并且持久地加以训练。

4. 有意识地训练情景反射,如在咳嗽、打喷嚏、大笑之前能主动而有力地收缩盆底肌,从而防止尿失禁的发生。

5. 即使症状已经得到改善,仍需要坚持锻炼。

附录 Ⅱ

子宫托的放取

以支撑粗环形子宫托为例。

(一)放置子宫托

1. 选择大小适宜的子宫托。

2. 放置前嘱患者排尽大小便,洗尽双手,用雌激素霜或其他凝胶润滑子宫托待用。

3. 嘱患者蹲下并两腿分开,轻轻回纳脱垂的组织。

4. 握住子宫托的两个凹槽部位,将子宫托对折,沿阴道轴方向置入,放开手指,子宫托回弹伸展,前缘位于直肠子宫陷凹处,后缘位于耻骨联合后方。

5. 子宫托佩戴合适的标准为患者无压迫、胀痛等不适,在屏气、咳嗽、行走、如厕时子宫托不脱落,以及排尿排便不受影响。

(二)取出子宫托

在取粗环形子宫托时,用示指勾住子宫托下缘,旋转 45°,向阴道口方向拉下即可。

(三)注意事项

1. 在放置子宫托前,阴道应有一定水平的雌激素作用。对于绝经后妇女,可选用阴道雌激素霜,一般在放置子宫托前 4~6 周开始使用,并在子宫佩戴过程中长期使用。

2. 子宫托应每日早上放入阴道,睡前取出消毒后备用(至少每周取放一次),避免放置过久压迫生殖道而致糜烂、溃疡,甚至坏死造成生殖道瘘。

3. 保持阴道清洁,月经期和妊娠期停止使用子宫托。有性生活要求的患者,可于性生活前取出子宫托并清洁,性生活后重新放入。

4. 佩戴子宫托后,分别于戴后 1 周及 1 个月、3 个月、6 个月至医院门诊复查一次,以后每 6 个月至医院检查一次。

第八节 妇科手术护理常规

一、腹部手术护理常规

(一)一般腹部手术护理

一般腹部手术是指经腹进行的一般妇科手术,包括输卵管手术、卵巢手术、附件切除术、子宫肌瘤剔除术等手术。

1. 术前护理

(1)护理评估

1)基本情况评估 评估患者的入院方式、年龄、健康状况、文化程度及婚姻状况。

2)病史评估 评估患者的既往史、过敏史、家族史,有无特殊喜好,营养代谢状况(食欲、近 3 个月体重变化)、排泄形态及睡眠形态,有无管路(留置针、中心静脉导管、导尿管等),有无输液、吸氧、心电监护等治疗史。

3)风险评估 评估患者的日常活动能力,有无发生压力性损伤、跌倒、坠床的风险。

4)心理社会评估　①评估患者的精神状态、沟通能力、感认知能力(意识、视力、听力、疼痛),有无宗教信仰;②评估患者的性格特征,以及家庭经济状况和社会支持系统等。

(2)护理措施

1)一般护理　按妇科一般护理常规予以处理。

2)病情观察　密切观察患者病情变化,监测生命体征,关注各类检查结果,如出现生命体征异常、危急值等,应及时通知医师,并做好护理记录及交接班。

3)心理支持　全面评估并判断患者的心理状态,实施心理干预,消除患者的紧张情绪,取得患者及家属的理解和信任,使其以积极的心态配合手术,顺利度过手术全过程。

4)健康教育　根据患者情况,结合病情进行个体化健康教育,使患者了解手术可能带来的影响以及如何应对。指导患者学会有效深呼吸、有效咳嗽、床上翻身等;练习床上大小便;说明术后早期活动的重要性,预防术后并发症的发生;向患者介绍术后疼痛评估方法及疼痛的应对措施;指导术前饮食,告知术后体位、饮食、吸氧及引流管等情况;简单介绍手术流程。

2.术前一日准备

(1)皮肤准备　不必常规去除毛发,除非毛发密集在切口或周围干扰手术进行,尽可能采用无损伤性备皮,尽量临近手术时进行备皮。对于腹腔镜手术患者,应注意脐孔的清洁,以防污物带入腹腔。

(2)肠道准备　根据快速康复理念,一般不常规进行灌肠,必要时根据医嘱行全肠道灌洗或清洁灌肠。对于急诊手术(如异位妊娠、卵巢肿瘤蒂扭转或破裂等)及肿瘤合并妊娠需保胎者,禁止灌肠。术前最短禁食时间为术前2h禁食清淡流质,6h禁食清淡饮食,8h禁食肉类、油炸和高脂饮食。

(3)阴道准备　按手术方式擦洗或冲洗阴道,对于无性生活者,禁行此项操作。

(4)其他准备　做药物过敏试验并做好记录和标识,抽血,行交叉配血试验,做好个人卫生。可根据情况遵医嘱给予助眠药,保证患者良好睡眠。

(5)转送前准备　正确执行术前医嘱,严格执行手术安全核查制度,对照《手术患者交接记录单》逐项核查并填写完整。选择合适的转运工具护送患者至手术室,并做好特殊病情患者的交接班。

(6)病室准备　按手术、麻醉方式备好术后用物,如麻醉床、氧气装置、心电监护仪、引流袋、治疗巾等。

3.术后护理

(1)护理评估

1)手术情况评估　评估患者的手术方式、麻醉方式、术中情况(生命体征、出血、尿量、入量等)及患者意识恢复情况等。

2)风险评估　评估患者的日常活动能力,有无发生压力性损伤、跌倒、坠床的风险,以及各类管道情况等。

3)心理社会评估　评估患者对手术的感受及对手术预期接受程度。

(2)护理措施

1)术后接待患者流程　①核对患者身份信息,安全搬移患者至病床,根据麻醉方式及手术方式安置合适卧位,对于全身麻醉尚未清醒者,取平卧位,头侧向一边,清醒后可视手术和患者需求安置体位。对于硬膜外麻醉患者,术后可予软枕,平卧,观察 4~6h,待生命体征平稳后即可取半卧位。对于蛛网膜下腔麻醉(又称腰麻)患者,予去枕平卧 4~6h,以防发生头痛。有研究指出,为了提高患者的舒适度,建议术后垫枕平卧,待病情稳定后次日取半卧位。监测患者生命体征,评估感、知觉恢复情况和四肢活动度。②遵医嘱给氧。③检查切口部位及敷料包扎情况,根据医嘱加压沙袋,妥善固定引流管并观察引流液的量、颜色及性质,按要求做好标识。④检查输液通路并调节滴速。⑤与麻醉医师或复苏室护士交接并签字。⑥告知患者及家属注意事项。⑦核对并执行术后医嘱。⑧记录术后护理单。

2)病情观察 ①严密观察生命体征并记录。测量血压、脉搏、血氧饱和度每小时一次,共 3 次;然后每 2h 测量一次,共 3 次;以后每 4h 测量一次,至 24h。测量体温,每日 3 次,如生命体征不稳定,则随时测量,并注意呼吸变化。②重视患者主诉,正确评估患者症状、体征。③观察切口敷料有无渗血、渗液,发现异常及时报告医师。④注意阴道流血情况,准确估计阴道出血的量、颜色及性状。⑤保持留置导尿管通畅,观察尿液的量、颜色及性状。

3)体液管理 观察末梢循环,必要时监测中心静脉压;评估水、电解质、酸碱是否平衡;遵医嘱记录 24h 尿量和出入量,合理安排补液速度和顺序;合理使用抗生素。

4)呼吸道管理 评估呼吸、血氧饱和度情况,根据需要给予吸氧。鼓励进行有效深呼吸和有效咳嗽,遵医嘱给予雾化吸入、叩背,保证病室合适的温度和湿度。

5)导管护理 妥善固定各类管道,防止滑脱;保持引流通畅,防止发生逆流;观察记录引流液的量、颜色及性质,如有异常,应及时通知医师;掌握拔管指征,遵医嘱尽早拔除导管;严格执行无菌技术操作规程;加强安全教育。

6)饮食管理 术后饮食恢复视手术和患者具体情况遵医嘱执行。做好饮食宣教,评估进食情况。

7)活动与安全 根据患者的病情循序渐进增加活动量,鼓励患者早期活动,争取短期内下床活动。有制动要求、严重感染、出血等情况的患者不宜早期活动。首次下床活动需进行跌倒风险评估,做好安全指导,指导患者做到“三个 1 分钟”。

8)皮肤黏膜护理 检查全身皮肤情况,预防压力性损伤的发生。禁食期间予以口腔护理,每日 2 次,以保持口腔清洁。对于长期禁食或使用抗生素的患者,重视观察口腔黏膜的变化。对于留置导尿的患者,做好会阴护理,保持外阴清洁。

9)心理护理 评估患者的心理状态,了解患者的心理感受,向患者及家属说明疾病相关知识,使其积极配合治疗和护理。

10)术后不适护理 ①疼痛:正确评估患者疼痛的部位、程度、性质、持续时间;鼓励患者表达疼痛的感受,重视患者主诉,个体化指导缓解疼痛的方法;指导患者正确使用患者自控镇痛(PCA)泵进行镇痛;遵医嘱给予镇痛、镇静药物,评价使用效果;做好疼痛健康宣教,宣传多模式镇痛、超前镇痛、个体化镇痛的意义。②发热:评估体温及术后天数,安抚患者,解释原因;监测体温及伴随症状,配合医师做好进一步的辅助检查;遵医嘱选择物理降温或药物降温,鼓励能进食者多饮水,及时擦干汗液,保持皮肤清洁、干燥。③恶心、呕吐:评估恶心、呕吐的原因及伴随症状、体征,记录并汇报医师,配合进行辅助检查;当患者呕吐时,将其头偏向一侧,及时清除呕吐物,防止发生窒息;遵医嘱给予镇吐药物、镇静药物及解痉药物,必要时可结合耳穴按压等中医适宜技术缓解症状;对于持续性呕吐者,应查明原因并处理。

11)常见并发症的护理 ①术后出血:正确评估出血部位。评估生命体征、尿量、意识、皮肤黏膜弹性,评估引流管引流血性液体的量、性质,以及出血的速度,重视疼痛等不适主诉;评估伤口敷料渗血情况,及时通知医师并做好记录。②腹胀:正确评估患者术后腹胀的程度及伴随的症状,记录并汇报医师;配合进行辅助检查,遵医嘱予以对症处理;鼓励患者多翻身、下床活动。术后早期活动可促进胃肠蠕动,减轻腹胀。③泌尿系统问题:(a)尿潴留。评估尿潴留的原因、症状,稳定患者情绪,给予下腹部热敷、按摩膀胱区、听流水声诱导排尿,如无禁忌,则协助患者在床上坐起或下床排尿,必要时遵医嘱导尿,严格执行无菌技术操作规程,一次放尿不超过 1000ml。(b)尿路感染。评估患者尿频、尿急、尿痛等症状和体征,遵医嘱做好尿培养,嘱患者多饮水,并保持会阴清洁。④切口感染、裂开:评估患者腹部切口有无压痛、肿胀及波动感,及时汇报医师并做好记录;做好个体照护,尤其是年老体弱或过度肥胖者,识别切口裂开的临床表现,立即将患者平卧,稳定其情绪,予以腹部包扎,消除腹压增高因素,及时通知医师,并协助处理。⑤下肢深静脉血栓形成:评估患者双下肢有无疼痛、压痛等不适症状,重视患者主诉,配合进行辅助检查;做好健康教育,让患者及家属了解疾病相关知识;鼓励术后早期活动,穿弹力袜以促进下肢静脉回流;遵医嘱预防性注射抗凝药物;密切观察病情变化并做好记录;如确诊下肢深静脉血栓,则严禁患肢静脉输液及局部按摩,防止血栓脱落;抬高患肢、制动,配合理疗;遵医嘱使用抗凝剂治疗,并评价效果。

4. 出院指导

(1)饮食指导　合理均衡饮食,避免进食辛辣等刺激性食物。

(2)休息与活动　保证充足的睡眠,活动量循序渐进。告知康复锻炼知识,避免提举重物、跳舞、久站等。

(3)用药指导　遵医嘱按时、按量用药。

(4)切口护理　告知切口愈合过程中的注意事项。

(5)专科指导　根据手术方式及个人恢复情况告知禁止性生活的时间,避免冲洗阴道,如出现阴道流血、腹痛剧烈等异常情况,应及时就诊。

(6)定期复查　遵医嘱定期到医院复查,一般术后 1~3 个月至门诊复查一次。

(二)次全子宫切除手术护理

次全子宫切除手术是指于子宫颈内口水平处切除子宫体,保留健康宫颈的手术。

1. 术前护理

(1)同一般腹部手术术前护理　在进行健康教育时要强调子宫次全切除将会使月经消失,评估患者及家属对手术的接受程度。

(2)阴道准备　术前一日及术日晨行阴道冲洗,对于有阴道流血者,改为阴道擦洗。

2. 术后护理

(1)同一般腹部手术术后护理。

(2)留置导尿管的时间根据医嘱而定,一般为术后 6~24h 内拔除导尿管。

(3)应严密观察宫颈残端出血及流液等情况,必要时留纸垫观察,如有异常,应及时报告医师予以处理。

3. 出院指导

(1)同一般腹部手术出院指导。

(2)给予专科指导。告知禁止性生活2～3个月。

(三)全子宫切除手术护理

全子宫切除手术是指将子宫(包括子宫体和子宫颈)全部切除的手术。

1. 术前护理

(1)同一般腹部手术术前护理。

(2)同次全子宫切除手术术前护理。另于术日晨用2％龙胆紫溶液涂于阴道穹隆部(既起到消毒作用,又可作为腹式全子宫切除时进入阴道的标识)。

2. 术后护理

(1)同一般腹部手术术后护理。

(2)同次全子宫切除手术术后护理。

(3)留置导尿管的时间根据医嘱而定,一般为术后2天左右拔除导尿管。

3. 出院指导

(1)同一般腹部手术出院指导。

(2)给予专科指导。告知禁止性生活3个月。

(四)次广泛子宫切除手术护理(筋膜外子宫全切手术护理)

次广泛子宫切除手术是指切除全子宫、宫颈外侧2～3cm的组织以及阴道上端2cm以上的手术。

1. 术前护理

(1)同腹式全子宫切除手术术前准备。

(2)对于行次广泛子宫切除的患者,根据医嘱做好肠道准备。对于行全肠道灌洗或清洁灌肠的患者,术前一日下午口服导泻剂,如复方聚乙二醇电解质散3盒或4盒,术日晨行清洁灌肠,要求解出清水样大便为止。对于体质虚弱的患者,在灌肠过程中注意观察其全身反应,防止发生虚脱。对于老年患者,建议留陪客一人。

2. 术后护理

(1)同腹式全子宫切除手术术后护理。

(2)留置导尿管的时间根据医嘱而定,一般为术后3～5天拔除导尿管。

3. 出院指导

同全子宫切除手术出院指导。

(五)宫颈癌根治手术护理

宫颈癌根治手术包括广泛全子宫切除＋盆腔淋巴清扫±腹主动脉旁淋巴清扫术。广泛性子宫切除术是切除子宫及以外的子宫旁、宫颈旁、阴道旁和近端阴道组织,并根据病变范围,主韧带切除至少3～4cm,宫骶韧带切除3cm以上,阴道必须切除1/3～1/2。

1. 术前护理

(1)同次广泛子宫切除手术术前护理。

(2)术前阴道准备时,注意动作轻柔,以免引起宫颈局部病灶出血。

2.术后护理

(1)同次广泛子宫切除手术术后护理。

(2)留置导尿管的时间根据医嘱而定,一般留置时间为7～14天。

(3)如阴道置有引流管,则应保持其通畅,妥善固定,观察并记录引流物的量及性状。

(4)做好并发症的护理。

1)尿潴留 拔除导尿管后应评估患者排尿情况,必要时监测残余尿量,如残余尿量>100ml,则给予诱导、热敷等措施帮助排尿,或遵医嘱重置导尿管。

2)淋巴囊肿 评估患者有无下腹不适、同侧下肢水肿及腰腿疼痛情况。嘱患者抬高患侧肢体,局部可用芒硝、硫酸镁等外敷,并遵医嘱积极进行抗炎治疗。

3)输尿管梗阻和输尿管瘘 多发生于术后7～14天。对于术中有输尿管、膀胱损伤的患者,在护理过程中要保持输尿管及导尿管引流通畅,注意观察引流液的量及性质。

4)静脉栓塞 以下肢静脉栓塞多见。术后鼓励患者及早在床上活动下肢,如病情允许,则尽早下床适当活动,避免深静脉血栓的形成。

(六)根治性宫颈切除术护理

根治性宫颈切除术指对于浸润性宫颈癌,在不降低治愈率的前提下,切除病变的宫颈和广泛的宫旁组织,同时行盆腔淋巴结切除术,保留子宫体和附件。

1.术前护理

(1)同宫颈癌根治手术术前护理。

(2)术前阴道准备时,注意动作轻柔,以免引起宫颈局部病灶出血。

2.术后护理

(1)同宫颈癌根治手术术后护理。

(2)留置导尿管的时间根据医嘱而定,一般留置时间为5～7天。

(3)如阴道置有引流管,则应保持其通畅,妥善固定,观察并记录引流液的量及性状。

(4)做好并发症的护理。

1)尿潴留 拔除导尿管后应评估患者排尿情况,必要时监测残余尿量,如残余尿量>100ml,则给予诱导、热敷等措施帮助排尿,或遵医嘱重置导尿管。

2)淋巴囊肿 评估患者有无下腹不适、同侧下肢水肿及腰腿疼痛情况。嘱患者抬高患侧肢体,局部可用芒硝、硫酸镁等外敷,并遵医嘱积极进行抗炎治疗。

3)输尿管梗阻和输尿管瘘 多发生于术后7～14天。对于术中有输尿管、膀胱损伤的患者,在护理过程中要保持输尿管及导尿管引流通畅,注意观察引流液的量及性质。

4)静脉栓塞 以下肢静脉栓塞多见。术后鼓励患者及早在床上活动下肢,根据病情尽早下床适当活动,避免深静脉血栓的形成。

5)宫颈口粘连 为防止宫颈口发生粘连,术毕放置"T"形节育环,利用"T"形环尾丝起到扩张引流作用,嘱3个月后赴院取出节育环。

(七)卵巢癌根治手术护理

卵巢癌根治手术指全子宫及双附件切除术＋盆腔及腹主动脉旁淋巴切除＋大网膜切除,并根据临床分期确定是否切除部分脏器。

1.术前护理

同次广泛子宫切除手术术前护理。

2.术后护理

(1)同次广泛子宫切除手术术后护理。

(2)对于有胃肠减压者,应保持负压引流通畅,同时注意引流液的量、颜色及性状,并及时记录。胃肠减压期间应禁食,保持患者口腔清洁,每日口腔护理2次。

(3)对于有人工肛门者,保持周围皮肤清洁,及时清除流出的肠液、粪便,避免皮肤发生湿疹和糜烂,指导患者及家属更换人工肛袋。

(4)对于需化疗者,按妇科恶性肿瘤化疗护理常规进行护理。

(5)做好并发症的护理。

1)肠梗阻与肠瘘 术后密切观察腹胀、腹痛及肠蠕动恢复情况,必要时给予禁食,行胃肠减压,加强静脉营养支持。

2)静脉栓塞 以下肢静脉栓塞多见。术后鼓励患者及早在床上活动下肢,如病情允许,则尽早下床适当活动,避免深静脉血栓的形成。

二、外阴阴道手术护理常规

(一)一般外阴阴道手术护理

一般外阴阴道手术指外阴部手术、部分尿道手术和阴道手术。

1. 术前护理

(1)病情观察 评估患者病情和心、肺、肝、肾等重要脏器的状况,改善全身营养状况。评估泌尿系统情况(尿常规、尿培养及药物敏感试验、棉签试验、指压试验、尿流动力学检查等)。积极治疗原发病,如慢性咳嗽等,及时记录病情变化。

(2)健康教育 根据患者情况,结合病情进行多种形式的术前教育。吸烟者应戒烟;指导患者学会有效深呼吸、有效咳嗽;练习床上大小便,避免使用腹压;指导患者进行盆底肌肉锻炼,增强盆底肌的张力。共同制订术后活动锻炼计划,教会患者床上肢体锻炼方法;与患者沟通术后疼痛评估方法及疼痛的应对措施;告知手术过程中常用的体位及术后维持相应体位的重要性;简单介绍手术流程。

(3)心理护理 评估患者及家属的认知程度和文化水平,以及常见的心理反应,识别并判断其所处的心理状态,有针对性地介绍和解释有关疾病的知识,及时提供有效的心理护理,消除患者的紧张情绪,取得患者及家属的理解和信任,使其以积极的心态配合手术。

(4)胃肠道准备 术前遵医嘱做好肠道准备,必要时口服肠道抗生素。术前一日下午行全胃肠道灌洗;术前一日予流质饮食,术前8h禁食、4h禁饮,必要时术日晨再行清洁灌肠,直至排出清水样便为止。行阴道、外阴部小手术(如阴道壁囊肿剥出术、巴氏腺囊肿切排术等)时,术前无须灌肠,入手术室前排空大小便即可。

(5)外阴、阴道准备　对于行外阴部手术的患者及子宫脱垂的患者,术前指导其用聚维酮碘溶液坐浴,每日 1～2 次,连续坐浴 3～5 天。术前一日及术日晨各冲洗阴道一次。

(6)术前一日准备　按手术方式准备皮肤,皮肤准备范围一般上起耻骨联合上 10cm,两侧至大腿内侧上 1/3,下至坐骨结节水平;进行药物过敏试验并做好记录和标识;配血;核实麻醉科会诊是否落实;术前一晚可遵医嘱给予助眠药,保证患者良好睡眠。如发现体温升高、月经来潮、血压和血糖水平异常等情况,应及时与医师取得联系。

(7)转送前准备　检查手术野皮肤准备情况;更衣,取下义齿、手表、眼镜、首饰等;核实胃肠道准备情况;测体温、脉搏、呼吸、血压,观察有无病情变化,发现异常及时通知医师;评估患者压疮发生风险;遵医嘱给予术前用药;进手术室前核对身份,嘱患者排空膀胱,备好病历,根据需要备阴道模具、丁字带等特殊用物,与手术室护士交接并填写交接单。

(8)病室准备　按手术、麻醉方式备好术后用物,如麻醉床、氧气装置、心电监护仪、引流袋、负压吸引器等。

2. 术后护理

(1)护理评估　参见一般腹部手术术后护理。

(2)体位　根据不同手术方式采取相应体位。对于处女膜闭锁及有子宫的先天性无阴道患者,术后应采取半卧位;对于外阴癌行根治术后的患者,应采取平卧位,双腿外展屈膝,膝下垫软枕头;对于行阴道前、后壁修补或盆底修补术后的患者,以平卧位为宜,禁止取半卧位。

(3)导管护理　外阴、阴道手术后保留导尿管时间较长,术后应特别注意保持导尿管通畅,观察尿色、尿量,特别是行尿瘘修补术的患者,如发现导尿管不畅,应及时查找原因并予以处理。

(4)皮肤黏膜护理　保持外阴清洁,每日清洁会阴 2 次,观察会阴伤口有无红肿,必要时给予 50% 硫酸镁溶液湿热敷。注意阴道填塞纱布有无渗血,如有异常,应及时报告医师。术后 24～48h 取出纱布,注意观察有无阴道流血,以及阴道分泌物的性质、量。

(5)饮食管理　经阴道手术种类较多,对于瘘修补者,术后延缓排便时间,术后第一次排便口服润滑剂有利于瘘修补创面愈合,故经阴道手术术后饮食宜视麻醉方式和患者具体情况遵医嘱执行。做好饮食宣教,评估患者进食后反应。初次排便后,评估会阴伤口情况。

(6)并发症护理

1)出血　评估患者意识、生命体征,以及阴道流血的量、颜色、性质。对于会阴伤口有敷料者,应观察有无渗血,注意尿量和尿色,发现异常及时通知医师。

2)感染　评估阴道及会阴伤口分泌物的量、性质及气味,观察体温、血常规及腹痛情况;保持外阴清洁,及时更换敷料;遵医嘱合理使用抗生素。

3)下肢深静脉血栓形成　阴式手术一般以膀胱截石位为术中体位,手术区域在盆腔,患者大多为中老年妇女,故术后下肢深静脉血栓形成的风险较大,围术期应指导患者佩戴合适的弹力袜和进行下肢踝泵运动,督促尽早活动以起到预防作用。

(二)外阴广泛切除手术护理

外阴广泛切除手术指切除癌灶外周边正常皮肤 2～3cm,内周边至少 1cm,深达筋膜或

1cm 以内的组织。手术可能涉及尿道或肛门。

1. 术前护理

(1)护理评估　参见一般外阴阴道手术术前护理。

(2)术前准备　遵医嘱备好负压引流瓶、大棉垫等物品。

2. 术后护理

(1)护理评估　参见一般外阴阴道手术术后护理。

(2)导管护理　妥善固定双侧腹股沟负压引流管,保持清洁,标识清晰;引流管必须保持负压状态;严格执行无菌技术操作规程;观察引流液的量及性质并记录;掌握拔管指征;保持留置导尿管通畅,防止发生滑脱。

(3)体位　去枕平卧 6h 后以平卧位为主,双下肢外展屈膝,膝下垫软枕头,减少腹股沟及外阴部的张力,有利于伤口的愈合。拆线后可逐渐增加活动量,鼓励患者可适当下床活动。

(4)并发症护理　切口感染及坏死:严密观察皮肤有无红、肿、热、痛等感染征象,以及皮肤温度、湿度、颜色等移植皮瓣的愈合情况。术后数天如发生感染或坏死,应剪除坏死组织,清创换药。根据医嘱可使用红外线照射进行治疗。

三、宫颈局部切除术护理常规

(一)宫颈电线圈环切术

宫颈电线圈环切术是指采用高频无线电刀通 loop 金属丝由电极尖端产生超高频(微波)电波来完成宫颈切割、止血的手术方法。

(二)宫颈冷刀锥切术

宫颈冷刀锥切术是指使用手术刀切除出现异常细胞的部分子宫颈的一种手术方法。

1. 术前护理

(1)病情观察　评估患者病情和心、肺、肝、肾等重要脏器的状况。评估患者月经周期及本次月经来潮时间,有无异常阴道流血及白带检查情况,及时记录病情变化。

(2)健康教育　根据患者情况向其介绍相关手术名称及过程,解释术前准备的内容、目的、方法;告知手术过程中的体位及术后不适因素,简单介绍手术流程。

(3)心理护理　评估患者及家属的认知程度和文化水平,以及常见的心理反应,了解其心理状态。详细介绍宫颈局部手术的方式、优点、安全性及必要性,同时讲解女性生理特点及术后康复情况,确保患者情绪稳定,使其以积极的心态配合手术。

(4)胃肠道准备　宫颈冷刀锥切术术前 8h 禁食,4h 禁饮。宫颈电线圈环切术不需禁食。

(5)术前一日准备　术前一日外阴皮肤准备,抽血,行交叉配血试验,以及行药物过敏试验并做好记录和标识。术前一日下午行阴道冲洗、消毒。术前一晚可遵医嘱给予助眠药,保证患者良好睡眠。

(6)转科前准备　清洗外阴,行阴道冲洗、消毒;除去内衣裤,更衣,取下义齿、手表、眼镜、首饰等;检查手术野皮肤准备及指甲情况;测体温、脉搏、呼吸、血压。遵医嘱术前用药。送手术室前核对腕带、备好病历,与手术室护士交接并填写交接单。

(7)病室准备 按手术、麻醉方式备好术后用物,如麻醉床、氧气装置等。

2. 术后护理

(1)宫颈电线圈环切术

1)术后监测血压、脉搏并记录。

2)评估阴道流血的量、性状,必要时留纸垫观察。对于有阴道纱条填塞止血者,应于术后24h取出阴道内纱布,并严密观察阴道流血情况。

(2)宫颈冷刀锥切术

1)参见一般腹部手术术后护理。

2)及时评估阴道流血的量、性状,必要时留纸垫观察。对于有阴道纱条填塞止血者,应于术后24h取出阴道内纱布,并严密观察阴道流血情况。

3)做好并发症的护理。①宫颈创面出血:评估阴道流血量,如阴道流血多于月经量,应及时通知医师,备好碘仿纱条,协助医师进行阴道填塞,必要时遵医嘱手术结扎止血。术后1~2周是脱痂期,宫颈创面易出血,要求患者避免重体力劳动,保持排便通畅,告知患者如出血多于月经量,应及时赴院检查。②感染:评估阴道分泌物的性质,有无异味,观察体温、血常规及腹痛情况;保持外阴清洁,及时更换会阴垫;遵医嘱合理使用抗生素。

四、内镜手术护理常规

(一)腹腔镜手术护理常规

腹腔镜手术指在密闭的盆、腹腔内,通过摄像、冷光源将手术视野放大暴露在监视的屏幕上进行的手术操作,包括腹腔镜诊断性检查、附件手术、子宫手术及其他盆腔手术。

1. 术前护理

参见一般腹部手术护理。

2. 术后护理

(1)参见一般腹部手术护理。

(2)做好术后不适的护理。

1)疼痛 正确评估患者疼痛的部位、程度、性质、持续时间;鼓励患者表达疼痛的感受,重视患者主诉,个体化指导缓解疼痛的方法;指导患者正确使用PCA泵进行镇痛;遵医嘱给予镇痛、镇静药物,评价使用效果;做好疼痛健康宣教,宣传多模式镇痛、超前镇痛、个体化镇痛的意义。

2)发热 评估体温及术后天数,安抚患者,解释原因;监测体温及伴随症状,配合医师做好进一步的辅助检查;遵医嘱选择物理降温或药物降温,鼓励能进食者多饮水,及时擦干汗液,保持皮肤清洁、干燥。

3)恶心、呕吐 评估恶心、呕吐的原因及伴随症状、体征,记录并汇报医师,配合进行辅助检查;当患者呕吐时,将其头偏向一侧,及时清除呕吐物,防止发生窒息;遵医嘱给予镇吐药物、镇静药物及解痉药物,必要时可结合耳穴按压等中医适宜技术缓解症状;对于持续性呕吐者,应查明原因并处理。

(3)做好并发症的护理。

1)术后出血　出血是腹腔镜手术中最常见的并发症之一,主要有腹膜后大血管损伤、腹壁血管损伤等。要密切观察生命体征、尿量、意识、皮肤黏膜弹性,评估引流管引流的量、颜色、性状等,及时通知医师并做好记录。

2)脏器损伤　主要指与内生殖器邻近的脏器损伤,如膀胱、输尿管及直肠损伤。重视患者主诉,如发现异常,应及时通知医师,并配合进行相关治疗。

3)与CO_2有关的并发症　皮下气肿、术后上腹部不适及肩胛痛等常与CO_2有关,一般术后数日内会减轻或消失。对于症状较严重者,可遵医嘱给予吸氧。

4)腹胀　正确评估患者术后腹胀的程度及伴随的症状,记录并汇报医师;配合进行辅助检查,遵医嘱予以对症处理;鼓励患者多翻身,下床活动。术后早期活动可促进胃肠蠕动,减轻腹胀。

5)泌尿系统问题　①尿潴留:评估尿潴留的原因、症状,稳定患者情绪,给予下腹部热敷、按摩膀胱区、听流水声诱导排尿,如无禁忌,则协助患者在床上坐起或下床排尿,必要时遵医嘱导尿,严格执行无菌技术操作规程,一次放尿不超过1000ml。②尿路感染:评估患者尿频、尿急、尿痛等症状和体征,遵医嘱进行尿培养,嘱患者多饮水,并保持会阴清洁。

6)切口感染、裂开　评估患者腹部切口有无压痛、肿胀及波动感,及时汇报医师并做好记录;做好个体照护,尤其是年老体弱或过度肥胖者,识别切口裂开的临床表现,立即将患者平卧,稳定其情绪,予以腹部包扎,消除腹压增高因素,及时通知医师,并协助处理。

7)下肢深静脉血栓形成　评估患者双下肢有无疼痛、压痛等不适症状,重视患者主诉,配合进行辅助检查;做好健康教育,让患者及家属了解疾病相关知识;鼓励术后早期活动,穿弹力袜以促进下肢静脉回流;遵医嘱预防性注射抗凝药物;密切观察病情变化并做好记录;如确诊下肢深静脉血栓,则严禁患肢静脉输液及局部按摩,防止血栓脱落;抬高患肢、制动,配合理疗;遵医嘱使用抗凝剂治疗,并评价效果。

3.出院指导

参见一般腹部手术出院指导。

(二)宫腔镜手术护理常规

宫腔镜是通过直接观察或连接于摄像系统和监视屏幕,将宫腔、宫颈管内图像放大显示,用于诊断和治疗的妇科内镜。宫腔镜手术包括宫腔镜子宫内膜切除术、子宫黏膜下肌瘤切除术、子宫纵隔切除术、宫腔粘连分离术、子宫内膜息肉切除术、宫腔内异物取出术、剖宫产瘢痕憩室等治疗性宫腔镜。

1.术前护理

(1)护理评估　参见一般腹部手术护理常规。

(2)护理措施

1)一般护理　参见妇科一般护理常规。

2)病情观察　密切观察患者病情变化,监测生命体征,关注各类检查结果,如出现生命体征异常、危急值等,应及时通知医师,并做好护理记录及交接班。

3）心理支持　全面评估并判断患者的心理状态,实施心理干预,消除患者的紧张情绪,取得患者及家属的理解和信任,使其以积极的心态配合手术,顺利度过手术全过程。

4）健康教育　根据患者情况,结合病情进行个体化健康教育,使患者了解手术可能带来的影响以及如何应对。指导患者学会有效深呼吸、有效咳嗽、床上翻身等;练习床上大小便;说明术后早期活动的重要性,预防术后并发症的发生;向患者介绍术后疼痛评估方法及疼痛的应对措施;指导术前饮食,告知术后体位、饮食、吸氧及引流管等情况;简单介绍手术流程。

5）术前一日准备　①皮肤准备:不必常规去除毛发。②肠道准备:根据快速康复理念,术前最短禁食时间为术前2h禁食清淡流质,6h禁食清淡饮食,8h禁食肉类、油炸和高脂饮食。③阴道准备:行阴道擦洗,对于无性生活者,禁行此项操作。④其他准备:做药物过敏试验并做好记录和标识;抽血,行交叉配血试验,做好个人卫生。可根据情况遵医嘱给予助眠药,保证患者良好睡眠。

6）转送前准备　正确执行术前医嘱,严格执行手术安全核查制度,对照《手术患者交接记录单》逐项核查并填写完整。选择合适的转运工具护送患者至手术室,并做好特殊病情患者的交接班。

7）病室准备　按手术、麻醉方式备好术后用物,如麻醉床等。

2. 术后护理

(1)护理评估　参见一般腹部手术护理常规。

(2)护理措施

1）一般护理　参见一般腹部手术护理常规。

2）常见并发症护理　①子宫穿孔:多为机械性损伤。术后严密观察阴道流血量,遵医嘱给予促宫缩、抗炎治疗。②出血:准确评估出血量,评估生命体征、尿量、意识,重视疼痛等不适主诉,及时通知医师并做好记录。③低钠血症:膨宫液大量进入患者血液循环,致血清钠浓度<135mmol/L,引起患者头晕头痛、昏迷、血压下降、心肺功能衰竭。术中配合医师控制宫腔总灌流量,葡萄糖液体进入血液循环的量不应超过1L,否则易发生低钠血症水中毒。术后严密观察患者生命体征、尿量、血糖及电解质的变化,并予以相应处理。

3. 出院指导

无切口护理,其他按一般腹部手术出院指导予以处理。

附录

阴道镜检查护理

阴道镜检查指将充分暴露的外阴、阴道、宫颈在光学窥镜下放大10～40倍直接观察这些部位的上皮结构及血管形态,以发现与癌变有关的异型上皮、异型血管,并对可疑病变部位进行定位组织活检。光学阴道镜及电子阴道镜均观察不到宫颈管,对位于宫颈管内的转化区的观察受到限制。

(一)目　的

用于辅助诊断宫颈上皮内瘤变(CIN)及早期宫颈癌,也用于外阴皮肤、阴道黏膜的相应病变和相关疾病的观察。主要用于：宫颈刮片细胞学检查巴氏Ⅱ级以上，宫颈细胞学检查低级别鳞状上皮内病变（LSIL）及以上，意义不明的非典型鳞状上皮细胞（ASC-US）伴高危型HPV DNA 阳性，不排除高度鳞状上皮细胞内病变细胞（ASC-H）、非典型腺细胞（AGC）、原位腺癌（AIS）者；HPV DNA 检测 16 或 18 型阳性者；宫颈锥切前确定病变范围；妇科检查怀疑宫颈癌者；可疑外阴、阴道上皮内病变、阴道腺病、外阴或阴道恶性肿瘤；外阴、阴道、宫颈病变治疗后复查和评估。

（二）检查前准备

1. 患者准备

建议月经干净 3～7 天内进行；检查前应行白带检查，排除阴道炎。检查前 24h 避免阴道冲洗、阴道用药、妇科检查、性生活等一切接触宫颈的行为；检查前排空膀胱。

2. 用物准备

宫颈活检包（窥器 1 个、宫颈活检钳 1 把、刮匙 1 把、纱布 4 块）、标本瓶（4 个）、棉球及长棉签若干、阴道镜、手套、消毒液、3‰醋酸溶液、复方碘溶液等。

（三）护理措施

1. 仅行阴道镜检查的患者，如无自觉不适，即可离院。

2. 对于同时行活检的患者，注意观察阴道流血情况；对于有阴道内纱布填塞者，应于术后 24～48h 取出阴道内纱布。如出现阴道流血多、腹痛、发热，应及时就诊。

3. 术后 2 周内避免剧烈活动、负重，注意休息，加强营养。

4. 保持会阴清洁，2 周内避免性生活和盆浴，可以淋浴。

参考文献

[1] 安力彬，陆虹. 妇产科护理学. 6 版. 北京：人民卫生出版社，2017.

[2] 李小寒，尚少梅. 基础护理学. 6 版. 北京：人民卫生出版社，2017.

[3] 沈铿，马丁. 妇产科学. 3 版. 北京：人民卫生出版社，2016.

[4] 谢幸，孔北华，段涛. 妇产科学. 9 版. 北京：人民卫生出版社，2018.

[5] 谢幸，马丁，孔北华. 中国妇科恶性肿瘤临床实践指南. 6 版. 北京：人民卫生出版社，2020.

生殖内分泌科护理常规

第一节　女性不孕症护理常规

【概　述】

女性无避孕性生活至少 12 个月而未受孕,称为不孕症。不孕症可分为原发性和继发性两类。导致女性不孕症的因素包括输卵管因素、卵巢因素、宫颈与子宫因素、外阴与阴道因素等。

【治疗原则】

针对不孕症的病因进行处理;根据具体情况选择辅助生殖技术。

【护　理】

(一)护理评估

1. 健康史及相关因素

了解患者年龄、不孕年限、月经史、婚育史、妊娠史、避孕及疾病史等。

2. 身体评估

测量身高、体重、血压、脉搏等,了解第二性征发育和妇科检查情况。

3. 辅助检查

了解卵巢储备功能、排卵功能、输卵管功能、特殊感染检测、免疫功能,以及宫、腹腔镜检查等检查结果。

4. 心理和社会支持状况

(二)护理措施

1. 健康教育

(1)向患者介绍影响生育的各个环节及有关受孕知识,必要时指导性生活。

(2)详细说明各项检查的目的、方法及注意事项。

(3)向患者说明辅助生殖技术治疗的准备事项(如双方证件、签署知情同意书等),告知治疗流程、费用、成功率等,以及可能存在的风险。

(4)指导合理饮食和健康的生活方式。

(5)指导患者正确用药,切勿漏服及擅自改量。告知药物作用、不良反应及应对措施。

2. 心理护理

(1)热情接待患者,建立密切的医患关系。

(2)评估不孕夫妇的文化水平,对疾病的认知程度,了解家庭支持状况。评估常见的心理反应,及时给予心理指导。

(3)在检查、治疗的不同阶段向患者提供信息咨询,使其解除思想顾虑,树立信心,积极配合。

3. 诊治指导

针对不同不孕原因进行对应治疗、护理,如人工授精、体外受精-胚胎移植等,详见第三节和第四节。

第二节 男性不育症护理常规

【概 述】

女性无避孕性生活至少12个月而未受孕,称为不孕症。而由男方因素引起不孕的,称为男性不育。男性不育的主要原因有生精障碍和输精障碍。

【治疗原则】

针对不同的原因进行治疗,必要时行辅助生育技术。

【护 理】

(一)护理评估

1. 健康史及相关因素

了解患者年龄、职业、生活习惯、性生活史、婚育史、既往史。

2. 身体评估

检查一般情况、身高、体型、生命体征、第二性征,以及行生殖系统检查等。

3. 辅助检查

了解精液常规、内分泌、染色体等检查结果。

4. 心理和社会支持状况

(二)护理措施

1. 健康教育

保持规律的生活习惯,劳逸结合,不熬夜,戒烟戒酒,饮食忌油腻。

2. 心理护理

了解患者的不育病史,针对不同病因给予相应的心理疏导,帮助患者树立治疗信心,使其积极配合检查、治疗。

3. 诊治指导

告知各项检查的程序和注意事项,指导特殊检查。对于需睾丸活检者,做好实验室的联系及围手术期护理。对于取精困难者,进行有关精液冷冻的健康宣教,必要时预约精液冷冻。针对不同不育原因进行对应治疗、护理,如药物治疗、人工授精、体外受精-胚胎移植等,详见第三节和第四节。

第三节　人工授精护理常规

一、夫精人工授精

【概　述】

人工授精是将精子通过非性交方式放入女性生殖道内,使其受孕的一种技术。用丈夫精液进行的人工授精称为夫精人工授精(AIH)。AIH 主要用于生殖道畸形、性功能障碍、宫颈因素、免疫性因素、原因不明不育,以及男性少精、弱精、液化异常等。

【护　理】

(一)护理评估

1. 健康史及相关因素

(1)询问男女双方有无影响生育的疾病、外伤及手术史。

(2)了解双方生活习惯、喜好及环境情况。

(3)询问双方年龄、婚龄、婚育史及性生活情况。

(4)询问女方生长发育史、月经史及生育史。

2. 身体评估

对男女双方进行全身检查,评估双方有无全身性疾病或传染病,有无存在生殖器官炎症。

3. 辅助检查

了解男方精液常规检查,女方卵巢、输卵管功能检查,以及双方进入治疗周期前的系列检查结果。

4. 心理和社会支持状况

(二)护理措施

1. 心理护理

了解男女双方的心理状态,在进行各项检查治疗时,要事先做好指导。

2. 健康教育

介绍 AIH 的治疗程序及相关知识,告知 AIH 的方法、费用、成功率及潜在的并发症,协助签署治疗相关知情同意书。

3. 建　档

进行人工授精治疗的夫妇需提供双方身份证、结婚证等身份证明原件并扫描或复印留档,同时符合国家计划生育政策。录取双方指纹、照片或虹膜等身份识别信息建立档案。建档时应正确记录患者家庭地址和夫妇双方电话等,以利于后期随访。

4. 诊治指导

指导患者正确使用促排卵药物。指导患者按时完成血内分泌及 B 超检查,以监测卵泡发育情况,从而选择最佳的授精时间。

5. 配偶指导

指导男方在女方月经周期第 8 天或卵泡发育至 1.4cm 左右,自行手淫排精。AIH 当日提供无菌、无毒的容器,同时告知取精的注意事项。

6. 术中护理

(1)物品准备　准备人工授精包、AIH 专用导管、1ml 注射器、无菌生理盐水、无菌手套。

(2)环境准备　手术室保持清洁、干燥,环境符合国家卫生健康委员会医疗场所Ⅱ类标准,保持室温恒定。

(3)术中配合　护士与实验室工作人员、医师共同与患者核对身份及相关信息,并确认无误。协助患者取膀胱截石位,配合完成手术操作。

(4)心理护理　操作中与患者进行沟通,使患者了解手术过程,减轻患者的紧张心理。

7. 术后护理

(1)一般护理　术后卧床休息 30min 左右。

(2)病情观察　观察腹痛及阴道流血情况。

(3)健康教育　告知患者术后避免性生活及剧烈运动,多进食新鲜的水果、蔬菜,营养均衡,避免进食辛辣等刺激性食物。保持个人良好的卫生,适当休息。指导患者遵医嘱使用激素类药物或黄体支持治疗。告知患者如有腹胀、腹痛、尿量减少等症状,应及时就诊。

【出院指导】

随访指导:术后 14 天左右测量血 HCG,如妊娠,则在术后 30 天左右行 B 超检查,了解胚胎发育情况。并且在妊娠中期及产后各随访一次,指导围产期保健,及时了解分娩情况。如测血 HCG 提示未妊娠,则停用所有黄体支持药物,准备进行下一周期的人工授精或采用其他助孕方式。

二、供精人工授精

【概　述】

使用供精者的精液进行的人工授精称为供精人工授精(AID)。AID 主要适用于以下情况:不可逆的无精子症,严重的少、弱精子症和畸精子症;输精管复通失败;男方和(或)家族有不宜生育的严重遗传性疾病等。

【护　理】

(一)护理评估

1. 健康史及相关因素

(1)询问女方有无影响生育的疾病、外伤及手术史。

(2)询问女方年龄、生长发育史、月经史及生育史。

(3)评估供精治疗的指征,男方血型及双方心理、家庭经济等情况。

2. 身体评估

评估双方有无全身性疾病或传染病,有无存在生殖器官炎症。

3. 辅助检查

了解女方卵巢、输卵管功能检查,以及男女双方进入治疗周期前的系列检查结果。

4. 心理和社会支持状况

(二)护理措施

1. 参见 AIH 护理常规

2. 选择匹配的精子

要求供精者的血型与男方一致。要求供精来源于国家卫生健康委员会批准的规范的人类精子库,同时由于人类免疫缺陷病毒(HIV)有 6 个月的潜伏期,禁用新鲜精液。精液冻存6 个月后,供精者再次监测 HIV,如无异常,方可使用。

3. 生殖及伦理咨询

夫妇双方应共同参与伦理咨询,充分了解相关的伦理、法律、社会学问题,以及享有的权利和承担的义务。如治疗涉及伦理问题,则需及时上报生殖中心伦理委员会讨论,伦理委员会受理后组织召开审议会议,并给予书面的审议报告和建议。

4. 随　访

AID 的随访率必须达到 100%,及时记录 AID 治疗资料并存档;定期向精子库反馈精液标本使用情况和 AID 妊娠情况,确保同一编号的精液最多使 5 名妇女妊娠。

第四节 体外受精-胚胎移植护理常规

【概　述】

体外受精-胚胎移植(IVF-ET)指从妇女体内取出卵子,在体外培养一个阶段与精子受精形成胚胎,再移植到子宫腔内,着床发育成胎儿的全过程,通常被称为"试管婴儿"。IVF-ET 主要适用于输卵管性不孕症、原因不明的不孕症、子宫内膜异位症、排卵异常、宫颈因素、男性因素不孕等。其操作包括促排卵与卵泡监测、取卵、体外受精、胚胎移植和移植后处理等步骤。

【护　理】

(一)护理评估

1. 健康史及相关因素

(1)询问男女双方有无影响生育的疾病、外伤及手术史。

(2)了解双方生活习惯、喜好及环境情况。

(3)询问双方年龄、婚龄、婚育史及性生活情况。

(4)询问女方生长发育史、月经史及生育史。

2. 身体评估

对男女双方进行全身检查,评估双方有无全身性疾病或传染病,有无存在生殖器官炎症。

3. 辅助检查

了解男方精液常规检查,女方卵巢、输卵管功能检查,以及双方进入治疗周期前的系列检查结果。

4. 心理和社会支持状况

(二)护理措施

1. 心理护理

了解夫妇双方的心理状态,在进行各项检查治疗时要事先说明,以减少不孕夫妇的焦虑;鼓励他们参与决策;尊重患者的隐私。

2. 健康教育

介绍 IVF-ET 的治疗程序及相关知识,告知 IVF-ET 的风险、费用、成功率及潜在并发症等,协助签署相应的知情同意书。

3. 建　档

进行 IVF-ET 治疗的夫妇需提供双方身份证、结婚证等身份证明原件并扫描或复印留档,同时符合国家计划生育政策。录取双方指纹、照片或虹膜等身份识别信息建立档案。建档时应正确记录患者家庭地址和夫妇双方电话等,以利于后期随访。

4. 促排卵指导

遵医嘱正确使用促排卵药物。嘱患者定期完成血内分泌检查及 B 超检查,监测卵泡发育情况。待卵泡发育完善后,确定 HCG 注射日,遵医嘱停用促排卵药物,并准时注射 HCG。

5. 配偶指导

指导男方在女方月经周期第 8 天或卵泡发育至 1.4cm 左右,自行手淫排精。在取卵当日提供无菌、无毒的容器,同时告知取精的注意事项。

6. 取卵前准备

(1)阴道准备 自 HCG 注射日起做好阴道准备,使用 5% 聚维酮碘溶液擦洗阴道,每日一次。

(2)术前一日准备 告知围手术期注意事项;根据麻醉方式做好肠道准备。

(3)术日晨准备 根据麻醉方式,必要时术前 8h 禁食,4h 禁饮;协助患者做好自身准备;监测生命体征,发现异常及时通知医师;进手术室前嘱患者排空膀胱,核对身份信息无误后至手术室。

7. 取卵术中护理

(1)环境准备 在取卵过程中,实验室及手术室宜为暗室,同时保持恒定的室内温度,做好卵泡液的保温。

(2)物品准备 备好取卵仪器及物品;备好阴道手术、B 超检查用物,以及负压吸引器、热台等器械。

(3)做好患者身份核查,仔细核对证件、患者姓名、配偶姓名等,并核对指纹、腕带。

(4)术中配合 协助患者取膀胱截石位,以及协助做好手术野消毒工作。术中严密监测患者生命体征,观察病情变化。

8. 取卵术后护理

(1)监测生命体征 根据麻醉方式监测生命体征,同时观察有无腹痛、阴道流血。

(2)休息与活动 取卵术后适当卧床休息,禁止剧烈运动,活动时动作缓慢、轻柔。

(3)健康指导 指导患者进食高热量、高蛋白、富含维生素、易消化食物,保持排便通畅。及时告知取卵、受精、分裂情况;告知患者胚胎移植术的时间及相关注意事项。

(4)未获卵患者的护理 对于未获卵的患者,应给予安慰,鼓励其树立再次治疗的信心,并告知取卵后的注意事项。

9. 胚胎移植术护理

(1)移植前准备 根据患者的子宫位置,决定是否充盈膀胱。

(2)移植术中护理 术中准备手术用物和移植管,做好患者身份核对。

(3)移植后指导 术后无活动限制;注意饮食营养,多进食水果、蔬菜及富含纤维素的食物,保持排便通畅;遵医嘱用药,注意腹痛及阴道流血情况,如发现异常,应及时就诊。

(4)健康教育 告知胚胎冷冻相关知识,如移植后有多余胚胎冷冻,需解释胚胎冷冻的注意事项;如因卵巢过度刺激综合征或其他因素,不宜进行新鲜胚胎移植,应做好解释工作。

(5)心理护理 了解双方的心理状况,及时告知受精、分裂情况;对于未获卵、未受精、未分裂、胚胎移植后未妊娠的患者,提供相关的对策供患者参考,以缓解其压力。

10. 并发症护理

(1)卵巢过度刺激综合征　参见卵巢过度刺激综合征护理常规。

(2)出血　取卵是在超声引导下经阴道穿刺进行的,可引起阴道穹隆部或阴道壁损伤,需评估阴道出血的量、性状及出血的速度;取卵时,如损伤血管,可引起腹腔内或腹膜后出血,需评估自觉症状、生命体征、尿量,以及行血常规、超声检查等辅助检查。根据出血量遵医嘱予以相应的处理。

(3)感染　评估体温、盆腔腹膜刺激症状及排尿异常的症状和体征,遵医嘱予以相应的处理。

(4)多胎妊娠　参见多胎妊娠护理常规。

(5)异位妊娠　参见异位妊娠护理常规。

【出院指导】

1. 移植后指导患者继续使用激素类药物。

2. 胚胎移植术后 14 天左右测量血 HCG,如妊娠,则在胚胎移植术后 30 天左右行 B 超检查,了解胚胎发育情况。

3. 在妊娠 3～4 个月及产后各随访一次,指导围产期保健,及时了解分娩情况。

4. 如未妊娠,则停用一切药物,3 个月后来院复查,予冻融胚胎移植或新一周期的治疗。

第五节　辅助生殖技术并发症护理常规

一、卵巢过度刺激综合征

【概　述】

卵巢过度刺激综合征(OHSS)指诱导排卵药物刺激卵巢后,导致多个卵泡发育、雌激素水平过高及颗粒细胞黄素化,引起全身血流动力学改变的病理情况。在接受促排卵药物治疗的妇女中,约 20% 发生不同程度的 OHSS,重症者的发生率为 1%～4%。

【治疗原则】

以增加胶体渗透压扩容为主,防止血栓形成,辅以改善症状和支持治疗。

【护　理】

(一)护理评估

1. 健康史及相关因素

评估年龄、获卵数、是否患有多囊卵巢综合征、是否妊娠等情况。

2. 症状、体征

(1)轻度：下腹不适、腹胀或轻微腹痛，伴食欲缺乏、乏力，血雌二醇浓度≥1500pg/ml，卵巢直径可达 5cm。

(2)中度：明显下腹胀痛、恶心、呕吐或腹泻，伴有腹围增大、体重增加(≥3kg)，明显腹水，少量胸腔积液，血雌二醇浓度≥3000pg/ml，双侧卵巢明显增大，直径 5～10cm。

(3)重度：下腹胀痛加剧，患者口渴多饮但尿少，恶心、呕吐甚至无法进食，疲乏、虚弱，腹水明显增多，可因腹水而使膈肌上升或因胸腔积液使呼吸困难，不能平卧，卵巢直径≥12cm，体重增加(≥4.5kg)，严重者可出现急性肾功能衰竭、血栓形成及多器官功能衰竭肺功能衰竭，甚至死亡。

3. 辅助检查

了解血常规、血凝、内分泌、肝肾功能、B 超检查等结果。

4. 心理和社会支持状况

(二)护理措施

1. 轻度 OHSS

无须特殊处理，注意观察，等待自行缓解。

2. 中度 OHSS

(1)休息与活动　卧床休息，避免剧烈活动。

(2)病情观察　观察体重、腹围、尿量的变化，记录 24h 出入量。注意腹痛的部位及伴随症状，减少不必要的腹部检查和妇科检查。

(3)饮食管理　鼓励患者进食，少食多餐，进易消化、高蛋白、富含维生素的食物。

(4)对症处理　对于症状严重者，予以对症处理。

3. 重度 OHSS

(1)一般护理　卧床休息，一般取半卧位，抬高双下肢，适当进行下肢活动，促进下肢血液循环。指导患者正确穿着弹力袜。

(2)病情观察　观察患者的生命体征并记录，注意患者的皮肤弹性和湿度，是否有出血点、水肿等全身情况。观察体重(每日早晨空腹、排空膀胱后)、腹围、尿量的变化，记录 24h 出入量，特别是尿量。认真采集各种标本，及时完成各项实验室检查。

(3)饮食管理　鼓励患者进食，少食多餐，进易消化、高蛋白、富含维生素的食物，嘱患者多饮水。

(4)合理输液　保持电解质平衡，纠正低血容量，合理安排输液顺序。当血容量不足时，禁止使用利尿剂。

(5)对症处理　对于重度 OHSS，伴有胸、腹水及少尿等症状的患者，如出现呼吸困难，应给予吸氧，并协助腹腔穿刺放腹水，以缓解症状。当胸腔积液引发呼吸困难时，予以胸腔引流，以减轻症状。放胸、腹水后应鼓励患者进食高蛋白食物，以增加蛋白质的摄入。当外阴水肿时，予 50%硫酸镁溶液湿热敷。

(6)心理护理　了解患者的心理状态，关心和体贴患者，向患者解释 OHSS 的相关知识。

讲述一些治疗信息及同类疾病的治愈情况,以减轻患者的心理负担。

(7)如为妊娠患者,则需定期监测胚胎发育,完成 HCG 测量和 B 超检查,注意腹痛、阴道出血等先兆流产征象,如有异常情况,应及时处理。

4. 并发症护理

(1)肝功能障碍　使用护肝药物,慎用对肝脏有损害的药物。定期监测肝功能。

(2)肾功能障碍　密切观察尿量,定期监测肾功能,遵医嘱予扩容治疗,慎用利尿剂及对肾功能有损害的药物。

(3)血栓形成　凝血功能改变导致血管栓塞,这是重度 OHSS 的严重并发症之一,应指导患者做好预防措施,严密观察生命体征变化,注意肢体皮肤颜色、温度、触觉及活动情况,告知患者如有不适,应及时通知医务人员,医务人员根据情况予以相应的处理。遵医嘱正确使用抗凝药物(如低分子肝素等),用药期间观察患者有无皮肤出血点、牙龈出血等情况。

(4)卵巢扭转　重度 OHSS 由于卵巢体积增大明显,易并发卵巢扭转。指导患者活动时动作缓慢,避免腹部受压、碰撞;避免行妇科检查。密切观察病情,注意有无下腹剧痛、血压下降等。

5. 腹腔穿刺引流术护理

(1)术前护理

1)用物准备　准备 B 超仪、穿刺针、无菌引流瓶(袋)及其他穿刺物品。

2)心理护理　做好患者及家属的解释工作,减轻其恐惧心理,使患者配合穿刺。

(2)术中护理

1)严密监测生命体征,注意患者的自觉症状,以及腹痛、胸闷等不适有无改善;因引流过多液体,有无出现脉搏加快、胸闷气促等心力衰竭症状。

2)保持引流通畅,观察腹水的量及颜色,并做好记录。

(3)术后护理

1)监测患者生命体征并记录,注意观察病情变化。必要时用沙袋加压 1~2h。

2)鼓励患者增加蛋白质的摄入,补充因引流腹水丢失的蛋白质。

3)预防感染,观察穿刺点有无出血、红肿等,保持敷料清洁、干燥。

【出院指导】

(一)生活指导

注意饮食营养,补充优质蛋白,多进食水果、蔬菜,多饮水。注意休息,适当活动。

(二)自我监测

注意腹痛、阴道流血,以及尿量、腹胀情况,如发现异常,应及时就诊。

(三)已行胚胎移植患者的护理

参见 IVF-ET 护理常规。

二、多胎妊娠选择性减胎术

【概　述】

多胎妊娠是指一次妊娠宫腔内同时有两个或两个以上胎儿。由于促排卵药物的广泛使用,以及辅助生育技术行多个胚胎移植,使得多胎妊娠的发生率明显增高。多胎妊娠是辅助生育技术的主要并发症之一。

【治疗原则】

目前胚胎减灭术已成为处理多胎妊娠的重要手段。减胎手术的主要途径为腹部超声引导下经腹减胎和阴道超声引导下经阴道减胎。

【护　理】

(一)护理评估

1. 健康史及相关因素

评估患者年龄、身高、移植胚胎数、孕周、孕囊着床位置、孕囊数、胎心搏动数等。

2. 身体评估

评估生命体征,以及腹痛、阴道流血情况。

3. 辅助检查

了解 B 超检查、血常规、血凝、心电图等结果。

4. 心理和社会支持状况

(二)护理措施

1. 术前护理

(1)健康教育　介绍选择性减胎术的手术方法及相关知识,告知手术的风险,协助签署相应的知情同意书。讲解围手术期的注意事项,提供妊娠期保健相关知识。

(2)心理护理　向患者及家属解释选择性减胎术的必要性,以取得其配合。

(3)保胎治疗　遵医嘱使用激素类药物进行安胎治疗。

(4)术前一日准备　予药物过敏试验并做好记录。做好皮肤准备和阴道准备,使用 5%聚维酮碘溶液擦洗阴道 2 次。

(5)术日晨准备　根据麻醉方式必要时术前 8h 禁食,4h 禁饮;术日晨测量体温、脉搏、呼吸、血压,发现异常及时通知医师;术前 30min 遵医嘱使用抗生素;进手术室前嘱患者排空膀胱;取下义齿、手表、眼镜、首饰等,核对患者身份信息。

2. 术中护理

(1)物品准备　准备 B 超机、穿刺架、减胎针、手术包等,遵医嘱准备 10%氯化钾溶液。调节 B 超至图像清晰、大小合适。

(2)做好心理护理,操作中与患者保持沟通,缓解其焦虑、恐惧心理。

(3)术中配合　术中监测患者的生命体征,保持静脉输液通畅,观察有无发生药物不良反应。在B超下监视胎心及孕囊的变化。

3.术后护理

(1)病情观察　密切观察生命体征,注意有无腹痛及阴道流血。

(2)体位　根据麻醉方式,指导术后去枕平卧6h,适当卧床休息。禁止行不必要的妇科检查。

(3)饮食管理　合理饮食,适当补液,予富含维生素、蛋白质、纤维素饮食,保持排便通畅。

(4)用药护理　遵医嘱给予抗生素预防感染,保持外阴清洁。继续使用硫酸镁、黄体支持药物等进行保胎治疗,注意观察用药反应。

(5)健康指导　术后24h复查B超,观察被减胎孕囊胎心有无复跳及其余孕囊胎心搏动是否正常。

【出院指导】

(一)自我监测

监测体温,保持外阴清洁,注意有无腹痛及阴道流血,如有异常,应及时就诊。

(二)用药指导

继续使用保胎药物,指导患者了解用药注意事项。

(三)休息与活动

注意休息,避免重体力劳动和剧烈活动。

(四)性生活指导及盆浴

术后1个月内禁止盆浴,3个月内禁止性生活。

(五)产前检查与围产期保健

定期完成产前检查,观察胎儿的生长发育情况,指导围产期保健。

参考文献

[1] 安力彬,陆虹.妇产科护理学.6版.北京:人民卫生出版社,2017.
[2] 黄荷凤.现代辅助生育技术.北京:人民军医出版社,2003.
[3] 沈铿,马丁.妇产科学.3版.北京:人民卫生出版社,2016.
[4] 张学红,何方方.辅助生殖护理技术.北京:人民卫生出版社,2015.
[5] 中华医学会.临床诊疗指南:辅助生殖技术与精子库分册.北京:人民卫生出版社,2009.

计划生育护理常规

一、计划生育一般护理常规

(一)入院接待

1. 热情接待,查阅门诊病历,了解病史(包括有无计划生育手术禁忌证),查看计划生育相关证明。安排床位,通知经管医师。对于危急患者,交接后应积极予以抢救处理。

2. 完成护理入院评估并记录。对于特殊患者(剖宫产瘢痕妊娠患者、经产妇及瘢痕子宫中孕引产患者、内科合并症患者等),需详细交班。

3. 更换清洁衣裤,告知患者及家属住院须知和环境,并对其进行入院安全教育。

4. 做好相关健康教育及心理护理。

5. 核对并执行医嘱。

(二)病情观察

1. 按级别护理要求进行护理。

2. 评估患者生命体征和心、肺、肝、肾等重要脏器的状况,以及进食、睡眠、活动和排泄等一般情况。测量体温、脉搏、呼吸,每日一次。对于体温异常、手术患者及新患者,按病历书写规范要求测量体温。

3. 在患者入院时测量血压、体重一次,以后每周测量一次;当不能测量体重时,用"平车"或"卧床"表示。

4. 评估患者腹痛、阴道流血,有无组织物排出等情况,有异常及时处理,同时汇报医师并做好记录。

5. 及时记录病情变化,当病情危重时,遵医嘱填写危重护理记录单。

(三)健康教育

1. 做好计划生育相关知识教育,并根据个体进行多种形式的入院后健康教育。

2. 做好患者饮食、卫生、活动、休息等方面的指导。指导合理饮食,少食多餐。在病情允许的情况下,鼓励适当活动。

(四)辅助检查

指导患者正确留取各种标本,逐项交代检查的注意事项。

1. 实验室检查,包括血常规、血凝、血型、血生化、肝炎系列、内分泌、肿瘤标志物、阴道分泌物检验等。

2. 影像学检查,包括胸片、心电图、B超检查等。

3. 病理学检查,包括宫颈脱落细胞超薄细胞学检查等。

(五)心理护理

评估患者、家属的认知程度、心理状况及社会支持系统,有无不良的情绪反应,消除患者的紧张情绪。

二、宫内节育器放置护理常规

(一)术前护理

1. 评估要点

(1)健康史及相关因素　评估年龄、月经史、生育史及疾病史等,了解适应证与禁忌证。

(2)身体评估　评估生命体征,了解妇科检查情况。

(3)辅助检查　了解B超检查、血常规、阴道分泌物检验等结果。

(4)心理和社会支持状况

2. 护理措施

(1)术前准备　更衣;术前测量体温、脉搏、呼吸、血压;进手术室前嘱患者排空膀胱;携带病历;术前消毒外阴及阴道。

(2)心理护理　评估有无不良的情绪反应,消除患者的紧张情绪。

(二)术后护理

1. 病情观察

监测生命体征,注意阴道流血的量、性状、颜色。

2. 健康教育

(1)休息与活动　注意休息,1周内忌重体力劳动。

(2)性生活与卫生　2周内禁止性生活和盆浴,保持外阴清洁。

(3)复查与随访　放置后第一次月经干净来院复查;3～6个月内,在经期及排便后应注意宫内节育器是否脱出,如无异常,则每年随访一次。对于放置带尾丝的节育器者,经期不使用阴道棉塞。节育器放置后如出现出血多、腹痛、发热、白带异常等,应及时就诊。

(三)并发症护理

1. 子宫穿孔

评估子宫穿孔的盆腔位置,根据病情予以相应处理。

2. 出血与感染

评估生命体征及阴道流血,监测血常规,保持会阴清洁。根据医嘱给予止血、抗感染治疗,密切观察并做好相应护理。

3. 节育器异常

节育器异常包括节育器嵌顿、断裂、脱落等。稳定患者情绪,并做好相应的解释及护理。

4. 带器妊娠

判断是宫内妊娠还是异位妊娠,密切观察并做好相应护理。

三、宫内节育器取出护理常规

(一)术前护理

1. 评估要点

(1)健康史及相关因素　评估年龄、月经史、生育史及疾病史等,了解适应证与禁忌证。

(2)身体评估　评估生命体征,了解妇科检查情况。

(3)辅助检查　了解 B 超检查、血常规、阴道分泌物检验等结果。

(4)心理和社会支持状况

2. 护理措施

(1)术前准备　更衣;术前测量体温、脉搏、呼吸、血压;进手术室前嘱患者排空膀胱;携带病历;术前消毒外阴及阴道。

(2)心理护理　评估有无不良的情绪反应,消除患者的紧张情绪。

(二)术后护理

1.病情观察

监测生命体征,注意阴道流血的量、性状、颜色。

2. 健康教育

(1)注意休息。

(2)2 周内禁止性生活和盆浴,保持外阴清洁。

(3)对于需要继续避孕者,应尽快落实高效避孕措施。

四、皮下埋植剂放置护理常规

皮下埋植剂是一种长效、可逆药物缓释系统。皮下埋植避孕法是指在育龄妇女的上臂内侧皮下埋植内含单方孕激素避孕药的硅胶囊(棒),药物以缓慢、恒定的速度释放进入血液,达到长期避孕的方法。

(一)放置前护理

1. 评估要点

(1)健康史及相关因素　评估年龄、月经史、生育史及疾病史等,了解适应证与禁忌证。

(2)身体评估　评估生命体征,测量体重。

(3)辅助检查　了解血常规、血凝、血生化、盆腔 B 超检查等结果。

(4)心理和社会支持状况

2. 护理措施

(1)术前准备　更衣;术前测量体温、脉搏、呼吸、血压。

(2)心理护理　评估常见不良的情绪反应,消除患者的紧张情绪。

(二)放置后护理

1. 病情观察

观察伤口有无出血、感染。皮下出血较多需加压包扎者,术后 1h 自行松解绷带,3 天后取下绷带,5 天后取下创可贴,7 天内保持伤口干燥,不浸水。

2. 健康教育

(1)休息与活动　术后休息 2 天,植入埋植剂的上肢避免重体力劳动和剧烈活动。

(2)性生活与卫生　术后 24h 可恢复性生活。

(3)复查与随访　术后 1 个月随访,以后每年随访一次;如有伤口局部明显肿胀、疼痛和皮下淤血,或有严重头痛、黄疸、乳房肿块、下腹痛、持续性阴道出血等异常情况,应随时就诊。

五、皮下埋植剂取出护理常规

(一)放置前护理

1. 评估要点

(1)健康史及相关因素　评估年龄、月经史、生育史及疾病史等,了解取出的原因、适应证和禁忌证。

(2)身体评估　评估生命体征,测量体重。

(3)辅助检查　了解血常规、血凝、血生化等结果。

(4)心理和社会支持情况

2. 护理措施

(1)术前准备　更衣;术前测量体温、脉搏、呼吸、血压。

(2)心理护理　评估常见不良的情绪反应,消除患者的紧张情绪。

(二)放置后护理

1. 病情观察

观察伤口有无出血、感染,3 天后取下纱布,5 天后取下创可贴,7 天内保持伤口干燥,不浸水。

2. 健康教育

(1)休息与活动　术后休息 2 天,避免剧烈活动。

(2)性生活与卫生　对于需避孕者,给予避孕指导。

(3)复查与随访　术后3~6个月随访一次,了解月经情况。

六、人工流产术护理常规

人工流产(induced abortion or artificial abortion)指因意外妊娠、疾病等而采用手术、药物或两者结合的人工方法终止妊娠,临床上主要应用于医学原因不宜继续妊娠(包括遗传性疾病、胎儿发育异常等)及非意愿妊娠的终止,是避孕失败后的补救方法。人工流产术主要有负压吸引术和钳刮术。负压吸引术适用于妊娠10周以内者,钳刮术适用于妊娠10~14周者。为了减轻手术所致的疼痛,人工流产一般在麻醉下进行。麻醉可分为宫颈神经阻滞麻醉和静脉麻醉两种。在静脉麻醉下的人工流产俗称无痛人流。

(一)术前护理

1. 评估要点

(1)健康史及相关因素　评估年龄、月经史、生育史及疾病史等,了解适应证与禁忌证。

(2)身体评估　评估生命体征,了解妇科检查情况。

(3)辅助检查　了解血常规、血凝、肝肾功能、阴道分泌物检验、心电图、B超检查等结果。

(4)心理和社会支持状况

2. 护理措施

(1)术前准备　更衣;术前消毒外阴及阴道;测量体温、脉搏、呼吸、血压;进手术室前嘱患者排空膀胱;携带病历;静脉麻醉者术前禁食8h,禁饮4h;建立静脉通道,备好心电监护等抢救物品;对于宫颈插管者,应注意腹痛及阴道流血、流液情况。

(2)用药护理　熟悉米非司酮、米索前列醇、间苯三酚等药物的适应证和禁忌证,观察疗效及不良反应。

(3)心理护理　评估有无不良的情绪反应,消除患者的紧张情绪。

(二)术后护理

1. 病情观察

监测生命体征,注意腹痛及阴道流血情况。

2. 健康教育

(1)休息与活动　注意休息,避免重体力劳动。

(2)饮食管理　鼓励患者进食高热量、高蛋白、富含维生素的食物。

(3)性生活与卫生　1个月内禁止性生活和盆浴;保持外阴清洁;给予避孕指导。

(4)复查与随访　阴道流血一般术后7~10天干净,如超过10天或流血量过多,或有腹痛、发热等其他异常情况,或术后40天以上月经未转,应随时就诊。

(三)并发症护理

1. 人工流产综合征

(1)症状、体征　术中或手术刚结束时患者出现头晕、胸闷、恶心、呕吐、面色苍白、出冷汗、心动过缓、心律不齐、血压下降,严重者甚至出现一过性意识丧失、晕厥、抽搐等症状。

(2)护理措施

1)暂停手术,减少刺激,做好心理护理。

2)给予吸氧,取平卧位,进行心电监护。建立静脉通道,严密观察脉搏、呼吸、血压及意识情况。

3)遵医嘱静脉或皮下注射 0.5~1.0mg 阿托品,必要时静脉推注 60~100ml 50% 葡萄糖溶液,亦可行补液治疗。

4)待患者一般情况好转后,可继续手术。当病情加重或经上述处理无效时,应配合医师做进一步处理。

2. 术中出血

(1)症状、体征　妊娠 10 周内的出血量超过 200ml,妊娠 10~14 周的出血量超过 300ml,可诊断为人工流产术时出血。患者可伴有急性失血表现,如打呵欠、面色苍白、出冷汗、头晕、恶心、呼吸急促、烦躁不安、脉搏细而快、血压下降等。

(2)护理措施

1)做好心理护理,缓解患者的紧张情绪,使其配合治疗。

2)配合医师做好抢救工作,立即行宫颈、肌内注射或静脉滴注缩宫素。

3)取平卧位,给予吸氧、静脉输液,同时做好交叉配血等输血准备;合理使用抗生素。

4)严密监测生命体征及阴道流血情况。

3. 子宫穿孔

(1)症状、体征　术中患者突感剧烈腹痛伴恶心、呕吐;进入宫腔的器械先有一种突空感,继之阻力消失,器械进入的深度超过原来探查的宫腔深度,有时可见脂肪球或肠管夹出;严重者有腹部移动性浊音,X 线摄片可见膈下游离气体。

(2)护理措施　根据情况行保守疗法和手术治疗。

1)保守治疗的护理　做好心理护理;监测生命体征,注意腹痛及阴道流血情况;遵医嘱注射宫缩剂;使用抗生素预防感染。

2)手术治疗的护理　手术方式有腹腔镜或剖腹探查术。安慰患者,监测生命体征;完善术前准备和各项抢救工作,余同一般腹部手术护理常规。

4. 吸宫不全

(1)症状、体征　患者术后阴道流血超过 10 天,出血量过多,或流血停止后再现多量流血,结合 B 超检查有助于诊断。

(2)护理措施　确诊后行刮宫术,护理要点同人工流产术护理常规。

5. 感　染

(1)评估要点　评估患者有无发热、下腹痛、白带混浊和不规则阴道流血。

(2)护理措施　取半卧位,给予全身支持疗法,遵医嘱使用广谱抗生素。

6.漏　吸

(1)评估要点　了解术中有无吸出绒毛、胚胎及胎盘。

(2)护理措施　确诊漏吸,应再次行负压吸引;护理要点同人工流产术护理常规。

7.宫颈、宫腔粘连

(1)评估要点　评估有无闭经或月经量显著减少,有无周期性下腹痛及宫腔积血情况。

(2)护理措施　注意有无周期性下腹痛及月经量改变;保持会阴清洁;对于人工周期治疗者,指导用药;对于需手术者,做好术前准备;定期随访。

8.羊水栓塞

护理要点同羊水栓塞护理常规。

七、药物流产护理常规

药物流产是指使用药物而非手术的方法终止妊娠的方法。目前终止妊娠常用的药物是米非司酮和前列腺素。米非司酮配伍米索前列醇的药物流产适用于妊娠49天内,确认为正常宫内妊娠者。

(一)术前护理

1.评估要点

(1)健康史及相关因素　评估年龄、月经史、生育史及疾病史等,了解适应证与禁忌证。

(2)身体评估　评估生命体征,了解妇科检查情况。

(3)辅助检查　了解血常规、血凝、肝肾功能、阴道分泌物检验、心电图、B超检查等结果。

(4)心理和社会支持状况

2.护理措施

(1)服药指导　告知服药方法、不良反应及注意事项。

(2)心理护理　评估常见不良的情绪反应,消除患者的紧张情绪。

(二)术后护理

1.病情观察

用药后观察有无胚囊排出,以及腹痛、阴道流血量、药物的不良反应;胚囊排出后继续观察1~2h,出血量有减少趋势,患者方可离院;对于留院观察6h内胚囊未排出且无活动性出血者,可离院观察。

2.健康教育

(1)休息与活动　注意休息,避免重体力劳动。

(2)饮食管理　鼓励患者进食高热量、高蛋白、富含维生素的食物。

(3)性生活与卫生　保持外阴清洁,转经前禁止性生活和盆浴;及时落实避孕措施。

(4)复查与随访　胚囊排出者,2 周后来院复查;未排出者,1 周后复诊;如有阴道流血多、发热、腹痛及胚囊排出等异常情况,应随时就诊。

(三)并发症护理

1. 药流失败或不全药物流产

结合患者病情配合治疗,加强健康宣教及术后随访。

2. 出　血

流产后阴道流血时间一般持续 7～14 天。对于胚囊排出后阴道流血多者,需行刮宫术,流血时间长者应及时就诊。

3. 感　染

护理要点同人工流产术护理常规。

八、依沙吖啶羊膜腔内注射中期妊娠引产护理常规

依沙吖啶(ethacridine,又名利凡诺)是一种强力杀菌剂,能引起离体和在体子宫肌肉的收缩。将 10ml 0.5%～1.0%依沙吖啶(含依沙吖啶 50～100mg)注入羊膜腔内进行引产,能引起子宫收缩,促使胎儿和胎盘排出而终止妊娠。

(一)术前护理

1. 评估要点

(1)健康史及相关因素　评估年龄、月经史、生育史及疾病史等,了解适应证与禁忌证,有无依沙吖啶过敏史。

(2)身体评估　评估生命体征,了解妇科检查情况。

(3)辅助检查　了解血常规、血凝、肝肾功能、阴道分泌物检验、心电图、B 超检查等结果。

(4)心理和社会支持状况

2. 护理措施

(1)术前准备　更衣;术前测量体温、脉搏、血压;进手术室前嘱患者排空膀胱;携带病历;术前行 B 超穿刺点定位。

(2)心理护理　评估常见不良的情绪反应,消除患者的紧张情绪。

(二)术后护理

1. 病情观察

(1)监测生命体征,评估穿刺点有无出血;观察药物不良反应(如皮疹、发热等)。注意观察孕妇有无呼吸困难、发绀等异常情况,警惕发生羊水栓塞。

(2)评估宫缩及阴道流血、流液情况,做好产程观察。

(3)流产后观察子宫收缩、阴道流血量及排尿情况,给予抗炎、缩宫、回奶治疗。

2. 健康教育

(1)休息与活动 注意休息,避免重体力劳动。

(2)饮食管理 鼓励患者进食高热量、高蛋白、富含维生素的食物。

(3)回奶指导 对于奶胀者,给予芒硝外敷、炒麦芽煎服。

(4)性生活与卫生 保持外阴清洁;术后 6 周禁止性生活及盆浴;做好避孕指导。

(5)复查与随访 如有阴道流血多或淋漓不尽超过 2 周,或发热、寒战、腹痛等,应及时就诊;1 个月后常规随访。

(三)并发症护理

1. 感 染

处理及护理原则同人工流产术护理常规。

2. 损伤(子宫破裂及宫颈裂伤)

子宫破裂确诊后应立即做好剖腹探查术前准备,严密观察生命体征,根据损伤情况给予相应护理。如发生宫颈裂伤并有活动性出血,应立即缝合止血。

3. 胎盘残留与胎盘滞留

常规行刮宫术,给予抗生素预防感染。

4. 羊水栓塞

护理要点同羊水栓塞护理常规。

九、输卵管绝育术护理常规

通过手术或手术配合药物等人工方法,于输卵管部位阻止精子与卵子相遇而达到绝育的目的,称为输卵管绝育术(tubal sterilization operation)。其方法有结扎、切断、电凝、环套、输卵管夹、药物粘堵、栓堵输卵管管腔。目前常用的手术方法主要为经腹输卵管结扎术和腹腔镜绝育术。

(一)术前护理

1. 评估要点

(1)健康史及相关因素 评估年龄、月经史、生育史及疾病史等,了解适应证与禁忌证。

(2)身体评估 评估生命体征,了解妇科检查情况。

(3)辅助检查 了解血常规、血凝、肝肾功能、X 线检查、心电图等结果。

(4)心理和社会支持状况

2. 护理措施

(1)术前准备

1)健康教育 简单介绍手术过程;做好疼痛宣教,指导有效咳嗽,告知术后体位、饮食、吸氧及引流管等情况。

2)饮食管理 术前 8h 禁食,4h 禁饮。

3)术前一日准备　皮肤准备；做药物过敏试验；如有体温升高、月经来潮、血压升高、血糖水平异常等情况,应及时与医师取得联系。

4)转送前准备　清洗外阴；更衣；遵医嘱术前用药；核实患者身份、手术标识；填写手术交接单,备好病历,与手术室护士做好交接。

(2)心理护理　消除患者的紧张情绪,取得患者及家属的理解和信任,使其以积极的心态配合手术。

(二)术后护理

1. 病情观察

(1)术后饮食及活动恢复视麻醉方式和患者具体情况遵医嘱执行,做好指导,鼓励患者及早排尿。

(2)密切观察生命体征、意识、腹部切口敷料,有无腹痛、内出血或脏器损伤征象等。

(3)严格执行医嘱,合理安排补液及使用抗生素。

2. 健康教育

(1)注意休息,避免重体力劳动。

(2)术后 1 个月随访。

十、输卵管吻合术护理常规

输卵管吻合术,又称输卵管复通术,包括输卵管结扎、输卵管粘堵后的复通术,经腹输卵管吻合术和腹腔镜下输卵管吻合术。

(一)术前护理

1. 同输卵管绝育术术前护理常规。

2. 做好阴道准备。术日阴道擦洗、消毒一次。

(二)术后护理

1. 同输卵管绝育术术后护理常规。

2. 术后 3~7 天行经阴道输卵管通液术,如出现腹部不适,应及时评估、解释与处理。

3. 注意休息,避免重体力劳动及剧烈活动。

4. 下次月经转经后复查,无特殊情况即可恢复性生活,若 6 个月至 1 年未孕,建议进一步就诊。

附录 I

刮宫手术护理常规

1. 术前护理

(1)病情观察　评估患者生命体征和心、肺、肝、肾等重要脏器的状况；评估专科情况,及时记录病情变化。

(2)健康教育　根据患者情况,进行多种形式的术前教育。与患者沟通术后疼痛评估方法及疼痛的应对措施;简单介绍手术流程。

(3)心理护理　评估患者及家属的认知程度和文化水平;评估常见的心理反应,识别并判断其所处的心理状态,有针对性地介绍和解释有关疾病的知识;及时提供有效的心理护理,消除患者的紧张情绪,取得患者及家属的理解和信任,使其以积极的心态配合手术。

(4)术前准备　更衣;消毒外阴及阴道;术前监测生命体征;遵医嘱术前用药;核实患者身份;进手术室前排空膀胱;备好病历。

2. 术后护理

(1)观察阴道出血量及子宫收缩等情况,如发现出血多或腹痛剧烈,应及时报告医师。

(2)术后如有体温异常升高,白细胞增多,应查明原因,并予以处理。

(3)根据医嘱注射宫缩剂。

(4)术后 1 个月内禁止性生活和盆浴;保持外阴清洁。

附录 Ⅱ

子宫动脉栓塞术护理常规

采用经皮穿刺血管插管技术(Seldinger 技术),在局部麻醉下经皮右侧股动脉穿刺成功后,在数字减影血管造影(DSA)监视下,用 5F Yashino 导管先行左侧髂内动脉造影显示相应的出血子宫动脉等,继之行左侧超选择插管至子宫动脉造影并栓塞,然后利用成像技术行右侧子宫动脉造影及栓塞,造影证实子宫动脉栓塞成功,这种技术称为子宫动脉栓塞术。所用对比剂为碘海醇,栓塞材料为明胶海绵颗粒等栓塞物。

1. 术前护理

(1)心理护理　术前向患者介绍导管室的环境、仪器、手术方法及注意事项,以消除患者的恐惧心理。

(2)术前准备　术前一晚及术日晨各测量体温一次,抽血,行交叉配血试验。术前 6h 禁食禁饮。术前一日腹部备皮,备皮范围:脐以下至大腿上 1/3,两侧至腋中线,包括外阴部。术前训练床上排尿。转送前测量脉搏、呼吸、血压,如有异常,应及时通知医师。核实患者身份。嘱患者排空膀胱,备好病历,携带沙袋等用物,平车转送。

2. 术后护理

(1)严密观察生命体征及下肢血液循环情况,测量脉搏、呼吸、血压,观察远端肢体的皮肤颜色、温度、感觉、肌力及足背动脉搏动情况,每小时一次,共 3 次;每 2h 测量一次,共 3 次;以后每 4h 测量一次至 24h。注意有无动脉栓塞的"5P 征"发生,即疼痛(pain)、麻木(parasthsia)、运动障碍(paralysis)、无脉(pulseless)、苍白(pale);观察体温变化及床上排尿情况。

(2)术后取平卧位,穿刺侧肢体制动 6h,穿刺处置沙袋加压 6h。注意观察穿刺点有无异常。6h 后去除沙袋,穿刺侧肢体可活动,并进行床上翻身活动。栓塞后需卧床 24h。

(3)准确、及时观察疼痛部位、时间、性质及程度,必要时给予药物镇痛。

(4)观察有无对比剂的不良反应,如出现皮肤潮红、荨麻疹、瘙痒等症状,应及时对症处理。

(5)做好饮食宣教,评估进食情况。

参考文献

[1]安力彬,陆虹. 妇产科护理学. 6 版. 北京:人民卫生出版社,2017.

[2]沈铿,马丁. 妇产科学. 3 版. 北京:人民卫生出版社,2016.

[3]世界卫生组织生殖健康与研究部. 避孕方法选用的医学标准. 国家人口计生委科学技术研究所,译. 北京:中国人口出版社,2011.

[4]中华医学会. 临床技术操作规范:计划生育学分册. 北京:人民军医出版社,2010.

[5]中华医学会计划生育学分会. 临床诊疗指南与技术操作规范:计划生育分册(2017修订版). 北京:人民卫生出版社,2017.

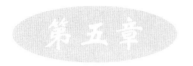

门（急）诊护理常规

第一节　门诊护理常规

一、门诊一般护理常规

（一）开诊环境准备

1. 做好一切开诊准备工作，急救物品、消毒器械与物品准备齐全，并固定放置。
2. 室内清洁、安静、温度适宜，保持良好的检诊环境。

（二）护理人员要求

1. 衣帽整洁，仪表端正。
2. 具有丰富的临床护理工作经验，责任心强。
3. 态度和蔼，有礼貌，耐心解答有关问题。

（三）就诊期间护理

1. 按挂号顺序及患者病情，合理安排患者就诊。对于老弱病残患者、婴幼儿，应酌情安排提前诊治。
2. 安排患者座位，按照公共卫生管理要求及病情需要，在就诊前做好患者体温、脉搏、血压及呼吸的监测工作并记录。
3. 随时观察候诊患者病情，如遇有高热、剧痛、大出血、精神异常、呼吸困难、惊厥、发绀及其他病情危重者，应根据医嘱转送急诊室处理，必要时就地抢救。
4. 发现老弱病残、行动不便或精神障碍等特殊患者，在接受医师检诊时，护士应在旁提供帮助，如扶携者上下检查床，给予必要的心理疏导等。男性医师在进行盆腔检查时，应有女性医务人员陪伴。
5. 经常巡视诊室，维护诊室的就诊秩序，保持良好的就诊环境，并注意保护患者隐私。
6. 做好诊间预约及转诊服务工作，并宣传推广预约诊疗服务，方便患者。

（四）消毒隔离管理

1. 严格执行消毒隔离制度，每位患者完成检查后，要更换检查床上的垫巾。每日用消毒液擦抹诊察室桌、椅、检查床,以及拖地。

2.对传染病患者的分泌物、排泄物及使用过的医疗器具严格消毒灭菌,妥善处理,防止发生院内交叉感染。如发现传染病患者,应立即隔离治疗。

3.各种消毒容器每周回消 2 次;消毒及一次性灭菌物品应定期检查,避免过期。

(五)健康宣教

1.诊查完毕,应协助医师对患者进行个别指导,如手术前后注意事项及检查、治疗、复诊等有关事项。如遇患者对诊治方面有意见,护士应主动协助医师进行解释和处理。

2.对于候诊期间的患者,做好卫生防病、计划生育与优生优育、孕产期保健及母乳喂养知识的宣教和指导。

二、妇科门诊护理常规

1. 按门诊一般护理常规予以处理。

2. 做好宣教,嘱患者根据情况于就诊前排空膀胱,以便于检查。

3. 遵医嘱进行治疗及配合进行特殊检查。

4. 正确分诊,引导患者按流程就诊,并配合做好专科门诊间转诊工作。

三、产科门诊护理常规

(一)一般护理

参见门诊一般护理常规。

(二)产科检查就诊指导

1.正确分诊,引导孕产妇按流程就诊。

2.确定妊娠后,正常孕妇在妊娠 28 周内每 4 周复查一次,妊娠 28～36 周每 2 周复查一次,妊娠 37～40 周每周复查一次。对于有特殊情况者,应随时复查。

3.提前上班做诊前或治疗前准备,做好分诊,测量血压、体重,以及跌倒风险评估等工作。

(三)高危孕妇管理

根据各地高危孕妇管理实施细则,协助做好高危孕产妇"五色"管理[绿色(低风险)、黄色(一般风险)、橙色(较高风险)、红色(高风险)、紫色(传染病)]。

(四)孕妇健康教育

1.对于来院检查 2 次及以上的孕妇,在妊娠 32 周以前,要求其至少完成 2 次孕妇学校基础健康教育课程,内容以母乳喂养、孕期保健为主,听课率要求在 95% 以上。

2.计划在医院分娩的孕妇在分娩前应完成必修课,内容包括促进自然分娩系列、孕期保健系列、母乳喂养系列、母婴保健系列。

（五）做好无保健册电子报卡

对于初诊孕妇，应查看其有无到社区建保健册；对于未建卡者，应做好建保健册提醒并向属地报卡。

第二节　急诊重症护理常规

一、病史及病情的评估

1.根据急诊预检分诊标准初步评估患者，评估内容涵盖生命体征、意识、疼痛评分、自觉症状、阴道流血量、子宫收缩频率、胎动、子宫张力等，根据评估结果进行急诊分级并据此安排就诊区域与处置时间。对于Ⅰ级濒危患者，需立即处理或送入抢救室抢救，必要时开通绿色通道。

2.在短时间内迅速了解患者的主要发病经过、病情变化等。

3.进一步评估一般情况，如系孕妇，则还应评估胎心、产程进展、孕期情况等。

二、配合医师急救护理

1.抢救室保持环境安静、温度适宜，注意保护患者隐私。

2.根据病情取合适的体位，给予吸氧，注意保暖。

3.迅速建立两路及以上有效的静脉通道，遵医嘱用药，合理安排输液、输血。

4.根据病情或遵医嘱给予必要的治疗，如交叉配血、导尿等，做好术前准备。

5.必要时配合医师完成中心静脉插管、气管插管等急救操作。

6.给予心电监护、血氧饱和度监护，严密监测生命体征，注意观察尿量、尿色，并做好特别护理记录。

7.及时、正确执行医嘱，保证各项抢救治疗有序进行，抢救时如医师下达口头医嘱，需复述一遍，确认无误后方可执行。

8.加强基础护理，保持床褥干燥、平整，以防发生并发症。注意安全，防止发生坠床等意外。对于谵妄、躁动或者意识障碍的患者，经家属知情同意后，予以约束具保护。

9.妥善固定各种管道，标识清晰，保持通畅。

10.严格执行消毒隔离制度和无菌技术操作规程，做好手卫生。

三、心理护理

1.评估患者及家属的认知程度和文化水平。评估常见的心理反应，识别并判断其所处的心理状态。

2.有针对性地介绍和解释有关疾病的知识。及时提供有效的心理护理，消除患者的紧张情绪，取得患者及家属的理解和信任，使其以积极的心态配合治疗。

四、转送及手术安排

1.患者经抢救病情稳定、允许转运时方可运送,转送前先与接收科室联系,取得同意后由医护人员护送,保证路途通畅,并做好交接班。

2.对于病情紧急、需立即施行手术者,可启动紧急手术专用手术间,并且应预先通知手术室有关人员做好相应准备,必要时在急诊手术室完成手术。

五、具体疾病护理

参见相应疾病护理常规。

六、家属及患者物品安置

1.安排家属等候,做好解释,并取得其配合和协作。

2.将患者随身所带的贵重物品及衣物交予家属妥善保管;无家属的,清点后放入专柜加锁保管。

3.抢救完毕,保持抢救室整洁,使用过的物品要及时补充并放回原处,并按消毒隔离要求做好终末消毒工作。

第三节　留观患者护理常规

对于经医师诊查后认为需要留观的患者,由医师开具留观证,护士根据病情合理安排床位,送入留观室。

一、入室接待

1.热情接待患者,做好入室评估。

2.介绍入室须知和留观室环境。

3.及时通知急诊室医师。

4.佩戴腕带,做好留观患者身份标识。

二、病情观察和护理

1.严密观察留观患者生命体征,全面掌握其病情变化,如发现病情变化,应及时通知医师。

2.根据病情监测体温、脉搏、呼吸、血压,记录出入量等。

3.如为产科留观患者,则需详细了解本次妊娠情况,如孕产次、预产期、孕期产检情况,观察有无宫缩、破膜及阴道流血等情况,监测胎心、胎动。

4.及时、正确执行医嘱,规范书写留观患者的病情护理记录。

5.协助做好相关检查,及时了解检验检查结果。

6.做好心理护理,稳定患者情绪,使其更好地配合治疗、护理。

7.留观一般不超过 72h,根据医嘱及时做好患者的入院或离室工作,协助办好相关手续。

8.患者留观、离观应及时登记,离观须注明患者去向。

9.患者离观后,应做好床单位的终末消毒工作。

三、健康指导

1.讲解疾病相关知识,取得患者配合,告知如出现异常情况,应及时联系医护人员。

2.根据病情指导休息、体位、活动、饮食等。

3.离室时做好与疾病相关的预防、保健、康复宣教。

第四节　危重症患者护理常规

一、入院前准备

危重症患者一般由急诊室初步处理后入院。病房、重症监护病房(ICU)、产房在接到急诊室通知后,应立即安排危重症患者床位,备好需要使用的抢救物品,并通知责任医师。

二、危重症患者接待与评估

在危重症患者入院时,认真听取急诊室护士交班,了解患者的主要发病经过、病情变化以及相关治疗,快速评估生命体征、一般情况及专科情况,根据病情给予相应的处置。

三、严密观察病情,积极配合医师抢救

1.根据病情取合适的体位,给予吸氧,注意保暖。

2.给予心电监护,严密监测生命体征和 24h 出入量(如系孕妇,则还应密切注意胎心及产程进展),做好特别护理记录。

3.迅速建立静脉通道(必要时建两路),遵医嘱用药,并合理安排输液、输血。

4.根据病情或遵医嘱给予必要的治疗,如交叉配血、导尿等,做好术前准备及各种标本的收集等。

5.各管道标识清晰,保持通畅,妥善固定,防止发生脱落、扭曲、堵塞。注意观察引流液的量、颜色、性状,如发现出血量大或异常的引流液,应及时与医师联系。

6.保持呼吸道通畅,及时将血气标本送检。

7.必要时协助医师行中心静脉置管,测量中心静脉压,指导输液滴速和输入量。

8.加强安全管理,根据病情及时完成跌倒风险评分、疼痛评分、压疮评分等,防止发生坠床、跌倒、压疮等意外事件。对于谵妄、躁动或者意识障碍的患者,经家属知情同意后,予以约束具保护。

9.遵医嘱鼓励患者进食,对于无法自主摄入的患者,遵医嘱于 24～48h 内启动肠内营养(EN)。

10.加强基础护理,保持床褥干燥、平整,协助患者翻身活动,鼓励患者适当活动,避免发

生压疮、下肢静脉血栓等并发症。

11.严格执行消毒隔离制度和无菌技术操作规程,保持室内空气新鲜、安静、整洁,温、湿度适宜,预防院内感染的发生。

12.严格执行交接班制度,实行床头交接班。

13.如患者需要手术治疗,应预先通知手术室相关人员做好相应准备;对于病情紧急者,可启动紧急手术专用手术间。

14.必要时组织疑难危重症患者护理查房(讨论)并进行护理会诊。

四、危重症患者转运

1.转运前应评估患者病情,填写《危重症患者转运单》,根据病情严重程度安排转运人员、转运工具,并备好转运用仪器、药品、物品。

2.与接收科室事先联系,取得同意后方可转运,保证路途通畅。

3.转运护士与接收科室护士一起搬运、安置患者,共同完成生命体征、管道、皮肤评估后进行床头交接班。

4.院外转运应事先得到接收医院的同意,联系120急救车转运,转运前完成转院记录,必要时安排医务人员护送。

五、心理护理

1.评估患者及家属的认知程度和文化水平。评估常见的心理反应,识别并判断其所处的心理状态。

2.有针对性地介绍和解释有关疾病的知识。及时提供有效的心理护理,消除患者的紧张情绪,取得患者及家属的理解和信任,使其以积极的心态配合治疗。

参考文献

[1] 谢幸,孔北华,段涛. 妇产科学. 9 版. 北京:人民卫生出版社,2018.

[2] 中华医学会重症医学分会. 中国重症患者转运指南(2010)(草案). 中国危重病急救医学,2010,22(6):328-330.

下 篇

儿科护理常规

新生儿疾病护理常规

第一节 新生儿一般护理常规

一、环境要求

1. 新生儿室空气清新,通风良好(避免对流风),光线柔和,有条件的可设置层流病室。

2. 新生儿室应有相对独立的冷暖空调系统。病室内温度恒定在 22～24℃,早产儿室 24～26℃,相对湿度 55%～65%,且配备空气净化设施。

3. 无陪护新生儿室每床净使用面积≥3m²,床间距≥0.9m。有陪护病室的建议单人间,净使用面积≥12m²。

4. 室内每日湿式打扫 2 次,室内空气消毒,或有层流或新风装置。定期开展物体表面、环境等必要的卫生学监测和新生儿医院感染目标性监测。

5. 每日进行声音和光线监测,避免噪声,工作人员和探视人员做到"四轻"(走路轻、说话轻、开关门窗轻、操作轻),保持病室安静,保证新生儿充足睡眠。

6. 新生儿室内应设置感染病室和非感染病室。

二、入院接待

1. 患儿入院时需热情、及时接待,通知医师,并安排床位。迅速评估患儿的面色及一般情况,与家长认真核对患儿腕带、住院证上的信息,包括患儿的姓名、性别、住院号、日龄等,经家长核对无误后,立即将两根腕带分别系于患儿脚踝或手腕部,注意松紧合适,并询问和归还患儿随身佩戴的贵重物品。

2. 耐心对家长进行入院宣教,并询问相关信息。

3. 更换衣被。双人称量体重并记录,确保称量准确。监测生命体征、血氧饱和度并记录,检查全身各部位有无异常,必要时填写皮肤损伤告知书,根据病情予以适当卫生处置。

4. 及时处理各类医嘱,完成治疗及检验标本的采集。

5. 完成护理记录。

6. 对于病情危重的患儿,在听取急诊室护士交班的同时,如有病情变化,应及时配合抢救。

7. 对于疑似或传染病患儿,应在入院时即做好消毒隔离。

三、日常清洁护理

(一)口腔护理

每日早晨口腔护理一次,对于鼻饲、禁食等患儿,可酌情增加护理次数。常用的口腔护理液有生理盐水、注射用水、2%碳酸氢钠溶液等。

(二)皮肤护理

每日晨间皮肤护理一次,清洁脸部、五官、手心、臀部等处。在病情允许情况下,每日沐浴一次,以保证皮肤清洁,促进血液循环。对于病情危重者,暂停沐浴,行床边皮肤护理。

(三)脐部护理

保持局部清洁、干燥。脐带脱落前注意脐部有无渗血,保持脐部不被尿粪污染;脐带脱落后注意脐窝有无分泌物及肉芽,对于有分泌物者,先用3%过氧化氢溶液清洗,再用5%聚维酮碘溶液擦拭,并保持干燥,根据医嘱局部外用药物;对于有肉芽组织者,应至新生儿外科就诊,必要时使用硝酸银烧灼局部。

(四)臀部护理

每次便后用湿巾纸清洁臀部,并涂抹护臀膏;遇红臀根据轻重和可能原因分别给予对因治疗、勤换尿布、红外线照射,必要时入保温箱暴露臀部,并密切观察臀部皮肤情况。

四、保 暖

衣服宽松、柔软,保持清洁、干燥。因地制宜,采取不同的保暖措施,使新生儿处于"适中温度",保暖的方法有戴帽、母体胸前怀抱、产妇"袋鼠"式怀抱、保温箱以及辐射床等。各种操作、外出检查时应避免受凉,接触新生儿的手、仪器、物品等要保持温暖。

五、呼吸道管理

保持新生儿舒适体位,如仰卧时避免颈部前屈或过度后仰;俯卧时头偏向一侧,避免遮住口鼻,且需专人看护,防止发生窒息。及时清除口鼻分泌物,保持呼吸道通畅。

六、喂 养

采用母乳或婴儿配方奶粉喂养,首选母乳喂养,奶量根据医嘱执行,以奶后安静、不吐、无腹胀和理想的体重增长(15～30g/d,生理性体重下降期除外)为标准。喂养时要注意奶头、奶孔大小的选择,避免发生呛奶;对于有呛咳、吸吮力差、吞咽困难、疾病治疗要求的患儿,给予鼻饲喂养;对于病情危重者,予禁食,同时予静脉补充营养。

七、预防感染

建立新生儿室消毒隔离制度，并严格执行。工作人员入室前洗手、更衣、换鞋。感染与非感染新生儿应分区域安置和护理，工作人员患感染性疾病时应隔离。严格执行无菌技术操作规程。

八、病情观察

按病情及分级护理要求，及时巡视病房，监测生命体征，密切观察患儿病情，发现异常及时通知医师。每日统计排便次数，或根据病情遵医嘱统计24h尿量、出入量，每周称量体重一次。

九、安全指导

严格查对药物，确保用药安全。保证喂奶安全，一人一喂，耐心喂养，喂奶后加强巡视，防止发生呛咳或呕吐窒息。规范使用保温箱、辐射床、光疗箱等仪器，严防坠床、烫伤、输液外渗、身份识别错误等不良事件的发生。规范使用红外线灯和热水袋，严格遵守沐浴操作规程，随时注意水温。加强皮肤护理，遵医嘱规范使用约束带，防止尿布疹、压力性损伤、皮肤破损的发生。

十、出院处置

去除患儿一切治疗，按需沐浴，称量体重；双人仔细核对出院证、探视证、床头卡、腕带、出院记录，以及门诊病历中患儿的姓名、性别、住院号，核对完成后更衣，由家长正确报出患儿床号、姓名、性别、家庭住址和电话号码，并出示结账收据，经确认无误后方可解下腕带，家长再次核对腕带信息，确认无误后予出院，并对家长进行相应的出院指导；同时做好床单位终末消毒。

第二节　新生儿黄疸护理常规

【概　述】

新生儿黄疸，又称新生儿高胆红素血症，是指胆红素（大部分为非结合胆红素）在体内积聚而引起皮肤、巩膜等黄染的一种临床现象。其原因十分复杂，有病理和生理之分，重者可致中枢神经系统受损，引发胆红素脑病，一般多留有不同程度的神经系统后遗症，甚至导致死亡。成人血清胆红素浓度$>34\mu\mathrm{mol/L}$（2mg/dl）时，巩膜和皮肤可见黄染，新生儿早期由于胆红素代谢特点，血清胆红素浓度可高于成人。新生儿毛细血管丰富，当血清胆红素浓度$>85\mu\mathrm{mol/L}$（5mg/dl）时，才能察觉皮肤黄染。

【治疗原则】

以综合治疗为主，目的是降低血清胆红素浓度，预防发生胆红素脑病。生理性黄疸可不治疗,保证水和热量供应;对于早产儿,可配合光疗;对于病理性黄疸,可综合应用对因疗法、光照疗法、换血疗法和药物疗法进行治疗。

【护　理】

(一)一般护理

参见新生儿一般护理常规。

(二)与本病相关的主要护理

1. 评估要点

(1)健康史及相关因素　了解母亲妊娠史及黄疸家族史;询问父母血型和母婴用药史;了解患儿喂养方式、喂养量,以及大小便的颜色、量;了解患儿有无诱发物接触史(如樟脑丸、萘);询问黄疸出现时间及动态变化。

(2)症状、体征　评估黄疸程度、范围;有无皮肤黏膜苍白、水肿、肝脾肿大;评估患儿有无心率加快等心力衰竭表现及嗜睡、角弓反张、抽搐等胆红素脑病表现;检查有无头颅血肿、脓疱疹、脐部红肿等异常;注意大小便颜色,以及排便的次数、量。

(3)并发症　并发症包括胆红素脑病、心力衰竭等。

(4)辅助检查　了解母子血型、血常规、血清胆红素值、抗人球蛋白试验、红细胞抗体释放试验、血清游离抗体测定、肝功能、血培养、腹部B超、听力检查、头颅MRI等结果。

(5)心理和社会支持状况　评估家长对黄疸的认知程度,了解家长的心理状况。

2. 主要护理措施

(1)病情观察　①监测生命体征,密切观察患儿的反应、精神、意识、肌张力及吃奶情况。②观察黄疸的进展和消退情况,了解胆红素值,观察皮肤黄染程度、范围及其变化。③注意大小便颜色,以及排便的次数、量。④监测血糖,进行血气分析,了解有无低氧、低血糖、酸中毒等。

(2)预防胆红素脑病　①消除胆红素脑病诱因,及时纠正低温、缺氧、酸中毒、低血糖和低蛋白血症,防止发生窒息和感染,避免不合理用药。②做好光照疗法和换血治疗的准备,以及护理工作。③遵医嘱给予白蛋白和肝酶诱导剂等药物。④保持排便通畅,对于胎粪延迟排出和排便不通畅者,遵医嘱予灌肠处理。

(3)预防心力衰竭　保持贫血患儿安静,缺氧时给予吸氧,补液时适当控制输液速度。

(4)用药护理　①观察酶诱导剂、白蛋白、免疫球蛋白、茵栀黄等药物的疗效及副作用。②茵栀黄口服液味微苦,患儿可能拒服,导致出现恶心、呕吐,每次喂药应安排在喂奶前半小时,喂药后将体位调整至头高脚低侧卧位,同时密切观察患儿,防止呕吐、窒息的发生。③注意用温水冲益生菌,切勿用开水。

(5)安全管理　①患儿光疗时较烦躁,哭吵较多,应予适当安慰,如使用安慰奶嘴,避免过度哭吵。②剪短指甲,戴手套,必要时遵医嘱正确使用约束带,足跟部用创可贴保护,防止皮肤损伤。③操作后及时关闭光疗箱门,防止发生坠床。正确、规范使用光疗箱,随时关注其功能,防止患儿体温过高或过低。

3. 并发症护理

（1）胆红素脑病　应密切观察患儿，及早发现有无拒食、呕吐、嗜睡、肌张力减退等警告期表现，积极配合医师给予光疗和输白蛋白等处理，避免造成永久性神经损伤。

（2）心力衰竭　患儿面色苍灰或发绀加重，烦躁，短期内呼吸明显加快，心率加快，肝脏增大，提示并发心力衰竭，应配合医师做好给氧、镇静、强心、利尿等处理。

【出院指导】

（一）喂养指导

母乳营养价值高、吸收快、无菌且含有多种免疫活性物质，即使发生新生儿溶血病，仍提倡母乳喂养，可按需喂养。若为葡萄糖-6-磷酸脱氢酶缺乏症（G-6-PD），乳母和患儿忌食蚕豆及其制品。若黄疸较深，则可暂停或减少母乳喂养，改喂其他乳制品，2～4天后黄疸可减退，再喂母乳时黄疸再现，但较前为轻且会逐渐消退，此为母乳性黄疸，所以不必因黄疸而放弃母乳喂养。

（二）用药指导

出院时黄疸仍明显者可带茵栀黄等口服药，贫血患儿可带铁剂，肝炎综合征患儿出院后常需要服用护肝药，嘱家长遵医嘱服药。告知G-6-PD患儿及乳母应避免应用某些会引起溶血的药物，如维生素 K_3、磺胺类、解热镇痛药及新生霉素等，衣服保管时勿放樟脑丸。

（三）定期复诊

疑有胆红素脑病，告知家长需加强神经系统方面的随访，以便尽早进行康复治疗；对于溶血病患儿，出院后1～2周复查一次血红蛋白，若血红蛋白浓度降至80g/L以下，应输血以纠正贫血；对于肝炎综合征患儿，应每隔1～2周复查肝功能，直至完全康复。儿童如出现下列情况，家长须引起重视，及时就诊：①黄疸持续时间较长，足月儿＞2周，早产儿＞4周。②黄疸消退或减轻后又再出现或加重。③更换尿布时发现大便颜色淡黄或发白，甚至呈陶土色，尿色变深黄或呈茶色，或者皮肤出现瘀斑、瘀点，大便变黑等。

（四）产前监测与处理

溶血症患儿母亲如再次妊娠，需对其做好产前监测与处理，孕期监测抗体滴度；对于不断增高者，可采用反复血浆置换术。对于胎儿水肿或胎儿血红蛋白浓度＜80g/L，而肺尚未成熟者，可行宫内输血；对于重症Rh阴性孕妇，既往有死胎、流产史，再次妊娠中Rh抗体效价升高，羊水中胆红素水平升高，且羊水中卵磷脂/鞘磷脂比值＞2，可提前分娩，减轻胎儿受累。胎儿娩出后及时送新生儿科诊治。

第三节　新生儿败血症护理常规

【概　述】

新生儿败血症是指病原体侵入新生儿血液循环并生长繁殖、产生毒素而造成的全身感染。其发病率及病死率较高,尤其是早产儿和长期住院者。常见的病原体为细菌,也可为真菌、病毒或原虫等。本节主要阐述细菌性败血症。

【治疗原则】

(一)抗生素治疗

用药原则是早期、静脉、联合、足量、足疗程应用抗生素,一般应用 10～14 天;对于有并发症者,应治疗 3 周及以上。

(二)对症支持治疗

注意保暖,及时纠正酸中毒、电解质紊乱,清除感染灶,必要时输全血或血浆,以及免疫球蛋白。

【护　理】

(一)一般护理

参见新生儿一般护理常规。

(二)与本病相关的主要护理

1. 评估要点

(1)健康史及相关因素　评估有无宫内、产时和产后感染史;是否早产;出生时有无复苏抢救史,是否接受过损伤性操作;近期有无皮肤黏膜破损,有无脐炎、脓疱疹等。

(2)症状、体征　注意患儿体重增长情况。评估面色、肤色、反应、哭声、吃奶、体温情况;有无感染性病灶;有无腹胀、呼吸暂停、黄疸、肝脾肿大、硬肿、出血倾向及休克等;有无神经系统阳性体征。

(3)并发症　并发症包括化脓性脑膜炎、感染性休克。

(4)辅助检查　了解血培养、病原菌抗原及 DNA 检测、外周血血常规及 CRP、血清降钙素原、微量红细胞沉降率,以及感染部位涂片和培养等结果。

(5)心理和社会支持状况　评估家长有无焦虑情绪,对疾病的认知程度,以及家庭卫生习惯和居住环境等。

2. 主要护理措施

(1)病情观察　①监测生命体征,尤其是体温变化;观察神志、面色、精神、反应、哭声、吃奶情况。②注意全身皮肤有无新的感染灶,如脐炎、鹅口疮、脓疱疹、皮肤破损等。③观察黄疸进展和消退情况。④注意有无出血倾向及神经系统表现。

（2）用药护理 ①正确使用抗生素。在使用抗生素前采集患儿的血培养标本;熟悉抗生素的剂量、用法、药理作用及配伍禁忌,观察有无过敏反应和不良反应,定期做血、尿常规等检查。②遵医嘱正确静脉输注免疫球蛋白。使用输液泵匀速泵入,并选择单独的静脉通道,避免与其他药物混合。③该病疗程长,部分药物刺激性强,应提高静脉穿刺的成功率,必要时尽早留置 PICC,以免药物渗出引起坏死。

3.并发症护理

（1）化脓性脑膜炎 患儿出现持续发热、面色青灰、激惹、呕吐、颈部抵抗、前囟饱满、双眼凝视和呼吸暂停等,提示有化脓性脑膜炎的可能,应立即与医师联系,积极处理,并配合医师行腰部穿刺检查。

（2）感染性休克 患儿出现面色青灰、心动过速、脉搏细弱、脉压减小、毛细血管充盈时间延长、皮肤花斑、四肢厥冷等,应考虑感染性休克,及时遵医嘱并积极配合医师进行扩容、纠正代谢性酸中毒及电解质紊乱,应用血管活性药物等。

【出院指导】

（一）用药指导

口服抗生素在新生儿两餐奶间服用,用适量温开水溶化后用奶瓶喂入,喂后再喂少许温开水。

（二）预防感染

保持皮肤黏膜、臀部及脐部清洁、干燥。告知家长勿用不洁布类擦洗新生儿口腔,不能针刺、艾灸、挑割和擦伤新生儿的皮肤黏膜。脐部愈合前可用3％过氧化氢溶液清洗,每日2次,再涂5％聚维酮碘溶液消毒。

（三）正确识别新生儿败血症的异常表现

若患儿出现高热、反应差、拒奶、呕吐、面色青灰、皮肤花斑、双眼凝视等情况,须及时就诊。

第四节　新生儿肺炎护理常规

【概　述】

新生儿肺炎是由感染或吸入等因素引起的肺部炎症,可发生在产前、产时和产后,是新生儿常见疾病,也是新生儿死亡的重要原因之一。本节主要阐述感染性肺炎。新生儿感染性肺炎多数为产后感染性肺炎,可由上呼吸道炎症向下蔓延引起,也可为败血症并发。

【治疗原则】

1. 保持呼吸道通畅,纠正低氧血症。
2. 控制感染,针对病原菌选择合适的抗生素。
3. 对症支持治疗。

【护　理】

(一)一般护理

参见新生儿一般护理常规。

(二)与本病相关的主要护理

1. 评估要点

(1)健康史及相关因素　询问母亲孕期尤其是孕后期有无感染史(如巨细胞病毒或弓形虫等感染);有无羊膜早破,羊水的颜色和性质。询问有无宫内窘迫或产时窒息;了解 Apgar 评分;有无呼吸道感染性疾病接触史;有无长期住院、气管插管等医源性感染因素。

(2)症状、体征　评估患儿是否反应差、发热或体温不升,注意呼吸频率、节律、深浅度,观察有无发绀、呻吟、口吐白沫、呼吸急促、吸气性三凹征、胸腹式呼吸、咳嗽、呼吸暂停等。评估肺部体征;注意有无心力衰竭和气胸的表现。

(3)并发症　并发症包括心力衰竭、中毒性肠麻痹、气胸、中毒性脑病、呼吸衰竭。

(4)辅助检查　了解病原学检验、血液学检验、胸部 X 线检查结果,尤其了解血气分析结果。

(5)心理和社会支持状况　评估家长有无焦虑情绪,对疾病的认知程度。

2. 主要护理措施

(1)病情观察　①监测生命体征、血氧饱和度,进行动脉血气分析,密切观察患儿反应、意识,呼吸频率、节律、深浅度,以及呼吸困难、缺氧程度。②观察吃奶情况,有无腹胀、腹泻等消化道症状。③观察有无嗜睡、意识障碍、惊厥等中枢神经系统症状。④注意全身脏器功能变化。

(2)合理用氧　①患儿出现呼吸急促或三凹征等呼吸困难表现时,应给予吸氧,维持正常的氧分压和血氧饱和度。②给氧方法依病情而定,一般采用鼻导管吸入法,早产儿宜用空氧混合仪吸入,病情严重时用温湿化面罩或空氧混合头罩吸氧,甚至行机械通气。③早产儿给氧浓度不宜过高,时间不宜太长,以免发生视网膜病、支气管肺发育不良等并发症。

(3)保持呼吸道通畅　①患儿取半卧位,以利于呼吸,侧卧位有利于呼吸道分泌物的排出,肺不张者取健侧卧位。经常变换体位,有条件的多怀抱。②拍背或叩击/震动,当叩击/震动治疗出现呼吸困难、发绀、呼吸暂停、心动过缓时,应立即停止。有下列情况时不宜进行拍背或叩击/震动:气管插管后 48~72h 内,应用呼吸机高氧高通气时,喂养后 30min 内,超低出生体重儿。③吸痰宜在雾化后及喂奶前半小时进行。对于有下呼吸道分泌物黏稠,造成局部阻塞引起肺不张、肺气肿者,可用纤维支气管镜术吸痰。④根据病情和胸片中病变的部位选用适当的体位进行引流,以利于清除呼吸道分泌物或胎粪。⑤对于病程迁延者,可行胸部超短波或红外线理疗。

(4)保持患儿安静　为患儿提供一个舒适的环境,避免患儿剧烈哭吵,必要时遵医嘱使用镇静剂,以减少氧耗。

(5)合理喂养　患儿易呛奶,喂奶时应将头部抬高或抱起,并且宜少食多餐,耐心间歇喂奶,不宜过饱,以免影响呼吸和引起呕吐、吸入。对于呛奶严重或呼吸困难明显者,可行鼻饲喂养。对于进食少者,根据不同日龄、体重、生理需要量等要求给予静脉补液。

(6)用药护理　建立有效的静脉通道,按治疗方案有次序地输入液体,并确保液体量准确。抗生素需现配现用,遵医嘱准确分次使用。掌握抗生素的剂量、用法、药理作用及配伍禁忌,并注意观察有无发生不良反应。氧气雾化吸入抗炎、平喘、祛痰药物,吸入时间每次不超过 15min。对于重症肺炎患者,补液时适当控制输液速度,避免诱发心力衰竭。

3. 并发症护理

(1)心力衰竭　患儿面色苍灰或发绀加重、烦躁、短期内呼吸明显加快、心率加快、肝脏增大,提示并发心力衰竭,应配合医师做好给氧、镇静、强心、利尿等处理。

(2)呼吸衰竭　出现呼吸节律不规则、双吸气、抽泣样呼吸、呼吸变浅变慢及呼吸暂停,提示发生呼吸衰竭的可能,宜立即予吸痰、吸氧、动脉血气分析,根据血气分析结果决定是否转 ICU 行机械通气治疗。

(3)气胸　合并气胸时可出现烦躁不安、呼吸困难突然加重、发绀明显、一侧胸廓饱满及呼吸音降低,应积极配合医师做好胸腔穿刺或胸腔闭式引流的准备和护理。

(4)中毒性脑病　观察有无烦躁、前囟隆起、惊厥、昏迷等中毒性脑病表现,遵医嘱予止痉、脱水治疗。

(5)中毒性肠麻痹　表现为腹胀明显、肠鸣音减弱或消失等,遵医嘱予禁食、胃肠减压、肛管排气;对于低钾血症患儿,根据电解质结果遵医嘱补钾。

【出院指导】

(一)喂养指导

少食多餐,细心喂养,防止发生呛咳、窒息。发生呕吐时,迅速将患儿的头侧向一边,轻拍其背部,及时清除口鼻腔内的奶汁,防止奶汁吸入。

(二)日常护理

及时清除鼻腔内分泌物,多怀抱小儿,指导正确拍背。注意保暖,避免着凉,减少探视,避免接触呼吸道感染者。

第五节　新生儿缺氧缺血性脑病护理常规

【概　述】

新生儿缺氧缺血性脑病(HIE)是由各种围产期因素引起的缺氧和脑血流的减少或暂停

而导致胎儿或新生儿的脑损伤。HIE 是新生儿窒息后的严重并发症之一,病情重,病死率高,少数幸存者可产生永久性神经功能缺陷,如智力障碍、癫痫、脑性瘫痪等。

【治疗原则】

(一)三项支持疗法

1. 维护良好的通气、换气功能。酌情给予不同方式氧疗,必要时行人工通气。
2. 维持各脏器血流灌注。保持血压在正常范围。
3. 维持血糖浓度在正常高值(5.0mmol/L),保持神经细胞代谢所需热量。

(二)三项对症处理

1. 控制惊厥,首选苯巴比妥钠。
2. 降低颅内压。当颅内压增高时,首选利尿剂呋塞米。对于严重者,可使用 20％甘露醇。
3. 消除脑干症状。当重度 HIE 患儿临床出现呼吸节律异常、瞳孔改变时,可应用纳洛酮。

(三)亚低温治疗

近年来,亚低温治疗新生儿 HIE 越来越普及,但仅适用于足月儿。

(四)神经干细胞移植

目前正在进一步研究中。

【护　理】

(一)一般护理

参见新生儿一般护理常规。

(二)与本病相关的主要护理

1. 评估要点

(1)健康史及相关因素　了解孕妇妊娠期间的健康状况。询问有无宫内缺氧病史、产程过长、羊水污染,出生时 Apgar 评分值和复苏经过。询问新生儿有无心、肺、脑等脏器严重疾病。

(2)症状、体征　评估生命体征、周围循环及尿量。观察面色、意识、意识障碍程度、原始反射、四肢肌张力及其他神经系统症状。评估颅内高压的进展情况。

(3)并发症　并发症包括颅内压增高、呼吸衰竭。

(4)辅助检查　了解血气分析、血糖、头颅 B 超、CT 检查结果。

(5)心理和社会支持状况　评估家长有无焦虑、担忧情绪,以及对疾病的认知程度。

2. 主要护理措施

(1)病情观察　①监测生命体征及血氧饱和度,尤其注意呼吸情况,进行血气分析。②观察周围循环及尿量。③观察患儿的意识、瞳孔、肌张力、前囟张力等改变,以及有无抽搐情况。④观察颅内高压的进展情况。⑤观察有无腹胀、呕吐、奶液潴留及血便等消化系统症状。

(2)体位和保持安静　取头高足低位,抬高床头 $15°\sim30°$,保持头正中位,尽量不搬动患儿头部,绝对静卧,减少刺激,各项操作尽量集中进行。

(3)维持正常呼吸形态　及时清除呼吸道分泌物,保持呼吸道通畅。合理用氧,预防或改善脑缺氧,减轻脑水肿。可采用不同方式给氧,保持氧分压和二氧化碳分压在正常范围,必要时予机械通气治疗。

(4)饮食管理　适当延迟开奶,一般禁食 72h。禁食期间给予静脉内补充热量及水分,保持水、电解质和酸碱平衡。

(5)用药护理　①遵医嘱正确应用止痉、脱水药物,血管活性药物和改善脑细胞代谢药物,注意观察药物疗效及不良反应。②苯巴比妥钠静脉推注速度不宜过快,用药前观察呼吸和肌张力,如有呼吸抑制和肌张力低下,应及时与医师联系停药。③使用甘露醇等脱水剂要选择大静脉快速泵入,并严防渗出而造成局部皮肤坏死。④血管活性药物输注时最好单独使用一路静脉,加强巡视,保证输液泵准确、匀速输入,每小时记录血管活性药物输入量,避免药液外渗引起组织坏死,有条件者采用 PICC。

(6)亚低温疗法的护理　①降温:在亚低温治疗时,采用循环水冷却法进行选择性头部降温,起始水温保持 $10\sim15℃$,直至体温降至 $35.5℃$ 时开启体部保暖,脑温下降至 $34℃$,时间控制在 $30\sim90min$。②维持:使头颅温度维持在 $34\sim35℃$。由于头部的降温,体温亦会相应下降,易引起新生儿硬肿症等并发症。因此,在亚低温治疗的同时必须注意保暖,可予远红外辐射床保暖,将肤温控制在 $35\sim35.5℃$,并且注意监测患儿肛温,使肛温维持在 $35.5℃$ 左右。③复温:亚低温治疗结束后,必须给予复温,复温时间 $>5h$,保持上升速度不高于 $0.5℃/h$,避免快速复温引起低血压。④监测:在治疗过程中,要给予持续的动态心电监护、肛温监测、血氧饱和度以及血压监测,同时观察患儿面色、反应、末梢循环情况,记录 24h 出入量,并做好记录。

(7)早期康复干预　对于有功能障碍者,将其肢体固定于功能位。待生命体征稳定后抚触患儿,早期给予患儿动作训练和感知觉刺激,以促进恢复。

3. 并发症护理

(1)颅内压增高　当患儿出现脑性尖叫、呕吐、双眼凝视、前囟饱满、颅缝分离、惊厥等颅内高压表现时,须立即报告医师,及时遵医嘱采取降颅内压措施。

(2)呼吸衰竭　当患儿出现呼吸节律不规则、双吸气、抽泣样呼吸、呼吸变浅变慢及呼吸暂停时,提示发生呼吸衰竭的可能,宜立即予吸痰、吸氧、动脉血气分析,根据血气分析结果决定是否转 ICU 行机械通气治疗。

【出院指导】

(一)自我监测与处理

告知家长注意观察癫痫和脑瘫等后遗症。一旦患儿出现抽搐,应立即取平卧,将患儿头侧向一边,松解衣领,减少刺激,保持患儿安静,并迅速将患儿送往医院治疗。建议对 3 月龄小儿行神经行为测定,如出现异常姿势,如头后仰、下肢伸直、脚底不能水平接触地面等情况,应及时就诊。

(二)康复指导

向家长耐心讲解康复干预的重要性、措施方法和注意事项,以取得家长的配合。必要时建议至专业康复机构治疗。

(三)定期复诊

一般患儿出院后 2～4 周复查一次,以后根据复查结果确定下次复查时间。

第六节　新生儿颅内出血护理常规

【概　述】

新生儿颅内出血主要由缺氧或产伤引起,早产儿发病率较高,且预后较差。颅内出血是新生儿早期的重要疾病与死亡原因。

【治疗原则】

(一)对症治疗

止血,控制惊厥,降低颅内压。

(二)外科处理

对于足月儿有症状的硬膜下出血,可用腰穿针从前囟边缘进针吸出积血。对于脑积水早期有症状者,可行侧脑室穿刺引流缓解病情,或行脑室储液囊埋植术。

(三)支持治疗

出血停止后,可静脉滴注脑代谢激活剂营养脑细胞。

【护　理】

(一)一般护理

参见新生儿一般护理常规。

(二)与本病相关的主要护理

1. 评估要点

(1)健康史及相关因素　了解有无围产期缺氧以及产伤病史;了解复苏经过,是否为早产;了解产妇有无出血性疾病病史;了解患儿出生后有无输入高渗液体或机械通气不当。

(2)症状、体征　评估生命体征、意识、肌张力、黄染和贫血程度,以及颅内高压的进展情况。

(3)并发症　并发症包括颅内压增高、呼吸衰竭。

(4)辅助检查　了解头颅 B 超、CT、脑脊液检验结果,以及血红蛋白水平、血细胞比容降低程度。

(5)心理和社会支持状况　评估家长有无焦虑、担忧情绪,以及对疾病的认知程度。

2. 主要护理措施

(1)病情观察　①严密监测生命体征。②观察患儿的意识、瞳孔、呼吸、肌张力及前囟张力、头围等改变,注意有无抽搐情况。③观察皮肤黄染和贫血程度。

(2)体位和保持安静　①抬高头位(将头肩部抬高 15°～30°)。②如需将患儿头偏向一侧,则整个身躯也应取同向侧位,保持头呈正中位,以免颈部大血管受压。③绝对静卧,尽量少搬动患儿头部。④减少刺激,各项操作尽量集中进行,护理操作要轻、稳、准。

(3)维持正常呼吸形态　①及时清除呼吸道分泌物,保持呼吸道通畅。②合理用氧,可采用不同方式给氧,保持氧分压和二氧化碳分压在正常范围,必要时予机械通气治疗。

(4)喂养护理　出血早期禁止直接哺乳,防止因吸奶用力或呕吐而加重出血。对于轻症者,待生命体征稳定后可耐心喂养,喂奶时不宜抱起。对于重症者,予禁食,由静脉补充热量及液体。

(5)用药护理　①遵医嘱正确应用止血药、止痉脱水药和改善脑细胞代谢等药物,注意观察药物疗效及不良反应。②苯巴比妥钠静脉推注速度不宜过快,需 10min 以上,用药前观察呼吸和肌张力,如有呼吸抑制和肌张力低下,应及时与医师联系停药。③使用甘露醇等脱水剂要选择大静脉快速推入,并严防渗出而造成局部皮肤坏死。

(6)做好术前准备　对于需行外科手术者,做好相应的术前准备和护理。

3. 并发症护理

(1)颅内压增高　当患儿出现脑性尖叫、呕吐、双眼凝视、前囟饱满、颅缝分离、惊厥等颅内高压表现时,须立即报告医师,及时遵医嘱采取降颅内压措施。

(2)呼吸衰竭　当患儿出现呼吸节律不规则、双吸气、抽泣样呼吸、呼吸变浅变慢及呼吸暂停时,提示发生呼吸衰竭的可能,宜立即予吸痰、吸氧、动脉血气分析,根据血气分析结果确定是否转 ICU 行机械通气治疗。

【出院指导】

(一)自我监测与处理

告知家长注意观察癫痫和脑瘫等后遗症。一旦患儿出现抽搐,应立即取平卧,将患儿头侧向一边,松解衣领,减少刺激,保持患儿安静,并迅速将患儿送往医院治疗。建议对3月龄小儿行神经行为测定,如出现异常姿势,如头后仰、下肢伸直、脚底不能水平接触地面等情况,应及时就诊。

(二)康复指导

向家长耐心讲解康复干预的重要性、措施方法和注意事项,以取得家长的配合。必要时建议至专业康复机构治疗。

(三)定期复诊

一般患儿出院后2~4周复查一次,以后根据复查结果确定下次复查时间。

第七节 新生儿破伤风护理常规

【概 述】

新生儿破伤风是由破伤风梭状芽孢杆菌侵入脐部而引起的一种急性感染性疾病。

【治疗原则】

1. 中和毒素。
2. 控制痉挛。
3. 控制感染。
4. 保证营养。
5. 对症治疗。

【护 理】

(一)一般护理

参见新生儿一般护理常规。

(二)与本病相关的主要护理

1. 评估要点

(1)健康史及相关因素 了解接生史,是否在家中接生,有无不洁断脐史;了解有无用不洁敷料包扎脐部;评估痉挛发作与环境的关系。

(2)症状、体征 评估生命体征;观察牙关紧闭、苦笑面容和角弓反张的程度;观察痉挛发作次数、持续时间及伴随症状;注意脐部情况。

(3)并发症 并发症包括肺炎、呼吸衰竭。

(4)辅助检查 了解血常规、血气分析、血培养、脐分泌物涂片结果。

(5)心理和社会支持状况 评估家长有无焦虑情绪,以及对疾病的认知程度;了解家庭卫生习惯等。

2. 主要护理措施

(1)环境要求 ①患儿应单独安置,有专人看护。病室要求避光、隔音,可将患儿放置于保温箱内,双耳道外用棉花球填塞以隔音,戴避光眼罩。②治疗、护理操作集中在镇静剂发生最大效应时进行,动作轻快,减少不必要的刺激,以免引起或加重痉挛发作。

(2)体位 取仰卧头侧位,颈肩部稍抬高。定时翻身,在骨突及皮肤受压处加人工皮保护,预防压力性损伤及坠积性肺炎发生。

(3)保证营养 对于痉挛频繁发作者,予禁食,静脉补充高营养液,以保证热量供给,必要时加用白蛋白、血浆。痉挛减轻后尽早鼻饲喂养或用棉签协助经口喂养,由少量开始逐渐增加,喂奶时要格外细致、耐心,避免发生窒息。病情好转后,以奶瓶喂养来训练患儿吸吮力及吞咽功能,最后撤离鼻饲。

(4)基础护理 ①加强口腔护理,及时清除口腔分泌物,保持口腔清洁;口唇可涂液体石蜡,以保持滋润。②脐部每日用5%聚维酮碘溶液消毒,并暴露脐部,改变脐部缺氧环境。③手心放纱布卷并每日更换,保持掌心干燥,防止糜烂、破损。适当用皮肤保护剂涂皮肤皱褶部位,保持患儿皮肤清洁、干燥。

(5)专科护理

1)病情观察 ①密切观察惊厥发生次数、持续时间及伴随症状,尤其注意有无窒息发生。②观察生命体征变化及全身其他症状。③详细记录病情变化,尤其是使用止痉药后第一次抽搐发生时间、强度、持续时间和间隔时间。

2)维持正常体温 监测体温变化,观察伴随症状,患儿频繁抽搐时应警惕发热,需适当调低箱温;恢复期注意体温变化,低温时要及时给予保暖,适当调高箱温。

3)保持呼吸道通畅 ①患儿因咽肌痉挛而常使唾液充满口腔,及时擦去口腔外溢分泌物,视病情予吸痰,清除呼吸道分泌物。对于缺氧、发绀者,可间歇用氧,但避免予鼻导管给氧(鼻导管的插入和氧气直接刺激鼻黏膜可使患儿不断受到不良刺激,加重骨骼肌痉挛),可选用头罩给氧,氧流量至少5L/min。②当发生窒息或呼吸停止时,在大流量氧气冲吸口鼻下,迅速吸净呼吸道分泌物,然后给予皮囊加压呼吸,必要时行气管插管。③床旁备必要的急救物品,如氧气装置、复苏用物、吸引用物、气管插管用物等。

4)用药护理 ①遵医嘱正确应用破伤风抗毒素、镇静止痉剂及抗生素,注意观察药物疗效及不良反应。②观察破伤风抗毒素应用后的血清反应。如出现发热、皮疹等情况,应酌情处理。如有少尿、水肿等情况,则严格记录出入量。③应严格遵医嘱按时交替使用镇静止痉药,鼻饲地西泮注意剂量准确,静脉推注苯巴比妥钠速度要缓慢,用药前后评估呼吸和惊厥情况。④抗生素现配现用,按时分次使用。熟悉抗生素的剂量、用法、药理作用及配伍禁忌。⑤保持静脉留置针通畅,避免反复穿刺对患儿造成不良刺激;严禁药液外渗,尤其是止痉剂(如地西泮),以免造成局部组织坏死。

5)消毒隔离 按要求做好消毒隔离,避免发生交叉感染。

6)康复护理 恢复期多怀抱患儿,多洗温水澡,每日进行婴儿抚触,以促进恢复。

3. 并发症护理

(1)肺炎 并发肺炎时可表现为气促、发绀、三凹征、发热、两肺闻及干湿啰音等,应加强呼吸道护理,保持呼吸道通畅,积极纠正缺氧。

(2)呼吸衰竭　当患儿出现呼吸节律不规则、双吸气、抽泣样呼吸、呼吸变浅变慢及呼吸暂停时,提示发生呼吸衰竭的可能,宜立即予吸痰、吸氧、动脉血气分析,根据血气分析结果确定是否转 ICU 行机械通气治疗。

【出院指导】

(一)喂养指导

恢复期可将母乳挤入奶瓶中,用棉签协助将橡胶奶头塞入患儿口腔内,少量分次耐心喂养,防止发生呛咳、窒息,保证喂养有效。

(二)心理护理

告知家长患儿的肌肉紧张状态将持续数月,以消除家长的恐惧心理。

(三)日常护理

指导家长多怀抱患儿,多洗温水澡,教会家长婴儿抚触法,确保患儿出院后得到有效的延续护理。

第八节　新生儿寒冷损伤综合征护理常规

【概　述】

新生儿寒冷损伤综合征,简称新生儿冷伤,主要由寒冷或感染引起,其临床特征是低体温和多器官功能减退,严重者可出现皮肤和皮下脂肪变硬、水肿,此时又称新生儿硬肿症。

【治疗原则】

(一)恢复正常体温

复温原则是逐步复温,循序渐进。

(二)支持治疗

足够热量有利于体温恢复,保证热量供给,维持水、电解质平衡。

(三)合理用药

纠正脏器功能紊乱,控制感染。

【护　理】

(一)一般护理

参见新生儿一般护理常规。

(二)与本病相关的主要护理

1. 评估要点

(1)健康史及相关因素　了解胎龄、体重、分娩史、Apgar评分、喂养、保暖情况,以及有无感染史。

(2)症状、体征　评估生命体征(特别是体温)、硬肿范围及程度、尿量;观察皮肤颜色、反应、呼吸节律、哭声、吃奶情况和末梢循环。

(3)并发症　并发症包括肺出血、休克、心力衰竭、急性肾功能衰竭。

(4)辅助检查　了解血常规、血气分析、血生化及胸片等结果。

(5)心理和社会支持状况　评估家长对疾病的认知程度,以及家庭经济状况和居住环境等。

2. 主要护理措施

(1)病情观察　①观察硬肿程度及范围、皮肤色泽和四肢末梢循环。②观察反应、哭声、吃奶情况,以及有无脏器功能受累和出血情况。③监测血糖、血气分析及肾功能。④复温过程中密切监测生命体征、进出液量、环境温度、体表及核心温度。⑤详细记录护理单,备好抢救药物和设备(氧气、吸引器、复苏皮囊、呼吸器等仪器),一旦病情突变,立即实施有效抢救。

(2)正确复温　①肛温>30℃的轻、中度患儿:将患儿置于已预热至中性温度的暖箱内,要求在6～12h内恢复至正常体温。②肛温<30℃的重度患儿:暖箱起始温度略高于肛温1～2℃,每小时提高箱温1～1.5℃,箱温不超过34℃,要求体温在12～24h内恢复正常。

(3)用药护理　①保证静脉通畅,遵医嘱予以扩容、纠酸、应用血管活性药物等,注意观察药物疗效及不良反应。②严格控制输液速度,要求小于5ml/(kg·h),并用输液泵匀速输入。建立输液记录卡,每小时记录输入量及速度,以防输液速度过快引起心力衰竭和肺出血,维持血糖水平正常。③冬季应注意输入常温的液体,输注血液制品需将血液复温后再输注。④应用利尿剂,尤其静脉注射呋塞米后,要注意有无利尿过度,导致脱水、电解质紊乱等情况。

(4)合理喂养　对于轻症、能吸吮者,可经口喂养;对于吸吮无力者,予鼻饲喂养或静脉输注高营养液,保证热量供给。

(5)预防感染　做好消毒隔离,加强皮肤护理,经常更换体位,防止发生体位性水肿和坠积性肺炎。尽量减少肌内注射,防止皮肤破损而引起感染。

3. 并发症护理

(1)肺出血　床旁备好抢救药物和设备(氧气装置、吸引器、复苏皮囊等)。当患儿面色突然青紫、呼吸加快、肺部啰音增多时,要考虑肺出血,须立即将头偏向一侧,及时清理呼吸道分泌物,保持呼吸道通畅,并积极配合医师进行抢救。

(2)休克　当患儿出现面色发绀、心动过速、脉搏细弱、脉压减小、毛细血管充盈时间延长、皮肤花斑、四肢厥冷、皮肤有出血点等时,应考虑休克,须积极配合医师进行扩容,纠正代谢性酸中毒、电解质紊乱,以及应用血管活性药物等。

(3)心力衰竭　当患儿出现面色苍灰或发绀加重、烦躁、短期内呼吸明显加快、心率加快、肝脏增大时,提示并发心力衰竭,应配合医师做好给氧、镇静、强心、利尿等处理。

(4)急性肾功能衰竭　患儿表现为少尿或无尿、水肿、血尿素氮及肌酐水平升高、高血钾、代谢性酸中毒等,应积极配合医师处理水、电解质和代谢紊乱,严格控制液体量,精确记录出入量。

【出院指导】

(一)喂养指导

鼓励母乳喂养,保证足够的热量。

(二)日常护理

保持适宜的环境温湿度,注意保暖,防止受凉。注意卫生,预防感染。

第九节　新生儿红细胞增多症护理常规

【概　述】

新生儿红细胞增多症指新生儿静脉血血细胞比容≥0.65,静脉血红蛋白浓度≥220g/L。

【治疗原则】

1. 部分换血。
2. 对症治疗。

【护　理】

(一)一般护理

参见新生儿一般护理常规。

(二)与本病相关的主要护理

1. 评估要点

(1)健康史及相关因素　了解产妇有无胎盘异常、糖尿病、妊娠期高血压等;出生时Apgar评分结果;胎龄和出生体重;是否为双胎;有无脐带延迟结扎情况。

(2)症状、体征　评估生命体征;观察患儿反应、肌张力及其他神经系统症状;注意皮肤颜色和黄疸程度;观察吃奶、呕吐和腹胀情况。

(3)并发症　并发症包括心力衰竭、急性肾功能衰竭、出血性坏死性小肠结肠炎(NEC)。

(4)辅助检查　了解血常规、血糖、血胆红素及血气分析结果,尤其动态了解静脉血血细胞比容及血红蛋白水平。

(5)心理和社会支持状况　评估家长有无焦虑情绪,以及对疾病的认知程度。

2. 主要护理措施

(1)病情观察　监测生命体征,尤其注意有无缺氧和呼吸暂停发生;观察神经系统表现,有无心肾功能衰竭情况;监测血细胞比容和血糖水平;注意皮肤颜色和黄染程度。

(2)合理用氧 给予患儿间断低流量吸氧,改善低氧血症。在用氧过程中,每日监测吸入气氧流量和吸入气氧浓度(FiO_2),密切观察患儿缺氧状态是否得到改善,随时遵医嘱调节氧气流量,达到改善呼吸状态的目的。

(3)对症护理 遵医嘱纠正低血糖,积极给予蓝光照射并做好相应护理。补液速度不宜过快,以免发生心力衰竭或肺水肿。

(4)皮肤护理 静脉血容量不足,皮肤抵抗力下降,易发生感染,应加强皮肤护理。保持床单位清洁、干燥;及时更换尿不湿,减少粪便及尿液的刺激;加强脐部护理,避免发生感染。

(5)保证营养 耐心喂养,奶液由稀到浓、由少到多逐渐添加,在进奶量不足和禁食期间,静脉补充足够的热量和液体。

(6)部分换血治疗的护理 ①备好换血用物及急救物品(氧气装置、复苏皮囊等)。②建立外周静脉通道并保持输液通畅;在抽血的同时,根据医嘱同步输注等渗液体,缓慢进行,半小时内完成。③如换血前刚喂养过,则应抽空胃内奶汁。④换血过程中注意保暖,最好置于辐射床中。⑤严格执行无菌技术操作规程。⑥换出血液与输入液体应等量、等速。⑦注意监测生命体征,观察皮肤颜色。⑧换血后禁食 2~4h,予静脉补液,以防发生低血糖。

3. 并发症护理

(1)心力衰竭 当患儿出现面色苍灰或发绀加重、烦躁、短期内呼吸明显加快,心率加快,肝脏增大时,提示并发心力衰竭,应配合医师做好给氧、镇静、强心、利尿等处理。

(2)急性肾功能衰竭 患儿表现为少尿或无尿、水肿、血尿素氮及肌酐水平升高、高血钾、代谢性酸中毒等,应积极配合医师处理水、电解质和代谢紊乱,严格控制液体量,精确记录出入量。

(3)坏死性小肠结肠炎 患儿表现为呕吐、腹胀、腹泻和便血等,应遵医嘱予禁食,做好胃肠减压护理,及时纠正水、电解质紊乱。

【出院指导】

(一)喂养指导

耐心喂养,注意喂养耐受情况,如出现呕吐、腹胀等,应及时就诊。

(二)康复指导

对于有神经系统后遗症的患儿,指导家长学会康复护理的方法,早期对患儿进行功能锻炼,并定期门诊随访。

第十节 新生儿脐炎护理常规

【概 述】

新生儿脐炎指由于断脐时或出生后脐部处理不当,脐部残端被细菌侵入、繁殖引起急性炎症,或脐带创口未愈合,受爽身粉等异物刺激引起脐部慢性炎症而形成肉芽肿。发生脐炎后如积极处理,一般均能治愈,但延误治疗可造成感染扩散,严重者可危及生命。

【治疗原则】

1. 轻症以局部治疗为主。
2. 控制感染,对症治疗。
3. 抗生素治疗。

【护 理】

(一)一般护理

参见新生儿一般护理常规。

(二)与本病相关的主要护理

1. 评估要点

(1)健康史及相关因素 询问家长断脐方式,脐部护理方法、次数,以及使用药物、敷料情况。

(2)症状、体征 评估脐部红肿范围和程度、脐凹脓性渗液量;是否伴随其他症状,有无发热、腹胀、腹肌紧张、腹部触痛、少食、少哭、少动等;观察有无脐部赘生物。

(3)辅助检查 了解脐凹渗液涂片镜检或培养结果。

(4)心理和社会支持状况 评估家长对该病的病因、后果和脐部护理方法的了解程度。

2. 主要护理措施

(1)保持脐部清洁、干燥,选择质地柔软的衣裤,以减少对脐部皮肤的摩擦。尿布包裹时不宜超过脐部,避免尿液污染伤口。

(2)规范脐护理操作,操作中手及污染敷料不可触及脐带残端;用聚维酮碘棉签由内而外消毒脐残端和脐轮,每日2次。

(3)对于脐凹处有脓性分泌物者,可取少量进行细菌培养,并用3%过氧化氢溶液进行局部清创消毒,以杜绝细菌繁殖。

(4)脐部如有肉芽组织增生,应配合医师做好清创操作,出血较多时加压包扎;注意观察脐部出血情况,每日换药一次,直至创面干燥、结痂、愈合。

(5)注意观察患儿是否有体温不升、少食、少哭、少动,以及腹胀、腹肌紧张、腹部触痛等情况,警惕败血症及腹膜炎的发生。

【出院指导】

(一)脐部护理

如脐炎已治愈且脐部残端已脱落、脐凹干燥,则不必再处理。若出院后脐部残端未脱落或虽已脱落但脐部仍潮湿或仍轻度红肿、渗液,则应继续做好脐部护理。在脐部护理操作前,操作者洗净双手,用3%过氧化氢溶液清洗脐部,再涂以5%聚维酮碘溶液。注意保持脐部清洁、干燥,洗澡时避免水浸湿脐部,洗澡完毕立即用3%过氧化氢溶液、5%聚维酮碘溶液护理脐部。避免爽身粉进入未愈合的脐部。

(二)复　查

小的肉芽肿通过脐部护理可以治愈,如久治不愈或肉芽肿较大,应每周或隔周至外科门诊随访。

第十一节　新生儿霉菌性口腔炎护理常规

【概　述】

新生儿霉菌性口腔炎,又称鹅口疮,多数是由口腔内白色念珠菌感染引起的。感染途径有乳具消毒不严、乳母奶头不洁或喂养者手指污染所致,也可在出生时经产道感染,或发生于腹泻、长期使用广谱抗生素或肾上腺皮质激素治疗的新生儿。

【治疗原则】

(一)抗菌治疗

合理使用抗生素,关注疗程,及时停用广谱抗生素。

(二)支持治疗

加强护理与营养,提高机体抵抗力,必要时输血或静脉注射免疫球蛋白。补充 B 族维生素。

(三)抗真菌药物治疗

常用制霉菌素混悬液涂擦口腔。

【护　理】

(一)一般护理

参见新生儿一般护理常规。

(二)与本病相关的主要护理

1. 评估要点

(1)健康史及相关因素　询问家长卫生条件及卫生习惯,有无擦拭患儿口腔不当,有无奶具消毒习惯;患儿有无全身性疾病,如营养不良、长期腹泻等病史;有无长期使用广谱抗生素、糖皮质激素。

(2)症状、体征　评估口腔黏膜乳白色斑块出现的时间、范围及伴随症状。检查乳白色斑块是否不易拭去,以免与口腔残留奶块混淆。

(3)辅助检查　了解涂片检查结果是否为白色念珠菌感染。

(4)心理和社会支持状况　评估家长对该病的病因、护理方法的了解程度。

2. 主要护理措施

(1)病情观察　鹅口疮表现为口腔黏膜上覆盖一层白色的乳块样物,呈点片状或融合成大片状,不易擦去;强行剥落后,局部黏膜潮红、粗糙甚至溢血。如发现上述情况,应及时告知医师,并留取口腔分泌物标本送检。

(2)遵医嘱用药　一般在两次哺乳之间,口腔内涂以 2%咪康唑甘油,每日 3 次。

(3)严格执行消毒隔离制度　①做好奶具的消毒工作,一人一用一消毒,患儿使用后的奶瓶、奶嘴,先用 2%碳酸氢钠溶液浸泡 30min,然后再清洗,奶嘴煮沸消毒,奶瓶高温高压消毒。必要时可选用一次性奶具。②护理操作者每次喂奶前后洗净双手,避免发生交叉感染。

(4)做好预防性护理　对于高危人群,如大剂量使用抗生素、有气管插管的患儿,极低超低出生体重儿等,要加强口腔护理,如选用无菌棉签蘸生理盐水,轻轻擦拭口腔内颊部、上腭、牙龈、舌上下等部位,每日 1～2 次,以降低鹅口疮的发生率。对于长期使用抗生素的新生儿,遵医嘱口服氟康唑混悬液或用 2%咪康唑甘油涂口腔,以防发生感染。若反复发作,则可根据病情适当补充锌元素。

【出院指导】

(一)用药指导

对于出院时仍有鹅口疮者,用 1:10 万单位制霉菌素甘油涂敷口腔患处,每日 2～3 次,至鹅口疮完全消失。向家长说明制霉菌素甘油使用的注意事项。尽量避免应用广谱抗生素、糖皮质激素及免疫抑制剂。

(二)饮食指导

提倡母乳喂养,母乳中乳铁蛋白能抑制口腔内的白念珠菌生长。产妇喂奶前应洗净双手和乳头,内衣应勤洗勤换。婴儿奶瓶等食具用前应严格消毒,以杀灭食具上的真菌。婴儿每次吃奶后要喂温开水清洁口腔。避免用不洁物品擦洗婴儿口腔。

第十二节　新生儿尿布皮炎护理常规

【概　述】

新生儿尿布皮炎指由于被大小便浸湿的尿布未及时更换,尿中尿素被粪便中的细菌分解而产生氨,以及粪便中的酶类(如蛋白酶和酯酶等)刺激新生儿肛门周围、下腹部和臀部等尿布遮盖部位皮肤而使其发炎,属于接触性皮炎。

【治疗原则】

1. 勤换尿布。

2. 对症治疗。

【护　理】

(一)一般护理

参见新生儿一般护理常规。

(二)与本病相关的主要护理

1. 评估要点

(1)健康史及相关因素　询问家长卫生条件及卫生习惯,有无擦拭患儿臀部不当;患儿有无其他疾病,如腹泻等病史。

(2)症状、体征　评估臀部皮肤破损情况,是否继发细菌或真菌感染。

(3)辅助检查　了解血常规结果,判断是否有感染情况。

(4)心理和社会支持状况　评估家长对该病的病因、护理方法的了解程度。

2. 主要护理措施

(1)皮肤护理　①保持臀部皮肤清洁、干燥,每日用温水清洗臀部、外阴及周围皮肤。大小便后及时清洗,选用柔软、吸水和透气性好的尿布。②患儿俯卧位于远红外辐射床,尽量暴露皮炎部位,持续监护。

(2)病情观察　观察患儿尿布遮盖部位皮肤潮红、肿胀、丘疹、水疱、糜烂、渗出、脓疱及溃疡等有无好转。

(3)对症护理　①有红斑而无明显皮肤破损时,用温水洗净臀部,然后用棉签取适量5%鞣酸软膏,均匀涂抹于皮肤表面。②发生细菌或真菌感染时,根据医嘱使用抗感染药物,如克霉唑乳膏、莫匹罗星软膏等。

【出院指导】

1. 指导家长保持患儿皮肤清洁、干燥,使用透气性好的尿布,每次排便后及时更换尿布,用温水清洗臀部皮肤,清洗时动作轻柔,避免用毛巾直接擦洗而损伤皮肤。

2. 预防发生感染,合理喂养。

附录 I

暖箱使用法

一、目　的

1. 提供适宜中性温度,使患儿体温维持在正常范围。

2. 脓疱疮、尿布疹、烫伤等皮肤受损患儿暴露患处皮肤,保持局部干燥,减少摩擦损伤,促进愈合。

二、适应证

1. 体重<2000g。
2. 体温偏低或不升的,如硬肿症等。
3. 需要保护性隔离的,如剥脱性皮炎等。
4. 皮肤受损需暴露的。

三、操作顺序

1. 检查暖箱是否消毒备用,电线接头有无漏电、松脱;各项显示是否均正常,门闩、挡板有无破损、松脱。
2. 暖箱水槽内加入蒸馏水。湿度发生器内可不加水(注:因杭州地区相对湿度经常超过60%)。
3. 接通电源,预热箱温,达到所需的温湿度。按患儿体重、日龄、胎龄从中性温度表上选择正确的起点箱温。
4. 暖箱温度达到预定值后,核对患儿身份,患儿着单衣、尿布入箱,必要时可在箱内裸身。
5. 使用过程中密切注意患儿体温(至少每2~4h测量体温一次)、四肢是否温暖以及暖箱温度,并记录箱温和患儿体温。按测量结果及时调整箱温,确保患儿体温维持在正常范围。
6. 患儿出箱后,应对暖箱进行终末清洁消毒处理。

四、注意事项

1. 注意保持患儿体温维持在36.5~37.4℃。
2. 注意安全,暖箱位置不应放在取暖器、出风口、排风口及阳光直射处;暖箱所在房间室温应维持在22~26℃,以减少辐射散热。
3. 操作应尽量在箱内集中进行,如喂奶、换尿布、检查等,并尽量减少开门次数,缩短开门时间,以免箱内温度波动。
4. 接触患儿前必须洗手,防止发生交叉感染。
5. 暖箱内早产儿应避免室内光线过强,以及外界噪声的干扰。注意为新生儿提供"鸟巢"式等体位支持,提供边界感,促进新生儿发育。
6. 注意观察患儿情况和暖箱状态,如暖箱出现异常报警,应及时查找原因,妥善处理,严禁骤然提高暖箱温度,以免患儿体温上升造成不良后果。
7. 保持暖箱整洁,每日清洁、消毒暖箱,并更换蒸馏水。连续使用1周应更换暖箱,彻底清洁、消毒。患儿出箱后对暖箱进行终末消毒处理,消毒后在暖箱上挂已消毒标识,并定期进行细菌监测。

附录 II

胃管喂养法

一、目　的

对于经口不能摄取食物的患儿,通过胃管灌注流质食物、水分和药物,以满足维持患儿营养和治疗的需要。

二、适应证

1. 胎龄 32 周以上至 34 周,吸吮、吞咽、呼吸不能协调的。

2. 胎龄>34 周,无咽反射的新生儿,以及某些疾病使得患儿不能或不宜经口喂养。

三、操作顺序

1. 核对医嘱,洗手,戴口罩,准备用物,检查乳汁的量及温度。

2. 核对患儿床号、姓名,检查鼻腔是否有畸形、破损、息肉等,以及患儿病情,如呼吸暂停、呼吸窘迫、腹胀等。

3. 安置患儿,将其平卧,头侧向一侧,清洁鼻孔,准备胶布。戴无菌手套,取出胃管,检查胃管是否通畅,测量置管的长度并用胶布做好标识。

4. 用生理盐水润滑胃管前段,插胃管。

5. 将胃管经口或鼻慢慢插入。

6. 胃管插入预定长度,检查胃管在胃内后固定胃管。在胃管的末端贴上标示贴,注明插管的日期、时间并签名。证实胃管在胃内的方法包括:①抽取胃液。②将胃管一端放在水中,无气泡溢出。③用空针筒推入 1~2ml 空气,并在胃部听诊有气过水声。

7. 使奶液依靠重力作用滴入或以每分钟 1~2ml 速度缓慢推入,最后再注入少量温开水清洁胃管。

8. 喂后患儿取右侧卧位或俯卧位至少 1h。

9. 喂后 5min 再次检查患儿是否有呕吐或其他情况。

10. 记录喂入量,妥善留置胃管。

11. 每次注入奶液前必须事先证实胃管在胃内方可喂养。

12. 每次注入奶液前应回抽胃内残留量,若发现胃内残留奶量≥进食奶量的 1/5,应及时告知医师,决定是否停喂一次;若残留奶量<进食奶量的 1/5,则可从本次奶量中扣除残留量喂入,残留奶液中含有大量消化酶,不要弃去,应重新注入胃内。

13. 胃管每周更换一次,喂奶器具每次更换。

四、注意事项

1. 勿使用液体石蜡润滑胃管,以免误吸入气管导致发生坠入性肺炎。

2. 当胃管插至咽喉部时,将年长、清醒的患儿头后仰,嘱其做吞咽动作;对于昏迷者及小婴儿,应托住其头颈部(仰头)。

3. 鼻饲温度38～40℃,避免空气入胃,引起胀气。

4. 鼻饲速度及鼻饲量视鼻饲流质的浓度及患儿情况而定,当新生儿及小婴儿鼻饲时,不宜推注,应撤去针栓,将鼻饲液注入空针筒,以自然引力灌入胃内。

5. 奶液是很好的细菌培养基,因此鼻饲结束后须冲净胃管内剩余的鼻饲液;饮食与药物必须分开注入。

6. 对于长期鼻饲者,应做好口腔护理,每4h一次,并且按时更换胃管。

附录 Ⅲ

蓝光疗法

一、目　的

通过一定波长的光线使新生儿血液中脂溶性的非结合胆红素转变为水溶性异构体,易于从胆汁和尿液中排出体外,从而降低胆红素水平。

二、适应证

1. 各种因素引起的新生儿高间接胆红素血症。

2. 早期出现黄疸(出生后36h内)并进展较快者。对于低体重、有黄疸者,指征可适当放宽。

3. 产前诊断溶血症,出生后一旦出现黄疸,应即刻进行光疗。

4. 换血前后的辅助治疗。

三、操作顺序

1. 检查光疗箱设施是否完好,备齐用物,护士操作前做好手卫生。

2. 接通光疗箱电源预热,按胎龄、体重、日龄和体温调节箱温,要求箱温在32～34℃(早产儿使用)或30℃左右(足月儿使用)。

3. 核对医嘱、患儿病历号和姓名、光疗时间。

4. 剪短指甲,清洁皮肤。将患儿全身裸露入箱,用光疗眼罩保护双眼,用光疗专用尿不湿保护生殖器、肛门、会阴部,尿不湿应尽量缩小面积,头枕软垫或气圈,创可贴包裹足跟部及外踝部,适当约束四肢。

5. 记录开始照射时间。

6. 入箱前测量体温、脉搏、呼吸、经皮动脉血氧饱和度(SpO_2),以后每2h测量一次。根据患儿体温调节箱温,维持患儿体温稳定。

7. 光疗时需经常更换体位,仰卧、俯卧交替,常巡视,防止发生窒息。

8. 观察光疗效果,了解黄疸消退情况及大小便色泽、量;注意有无体温不稳定、呼吸暂停、腹泻、皮疹、青铜症等光疗的副作用，并做好各项记录。

9. 光疗结束后测量体温，脱下眼罩，更换尿布，清洁全身皮肤。有条件的，予新生儿沐浴一次。

10. 患儿出箱后清洁、消毒光疗设备，记录出箱时间及灯管使用时间。

四、注意事项

1. 患儿入箱前须进行皮肤清洁，禁止在皮肤上涂粉剂和油类。

2. 患儿光疗时随时观察患儿眼罩、会阴部遮盖物有无脱落，注意皮肤有无破损。

3. 患儿光疗时常较烦躁，易移动体位，因此在光疗过程中要注意观察患儿在光疗箱中的位置，及时纠正不良体位。

4. 患儿光疗时，体温维持在36.5～37.2℃，如体温＞37.8℃或者体温＜35℃，应暂时停止光疗。

5. 光疗时不显性失水增加，需适当补充液体。在光疗过程中，患儿如出现烦躁、嗜睡、高热、皮疹、呕吐、拒奶、腹泻及脱水等症状，应及时与医师联系，妥善处理。

6. 保持灯管及反射板清洁，每日擦拭，防止灰尘影响光照强度。

7. 灯管与患儿的距离需遵照设备说明进行调节，使用时间达到设备规定时限必须更换。

参考文献

[1] 崔焱,仰曙芬. 儿科护理学. 6版. 北京:人民卫生出版社,2017.

[2] 韩玉昆,杨于嘉,邵肖梅. 新生儿缺血缺氧性脑病. 2版. 北京:人民卫生出版社,2015.

[3] 邵肖梅,叶鸿瑁,丘小汕.实用新生儿学. 4版. 北京:人民卫生出版社,2011.

[4] 王卫平,孙锟,常立文. 儿科学. 9版. 北京:人民卫生出版社,2018.

[5] 张玉侠. 实用新生儿护理学. 北京:人民卫生出版社,2015.

[6] 赵正言. 实用儿科护理. 北京:人民卫生出版社,2009.

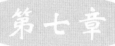

呼吸系统疾病护理常规

第一节　儿内科一般护理常规

1. 热情接待患儿,核对身份,系好腕带,安排床位,测量生命体征,监测血氧饱和度,双人核对体重并记录。根据病情给予适当的卫生处置。通知医师接收新患儿,对于重危者,认真听取急诊室护士交班,并积极配合抢救。

2. 详细询问病情,对于首次入院的患儿,需认真评估药物、食物过敏史,跌倒/坠床危险因子评分,呕吐物吸入窒息评分,疼痛评分,烫伤风险评分,Braden Q 评分;对于意识障碍患儿,需采用格拉斯哥昏迷量表(GCS)进行评分,并采取相关的防范措施,做好相应的护理体检,并且要了解患儿的心理需求,做好心理指导。

3. 向患儿及家长介绍病区环境和住院须知,并根据病情进行相应的健康教育。让家长微信扫描宣教二维码,发送相关课程,向无微信的家长分发书面健康教育相关资料。

4. 及时、正确执行医嘱,完成各种治疗及检验标本的收集。

5. 遵医嘱安排患儿饮食,加强饮食管理,特殊饮食需护士核对后发给患儿,必要时由护士亲自喂养,了解进食情况。

6. 保证患儿有足够的休息、睡眠时间,重危患儿应卧床休息,轻症患儿可适当活动。

7. 做好患儿口腔、皮肤、会阴护理,保持皮肤清洁。保持床铺平整。

8. 对于病危者,测量脉搏、呼吸,每 4h 测量一次,必要时测量血压和体温;一级护理测量体温(每日 2 次),脉搏、呼吸(每日 3 次);二级护理测量体温(每日 2 次),脉搏、呼吸(每日一次);遵医嘱监测血压,病情如有变化,应随时监测并记录;凡体温<36℃或体温>37.5℃者,应每 4h 测量体温一次。

9. 按病情及分级护理要求,定时巡视病房,密切观察患儿病情,如发现异常,应及时通知医师。

10. 每日统计患儿排便次数,或根据病情遵医嘱统计 24h 尿量、出入量,每周测量体重一次。对于年龄>5 岁或有血流动力学改变者,每周测血压一次,必要时根据病情遵医嘱监测血压。

11. 患儿出院前,做好出院指导,出院后及时对床单位进行终末消毒。

第二节　上呼吸道感染护理常规

【概　述】

上呼吸道感染,简称上感,主要指上部呼吸道的鼻、鼻咽和咽部的黏膜炎症。

【治疗原则】

1. 抗感染治疗。
2. 对症处理。

【护　理】

(一)一般护理

参见儿内科一般护理常规。

(二)与本病相关的主要护理

1. 评估要点

(1)健康史及相关因素　询问发病情况,既往有无反复上呼吸道感染;了解患儿生长发育情况及发病前有无流感、麻疹、百日咳等接触史。

(2)症状、体征　评估鼻塞、流涕、喷嚏、咽痛、发热、咳嗽情况。

(3)辅助检查　了解血常规结果。

(4)心理和社会支持状况　评估家长及患儿的心理状况,对疾病的了解程度,以及家庭经济状况和环境等。

2. 主要护理措施

(1)提高患儿的舒适度　①休息:各种治疗、护理操作尽量集中进行,保证患儿有足够的休息时间。②保持呼吸道通畅:及时清除鼻腔及咽喉部分泌物,根据医嘱给予雾化吸入。③保持室内空气新鲜:每日定时通风,但避免对流。④做好鼻塞的护理:当鼻塞严重时,可以吸引鼻腔分泌物,如效果不明显,则可用0.5%麻黄碱滴鼻。因鼻塞影响婴儿吸吮,故可在哺乳前15min滴鼻。不宜长期使用0.5%麻黄碱,鼻塞缓解后即应停用。⑤做好咽部护理:咽部不适时,可予润喉含片;如声音嘶哑,则可行雾化吸入。

(2)高热护理　参见高热护理常规。

(3)病情观察　①注意全身症状,如精神萎靡、嗜睡或烦躁不安、面色苍白、食欲不振,提示病情严重,应及时与医师联系。②观察体温变化,警惕高热惊厥的发生。③检查口腔黏膜、皮肤有无皮疹出现,注意咳嗽的性质及神经系统症状,甄别麻疹、猩红热、百日咳、流行性脊髓膜炎等急性传染病。注意观察咽部充血、水肿、化脓情况,及时发现病情变化并予以处理。

(4)饮食管理　鼓励患儿多饮水。给予易消化、富含维生素的清淡饮食,少食多餐,必要时静脉补给,保证充足的营养和水分。

【出院指导】

(一)自我预防

指导家长掌握上呼吸道感染的预防知识。保持居室空气新鲜;勤洗手;当天气骤变时,适当保护鼻部;合理穿衣,避免过冷或过热;少去公共场所,避免接触呼吸道感染者。

(二)休息与活动

合理安排户外活动,加强体格锻炼,增强体质。

(三)饮食指导

合理喂养,纠正偏食,保证营养均衡。提倡母乳喂养,及时添加辅食。

第三节　急性感染性喉炎护理常规

【概　述】

急性感染性喉炎是由病毒或细菌等引起的喉部黏膜的急性弥漫性炎症。

【治疗原则】

1. 控制感染。
2. 消除喉头水肿,保持呼吸道通畅。
3. 对症治疗。
4. 当梗阻严重时,予以气管切开。

【护　理】

(一)一般护理

参见儿内科一般护理常规。

(二)与本病相关的主要护理

1. 评估要点

(1)健康史及相关因素　询问发病前有无上呼吸道感染征象。

(2)症状、体征　评估有无发热、声音嘶哑、犬吠样咳嗽、气促、三凹征。

(3)辅助检查　了解病原学检验及血常规等结果。

(4)心理和社会支持状况　评估患儿及家长的心理状况,对疾病的了解程度,以及家庭经济状况和环境等。

2. 主要护理措施

(1)改善呼吸功能,保持呼吸道通畅 ①病室定时通风,保持室内相对湿度在60%左右,以缓解喉痉挛,湿化呼吸道。②适当抬高患儿颈肩部,使头稍后仰,以保持呼吸道通畅。③当患儿出现呼吸困难时,应给予吸氧。④给予肾上腺素＋布地奈德雾化吸入,消除喉头水肿。⑤指导年长患儿进行有效咳嗽,当咳嗽剧烈时,嘱深呼吸,以抑制咳嗽。

(2)病情观察 观察患儿有无鼻翼煽动、三凹征、吸气性喉鸣、发绀及烦躁等表现,以此来判断缺氧的程度,及时发现喉梗阻,避免发生窒息。如有喉梗阻先兆,应立即通知医师,备好抢救物品,积极配合抢救,以便能及时实施气管切开等紧急措施。

(3)高热护理 参见高热护理常规。

(4)健康教育 ①讲解疾病相关知识。②强调雾化吸入的重要性。③保持患儿安静,避免哭闹。④不进食刺激性食物,饮食易消化,少食多餐。⑤多饮水。

【出院指导】

(一)自我监测

告知家长一旦患儿发生痉挛性喉炎,如出现犬吠、喉鸣、吸气困难、胸廓塌陷、口唇发绀,应立即送至医院,并保持呼吸道通畅(头后仰,解开衣领)。

(二)休息与活动

疾病恢复期注意休息,平时适当锻炼身体,增强体质。

(三)卫生宣教

餐后漱口,多饮水,保持口腔清洁。

第四节　急性支气管炎护理常规

【概　述】

急性支气管炎(acute bronchitis)指支气管黏膜发生炎症,多继发于上呼吸道感染,气管常同时受累,故宜称急性气管支气管炎。

【治疗原则】

1. 控制感染。
2. 予以祛痰、镇咳、平喘等对症治疗。

【护　理】

(一)一般护理

参见儿内科一般护理常规。

(二)与本病相关的主要护理

1. 评估要点

(1)健康史及相关因素　询问疾病史,既往有无反复呼吸道感染。询问出生时有无窒息和早产史,以及患儿的生长发育情况;家庭成员是否有呼吸道感染。

(2)症状、体征　评估患儿有无发热、咳嗽、咳痰、呼吸困难,听诊肺部呼吸音变化。

(3)辅助检查　了解胸部 X 线检查、病原学检验及血常规等结果。

(4)心理和社会支持状况　评估患儿及家长的心理状况,对疾病的了解程度,以及家庭经济状况和环境等。

2. 主要护理措施

(1)病室环境　定时通风,保持空气新鲜。保持合适的温湿度,病室相对湿度维持在60%左右。

(2)休息与体位　注意休息,避免哭闹,保持安静。卧位时头胸部稍抬高,保持呼吸道通畅。

(3)饮食管理　给予易消化、营养丰富的软食,避免进食辛辣等刺激性食物。鼓励患儿多饮水。

(4)高热护理　参见高热护理常规。

(5)呼吸道护理　①观察生命体征变化,呼吸道分泌物的颜色、性质及量。②指导并鼓励患儿进行有效咳嗽,经常更换体位,并拍背。对于咳嗽无力或痰多者,予以吸痰。③遵医嘱给予雾化吸入。

【出院指导】

做好自我预防:①告知患儿和家长少去公共场所,避免接触呼吸道感染者。②当气温发生变化时,及时增减衣服,避免受凉。③按时预防接种,加强体格锻炼,增强机体免疫力。

第五节　支气管肺炎护理常规

【概　述】

支气管肺炎指由各种病原体引起的肺部炎症,以发热、咳嗽、呼吸困难、肺部固定湿啰音为主要临床表现。

【治疗原则】

1. 加强护理,保证休息,给予足够的营养及液体入量。

2. 积极控制感染,防止发生并发症。

3. 及时进行对症治疗。

【护　理】

(一)一般护理

参见儿内科一般护理常规。

(二)与本病相关的主要护理

1. 评估要点

(1)健康史及相关因素　询问有无先天性心脏病,了解患儿生长发育情况;既往有无反复呼吸道感染;了解发病前有无原发疾病,如麻疹、百日咳等;家庭成员是否有呼吸道感染。

(2)症状、体征　评估患儿有无气促、端坐呼吸(小婴儿喜欢抱坐)、鼻翼煽动、三凹征、口唇发绀及肺部湿啰音等;有无发热、咳嗽、咳痰、心动过速,以及有无循环、神经、消化系统受累的临床表现。

(3)并发症　并发症包括心力衰竭、呼吸衰竭、中毒性脑病、中毒性肠麻痹、脓胸或脓气胸。

(4)辅助检查　了解胸部 X 线检查、CT、病原学检验、血常规、CRP、血气分析等结果。

(5)心理和社会支持状况　评估患儿及家长的心理状况,对疾病的了解程度,以及家庭经济状况和环境等。

2. 主要护理措施

(1)改善呼吸功能　①保持室内空气新鲜,温湿度适宜。②保持患儿安静,避免剧烈哭吵而增加氧耗。③保持呼吸道通畅,取半卧位,以利于呼吸;对于肺不张者,取健侧卧位。经常变换体位或多怀抱,以减轻肺淤血,防止发生肺不张。④当缺氧严重时,给予吸氧。⑤遵医嘱正确使用抗生素,以消除肺部炎症。

(2)加强呼吸道护理,保持呼吸道通畅　①勤翻身,多拍背。对于部分患儿,可予辅助机械振动排痰。②遵医嘱给予雾化吸入。③及时清除口鼻腔分泌物,鼓励年长患儿进行有效咳嗽,1岁以下患儿予吸痰,吸痰宜在雾化后或喂奶前半小时进行。④多饮水,利于痰液稀释,避免干结,以便及时排痰。

(3)饮食管理　给予易消化、营养丰富的饮食,耐心喂养,少食多餐,避免过饱而影响呼吸。吃奶时抱起,防止呛咳吸入。对于气促明显者,予间歇喂养,必要时给予管饲。

(4)高热护理　参见高热护理常规。

3. 并发症护理

(1)心力衰竭　适当控制输液速度,避免短时内输入大量液体。若患儿出现突然烦躁不安,面色苍白或发绀加重,呼吸频率>60 次/min,心率加快,婴儿超过 180 次/min,幼儿超过160 次/min,心音低钝或奔马律,肝脏达肋下 3cm 以上或在短时间内增大 1.5cm 以上,尿少,面部或下肢水肿等心力衰竭表现,应及时报告医师,给予氧气吸入,遵医嘱予镇静、强心、利尿及应用血管活性药物,并观察疗效及不良反应。

(2)呼吸衰竭　观察呼吸频率、节律及呼吸困难程度,如出现呼吸不规则、打哈欠、双吸气、抽泣样呼吸、呼吸变浅变慢、呼吸暂停,则提示发生呼吸衰竭的可能,立即予吸氧、吸痰、动脉血气分析,必要时予呼吸机支持治疗。

(3)中毒性脑病　观察意识、瞳孔、前囟等变化,若患儿出现拒奶、烦躁或嗜睡、惊厥、前囟隆起、昏迷等神经系统症状,则可能并发中毒性脑病,立即通知医师,予镇惊、脱水、利尿等治疗。

(4)中毒性肠麻痹　观察有无呕吐、腹胀、便血等消化系统症状,腹胀明显时予禁食、肛管排气、胃肠减压。对于有低血钾者,给予补钾,并给予含钾丰富的饮食。

(5)脓胸或脓气胸　金黄色葡萄球菌肺炎患儿易并发脓胸、脓气胸。若患儿突然病情加重,出现剧烈咳嗽、烦躁不安、呻吟、呼吸困难、面色发绀、患侧呼吸运动受限、呼吸音减低、叩诊呈浊音,则提示并发脓胸或脓气胸,应立即配合进行胸腔穿刺或胸腔闭式引流。

【出院指导】

做好自我预防:①告知患儿和家长少去公共场所,避免接触呼吸道感染者。②当气温发生变化时,及时增减衣服,避免受凉。③按时预防接种,加强体格锻炼,增强机体免疫力。

第六节　支气管哮喘护理常规

【概　述】

支气管哮喘,简称哮喘,是一种以慢性气道炎症和气道高反应性为特征的异质性疾病,以反复发作的喘息、咳嗽、气促、胸闷为主要临床表现,常在夜间和(或)凌晨发作或加剧,多数患儿可经治疗缓解或自行缓解。呼吸道症状的具体表现形式和严重程度具有随时间推移而变化的特点,并常伴有可变的呼气气流受限。

【治疗原则】

1. 去除病因。
2. 控制发作。
3. 预防复发。

【护　理】

(一)一般护理

参见儿内科一般护理常规。

(二)与本病相关的主要护理

1. 评估要点

(1)健康史及相关因素　询问发病史、过敏原接触史;患儿及家庭成员有无呼吸道疾病病史,有无变态反应性疾病病史。

(2)症状、体征　评估喘息、胸闷、咳嗽、发绀、呼吸困难等情况,听诊肺部呼吸音。

(3)并发症　并发症有气胸、呼吸衰竭、心律失常和休克。

（4）辅助检查　了解外周血白细胞、血气分析、肺功能、胸部 X 线检查、过敏原检测、呼出气一氧化氮测定等结果。

（5）心理和社会支持状况　评估患儿及家长对疾病的认知程度，有无焦虑和恐惧心理。评估家庭经济状况和社会支持系统。

2. 主要护理措施

（1）缓解支气管痉挛，保持呼吸道通畅　①用药护理：糖皮质激素可采用吸入疗法、静脉滴注等方式给药，支气管扩张剂（β_2 受体激动剂及抗胆碱能药物）可采用吸入疗法、口服等方式给药，其中吸入治疗是首选的药物治疗方法。当采用吸入疗法时，可用储雾罐或者嘱患儿在按压喷药于咽喉部的同时深吸气，然后屏气 10s。β_2 受体激动剂的副作用主要是心动过速、血压升高、虚弱、恶心、过敏反应及反常的支气管痉挛。②给予吸氧，并根据动脉血气分析结果调整吸入气氧浓度与方式：哮喘严重时常并发呼吸性酸中毒，应给予持续低流量吸氧。③呼吸道护理：补充足够的水分，定时翻身拍背，给予雾化吸入等物理疗法，对于痰多、无力咳嗽者，及时吸痰。

（2）保证休息　保持病房安静、舒适、空气新鲜，避免灰尘、煤气、油雾、油漆及其他一切刺激性物质和花鸟等过敏原。护理操作应尽量集中进行。

（3）饮食管理　在哮喘发作期，应注意多补充水分，饮食宜清淡，不宜过饱、过咸、过甜，忌生冷、酒、辛辣等刺激性食物。过敏性体质者避免食用过敏食物，少食异性蛋白类食物，多食用植物性大豆蛋白，如豆类及豆制品等。

（4）心理护理　耐心解释哮喘的诱因、治疗过程及预后，使患儿和家长树立战胜疾病的信心。安抚患儿，采取措施缓解其恐惧心理，帮助患儿转移注意力，促使患儿放松。

（5）提高活动耐力　指导患儿活动，根据病情逐渐增加活动量，避免引起情绪激动及紧张的活动。活动前后监测患儿呼吸和心率情况，活动时如有气促、心率加快，可给予吸氧并休息。

（6）病情观察　观察哮喘发作情况，当呼吸困难加重时，有无呼吸音及哮鸣音减弱或消失、心率加快等。密切监测患儿是否有烦躁不安、气喘加剧、心率加快、神志模糊等情况。警惕呼吸衰竭及呼吸骤停等合并症的发生，同时还应警惕哮喘持续状态的发生。

（7）哮喘持续状态的护理　①取半坐卧位或端坐卧位，避免有害气体及强光刺激。②改善缺氧症状，保持呼吸道通畅。温湿化给氧，维持血氧饱和度＞94％。及时清除呼吸道分泌物。③遵医嘱应用支气管扩张剂，吸入速效 β_2 受体激动剂是治疗儿童哮喘急性发作的一线药物，雾化吸入为首选。必要时根据医嘱全身应用糖皮质激素和静脉滴注 25％硫酸镁溶液，同时观察药物疗效。④保持安静，治疗护理尽量集中进行。⑤守护并安抚患儿，教会患儿做深而慢的呼吸运动。⑥维持水和电解质平衡，保持静脉通道通畅。⑦密切监测生命体征、血氧饱和度、呼吸音变化。⑧经合理联合治疗，但症状持续加重，出现呼吸衰竭征象时，应及时给予辅助机械通气治疗，且在应用辅助机械通气治疗前禁用镇静剂。

3. 并发症护理

（1）气胸　表现为呼吸困难加重、胸痛、胸闷、胸廓饱满、肋间隙增宽等，听诊呼吸音减弱或消失。应限制活动，必要时予胸腔穿刺、胸腔闭式引流。

（2）呼吸衰竭　参见急性呼吸衰竭护理常规。

(3)心律失常和休克　参见心律失常护理常规和休克护理常规。

【出院指导】

(一)自我监测

协助患儿及家长确认哮喘发作的因素,评估家庭及生活环境中的过敏原,避免接触过敏原,去除各种诱发因素。指导患儿及家长辨认哮喘发作的早期征象、哮喘加重的先兆、发作规律及相应的家庭自我处理方法,制订哮喘行动计划。哮喘行动计划以症状或峰流速或两者结合作为判断病情的标准。

(二)功能锻炼

日常加强肺功能锻炼,指导做好呼吸操。

(三)治疗指导

1.用药指导

指导患儿及家长了解各种长期控制和快速缓解药物的作用特点、药物吸入装置使用方法(特别是吸入技术),以及不良反应的预防和处理对策。教会患儿在运动前使用支气管扩张剂(预防性药物)预防哮喘发作。告诫患儿必须严格遵守医嘱用药,不能突然停药,以免引起疾病复发。禁用阿司匹林、普萘洛尔、吲哚美辛等药物。

2.仪器使用指导

介绍呼吸治疗仪的使用和清洁。

(四)饮食指导

避免食用过敏食物和刺激性食物,少食异性蛋白类食物。

(五)心理护理

保持良好的心境,正确对待疾病。避免不良刺激和情绪激动。

(六)休息与活动

适当参加体育锻炼,增强机体抗病能力。指导呼吸运动。避免患儿暴露在寒冷的空气中。避免与呼吸道感染者接触。避免过度劳累。

(七)定期复查

了解哮喘控制情况,复查肺功能,调整治疗方案。

第七节　胸膜炎护理常规

【概　述】

胸膜炎是指由各种因素引起的胸膜炎症,分干性、浆液性和化脓性三型。

【治疗原则】

1. 控制感染。
2. 排除积液。
3. 全身支持治疗。

【护　理】

(一)一般护理

参见儿内科一般护理常规。

(二)与本病相关的主要护理

1. 护理评估

(1)健康史及相关因素　了解患儿发病过程和营养状态,有无外伤史及结核病接触史,有无反复呼吸道感染史。

(2)症状、体征　评估患儿胸痛的部位、时间、性质、程度及伴随症状;评估患儿呼吸频率、节律、形态,有无发绀,以及脉搏、血压、血氧饱和度的改变情况;评估胸廓运动、胸廓饱满度情况。

(3)并发症　并发症包括支气管胸膜瘘、张力性气胸。

(4)辅助检查　了解患儿肺部 X 线摄片、病原学检验、B 超检查等结果。

(5)心理和社会支持状况　评估家长及患儿对疾病的了解程度,有无焦虑情绪。评估家庭经济状况和社会支持系统。

2. 主要护理措施

(1)常规护理　①保证休息,病情稳定后鼓励患儿适当下床活动。②给予舒适的体位。取患侧卧位、端坐、半卧位,尽量减少患侧部位的活动,避免突然改变体位。③对于结核性胸膜炎患儿,应置于单人病房。

(2)呼吸道护理　根据病情给氧,协助和鼓励患儿积极排痰,保持呼吸道通畅。

(3)疼痛护理　了解患儿胸痛的程度及类型,查找减轻疼痛的方法。分散患儿的注意力,如听故事、收音机,看书,读报。指导患儿及家长使用放松技巧,如仰视、控制呼吸、垂肩、改变说话的语音、搓脸、自我发泄等。避免剧烈咳嗽。必要时遵医嘱使用镇痛剂,注意评估药物的疗效。

(4)饮食管理　加强营养,给予高蛋白、高热量、富含维生素饮食。

(5)病情观察　监测血气,观察生命体征、面色、双肺呼吸音、呼吸运动、胸痛、胸闷、咳嗽等情况,注意热型的变化,注意伴随症状和体征。

(6)用药护理　按时、正确应用抗生素或抗结核药,密切观察用药后反应及副作用。

(7)心理护理　耐心解释病情,消除患儿及家长悲观、焦虑不安情绪,使其配合治疗。

(8)胸腔穿刺的护理　向患儿和家长解释胸腔穿刺抽液的必要性。详细告知胸腔穿刺的注意事项,如穿刺中勿大声说话、用力咳嗽、随意变换体位等。胸腔穿刺后注意观察局部有无渗血、渗液。

(9)持续胸腔闭式引流的护理　①妥善固定引流管,防止扭曲、受压或滑脱;每班测量引流管外露长度,并做好记录。床边备两把血管钳,以防意外脱管或折断。更换引流管或搬动患儿时,两把血管钳可起到加强作用,防止气胸的发生。②保持引流管密闭、无菌、通畅,定时挤压,防止血凝块堵管。持续低负压吸引时,每班检查负压吸引器的压力。③注射药物或冲洗时注意无菌操作。④密切关注引流液的颜色、量及性质;观察局部敷料有无渗血、渗液,导管有无脱出。⑤改变体位时,水封瓶不能高于胸腔水平。⑥观察患儿面色、生命体征情况及患儿的主诉。

3. 并发症护理

(1)支气管胸膜瘘　出现咳胸水样痰、发热、呼吸困难等症状。治疗原则是充分引流、关闭瘘口和清除脓腔。护理措施:患者取半卧位、平卧位或患侧卧位;做好引流护理;给予对症、营养支持;做好心理护理;必要时做好手术相关护理。

(2)张力性气胸　表现为呼吸困难加重、胸痛、胸廓饱满、肋间隙增宽等,听诊呼吸音减弱或消失。应立即监测血压、心率,协助医师做好胸腔排气。

【出院指导】

(一)自我监测

观察胸痛、呼吸等情况,如有异常,应及时就诊。

(二)用药指导

遵医嘱正确用药。

(三)饮食指导

加强营养,给予高蛋白、高热量、富含维生素饮食。

(四)休息与活动

适当进行体育锻炼,增强机体免疫力。

第八节 支气管扩张护理常规

【概 述】

支气管扩张是指由各种因素引起的支气管树的病理性、永久性扩张，导致反复发生化脓性感染的气道慢性炎症，临床表现为持续或反复性咳嗽、咳痰，有时伴有咯血，可导致呼吸功能障碍及慢性肺源性心脏病。

【治疗原则】

1. 消除病原，促进痰液排出，控制感染。
2. 必要时行外科手术。

【护 理】

(一)一般护理

参见儿内科一般护理常规。

(二)与本病相关的主要护理

1. 评估要点

(1)健康史及相关因素　询问患儿有无反复呼吸道感染史；有无麻疹、百日咳、流行性感冒、肺结核、支原体肺炎、支气管异物史；有无因咳嗽而影响睡眠。

(2)症状、体征　评估患儿有无贫血和营养不良；评估咳嗽的程度、咳痰的量和颜色，有无咯血。

(3)辅助检查　了解胸部 X 线、CT 检查，以及血常规、病原学检验等结果。

(4)心理和社会支持状况　了解家长及患儿对疾病的认知程度，有无焦虑情绪。评估家庭经济状况和社会支持系统。

2. 主要护理措施

(1)饮食管理　鼓励患儿多进食高蛋白、富含维生素的食物。

(2)口腔护理　晨起、睡前、进食后漱口或刷牙，减少细菌定植呼吸道而引起感染。

(3)休息与活动　急性期卧床休息，缓解期适当活动，以利于痰液引流。

(4)对症护理

1)给氧　根据病情，合理给氧。

2)排痰　根据患儿自身情况选择排痰技术，可每日进行雾化吸入、振动排痰、体位引流、主动呼吸训练等，以达到清除痰液、保持呼吸道通畅的目的。

3)咯血护理　①保持安静。②给予精神安慰，消除恐惧心理。③鼓励患儿将血轻轻咯出。④给予温凉、易消化的流质、半流质，大咯血时禁食。⑤对大咯血患儿进行抢救时，取头低脚高 45°的俯卧位。⑥密切观察并记录咯血的性质和量。⑦密切观察有无窒息的先兆症状,如大咯血突然停止、呼吸浅促;或从口鼻喷出少量血液后即张口瞪目,双手乱抓;或者咯血过程中突然出现胸闷、端坐呼吸、面色改变。当出现窒息情况时,应立即予吸引、吸氧,必要时予气管插管、气管切开等抢救。⑧保证静脉通畅,及时、正确使用止血药物。⑨记录生命体征变化。

(5)病情观察　①观察痰液的颜色、性状、气味和量的变化,必要时留痰标本送检。②观察生命体征,注意病情变化,及时发现感染与咯血的先兆症状。③遵医嘱使用抗菌药物及止血药物等,观察各种药物的疗效和副作用。

(6)术前准备　对于部分经积极药物治疗但仍难以控制症状或大咯血危及生命等需要手术治疗的患儿,应遵医嘱积极做好术前准备。

【出院指导】

(一)自我监测

观察咳嗽、咳脓痰、咯血及发热等情况,如有异常,应及时就诊。

(二)用药指导

遵医嘱正确用药。

(三)饮食指导

忌食羊肉、狗肉、鸡肉、虾等易生痰的食物。

(四)休息与活动

做呼吸操,适当进行体育锻炼,以增强机体免疫力。避免接触烟雾及刺激性气体。避免呼吸道感染。

(五)定期随访

遵医嘱定期复查。

第九节　气管、支气管异物护理常规

【概　述】

气管、支气管异物(foreign bodies in the trachea and bronchi)是指不慎误吸固体、液体等异物进入气道,并引起气道梗阻和炎症性改变。

【治疗原则】

1. 取出异物。
2. 抗感染治疗。
3. 预防和治疗并发症。

【护　理】

(一)一般护理

参见儿内科一般护理常规。

(二)与本病相关的主要护理

1. 评估要点

(1)健康史及相关因素　询问发病情况,有无异物吸入史,有无"突然剧咳史",有无上呼吸道感染征象。

(2)症状、体征　评估咳嗽的性质及伴随症状;评估呼吸节律、频率,有无吸气性三凹征及缺氧症状。

(3)辅助检查　了解肺部 X 线、CT 检查,以及血常规、出凝血时间等结果。

(4)心理和社会支持状况　评估患儿及家长的心理状况,对疾病的了解程度。评估家长对患儿误吸危险性的认知程度。

2. 主要护理措施

(1)环境要求　病室内温湿度适宜,保持安静,并保持空气流通。

(2)体位　卧位时适当抬高患儿颈肩部,保持气道通畅;小婴儿多怀抱,避免剧烈哭。

(3)饮食管理　给予清淡、易消化饮食,支气管镜术前、术后按要求禁食禁饮。

(4)病情观察　评估呼吸频率、节律,有无阵发性呼吸困难。如病情稳定的患儿一旦出现阵发性咳嗽、气急、发绀,提示有窒息的可能,应立即给予吸氧,并报告医师行急诊手术,如为液体类异物,应立即电动吸引。

(5)避免异物移位阻塞气道　避免肺部叩打、电动吸引(除液体类异物外),避免使用气管扩张剂,避免小儿剧烈活动、剧烈咳嗽。

(6)心理护理　耐心解释,安慰家长,以消除其焦虑、恐惧心理。向患儿及家长说明各项检查的目的和必要性,取得患儿及家长的同意和配合。

(7)支气管镜、喉镜术护理　参见附录小儿支气管镜检查术护理。

(8)健康教育　①做好疾病相关知识宣教,告知家长术前术后的注意事项。讲解术前术后禁食、禁饮的时间,并说明其重要性。②术前准备阶段向患儿及家长介绍手术的方法,大概手术经过及其优点;介绍患儿及家长与已做手术的患儿或家长交流,以减轻他们的顾虑。

【出院指导】

防止异物再次吸入:①告知家长选择与婴幼儿年龄相符的食物,如 3 岁以下小儿吞咽及咀嚼功能未成熟,不应给予花生、瓜子、豆类以及其他较硬或带壳的食物。②小儿进食或口含物体时不可逗乐、责骂或说话,也不要乱跑乱跳,以免吸气时异物进入气道。③不要将小儿可能吸入或吞下的物品作为玩具。

附录

小儿支气管镜检查术护理

【概　述】

支气管镜检查术是应用纤维或电子可弯曲支气管镜对下呼吸道进行检查与治疗的一种方法。

【目　的】

诊断和治疗下呼吸道疾病。

【护　理】

(一)术前护理

1.评估要点

(1)评估患儿全身情况、生命体征。

(2)了解麻醉药及其他药物过敏史,了解疾病史。

(3)了解各项术前常规检查结果:胸片、胸部 CT、心电图;血常规及出凝血时间;肝肾功能;乙肝表面抗原及 HIV 抗体、梅毒螺旋体抗体检查。

2.主要护理措施

(1)心理护理　向患儿及家长说明检查的目的和必要性,手术的大概过程,建议与已做手术的患儿及家长交流,取得患儿及家长的配合。

(2)患儿的准备　①术前禁食、禁饮 4～6h;对于小婴儿、一般情况较差者,静脉补充生理需要量。②用棉签蘸生理盐水湿润并清洁鼻腔。③术前常规静脉置管,系好身份腕带,换上手术衣裤,准备 2 块干毛巾,2 岁以下小儿穿一次性尿裤。

(二)术中护理

1. 评估要点与处理

(1)监测　术中监测 SpO_2,观察面色、口唇变化,防止发生缺氧、窒息,必要时给予氧气吸入或中止检查。评估患儿有无声音嘶哑以及咳嗽咳痰情况。

(2)出血处理　一般活检后会有创面出血,量少不必处理,量多者即刻用 1∶10000 肾上腺素从活检孔局部喷洒止血。

2. 主要护理措施

(1)安慰和鼓励　操作中不断给予患儿鼓励和提醒,取得其最佳配合;可抚摸小婴儿耳后皮肤给予安慰,减少其哭吵。

(2)体位管理　患儿取仰卧位,肩部略垫高,头部摆正;婴幼儿用绷带约束四肢,松紧适宜。

（3）肺泡灌洗的护理　准备 37℃ 温生理盐水，每次 0.5ml/kg，每次最大量＜2ml/kg，并用吸引器以 13.33kPa（100mmHg）的负压立即将液体吸引出，注意记录注入和吸出的量。

（4）无菌操作　严格执行无菌技术操作规程，按要求做好消毒隔离。

（三）术后护理

1. 评估要点

术后 24h 内注意观察患儿面色、呼吸、体温变化及有无喉喘鸣、声音嘶哑，警惕喉头水肿、窒息、发热、咯血、气胸等并发症的发生。

2. 主要护理措施

（1）向家长解释手术结果，将取出的异物交给家长。

（2）做好病情观察。术后监测生命体征，每小时测量一次，连续 3 次，并持续监测血氧饱和度半小时。

（3）婴幼儿由家长怀抱，头稍后仰。儿童平卧，枕头置于肩颈部，以保持呼吸道通畅。

（4）术后继续禁食、禁饮 3h。对于病情较重的小儿，可遵医嘱静脉补液，供给生理需要量。为防止误吸，术后 3h 第一次进食需在护士指导下进行，可以先喂些水，如无呛咳，可恢复正常饮食。

（5）如发生喉水肿，遵医嘱予肾上腺素＋糖皮质激素雾化吸入，必要时予地塞米松静脉推注。

参考文献

[1]崔焱,仰曙芬.儿科护理学.6 版.北京:人民卫生出版社,2017.

[2]桂永浩,薛辛东.儿科学.3 版.北京:人民卫生出版社,2015.

[3]洪建国,陈强,陈志敏,等.儿童常见呼吸道疾病雾化吸入治疗专家共识.中国实用儿科杂志,2012,27(4):265-269.

[4]罗双红,舒敏,温杨,等.中国 0 至 5 岁儿童病因不明急性发热诊断和处理若干问题循证指南(标准版).中国循证儿科杂志,2016,11(2):81-96.

[5]赵正言.实用儿科护理.北京:人民卫生出版社,2009.

[6]中华医学会儿科学分会呼吸学组.儿童支气管哮喘诊断与防治指南(2016 年版).中华儿科杂志,2016,54(3):167-181.

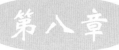

循环系统疾病护理常规

第一节　先天性心脏病护理常规

【概　述】

先天性心脏病是指胎儿时期心脏血管发育异常所致的心血管畸形。

【治疗原则】

1. 预防、控制感染。

2. 预防及治疗心力衰竭。

3. 手术或介入治疗。

【护　理】

（一）一般护理

参见儿内科一般护理常规。

（二）与本病相关的主要护理

1. 评估要点

（1）健康史及相关因素　评估母亲孕早期有无感染、接触放射线、服用药物（镇吐药、抗癫痫药等）、患代谢性疾病（糖尿病、高钙血症、苯丙酮尿症）等。了解家族中是否有同患先天性心脏病的患儿，是否易反复发生呼吸道感染。

（2）症状、体征　①房间隔缺损：评估胸骨左缘第2—3肋间有无喷射性收缩期柔和杂音；评估活动后有无心悸、气促、易疲劳。②室间隔缺损：评估胸骨左缘第3—4肋间有无粗糙的全收缩期杂音；有无生长发育迟缓，有无喂养困难、声音嘶哑，以及活动后乏力气短、多汗；有无充血性心力衰竭表现。③动脉导管未闭：评估胸骨左缘上方是否有连续性"机器"样杂音。有无导管粗大引起的咳嗽、气急、喂养困难、生长发育迟缓和差异性发绀。④法洛四联症：评估胸骨左缘第2—4肋间有无粗糙喷射性收缩期杂音；评估青紫、蹲踞、杵状指（趾）、阵发性缺氧发作、生长发育迟缓等情况。

（3）并发症　并发症包括肺炎、感染性心内膜炎、脑血栓、脑脓肿。

（4）辅助检查　了解 X 线检查、心电图、心脏 B 超、心导管等检查结果。

（5）心理和社会支持状况　了解患儿的文化水平，以及家庭结构、经济状况。了解家长与较大患儿对疾病的认知和接受程度、担忧情况及治疗信心。

2. 主要护理措施

（1）饮食管理　给予营养丰富、易消化的饮食，少食多餐。水肿时适当限制钠盐摄入。对于青紫型患儿，应保证水分供应，尤其在夏天、高温环境或发热时，不能口服者可给予静脉补液。

（2）休息与活动　视病情轻重予卧床休息或轻度活动，避免劳累、哭吵、情绪激动。

（3）预防感染　注意病室通风，预防各种感染，避免接触传染病患者。

（4）病情观察　密切观察患儿生命体征变化，测量脉搏、听诊心率的时间须为 1min；观察有无青紫及其程度；观察有无烦躁不安、哭声低哑、喂养困难、尿量减少、肝脏进行性肿大等心力衰竭表现；观察青紫型患儿有无哭吵、吃奶、剧烈活动或早晨起床后的缺氧发作情况。

（5）用药护理　注意输液速度不能太快，控制在 3～5ml/(kg·h)，量不能过多。使用洋地黄类药物前要双人核对姓名、药物、剂量、用法、时间，并测心率，如新生儿心率<120 次/min，婴儿心率<100 次/min，幼儿心率<80 次/min，学龄儿童心率<60 次/min，应停药并报告医师；如在使用洋地黄的同时需应用钙剂，则至少间隔 4～6h。如长期服用利尿剂，应定期复查电解质。

（6）缺氧发作的护理　立即置患儿膝胸卧位，给予吸氧，并告知医师，遵医嘱及时、正确用药。

（7）保持排便通畅　避免用力排便。对于 3 天未解大便者，可予开塞露灌肠。

（8）心力衰竭护理　参见充血性心力衰竭护理常规。

（9）心理护理　关心、爱护患儿，与患儿建立良好的护患关系，告知其疾病转归，帮助患儿和家长树立战胜疾病的信心。

（10）健康教育　向家长讲述疾病的相关护理知识和各种检查的必要性，以取得其配合；指导患儿及家长掌握活动的种类和强度；向患儿及家长讲述重要药物（如地高辛）的作用及注意事项。

3. 并发症护理

（1）肺炎　参见支气管肺炎护理常规。

（2）感染性心内膜炎　参见感染性心内膜炎护理常规。

（3）脑血栓　如青紫型患儿夏天出汗过多或脱水未及时纠正时出现肢体活动障碍、瘫痪或抽搐，应考虑脑血栓形成，须及时遵医嘱使用溶栓剂、低分子右旋糖酐疏通微循环治疗，按偏瘫、抽搐进行护理，并观察使用溶栓剂后有无出血倾向。

（4）脑脓肿　如青紫型患儿合并上呼吸道感染、中耳炎、皮肤感染时出现头痛、呕吐、偏瘫等神经系统症状，应高度怀疑脑脓肿，须及时予抗生素治疗或外科引流处理，并严密观察意识、颅内高压等神经系统表现。

【出院指导】

(一)自我监测

指导患儿和家长观察面色、发绀、心率、脉搏、血压、气促等情况。观察有无呕吐、腹泻。

(二)用药指导

服用洋地黄时需注意:
(1)剂量准确,患儿服药即使出现呕吐,也不能随意补服。
(2)观察药物副作用,如出现恶心、呕吐、复视、黄视、心律不齐,应及时到医院就诊。
(3)服药期间多食用含钾丰富的水果,如橘子、苹果、香蕉等,禁止补钙。如出现呕吐、腹泻,应及时到医院就诊。

(三)饮食指导

给予营养丰富、易消化、富含维生素的食物,少食多餐。对于人工喂养者,使用柔软、稍大的奶嘴,每次喂奶时间不宜过长,如吸吮费力,则改用汤匙喂养。青紫型患儿多饮水,尤其在夏季及发热、出汗时要给足水分,以免血液黏稠而发生脑血栓。

(四)休息与活动

根据患儿的耐受力选择适宜的活动和学习,以不出现乏力、气短为度,重症者应卧床休息。

(五)预防感染

居室经常通风,保持空气新鲜;不去公共场所等人群集中的地方;避免接触呼吸道感染者;注意天气变化,及时增减衣服,预防受凉感冒。

(六)定期随访

对于无心力衰竭者,每3~6个月复查一次。

第二节　心律失常护理常规

【概　述】

心律失常是指心脏冲动的频率、节律、起源部位、传导速度与激动次序的异常。

【治疗原则】

1. 病因治疗。
2. 减慢和控制心室率,转复心律。

【护 理】

(一)一般护理

参见儿内科一般护理常规。

(二)与本病相关的主要护理

1. 评估要点

(1)健康史及相关因素 询问是否有器质性心脏病病史;有无心脏手术史;有无心律失常家族史;患儿心律失常发生和终止情况,伴随症状及抗心律失常药物疗效;诱发因素(如情绪激动或运动等应急状态)。

(2)症状、体征 评估生命体征,尤其是心率、心律;评估有无面色苍白,四肢末梢冷,尿量减少,肝大。

(3)并发症 心力衰竭。

(4)辅助检查 了解血常规、心电图、动态心电图、心脏B超等检查结果。

(5)心理和社会支持状况 了解患儿的文化水平,以及家庭结构、经济状况。了解家长与较大患儿对疾病的认知和接受程度、担忧情况及治疗信心。

2. 主要护理措施

(1)休息 偶发、无器质性心脏病的心律失常患儿不需卧床休息,注意劳逸结合。有血流动力学改变的轻度心律失常患儿应适当休息,避免劳累。严重心律失常患儿应卧床休息,保持安静。

(2)饮食管理 宜给予富含维生素、易消化饮食,少食多餐,避免进食刺激性食物。

(3)病情观察 观察心率、心律、血压等变化,如出现以下情况,应予以紧急处理。

1)心率 如心率<40次/min,出现传导阻滞,或心率>160次/min,出现心动过速,应及时报告医师。

2)心律 心电监护出现以下任何一种心律失常,应及时与医师联系,并给予吸氧、迅速建立静脉通道等,配合医师抢救:①频发室性期前收缩或室性期前收缩呈二联律;②连续出现2个以上多源性室性期前收缩或反复发作的短阵室上性心动过速;③心室颤动或不同程度房室传导阻滞。

3)血压 如患者血压<79.5mmHg,脉压<19.5mmHg,面色苍白,脉搏细速,出冷汗,神志不清,四肢厥冷,尿量减少,应立即进行抗心源性休克处理。

(4)阿-斯综合征 患者出现意识丧失,昏迷或抽搐,大动脉搏动消失,心音消失,血压测不到,呼吸停止或发绀,瞳孔放大等临床表现,可诊断为阿-斯综合征。应立即进行胸外按压,并呼叫医师。

(5)心理护理 关心、体贴、鼓励患儿,给予充分的解释、安慰,避免患儿情绪激动。

(6)用药护理 严密观察不同抗心律失常药物的疗效及副作用,并给予相应的处理,如普罗帕酮易致恶心、口干、头痛等,宜餐后服用。

(7)健康教育 根据家长的接受程度介绍疾病的治疗、转归,使其做好长期调整生活及精神状态的准备。指导家长日常生活护理的方法,告知其合理安排休息与活动的重要性。

3. 并发症护理

心力衰竭:参见充血性心力衰竭护理常规。

【出院指导】

(一)自我监测

指导患儿和家长监测心率、心律,注意有无胸闷、心悸等不适。

(二)用药指导

坚持服用抗心律失常药物,不得随意增减或中断治疗;普罗帕酮味苦,可加糖同服。

(三)饮食指导

选择清淡、低脂、富含维生素的饮食,少食多餐。对于合并心力衰竭的患儿,在使用利尿剂时应适当限制钠盐摄入,多进食含钾丰富的食物;快速型心律失常患儿应避免食用刺激性食物,如可乐、咖啡、浓茶等。

(四)休息与活动

生活有规律,劳逸结合,保持充足睡眠。避免剧烈哭吵,保持情绪稳定。心动过缓者应避免做屏气、用力排便等兴奋迷走神经的动作。适当锻炼,预防感染。

(五)定期随访

定期随访,复查心电图,及时调整用药。首次出院后半个月复查一次,以后遵医嘱每1~3个月复查一次。

第三节 病毒性心肌炎护理常规

【概 述】

病毒性心肌炎是指病毒侵犯心脏所引起的以心肌炎性病变为主要表现的疾病。

【治疗原则】

1. 卧床休息,减轻心脏负担。
2. 在病毒血症阶段,给予抗病毒治疗。
3. 给予大剂量丙种球蛋白调节免疫应答。
4. 改善心肌营养。
5. 抗心力衰竭治疗。
6. 控制心律失常。

【护　理】

(一)一般护理

参见儿内科一般护理常规。

(二)与本病相关的主要护理

1. 评估要点

(1)健康史及相关因素　评估患儿近期有无病毒感染和发热。

(2)症状、体征　评估心率、心律、心音、血压、体温;有无胸闷、腹痛;有无心律失常;有无心力衰竭;有无心源性休克表现。

(3)并发症　并发症包括心律失常、心力衰竭、心源性休克。

(4)辅助检查　了解血常规、心电图、动态心电图、心脏B超等检查结果。

(5)心理和社会支持状况　了解患儿的文化水平以及家庭结构、经济状况。了解家长与较大患儿对疾病的认知和接受程度、担忧情况及治疗信心。

2. 主要护理措施

(1)病情观察　注意患儿有无呕吐、乏力、头晕、胸闷、腹痛、烦躁、意识改变等,观察脉搏、心率、血压、四肢温度、皮肤颜色。对于重症患儿,予持续心电监护,及早发现严重心律失常、心源性休克和心力衰竭。

(2)休息　重症者保持绝对安静,卧床休息,待心力衰竭、心律失常控制后可逐渐增加活动量。暴发性心肌炎患儿绝对卧床休息2周。

(3)饮食管理　给予营养丰富、易消化饮食,少食多餐,多进食蔬菜、水果等富含维生素的食物。

(4)治疗护理　①常静脉滴注维生素C、果糖二磷酸钠来保护和营养心肌细胞,这两种药物需快速输注以免失效,且因对静脉刺激性强、疼痛明显,应尽量选择较粗的静脉。②对于气促、烦躁不安者,应及时给氧,必要时遵医嘱适当使用镇静剂。③正确、及时遵医嘱给予血管活性药物,以减轻心脏前后负荷及各种抗心律失常药物。血管活性药物尽量选择较粗的静脉输注,并有单独的静脉通道保证输注速度准确。④备好急救药品和物品,以便及时抢救。

(5)心理护理　多与患儿和家长沟通,告知积极配合治疗一般预后良好,使其树立治愈疾病的信心。保持患儿情绪稳定,避免各种不良刺激。

(6)健康教育　根据家长的接受程度告知疾病的治疗过程和预后,强调休息对心肌炎恢复的重要性,使患儿及家长能自觉配合治疗。

3. 并发症护理

(1)心律失常　参见心律失常护理常规。

(2)心力衰竭　参见充血性心力衰竭护理常规。

(3)心源性休克　参见休克护理常规。

【出院指导】

(一)自我监测

指导患儿和家长注意心率、心律的变化,观察有无面色苍白、胸闷、心悸等表现。

(二)用药指导

遵医嘱正确服用果糖二磷酸钠、黄芪参脉饮等营养心肌的药物。

(三)饮食指导

选择营养丰富、易消化、富含维生素的食物,少食多餐,禁饮浓茶、咖啡。多食用纤维素丰富的蔬菜,以预防便秘。

(四)休息与活动

急性期应卧床休息至体温恢复正常后 3～4 周;心功能不全及心脏扩大者应绝对卧床休息,进食和排便由旁人协助;心功能逐渐恢复后可轻微活动,避免体育运动和用脑过度,活动以不出现心悸、气促为度,一般 3～6 个月;保持心情愉快,情绪稳定。

(五)定期随访

出院后 1 个月、3 个月、6 个月及 1 年分别复查一次心电图。

第四节　心包炎护理常规

【概　述】

心包炎是由各种因素引起的心包炎症。儿科以急性心包炎、慢性缩窄性心包炎常见。

【治疗原则】

治疗关键是处理急性心包炎;治疗原发病;行心包穿刺,解除心脏压塞。对于慢性缩窄性心包炎患儿,及早施行心包剥离术。

【护　理】

(一)一般护理

参见儿内科一般护理常规。

(二)与本病相关的主要护理

1. 评估要点

(1)健康史及相关因素　评估有无败血症或邻近器官感染(如肺炎、脓胸、纵隔感染等);

是否伴有全身结核感染；是否居住在吸虫病流行地区。

（2）症状、体征 评估有无全身感染、中毒症状及原发病症状；评估有无心前区疼痛，有无放射至左肩、背部及上腹部，有无心动过速、呼吸困难、心音减弱，是否闻及心包摩擦音，有无急性心脏压塞症状，如心动过速、血压下降及休克状态；评估有无心包缩窄表现，如肝脾肿大、腹水、下肢水肿等。

（3）并发症 急性心脏压塞。

（4）辅助检查 了解血常规、心肌酶谱、X线检查、心电图、心脏B超、心包穿刺等检查结果。

（5）心理和社会支持状况 了解患儿的文化水平，以及家庭结构、经济状况。了解家长与较大患儿对疾病的认知和接受程度、担忧情况及治疗信心。

2. 主要护理措施

（1）休息与体位 卧床休息，呼吸费力者取半坐卧位。

（2）吸氧 对于有气促、胸闷者，给予氧气吸入。

（3）饮食管理 给予高热量、高蛋白、富含维生素、易消化的半流质或软食，限制钠盐摄入，少食产气的食物（如马铃薯等）。

（4）病情观察 必要时给予心电监护。严密观察生命体征变化，如有面色苍白、四肢湿冷、血压下降、脉搏减弱，应警惕发生心脏压塞。密切观察患儿面色、呼吸、心率、血压及心电图变化，注意有无呼吸困难，呼吸困难是急性心包炎和慢性缩窄性心包炎的突出症状。

（5）高热护理 参见高热护理常规。

（6）心包穿刺护理 参见附录Ⅰ心包穿刺术护理。

（7）安全管理 对于行心包穿刺引流的患儿，要妥善固定引流管，加强对患儿及家长保持引流通畅的宣教，避免意外拔管。

（8）心理护理 多与患儿和家长沟通，减轻其心理负担。

（9）健康教育 根据家长的接受程度告知疾病的治疗过程和预后，如需要行心包穿刺，应向家长说明必须配合和注意的事项。

3. 并发症护理

急性心脏压塞表现为进行性呼吸困难、胸闷、胸痛、血压下降、心率减慢、全身出冷汗、全身循环衰竭等一系列严重的临床症状，要密切观察患儿病情变化，做好生命体征及血氧饱和度的监测；根据缺氧情况调节吸入气氧流量；遵医嘱给药；并密切配合医师进行心包穿刺术。

【出院指导】

（一）饮食指导

进食高热量、高蛋白、富含维生素、易消化的半流质或软食。不食生食，如生的虾、蟹等，避免发生吸虫感染。

（二）休息与活动

休学半年左右，避免剧烈活动，以利于心功能恢复。

(三)定期随访

出院后 7~14 天复查,以后遵医嘱。

第五节　感染性心内膜炎护理常规

【概　述】

感染性心内膜炎是由细菌、真菌、立克次体及衣原体等感染引起的心内膜炎症性疾病,常累及心脏瓣膜、大动脉内膜等。

【治疗原则】

1. 给予早期、联合、足量、较长期(4~8 周)、有效的抗感染治疗。
2. 加强输血等支持治疗。
3. 瓣膜破损、难治性心功能不全、巨大赘生物、感染不能控制时,行外科手术治疗。

【护　理】

(一)一般护理

参见儿内科一般护理常规。

(二)与本病相关的主要护理

1. 评估要点

(1)健康史及相关因素　询问有无先天性心脏病;有无心导管或介入治疗、深静脉置管等病史;有无拔牙、洗牙、扁桃体切除术等可导致菌血症的病史。

(2)症状、体征　评估有无发热;有无心功能不全;有无瘀斑。瘀斑是感染性心内膜炎最常见的外周表现,可出现于球结膜、口腔黏膜及四肢皮肤。评估有无肺、肾、脑、肠系膜动脉等部位栓塞表现。

(3)并发症　并发症包括栓塞、心力衰竭。

(4)辅助检查　了解血常规、血培养、心脏 B 超等检查结果。

(5)心理和社会支持状况　了解患儿的文化水平,以及家庭结构、经济状况。了解家长与较大患儿对疾病的认知和接受程度、担忧情况及治疗信心。

2. 主要护理措施

(1)饮食管理　给予高蛋白、高热量、富含维生素、易消化饮食,适当进食粗纤维食物,保持排便通畅。对于心力衰竭者,给予低盐饮食,少食多餐,小婴儿耐心哺喂。

(2)休息　卧床休息,保证充足的睡眠。保持安静,对于烦躁不安者,适当使用镇静剂。

(3)病情观察　监测体温,每 4h 一次,超过 39℃予药物或物理降温,并观察降温效果;注意观察心率、心音、呼吸、末梢循环、尿量等的变化;评估心功能;观察有无皮肤瘀点、头痛、胸痛等栓塞症状。

（4）用药护理 ①围手术期遵医嘱应用抗生素,在抗感染药物使用前或患儿出现寒战、体温骤升时,及时抽血送血培养和行药物敏感试验,以指导用药。②正确使用各类药物,如抗生素、洋地黄、利尿剂、血管活性药物,注意观察药物疗效和副作用。使用洋地黄时避免与钙剂合用,如必须使用钙剂,须间隔 4~6h;及时补钾,观察有无腹胀、恶心、呕吐、乏力等低钾症状;注意有无恶心、呕吐、黄视、绿视、心律失常等洋地黄中毒症状。

（5）心理护理 此类患儿通常病程较长、病情重,患儿和家长易产生恐惧、忧虑情绪,应客观地向家长及年长患儿介绍疾病知识,多介绍治愈病例,使其树立信心。

（6）健康教育 ①耐心讲解疾病的发生原因、治疗的方法、疗程及预后。使患儿和家长对疾病有正确的认识,积极配合治疗。②详细介绍各项检查及治疗的意义和注意事项,各种药物的疗效和副作用。

3. 并发症护理

（1）栓塞 对于有栓塞症状者,绝对卧床休息,并做好相应护理,如对于肺栓塞咯血者,保持呼吸道通畅;对于脑栓塞头痛、抽搐者,遵医嘱使用脱水剂、镇惊剂。

（2）心力衰竭 参见充血性心力衰竭护理常规。

【出院指导】

（一）自我监测

指导患儿和家长监测体温变化,注意观察呼吸、心率。

（二）用药指导

有慢性心功能不全者遵医嘱服用强心药、利尿剂,注意药物副作用。

（三）预防感染

进行各种小手术（如拔牙）前后遵医嘱使用足量抗生素。如有皮肤、呼吸道感染,应及时治疗。

（四）饮食指导

加强营养,选择营养丰富、易消化食物,如蛋、鱼、瘦肉、新鲜蔬菜和水果等,少食多餐。

（五）生活指导

适当锻炼,增强体质,如户外散步、日光浴等。注意口腔卫生,预防和治疗牙龈炎、龋齿。

（六）定期随访

术后 1 个月、3 个月、6 个月、12 个月至心内科门诊随访,复查心电图和超声心动图,必要时行 X 线检查,病情稳定后遵医嘱随访。

第六节　原发性心肌病护理常规

【概　述】

心肌病是心肌构造和解剖异常,且无足以引起心肌异常的冠状动脉病变、高血压、心瓣膜病和先天性心脏病。临床上较常见的心肌病有扩张型心肌病、肥厚型心肌病和限制型心肌病。

【治疗原则】

(一)扩张型心肌病

主要针对充血性心力衰竭治疗,包括控制心律失常和减少血栓形成。

(二)肥厚型心肌病

主要针对缓解症状、防止发生并发症和猝死;目前对无症状的肥厚型心肌病是否用药尚不确定。

(三)限制型心肌病

以控制心力衰竭为主,采用利尿剂、血管扩张剂、钙拮抗剂及营养心肌等综合疗法。

【护　理】

(一)一般护理

参见儿内科一般护理常规。

(二)与本病相关的主要护理

1. 评估要点

(1)健康史及相关因素　询问家族中有无类似发病患儿,近期有无感染史。

(2)症状、体征　①扩张型心肌病:评估有无心功能不全、心律失常及血流缓慢导致的体、肺循环栓塞表现,如脑栓塞引起的肢体活动障碍,肺栓塞引起的胸痛、咯血,肠系膜栓塞引起的腹痛等。②肥厚型心肌病:评估有无心力衰竭表现,以及面色苍白、脉搏弱、四肢凉等左室流出道梗阻导致的体循环缺血表现。③限制型心肌病:评估有无心脏舒张功能障碍性表现,如水肿、呼吸费力等肺循环淤血症状。

(3)并发症　并发症主要有心力衰竭、心律失常、栓塞。

(4)辅助检查　了解胸部 X 线检查、心电图、心脏 B 超等检查结果。

(5)心理和社会支持状况　了解患儿的文化水平,以及家庭结构、经济状况。了解家长与较大患儿对疾病的认知和接受程度、担忧情况及治疗信心。

2. 主要护理措施

（1）休息 卧床休息,使患儿保持稳定、愉悦的心情。心力衰竭患儿以心力衰竭程度而定,呼吸困难者宜取半卧位,小婴儿多怀抱,使横膈下降,有利于呼吸运动。

（2）病情观察 严密观察心功能不全的各种表现,如心率、心律、呼吸、意识、食欲、肢端温度、尿量的改变,是否有水肿及电解质紊乱等。

（3）心力衰竭护理 参见充血性心力衰竭护理常规。

（4）饮食管理 给予营养丰富、易消化、富含维生素的饮食,少食多餐,避免过量进食。对于服用利尿剂者,应鼓励多进食含钾丰富的食物,如香蕉、橘子等;对于心功能不全轻者,可给予少盐饮食,即每日饮食中钠盐 0.5～1.0g;对于心功能不全重者,给予无盐饮食,即在食物烹调时不加食盐或其他含盐食物。

（5）供氧 根据呼吸困难情况、缺氧程度,可给予鼻导管或面罩吸氧。

（6）用药护理 ①洋地黄用药护理参见充血性心力衰竭护理常规。②遵医嘱及时、正确补钾、利尿。利尿剂使用时注意观察电解质变化。③遵医嘱应用营养心肌药物,如维生素C、果糖二磷酸钠或磷酸肌酸钠。

（7）保持排便通畅 多进食富含纤维素的蔬菜,定时排便,预防大便干结,并且避免用力排便而加重心脏负担。

（8）预防感染 避免接触传染性疾病患者,病室定期通风。

（9）心理护理 在护理过程中应关心、爱护患儿,重视患儿主诉;多与患儿和家长沟通,减轻其心理负担。

（10）健康教育 根据家长的接受程度介绍疾病的治疗、转归,使其做好长期调整生活及精神状态的准备。指导家长日常生活护理的方法,告知其合理安排休息与活动的重要性。

3. 并发症护理

（1）心力衰竭 参见充血性心力衰竭护理常规。

（2）心律失常 参见心律失常护理常规。

（3）栓塞 对于有栓塞症状者,绝对卧床休息,并做好相应护理,如对于肺栓塞咯血者,保持呼吸道通畅;对于脑栓塞头痛、抽搐者,遵医嘱使用脱水剂、镇惊剂。

【出院指导】

(一)自我监测

指导患儿和家长注意心率、心律变化,观察有无面色苍白、胸闷、心悸、气促等表现。

(二)用药指导

严格遵医嘱按时服用糖皮质激素、强心药物,不能自行停药或加减量。

(三)饮食指导

给予营养丰富、易消化、富含维生素的饮食,少食多餐。多食用蔬菜,多饮水,预防便秘。在糖皮质激素治疗期间,适当控制进食量。在洋地黄、利尿剂治疗时,多食含钾丰富的食物

(如橘子、香蕉)。

(四)休息与活动

急性期应卧床休息至体温恢复正常后 3～4 周。对于心功能不全及心脏扩大者,应绝对卧床休息,进食和排便由旁人协助。保持患儿情绪稳定。

(五)预防感染

居室经常通风,保持空气新鲜;注意天气变化,及时增减衣服,避免受凉感冒;不去公共场所等人群集中的地方;避免接触呼吸道感染者。

(六)定期随访

每月复查一次。

第七节　肺动脉高压护理常规

【概　述】

肺动脉高压可由多种心、肺或肺血管自身疾病所引起,表现为肺循环的压力和阻力增加,导致右心负荷增大、右心功能不全、肺血流减少而引起一系列临床表现。其诊断标准为:在海平面状态下、静息时、右心导管检查时,平均肺动脉压≥25mmHg;或在运动状态下,平均肺动脉压≥30mmHg。

【治疗原则】

1. 对于左向右分流型先天性心脏病引起的高动力性肺动脉高压,须早期手术,避免发生不可逆性肺血管病变。

2. 对于艾森曼格综合征、原发性肺动脉高压,给予氧疗、使用抗凝剂和血管扩张剂,以及行房间隔造口术。

【护　理】

(一)一般护理

参见儿内科一般护理常规。

(二)与本病相关的主要护理

1. 评估要点

(1)健康史及相关因素　询问有无心脏疾病,如室间隔缺损、动脉导管未闭等左向右分流型先天性心脏病;有无肺部疾病,如间质性肺炎、肺泡毛细血管发育不良等。

(2)症状、体征　评估心率、心杂音、血压、发绀情况;评估有无生长发育不良;有无肺动脉高压危象,如脉搏、SpO_2 和血压急剧下降,心率先快后慢。

（3）并发症　并发症有肺动脉高压危象。

（4）辅助检查　了解心电图、X 线检查、心脏 B 超、心导管等检查结果。

（5）心理和社会支持状况　了解患儿的文化水平,以及家庭结构、经济状况。了解家长与较大患儿对疾病的认知和接受程度、担忧情况及治疗信心。

2．主要护理措施

（1）休息　保持患儿安静,避免刺激。血压较高、症状明显者应卧床休息。

（2）饮食　以清淡、无刺激性的食物为宜,适当控制钠盐及动物脂肪的摄入,避免摄入高胆固醇食物,多食富含纤维素、植物蛋白的食物。适当控制食量和总热量。

（3）观察病情　严密观察 SpO_2 和血压波动情况,如患儿 SpO_2 和血压急剧下降,出现青紫加重、呼吸急促、心率先快后慢等症状,应考虑发生肺动脉高压危象的可能,立即通知医师,快速处理。

（4）用药护理　洋地黄类药物使用前需评估心率,长期服用利尿剂应定期复查电解质。

（5）心理护理　了解患儿的性格特征和有无引起精神紧张的心理、社会因素,根据患儿不同的性格特征给予指导,训练其自我控制能力。同时指导家长尽量消除各种可能导致患儿精神紧张、烦躁的因素。尽可能减少疼痛性操作。

3．并发症护理

（1）肺动脉高压危象的预防　保持患儿安静,护士操作时应技术熟练,减少刺激,尽量避免疼痛和缺氧,如有缺氧,应及时给氧,以缓解肺血管痉挛;吸痰时动作轻柔,必要时使用镇静剂。

（2）肺动脉高压危象的急救护理　①给予高浓度吸氧。②给予心电监护,以及 SpO_2、血压持续监测。③遵医嘱使用镇静剂、扩血管药物、糖皮质激素、脱水剂,纠正酸中毒。④当心率加快后又突然减慢时,需及时做好胸外心脏按压的准备。⑤消除诱因,停止一切刺激,如必需的操作尽量在应用镇静剂后进行。

【出院指导】

（一）自我监测

指导家长观察患儿面色、呼吸、心率,监测血压。

（二）用药指导

坚持服药,不得随意增减或中断治疗。使用洋地黄类药物前要测量心率,如新生儿＜120 次/min,婴儿＜100 次/min,幼儿＜80 次/min,学龄儿童＜60 次/min,应及时就医;如需同时应用钙剂,则至少间隔 4～6h。长期服用利尿剂者应定期到医院复查电解质。

（三）饮食指导

选择清淡、低脂、富含维生素的饮食,限制钠盐摄入,避免进食刺激性食物,如可乐、咖啡、浓茶等。保持排便通畅,避免屏气、用力排便等。

(四)休息与活动

劳逸结合,生活有规律,保持充足睡眠,避免剧烈运动,保持情绪稳定。

(五)定期随访

每半个月至 1 个月复查一次,积极治疗原发病。

附录 I

心包穿刺术护理

【概 述】

心包穿刺术是一种引流心包积液,用以进行病原学检验及减轻症状的手段。

【目 的】

探查心包腔内是否有积液,解除心包腔积液的填塞症状,以及了解心包炎病原。

【护 理】

(一)术前护理

1. 评估要点

(1)心理评估 评估患儿及家长对心包穿刺术的接受程度及顾虑。

(2)了解术前检查情况 了解术前各项检查的结果,尤其是胸片、心脏 B 超检查结果。

2. 主要护理措施

(1)备皮 清洁穿刺处皮肤。

(2)心理护理 简要介绍穿刺过程,解除患儿及家长的顾虑,争取其配合。

(3)用物准备 准备中心静脉导管,静脉切开包,1ml、5ml、20ml 针筒,局部麻醉药(利多卡因),500ml 生理盐水(1 瓶),无菌手套,透明敷贴,胶布,试管,负压引流球。

(二)术中护理

1. 评估要点

术中予心电监护,观察患儿的意识、面色、呼吸、心率。

2. 主要护理措施

(1)体位 取半坐位。

(2)吸氧 根据病情给予合适的吸氧方式与吸入气氧浓度。

(3)留取标本 协助医师正确留取标本。

(4)心理护理 对于年长患儿,全过程鼓励患儿,分散其注意力,缓解其紧张、恐惧心理。

(三)术后护理

1. 评估要点

观察患儿意识、面色、呼吸、心率;观察穿刺处有无渗血;观察引流是否通畅,以及引流液的性质、量。

2. 主要护理措施

(1)监护　持续心电监护、SpO_2 监测,并记录。

(2)体位　予半卧位,以利于引流。

(3)引流护理　保持引流通畅,防止引流管滑脱,定期更换敷贴。

(4)饮食管理　给予高热量、高蛋白、富含维生素、易消化的半流质或软食,限制钠盐摄入,少食产气的食物(如马铃薯等)。

附录 II

封堵术护理

【概　述】

封堵术是通过将特种导管及封堵器由外周血管插入到所需治疗的心血管腔内,封堵异常血流通路,替代外科手术治疗的一种方法。

【目　的】

以微创方式封堵心脏、血管异常血流通路,改善心脏泵血功能,防止心力衰竭的发生。

【护　理】

(一)术前护理

1. 评估要点

(1)心理评估　评估患儿及家长对心导管介入封堵术的接受、顾虑程度。

(2)了解术前检查情况　了解术前各项检查的结果,尤其是胸片、心脏B超检查结果,明确部位及畸形情况;了解各项血液检验结果,如出凝血时间、乙肝三系等。

2. 主要护理措施

(1)心理护理　向患儿及家长介绍介入封堵术的方法和意义,手术的必要性和安全性,以解除患儿及家长的思想顾虑,缓解其紧张情绪。

(2)备皮　术前一日洗澡,术日晨备两侧腹股沟区皮肤。

(3)皮试　做相应的抗生素、普鲁卡因皮试。

(4)休息　术前一晚保证患儿有足够的睡眠,必要时使用镇静剂。

(5)禁食　术前 4～6h 禁食,以防因麻醉剂或对比剂反应而出现呕吐、吸入。

(6)建立静脉通道　首选左手静脉置管。

(7)术前用药　术前1h遵医嘱正确使用抗生素及进行补液治疗,加强看护,防止坠床等意外事件发生。

(二)术后护理

1. 评估要点

(1)了解术中情况　了解麻醉及手术、输液情况。

(2)监护　持续心电监护;监测脉搏、呼吸、血压,每半小时一次,麻醉清醒后每小时测量一次,稳定后每4h测量一次直至24h,并注意观察有无心律失常的发生。评估意识、SpO_2、伤口渗血情况,观察是否排尿及尿色。严密观察足背动脉搏动和皮肤颜色、温度、感觉情况,了解被穿刺侧肢体的末梢血液循环情况,及早发现股动脉血栓形成。

2. 主要护理措施

(1)体位　予去枕平卧,将患儿头偏向一侧至麻醉清醒。

(2)饮食管理　术后4~6h待麻醉清醒后饮少量开水,如无呕吐,则可进食。鼓励多饮水,促使对比剂排泄。注意营养补充,给予高蛋白、富含维生素饮食。

(3)吸氧　保持呼吸道通畅,根据术中情况及术后血氧饱和度监测结果,给予鼻导管或面罩吸氧。

(4)保持输液通畅　严格控制输液速度,以防心力衰竭、肺水肿发生。

(5)伤口及肢体护理　①伤口护理:患儿应卧床12h,穿刺侧肢体制动4~6h,以防穿刺处血凝栓脱落致皮下血肿或大出血;局部予绷带加压包扎,一般术后1h去除绷带,防止出血、肢体灌注及回流不良。保持伤口敷料清洁、干燥,预防发生感染,如伤口有渗血,应及时报告医师。②防止股动脉血栓形成:小儿血管腔较小,而造影用外套管较粗,易损伤股动脉;另外,手术又可使局部损伤易形成血栓,严重者可致肢体功能障碍甚至坏死,因此如患儿出现足背脉搏动减弱、肢体末梢发冷、皮肤苍白或发绀,则有血栓形成的可能,应及时查明原因,必要时使用尿激酶解除血管痉挛或溶栓治疗,并注意患肢保暖。

3. 并发症护理

(1)封堵器脱落及异位栓塞　封堵器脱落可随血流冲入肺循环或体循环而造成异位栓塞,如听诊时又出现杂音,应立即通知医师,并做好开胸术前准备。术后应保持患儿安静,监测生命体征,注意观察有无心律失常、栓塞症状(如胸痛、呼吸困难、发绀),以及有无肢体感觉、活动度、皮肤颜色异常、意识改变、语言障碍等。

(2)机械性溶血　封堵术后残余分流所致高速血流通过封堵器,使红细胞遭受破坏而发生机械性溶血。机械性溶血可发生于封堵术后数小时至10余小时,多见于动脉导管未闭、室间隔缺损封堵后。其临床表现为皮肤、巩膜黄染,血红蛋白尿。术后应密切观察面色、有无贫血貌、小便的颜色,并及时行血、尿常规检查。如患儿有贫血貌,面色苍白,血红蛋白浓度下降至70g/L以下,尿常规检查尿中有红细胞,则表明有严重溶血,应及时与医师联系,遵医嘱正确用药。

(3)低血压　介入手术、麻醉等可引起低血压,因此术后应密切观察血压变化。若血压下降、心率减慢,应警惕血管迷走神经反射,遵医嘱应用多巴胺、阿托品等药物治疗;若血压下降、心率加快,并伴有贫血貌,检查穿刺部位是否有出血或血肿等情况,如有出血,应立即按压穿刺点上下 1cm 处。

(4)心律失常　因室间隔部位的传导系统组织丰富,一旦封堵器压迫或机械损伤房室传导系统,就会出现房室传导阻滞或束支传导阻滞。因此,术后应密切监测心率、心律变化。

(5)感染性心内膜炎　为预防感染,术中应严格执行无菌技术操作规程,术后密切观察患儿生命体征,尤其是体温变化。

【出院指导】

出院后避免去公共场所,避免发生上呼吸道感染;避免剧烈活动;术后 1 个月、3 个月、6 个月至门诊随访或遵医嘱复查。

参考文献

[1]崔焱,仰曙芬. 儿科护理学. 6 版. 北京:人民卫生出版社,2017.

[2]江载芳,申昆玲,沈颖. 诸福棠实用儿科学. 8 版. 北京:人民卫生出版社,2015.

[3]赵正言. 实用儿科护理. 北京:人民卫生出版社,2009.

[4]中国医师协会儿科医师分会先天性心脏病专家委员会,中华医学会儿科学分会心血管学组,《中华儿科杂志》编辑委员会. 儿童常见先天性心脏病介入治疗专家共识. 中华儿科杂志,2015,53(1):17-24.

第九章

消化系统疾病护理常规

第一节　腹泻护理常规

【概　述】

腹泻(diarrhea)是一种多病原、多因素引起的,以排便次数增多、大便性状改变为特点的消化道疾病。

【治疗原则】

1. 消除病因。
2. 预防与纠正水、电解质及酸碱平衡失调。
3. 调理肠道。
4. 调整饮食。
5. 预防并发症的发生。

【护　理】

(一)一般护理

参见儿内科一般护理常规。

(二)与本病相关的主要护理

1. 评估要点

(1)健康史及相关因素　询问喂养史,评估有无饮食不当及肠道内、外感染史;询问患儿腹泻开始时间,排便次数及大便的颜色、性状和量。

(2)症状、体征　评估患儿的排便情况、生命体征、脱水程度,以及有无电解质紊乱情况;检查肛周皮肤有无发红、破损。

(3)辅助检查　了解粪便检验、血气分析、电解质测定等检验检查结果。

(4)心理和社会支持状况　评估家长对疾病的了解程度,有无紧张、恐惧心理;评估家长的文化水平、喂养及护理相关知识等;评估患儿家庭的居住环境、经济承受能力、卫生状况等。

2. 主要护理措施

(1)饮食管理　对于腹泻患儿,原则上不主张禁食。对于母乳喂养者,继续予母乳喂养;对于人工喂养者,将牛奶稀释后喂养,暂停辅食;对于乳糖不耐受者,应喂豆制代乳品、酸奶或去乳糖配方奶;对于已断奶者,喂稠粥、面条加一些熟植物油、蔬菜末、精肉末等,少食多餐。腹泻停止后,继续给予营养丰富的饮食,以保证患儿正常生长发育。

(2)病情观察　①评估脱水程度:观察患儿的意识、精神、前囟及眼眶凹陷、皮肤弹性、尿量等情况,同时观察经补液后脱水症状是否得到改善。②观察代谢性酸中毒:观察患儿有无精神萎靡、呼吸深快、口唇樱红等表现,了解血气分析结果。③观察低钾血症表现:观察患儿是否有精神萎靡、吃奶乏力、腹胀、肌张力低、呼吸频率不规则、心律失常等情况。④观察大便的变化:观察排便次数及大便的颜色、气味、性状、量,并进行动态比较。如出现脓血便,伴有里急后重的症状,则考虑发生细菌性痢疾的可能,应立即送检大便标本,以为诊治提供可靠的依据。

(3)治疗护理　①口服补液:适用于轻度脱水及无呕吐、能口服的患儿。根据医嘱将口服补液盐(ORS)粉剂用温开水冲泡至所需的量,24h 内分次服用。②静脉补液:适用于中度以上脱水和呕吐较重的患儿。迅速建立静脉通道,保证液体按计划输入。对于重度脱水伴有周围循环衰竭的患儿,必须尽快补充血容量,并按先盐后糖、先浓后淡、先快后慢、见尿补钾的原则补液。合理安排输液顺序,调整输液速度,并了解补液后第一次排尿的时间。③遵医嘱正确服用药物:蒙脱石散需空腹服用,每次冲水 30～50ml,服药 30min 后才能进食。微生态制剂用温凉水冲服。

(4)加强基础护理　①保持口腔黏膜清洁、湿润,如口腔内有鹅口疮,则可涂制霉菌素甘油。②保持床单位清洁、干燥、平整,及时更换衣裤。选用吸水性强、柔软透气的尿布,每次便后及时更换。用温水清洗臀部并擦干,臀部涂呋锌油保护。③对于严重的尿布疹,给予红外线照射臀部或 1∶5000 高锰酸钾溶液坐浴,也可用 5％聚维酮碘溶液外涂。

(5)做好消毒隔离,防止发生交叉感染　做好床边隔离,护理患儿前后洗手,食具、衣物、尿布应专用并严格消毒。对于传染性较强的感染患儿使用后的尿布,须予以焚烧处理。

【出院指导】

(一)自我监测

告知家长如患儿出现呕吐、排便次数增多及大便性状改变,应及时就诊。

(二)用药指导

遵医嘱正确服用微生态制剂。

(三)饮食指导

合理喂养,提倡母乳喂养,避免在夏季断奶;按时逐步添加辅食,防止过食、偏食及饮食结构突然变动。培养良好的饮食卫生习惯。

第二节　胃食管反流护理常规

【概　述】

胃食管反流(GER)指胃内容物反流入食管甚至口咽部。GER分生理性和病理性两种,后者是食管下端括约肌自身功能障碍和(或)与其功能有关的组织结构异常而导致压力低下出现的反流。

【治疗原则】

1. 正确安置体位,合理饮食。
2. 根据病情使用促胃肠动力剂和抑酸剂。
3. 必要时行手术治疗。

【护　理】

(一)一般护理

参见儿内科一般护理常规。

(二)与本病相关的主要护理

1. 评估要点

(1)健康史及相关因素　询问患儿的喂养史、饮食习惯以及生长发育情况;了解患儿发病以来每日呕吐的次数,呕吐物的量和性质,以及伴随症状。

(2)症状、体征　对于小婴儿,评估呕吐的方式、时间,以及呕吐物的性状;对于年长患儿,观察有无"反酸"、胸痛、吞咽困难或其他消化道外的伴随症状。

(3)并发症　并发症有上消化道出血。

(4)辅助检查　了解血气分析、食管钡餐造影、食管动态pH值监测等检查结果。

(5)心理和社会支持状况　了解家长及较大患儿对疾病的认知程度,有无焦虑情绪。

2. 主要护理措施

(1)饮食管理　少食多餐;对于母乳喂养者,给予增加哺乳次数;对于婴儿,给予稠食喂养;对于儿童,给予低脂、高碳水化合物饮食;年长患儿睡前2h不宜进食。对于喂养困难或呕吐频繁者,遵医嘱正确给予鼻饲喂养或静脉营养。

(2)病情观察　观察呕吐的次数,呕吐物的性状、量和颜色,并予以记录。评估有无脱水症状。对于呕吐剧烈者,需监测血压、心率、尿量,观察末梢循环情况。

(3)体位　对于小婴儿,喂奶后轻拍其背部,以排出胃内空气,给予上半身抬高30°前倾俯卧位。对于年长患儿,在其清醒状态下取直立位或坐位,睡眠时取右侧卧位,床头适当抬高,以减少食物反流,以免发生窒息。

(4)用药护理　遵医嘱给药并观察药物疗效和副作用,注意用法、剂量。奥美拉唑宜早晨空腹服用,雷尼替丁宜在餐后及睡前服用。

(5)加强基础护理 呕吐后及时清洁口腔与皮肤,以及更换衣物。

(6)心理护理 应理解、关心、同情、鼓励患儿,认真倾听其主诉,给予心理疏导,减轻焦虑,保持情绪稳定,并保证患儿良好的睡眠和足够的休息。

(7)健康教育 ①向家长介绍 GER 的基础知识,减轻家长及年长患儿的紧张情绪,增加对医护人员的信任,积极配合治疗。②向小婴儿家长告知 GER 可能引起窒息、呼吸暂停,故喂奶后患儿应侧卧或头偏向一侧,或取半卧位,以免吸入反流物。

3. 并发症护理

消化道出血:参见消化道出血护理常规。

【出院指导】

(一)自我监测

告知家长如患儿呕吐频繁、呕吐物有血性或咖啡色样物、生长发育受到影响,应及时就诊。

(二)用药指导

遵医嘱用药,掌握正确服药的时间和方法。

(三)饮食指导

少食多餐。对于婴儿,给予稠食喂养;对于儿童,给予低脂、高碳水化合物饮食。年长患儿睡前 2h 不宜进食。

(四)体位指导

对于小婴儿,喂奶后轻拍其背部,以排出胃内空气,给予上半身抬高 30°前倾俯卧位。对于年长患儿,在其清醒状态下取直立位或坐位,睡眠时取右侧卧位,床头适当抬高,以减少食物反流,防止发生窒息。

(五)定期随访

定期消化科门诊随访,了解患儿呕吐、生长发育情况。

第三节 消化性溃疡护理常规

【概 述】

消化性溃疡主要指胃、十二指肠黏膜及其深层组织被胃消化液所消化(自身消化)而造成的局限性组织丧失。

【治疗原则】

(一)一般治疗

1. 调整饮食。
2. 抑制胃酸治疗。
3. 强化黏膜防御能力。
4. 抗幽门螺杆菌(HP)治疗。

(二)手术治疗

切除大部分胃液分泌的面积,切断迷走神经,以防胃酸产生。

【护　理】

(一)一般护理

参见儿内科一般护理常规。

(二)与本病相关的主要护理

1. 评估要点

(1)健康史及相关因素　询问患儿的饮食习惯;了解患儿腹痛、出血等发作情况;了解其他家庭成员的健康史,有无同类疾病史;评估患儿的生长发育情况。

(2)症状、体征　了解腹痛的性质及特点,评估腹部症状和体征;观察患儿呕吐物及大便的性质。

(3)并发症　并发症有消化道出血、穿孔、幽门梗阻。

(4)辅助检查　了解胃镜检查、钡餐、大便隐血试验、病理切片等检查结果。

(5)心理和社会支持状况　评估患儿及家长对疾病的认知程度,有无焦虑情绪。

2. 主要护理措施

(1)饮食管理　对于溃疡出血量少的患儿,可给予温凉流质或易消化软食;对于出血量多的患儿,应予禁食。恢复期在抗酸治疗的同时不必过分限制饮食,以清淡饮食为主,忌食生冷、酸、辛辣等刺激性食物及粗纤维食物,避免暴饮暴食。

(2)病情观察　观察腹痛发生的时间、部位、性质、程度。观察有无反酸、嗳气等情况。观察呕血、便血,监测生命体征变化,及早发现消化道出血。观察有无穿孔表现,如突然发生上腹部剧痛和腹膜炎的症状、体征,甚至休克状态。观察有无幽门梗阻表现,如上腹部疼痛于餐后加剧,呕吐大量宿食,呕吐后症状缓解等。

(3)用药护理　奥美拉唑宜早晨顿服;抑酸剂应在餐后 $1 \sim 2h$ 服用;H_2 受体拮抗剂每 12h 服用一次或睡前服;L-谷氨酰胺哌仑酸钠颗粒宜餐前直接嚼服等。抗 HP 治疗需采用二联、三联疗法。

(4)腹痛护理　腹痛时予屈膝侧卧位或半卧位,多与患儿交谈,以分散其注意力。

（5）心理护理 向患儿和家长讲解疾病相关知识，告知疾病大多预后良好，使其树立战胜疾病的信心。

（6）健康教育 介绍消化道溃疡的基础知识，以及胃镜、钡餐、呼气试验等检查的基本过程和注意事项，取得患儿及家长的配合。

3. 并发症护理

（1）消化道出血 消化道出血是消化道溃疡最常见的并发症。如为少量出血的患儿，一般不需禁食，以免饥饿引起胃肠蠕动增加而加重出血；对于大量出血的患儿，需保持绝对安静，卧床休息，禁食，监测血压，并迅速开放静脉通道，尽快补充血容量，必要时给予输血。呕血后应做好口腔护理，清除血迹，避免恶心诱发再出血。密切观察大便的性状、量。

（2）穿孔 急性穿孔是消化性溃疡最严重的并发症。应立即给予禁食、补液、胃肠减压、备血，并迅速做好术前准备。同时做好患儿的心理护理，消除患儿的紧张情绪。

（3）幽门梗阻 幽门梗阻是十二指肠球部溃疡常见的并发症，儿科较少见。对于梗阻轻者，可给予流质饮食；对于梗阻重者，应禁食，纠正水、电解质紊乱，维持酸碱平衡，并输入足量液体。

【出院指导】

（一）自我监测

当患儿出现明显腹痛、黑便、头晕等不适时，应及时去医院就诊。

（二）用药指导

按时正确服药。

（三）饮食指导

养成规律进食的良好习惯，家庭成员之间实行餐具分开，避免发生交叉感染。少食多餐，禁食刺激性食物。

（四）休息与活动

生活起居规律，保证患儿充分的睡眠和休息，鼓励适当活动。合理安排学习，避免疲劳过度。避免过分紧张。

（五）定期复查

家庭成员中如有 HP 阳性者，应一起治疗，避免发生交叉感染。

第四节 溃疡性结肠炎护理常规

【概 述】

溃疡性结肠炎（UC）是一种病因不明，与自身免疫有关的直肠和结肠慢性疾病。

【治疗原则】

1. 营养支持。
2. 对症治疗。
3. 抗炎和免疫抑制。
4. 必要时行手术治疗。

【护　理】

(一)一般护理

参见儿内科一般护理常规。

(二)与本病相关的主要护理

1. 护理评估

(1)健康史及相关因素　询问患儿既往史及其他家庭成员的健康史;了解患儿的饮食习惯,有无食物过敏史。

(2)症状、体征　观察患儿排便次数,大便的性质和量;评估患儿的生长发育情况。

(3)并发症　并发症有中毒性巨结肠、肠穿孔、大出血、肠梗阻、恶变。

(4)辅助检查　了解粪便检验、血常规、肠镜检查等检验检查结果。

(5)心理和社会支持状况　评估患儿及家长的心理状况和情绪反应;评估家长对疾病的了解程度。

2. 主要护理措施

(1)饮食管理　急性期给予无渣流质、半流质饮食,必要时禁食。待病情稳定后给予易消化、质软、低脂肪、高蛋白、高热量、低纤维素食物。避免食用刺激性食物及粗纤维食物,禁食生冷食物。

(2)病情观察　观察排便次数,大便的性质和量并记录。当便血量多时,监测生命体征变化,观察面色及肢端循环情况,及时发现休克并处理。评估患儿的营养状况。

(3)用药护理　①柳氮磺胺吡啶(SASP):是目前减少 UC 复发唯一有效的药物。在用药期间,注意观察药物的疗效与副作用,常见的副作用有恶心、呕吐、皮疹、血小板计数下降。SASP 会影响叶酸的吸收,可适当补充叶酸制剂。②糖皮质激素:做到送药到口,避免漏服。在服药期间,警惕消化道出血、高血压、骨质疏松等的发生。③免疫抑制剂:适用于对 SASP、糖皮质激素治疗无效或激素依赖型患儿。用药期间观察有无继发性高血压和高血压脑病发生,定期监测肝肾功能和免疫抑制剂的血药浓度。④药物保留灌肠:常用的灌肠药物有蒙脱石散、琥珀氢化可的松、SASP、甲硝唑等。灌肠药物温度 34～36℃,患儿取左侧卧位或平卧位,抬高臀部 10cm 左右,插入深度为 10～15cm(也可根据肠镜检查结果确定插入深度)。灌肠后嘱患儿卧床 2h 以上,尽量延长药物保留时间。

(4)加强基础护理　保持肛周皮肤清洁、干燥,每次便后用温水清洗臀部。

(5)心理护理　该病病因未明,病程长,预后欠佳,患儿及家长往往顾虑重重。多与患儿沟通,向家长介绍治疗的进展,帮助家长和患儿树立战胜疾病的信心,促进患儿主动配合治疗。

(6)健康教育 向患儿及家长介绍该病的基础知识,以及肠镜检查、钡灌肠造影的基本过程和注意事项,取得患儿及家长的配合。

3.并发症护理

(1)中毒性巨结肠 常发生于重型、暴发型溃疡性结肠炎患儿,病变广泛,常累及肌间神经丛,导致肠壁张力减退,肠蠕动消失,肠内容物及气体大量积聚,临床表现为胀气、腹部膨隆、肠鸣音减弱,腹部 X 线平片示结肠扩张。中毒性巨结肠常由低血钾症、抗胆碱能药物及灌肠诱发,易并发结肠穿孔,需密切观察腹部体征,如有异常,应及时告知医师。

(2)肠穿孔、大出血、肠梗阻 如有严重的并发症,且内科治疗无效,应及早采取手术治疗,护士做好相应术前准备。

(3)恶变 定期随访,一旦发生癌变,应行手术切除。

【出院指导】

(一)自我监测

告知患儿和家长如患儿出现腹痛、腹泻、黏液脓血便等异常情况,应及时就诊。

(二)用药指导

该病用药疗程长,确保出院后遵医嘱正确用药,不能自行增减药量,并观察药物副作用。

(三)饮食指导

少食多餐,给予易消化的软食,避免进食粗纤维食物及刺激性食物,禁食生冷食物。

(四)休息与活动

指导家长合理安排患儿休息,避免参加剧烈运动,养成规律的生活习惯。避免责骂患儿,以减轻其心理压力。

(五)定期复查

每年至少做一次肠镜检查,以监测疾病进展情况,及早发现恶变。

第五节 消化道出血护理常规

【概　述】

消化道出血按出血部位分为上消化道出血和下消化道出血,前者指食管、胃、十二指肠、胰腺、胆道、Treitz 韧带以上的消化道出血;后者指十二指肠、空肠连接处以下,Treitz 韧带远端的小肠和大肠出血。

【治疗原则】

1. 治疗原发病。
2. 积极止血,必要时内镜下止血或手术治疗。
3. 预防和治疗出血性休克。

【护　理】

(一)一般护理

参见儿内科一般护理常规。

(二)与本病相关的主要护理

1. 护理评估

(1)健康史及相关因素　详细询问患儿发病史,近期进食的药物、食物,大便的颜色、性状,家族中有无类似疾病。

(2)症状、体征　观察患儿意识、精神、面色,以及皮肤和黏膜的色泽;评估出血量、出血速度;评估伴随的其他全身症状。

(3)辅助检查　了解血常规、大便隐血试验及其他各项检查结果。

(4)心理和社会支持状况　评估家长及患儿的情绪反应,以及对疾病的认知程度。

2. 主要护理措施

(1)常规护理　卧床休息,保持安静,必要时应用镇静剂、给予吸氧。

(2)饮食管理　对于出血量少的患儿,可给予温凉流质;对于出血量多的患儿,应予禁食。通常出血停止 12～24h 以后予温凉流质,并逐步过渡到正常饮食。呕吐时头偏向一侧或予侧卧位,及时清除呕吐物,防止发生窒息,并做好口腔护理,避免不良刺激诱发呕吐。

(3)病情观察　观察呕血、便血的量、颜色。监测患儿意识、生命体征变化。评估脉搏的强弱、频率,血压变化,肢端颜色、温度,外周动脉搏动等,警惕出血性休克的发生。观察尿量。

(4)用药护理　迅速建立两路及以上静脉通道,保证输血、输液通畅,保持水、电解质和酸碱平衡。根据医嘱正确应用止血剂,凝血酶粉需用冷生理盐水稀释并按时胃内灌注。应用注射用生长抑素时应单独一路静脉持续输入,并经常巡视观察患儿有无呕吐、眩晕、心动过缓等不适情况,同时监测血压、血糖的变化。确保 24h 遵医嘱正确用药。

(5)心理护理　安慰患儿,稳定患儿及家长情绪,指导患儿配合完成各项辅助检查及胃肠镜检查等的术前准备。

(6)健康教育　向患儿及家长介绍疾病发生、发展过程及目前的治疗措施。鼓励家长多陪伴患儿,参与护理,减轻患儿及家长的不安情绪。

【出院指导】

(一)自我监测

告知患儿和家长如出现呕吐物中有血性或咖啡样物、解黑便或血便,同时出现口渴、头晕、心慌、出汗、四肢湿冷,要警惕消化道出血的再次发生,应立即到医院诊治。

(二)用药指导

积极治疗原发病,遵医嘱正确用药。

(三)休息与活动

保持生活规律,合理休息。保持排便通畅,切勿用力排便。

(四)定期随访

根据原发病情况,定期消化科门诊随访。

第六节　婴儿肝炎综合征护理常规

【概　述】

婴儿肝炎综合征(infantile hepatitis syndrome)系指一组于婴儿期(包括新生儿期)起病,具有黄疸、肝脏病理体征(肝大、质地异常)和肝功能损伤(主要为血清谷丙转氨酶水平升高)的临床症候群,又称婴儿肝病综合征。

【治疗原则】

1. 病因治疗。
2. 护肝、利胆、降酶、退黄等对症治疗。
3. 必要时行肝移植。

【护　理】

(一)一般护理

参见儿内科一般护理常规。

(二)与本病相关的主要护理

1. 评估要点

(1)健康史及相关因素　询问患儿围产期情况;询问父母有无肝病病史,母亲有无输血史、肝炎密切接触史;询问有无宠物养殖接触史及家族遗传性疾病病史等。

(2)症状、体征　评估患儿皮肤、巩膜黄染程度,肝脾肿大程度和质地;观察大便的色泽;

观察有无腹胀、腹水、水肿；观察有无出血倾向。

（3）辅助检查 了解肝功能、巨细胞病毒、血 TORCH 检验，以及腹部 B 超、CT、磁共振胰胆管成像（MRCP）等检查结果。

（4）心理和社会支持状况 评估家长对疾病的认知、担忧程度，以及家庭经济状况。

2. 主要护理措施

（1）饮食管理 对于母乳喂养者，除诊断期外，继续予母乳喂养。合理添加辅食，避免进食高脂肪食物。

（2）病情观察 密切观察皮肤、巩膜黄染程度的变化及大、小便的颜色；观察食欲情况；密切观察生命体征变化，如发现皮肤瘀点、瘀斑及穿刺点出血时间延长，应及时报告医师。定时测量腹围和体重并记录出入量；密切观察患儿精神和意识的变化，警惕肝硬化、腹水、肝性脑病等并发症的发生。

（3）用药护理 正确使用护肝、利胆、降酶、退黄、抗病毒药物。使用更昔洛韦时，每次输液需 1h 以上，并注意观察粒细胞减少等副作用。

（4）加强基础护理 勤换衣裤，保持皮肤清洁、干燥。剪短指甲，避免抓伤皮肤。对于排便次数增多的患儿，每次排便后清洗臀部，必要时给予呋锌油涂臀。

（5）肝活检护理 参见附录Ⅲ小儿肝脏活组织穿刺术护理。

（6）健康教育 ①解释各种辅助检查的重要性及检查前的准备，取得家长的配合。②如要行肝活检，应向家长解释肝穿刺的目的、意义、方法以及可能出现的情况，消除其紧张和恐惧心理，取得其配合。

【出院指导】

（一）自我监测

嘱家长如患儿再次出现黄疸、大便颜色变浅、肝功能异常、有出血倾向等，应及时就诊。

（二）用药指导

按时、正确服药，不能自行减量或停药。

（三）饮食指导

正确、合理喂养，必要时补充钙剂及维生素 D 制剂。

（四）休息与活动

家长尽量少带患儿去公共场所，避免发生交叉感染，防止病情反复。

（五）定期随访

门诊定期复查肝功能。

第七节　急性胰腺炎护理常规

【概　述】

急性胰腺炎是由于激活胰酶而使得胰腺及其周围组织自身消化的化学性炎症。

【治疗原则】

(一)内科治疗

1. 禁食,胃肠减压。
2. 维持水、电解质和酸碱平衡。
3. 解痉,镇痛。
4. 控制感染。
5. 抑制胃酸、胰液的分泌。
6. 营养支持。

(二)手术治疗

手术适用于急性坏死性胰腺炎。

【护　理】

(一)一般护理

参见儿内科一般护理常规。

(二)与本病相关的主要护理

1. 评估要点

(1)健康史及相关因素　询问既往史,有无细菌或病毒感染史,以及有无胃肠道疾病病史。

(2)症状、体征　评估腹部体征,观察腹痛发生的时间和部位、性质、程度,以及伴随症状。

(3)并发症　并发症包括出血、休克。

(4)辅助检查　了解血尿淀粉酶,以及腹部 B 超、CT 等检查结果。

(5)心理和社会支持状况　评估患儿和家长的心理状况,对疾病的了解程度,以及家庭经济状况。

2. 主要护理措施

(1)饮食管理　严格禁食、禁饮是治疗小儿急性胰腺炎的重要措施之一,待血尿淀粉酶降至正常、腹痛消失后开始进食少量以碳水化合物为主的流质(如米汤、藕粉等),并逐渐过渡到高生物价的饮食(如豆浆、脱脂奶等)。

(2)病情观察　观察呕吐、腹痛、腹部体征变化,观察腹痛的性质、部位、程度及持续时间;观察患儿意识、面色、体温、肢端皮肤温湿度,及时发现早期休克症状和体征并予以处理。

(3)用药护理　遵医嘱正确、及时应用抗生素,正确配制、输注静脉营养液。应用注射用生长抑素时应单独一路静脉持续输入,并经常巡视观察患儿有无呕吐、眩晕、心动过缓等不适情况,同时监测血压、血糖的变化。确保24h遵医嘱正确用药。

(4)合理休息　急性期卧床休息,病情稳定后可适当活动。

(5)基础护理　高热会使患儿出汗多,要及时更换潮湿的衣被;加强口腔护理,口唇部涂润唇膏,以防干裂。

(6)疼痛护理　指导患儿缓解疼痛的方法,腹痛时予屈膝侧卧位或半卧位;分散患儿注意力,多与其交谈、讲故事等。

(7)心理指导　胰腺炎患儿住院时间相对较长,鼓励家长多陪伴患儿,爱抚、关心患儿;同时多与家长沟通,做好解释工作,使患儿和家长情绪稳定。

(8)健康教育　向患儿及家长介绍疾病相关知识和饮食管理的重要性,取得患儿及家长的配合。

3.并发症护理

出血、休克:监测血压、心率、血氧饱和度变化,观察患儿意识、面色、体温、肢端皮肤温湿度,及时发现早期休克症状和体征并予以处理。迅速开放两路及以上静脉通道,保证输血、输液通畅,保持水、电解质和酸碱平衡。确保遵医嘱正确用药。

【出院指导】

(一)自我监测

告知家长如患儿出现腹痛、恶心、呕吐等情况,应及时就诊。

(二)饮食指导

每日限制脂肪摄入量,少食多餐,忌暴饮暴食,避免食用辛辣等刺激性食物。

(三)休息与活动

保证充分休息,近期避免剧烈活动。

第八节　蛋白质-热量营养不良护理常规

【概　述】

蛋白质-热量营养不良是指缺乏热量和(或)蛋白质引起的一种营养缺乏症。

【治疗原则】

去除病因,调整饮食,给予营养支持,积极治疗并发症。

【护　理】

(一)一般护理

参见儿内科一般护理常规。

(二)与本病相关的主要护理

1. 评估要点

(1)健康史及相关因素　询问患儿的喂养史；询问患儿有无急慢性疾病病史,有无各种传染病及消耗性疾病。

(2)症状、体征　评估体重、身高(身长)、皮下脂肪厚度；观察精神状态、智力发育,有无肌张力下降及贫血、水肿情况。

(3)并发症　并发症有营养性贫血、自发性低血糖。

(4)辅助检查　了解血清总蛋白、血清白蛋白、血常规、血糖、微量元素等检查结果。

(5)心理和社会支持状况　评估家庭经济状况,父母及保育者是否具备科学育儿知识。

2. 主要护理措施

(1)饮食与营养　对于轻度营养不良者,在基本维持原饮食的基础上,添加含蛋白质和高热量食物；对于中、重度营养不良者,热量供给从低于生理需要量开始逐渐增加,待体重与身高(身长)比例接近正常后再恢复至正常小儿生理需要量；适量补充维生素及矿物质,尤其是维生素 A、钾、镁,可给予新鲜蔬菜和水果；对于进食少或不能进食者,可采用鼻饲法或静脉补充热量,必要时行静脉高营养治疗。

(2)促进消化,改善食欲　给予易消化饮食,少食多餐,注意食物的色、香、味,增进食欲,少食零食。遵医嘱给予助消化药物。

(3)病情观察　观察患儿神志、生命体征、对外界的反应及进食情况,警惕低血糖发生。注意观察有无维生素 A 缺乏、酸中毒等表现。定期监测身高(身长)、体重,以评估治疗效果。

(4)合理休息　合理安排生活作息,保证充足睡眠。

(5)预防感染　对于中、重度营养不良患儿,做好保护性隔离,严格执行无菌技术操作规程。保持床单位、衣裤清洁、干燥,内衣质地柔软。及时增添衣服,避免受凉；避免接触呼吸道感染者。加强皮肤黏膜护理,保持皮肤黏膜清洁、完整。

3. 并发症护理

(1)营养性贫血　以小细胞低色素性贫血最为常见,与缺乏铁、叶酸、维生素 B_{12}、蛋白质等造血原料有关。注意营养供给,严重贫血时给予输液、输血,严格控制量和速度,以防发生心力衰竭。

(2)自发性低血糖　重度营养不良的患儿在早晨易发生自发性低血糖,即表现为面色灰白、神志不清、脉搏减慢、呼吸暂停、体温不升等危象,若不及时诊治,可导致死亡。因此,要密切观察病情,发现异常立即对症处理。

【出院指导】

(一)自我监测

嘱患儿和家长定期测量体重、身高,如明显低于同龄儿,应及时就诊。

(二)饮食指导

合理喂养。鼓励母乳喂养,按时添加辅食。了解饮食调整效果。

(三)休息与活动

合理休息,保证充足睡眠。做好个人卫生,及时添加衣服,防止受凉。小婴儿及重度营养不良者少去公共场所,防止发生交叉感染。

附录 I

小儿电子胃镜检查术护理

【概　述】

胃镜检查指利用内镜对胃、十二指肠进行检查。

【目　的】

诊断和治疗小儿上消化道疾病。

【护　理】

(一)术前护理

1. 评估要点

(1)评估患儿及家长对电子胃镜检查的接受程度及顾虑。

(2)了解术前各项检查的名称及结果,如患儿曾行钡餐透视,则透视后2～3天方可进行胃镜检查。

2. 主要护理措施

(1)禁食禁饮　①检查前一天22:00后禁食,检查日晨起后禁饮。对于5月龄内哺乳期婴儿,禁食4h,禁饮2h;对于6～12月龄者,禁食6h以上。②对于幽门梗阻患儿,术前给予流质饮食1天,禁食12～14h。

(2)心理护理与术前指导　多与家长和患儿沟通,先解除家长的顾虑,再诱导、说服患儿,争取其配合。指导患儿练习吞咽动作,学做深呼吸,以便术中顺利插镜。

(3)术前用药　对于精神过度紧张而无法合作者,遵医嘱给予镇静剂。

(4)急救药品与用品准备　准备氧疗、呼吸器、复苏药物、局部止血用药及静脉留置针等。

(5)核对　送胃镜室前核对患儿姓名、性别、年龄，确保系好身份腕带。

(二)术中护理

1. 评估要点

观察患儿面色、唇色，如患儿由哭吵突然变为安静，发绀加重，应视情况立即退镜中止检查。

2. 主要护理措施

(1)体位　患儿取双下肢屈曲左侧卧位，解开衣领、皮带。

(2)插镜前准备　在左侧颌下垫干净毛巾，检查牙齿，若有松动将要脱落的牙齿，应先拔除。

(3)训练　指导患儿插镜时配合做好吞咽动作，深呼吸。

(4)心理护理　手术全程不时鼓励、夸奖患儿，分散其注意力，缓解其紧张、恐惧心理。

(三)术后护理

1. 评估要点

对于胃镜下行息肉摘除、创面止血等治疗者，应严密观察有无呕血、便血、穿孔等并发症发生。

2. 主要护理措施

术后禁食、禁饮 30min～2h，待咽麻醉感消失后方可进食温凉流质或软食。术后 1 天可恢复正常饮食。

附录 Ⅱ

小儿电子结肠镜检查术护理

【概　述】

大肠镜检查指利用内镜对肛门、直肠、乙状结肠、降结肠、横结肠、升结肠至回盲部进行检查。

【目　的】

诊断和治疗回盲部、结肠、直肠疾病。

【护　理】

(一)术前护理

1. 评估要点

(1)评估患儿全身情况、营养状况、生命体征。

(2)完成各项术前常规检查并了解结果。

2. 主要护理措施

(1)心理指导　向患儿及家长说明诊疗的目的和整个过程,解除其疑虑,取得其配合。

(2)肠道准备　根据患儿年龄选择不同的肠道准备方法,发给家长书面检查须知单,并给予耐心解释和指导,最后评估家长的理解是否正确,以保证其在家中肠道准备无误。

(3)检查前用药　口服 10% 水合氯醛糖浆。对于紧张不安者,术前 5min 遵医嘱给予静脉注射咪达唑仑。

(4)禁食禁饮　检查当日早晨禁食、禁饮。

(二)术中护理

1. 评估要点

术中观察患儿有无面色苍白、大汗淋漓,防止低血糖发生,必要时中止检查。

2. 主要护理措施

(1)温湿度　保持室内温湿度适宜。

(2)心理指导　给予患儿心理支持,可由家长陪同检查。

(3)安置体位　在床尾垫上中单,患儿取左侧屈曲卧位。

(4)标本送检　手术结束后及时送检标本。

(三)术后护理

1. 评估要点

观察患儿神志、面色,有无腹痛、腹胀、便血情况。

2. 主要护理措施

(1)饮食管理　对于行一般诊断性检查者,检查完成后即可进食。对于行肠息肉切除者,3 天内给予流质饮食,2 周内给予无渣半流质饮食。对于多个息肉切除且残留蒂部凝固范围大而深的患儿,遵医嘱禁食。

(2)休息与活动　行肠息肉切除者 3 天内绝对卧床休息,2 周内避免剧烈活动。

(3)标本送检　除术中取样送检外,告知家长术后 24h 内排出的息肉也需送病理学检查。

附录 Ⅲ

小儿肝脏活组织穿刺术护理

【概　述】

肝脏活组织穿刺术是采取肝脏活体组织标本的一种简易手段。

【目　的】

诊断肝脏疾病。

【护　理】

(一)术前护理

1. 评估要点

(1)评估患儿及家长对肝脏活组织穿刺术的接受程度和顾虑。

(2)了解术前各项检查结果。必要时行交叉配血试验,备血。

2. 主要护理措施

(1)禁食禁饮　检查日上午 10:00 后禁食、禁饮。对于小婴儿,禁食期间给予静脉补液,防止发生低血糖。

(2)备皮　清洁穿刺区皮肤。

(3)心理护理与术前训练　多与家长和患儿沟通,先解除家长的顾虑,再诱导、说服患儿,争取其配合。年长患儿练习呼吸、屏气动作,训练床上大小便,以便术中配合及术后防止出血。

(4)术前用药　做好普鲁卡因皮试。术前 3 天开始每日肌内注射维生素 K_1。术前遵医嘱使用镇静剂。检查日晨患儿醒后勿继续睡觉直至术前使用镇静剂。

(二)术中护理

1. 评估要点

术中观察患儿的面色、唇色、呼吸情况。如小婴儿一直哭闹不安,无法安静,必要时中止检查。

2. 主要护理措施

(1)安置体位　患儿仰卧在操作台上,稍向右侧倾斜,双臂后屈置于头后,以增加肋间隙,下胸置多头腹带。

(2)术中用药　术中遵医嘱给予镇静剂。

(3)心理护理　对于年长患儿,手术全程不时鼓励、夸奖患儿,分散其注意力,缓解其紧张、恐惧心理。

(三)术后护理

1. 评估要点

给予心电监护,密切观察面色、神志、伤口有无渗血、生命体征及腹部体征变化,警惕并发症发生。若发现面色苍白、血压下降、脉搏细速、烦躁不安等,则提示出血的可能。

2. 主要护理措施

(1)术后监测 术后入室后给予心电监护,血压每半小时测量一次,共测 6 次;血压平稳后改为每小时测量一次,至8h后每2h测量一次,及早发现出血倾向。

(2)饮食管理 遵医嘱继续禁食、禁饮 6h 以上,其间保持口腔清洁。

(3)体位 术后去枕平卧 24h,如有呕吐,则取平卧头侧位,以防发生窒息。

(4)防止出血 保持患儿安静。使用多头腹带包扎腹部,松紧以不影响患儿呼吸为宜。肝区沙袋加压24h。保持敷料清洁、干燥。

(5)用药护理 术后遵医嘱正确使用止血药。

参考文献

[1]崔焱,仰曙芬. 儿科护理学. 6 版. 北京:人民卫生出版社,2017.

[2]桂永浩. 小儿内科学高级教程. 北京:人民军医出版社,2011.

[3]王卫平,孙锟,常立文. 儿科学. 9 版. 北京:人民卫生出版社,2018.

神经系统疾病护理常规

第一节　化脓性脑膜炎护理常规

【概　述】

化脓性脑膜炎是一种小儿时期常见的由化脓性细菌引起的中枢神经系统急性感染性疾病。

【治疗原则】

1. 足量、全程、静脉、联合使用病原菌敏感、能透过血脑屏障的抗生素。
2. 给予降低颅内压、抗惊厥等对症治疗。

【护　理】

（一）一般护理

参见儿内科一般护理常规。

（二）与本病相关的主要护理

1. 评估要点

（1）健康史及相关因素　评估有无呼吸道、胃肠道或皮肤等感染史；新生儿有无脐带感染史及出生时的感染史；有无中耳炎、乳突炎、穿通性脑外伤、脑脊膜膨出等。

（2）症状、体征　评估生命体征，尤其体温及呼吸状况；有无脑膜刺激征；有无颅内压增高症状（小婴儿有无吐奶、脑性尖叫、前囟饱满、易激惹）；有无意识障碍、抽搐、瘫痪、颅神经麻痹及精神异常等脑实质受损表现。

（3）并发症　并发症有硬膜下积液、脑室管膜炎、抗利尿激素分泌失调综合征、脑积水等。

（4）辅助检查　了解脑脊液检验、血常规及头颅 MRI 等检查结果。

（5）心理和社会支持状况　评估家长对疾病的了解程度，有无焦虑、恐惧等心理。

2. 主要护理措施

(1)体位　对于颅内高压者,抬高头部15°~30°,保持中位线;如发生脑疝,应选择平卧位;呕吐时头侧向一边,防止发生窒息。

(2)高热护理　参见高热护理常规。

(3)病情观察　注意神志、瞳孔、前囟、生命体征等变化。若患儿出现意识障碍、前囟紧张、躁动不安、频繁呕吐、四肢肌张力增高等,则提示有脑水肿、颅内压升高的可能。若呼吸节律不规则、瞳孔忽大忽小或两侧不等大、对光反射迟钝、血压升高,应注意脑疝及呼吸衰竭的存在。

(4)用药护理　青霉素应现配现用;万古霉素应缓慢输注,观察有无颜面部发红、皮疹等不良反应;利奈唑胺应避光输注;甘露醇须半小时内输注完毕,避免药物外渗;保护静脉,有计划地选择静脉,建议行PICC或者中心静脉置管。

(5)饮食管理　给予高热量、清淡、易消化的流质或半流质饮食,少食多餐;对于频繁呕吐者,予静脉补液;对于吞咽障碍者,及早给予鼻饲。

(6)加强基础护理　做好口腔护理;及时清除大小便,保持臀部皮肤清洁、干燥。

(7)做好腰椎穿刺术护理　①术前做好健康宣教,取得家长和患儿的配合,对于少数不配合的患儿,可遵医嘱给予镇静剂。②对于颅内压增高患儿,腰椎穿刺术前先静脉注射甘露醇,以防脑疝发生。③术后去枕平卧,禁食禁饮至少2h。④术后患儿如出现头痛,表现为体位性(即坐位或站立时出现,平卧时缓解),应予多卧床休息,鼓励多饮水或遵医嘱补液。⑤术后次日患儿如出现腰背部疼痛,予毛巾局部热敷,遵医嘱应用地塞米松、甲钴胺等药物治疗。

3. 并发症护理

(1)硬膜下积液　主要表现为患儿体温不退或退而复升,病程中出现进行性前囟饱满、颅缝分离、头围增大、呕吐、惊厥等,积液多时可行穿刺放液,每次每侧不超过15ml,积脓时可予局部冲洗并注入抗生素,必要时行外科手术。硬膜下穿刺后局部包扎按压半小时以上,防止积液外渗引起头皮水肿或感染;术后去枕平卧,禁食禁饮至少2h。

(2)脑室管膜炎　主要表现为经常规治疗患儿临床表现未改善甚至恶化,可行侧脑室穿刺引流,并注入抗生素。

(3)抗利尿激素分泌失调综合征　炎症累及下丘脑或垂体后叶,引起抗利尿激素不适当分泌,主要表现为低钠血症,可加重脑水肿,导致惊厥发作并造成意识障碍加重。应适当限制液体入量,酌情补充钠盐。

(4)脑积水　主要表现为头围进行性增大,前囟扩大而饱满,头皮静脉扩张,叩颅呈破壶音,晚期出现落日眼,神经精神症状逐渐加重。一旦发生脑积水,应密切观察,必要时行手术治疗。

【出院指导】

(一)定期随访

对于有后遗症者,应定期随访,给予相应的治疗、功能训练和康复指导。对于继发癫痫者,按癫痫给予出院指导。

(二)功能锻炼

有肢体瘫痪者应积极做被动活动和主动运动;失语者宜进行语言训练。

第二节 病毒性脑炎护理常规

【概　述】

病毒性脑炎(viral encephalitis)是指由各种病毒感染引起的一组以精神和意识障碍为突出表现的中枢神经系统感染性疾病。

【治疗原则】

1. 降温。
2. 镇惊。
3. 降低颅内压。
4. 改善脑微循环。
5. 改善呼吸和循环衰竭。

【护　理】

(一)一般护理

参见儿内科一般护理常规。

(二)与本病相关的主要护理

1. 评估要点

(1)健康史及相关因素　询问患儿近1～2周有无呼吸道、消化道等前驱感染症状;有无头痛、呕吐、抽搐等表现。

(2)症状、体征　评估患儿生命体征,意识障碍、肢体瘫痪以及头痛程度;注意检查脑膜刺激征,有无脑神经麻痹、精神症状、前囟隆起等表现。

(3)辅助检查　了解脑脊液检验、脑电图、头颅 MRI 等结果。

(4)心理和社会支持状况　评估患儿及家长的心理状况,对疾病的了解程度。

2. 主要护理措施

(1)体位　取平卧位,将患儿上半身抬高 15°～30°,有助于降低颅内压。对于呕吐患儿,可取侧卧位,以保持呼吸道通畅。

(2)维持正常体温　监测体温变化,观察热型及伴随症状;遵医嘱予物理或药物降温,并注意降温疗效;鼓励患儿多饮水,必要时给予静脉补液;出汗后及时更换衣物,以防受凉。

(3)病情观察　密切观察意识、瞳孔、生命体征、肌力、肌张力等的变化,抽搐次数、性质及持续时间,发现异常及时处理。

(4)用药护理 甘露醇须半小时内输注完毕,避免药物外渗;在激素使用过程中,注意观察药物副作用,如库欣综合征、高血压、应激性溃疡、低钾血症、骨质疏松、继发感染等;更昔洛韦使用时需注意血白细胞及肝功能的变化。

(5)饮食管理 给予清淡、易消化、富含维生素的饮食,少食多餐。注意食物的搭配,增加患儿的食欲。对于昏迷或吞咽困难的患儿,及早给予鼻饲。

(6)保护脑细胞 给予氧气吸入,定时监测血氧饱和度;保持患儿安静,各项操作集中进行,避免患儿躁动而加重脑缺氧;遵医嘱使用甘露醇、呋塞米、地塞米松等,以减轻脑水肿。

(7)功能锻炼 参见急性感染性多发性神经根炎护理常规。

(8)心理护理 关心、爱护患儿,告知疾病转归,帮助患儿和家长树立战胜疾病的信心。

(9)昏迷护理 参见昏迷护理常规。

(10)腰椎穿刺术护理 参见腰椎穿刺术护理常规。

【出院指导】

康复指导:对于恢复期或有神经系统后遗症的患儿,指导家长对患儿进行肢体及语言功能训练。

第三节　癫痫护理常规

【概　述】

癫痫是由多种因素引起的脑部神经元高度同步化异常放电所致的临床综合征,临床表现具有发作性、短暂性、重复性和刻板性的特点,可表现为意识、运动、感觉、行为、精神或自主神经功能障碍。

【治疗原则】

1. 尽早明确诊断。

2. 合理选择处理方案。

3. 长期规律使用抗癫痫药至末次发作后 3~5 年。

【护　理】

(一)一般护理

参见儿内科一般护理常规。

(二)与本病相关的主要护理

1. 评估要点

(1)健康史及相关因素 评估有无宫内窒息史、脑外伤史、颅内感染史等;了解有无癫痫家族史。

（2）症状、体征 评估患儿的意识、瞳孔、生命体征，了解抽搐的形式、持续时间和发作频率。

（3）辅助检查 了解脑电图、MRI、遗传代谢检查、基因检测结果。

（4）心理和社会支持状况 评估患儿和家长的心理状况，以及对疾病的了解程度。

2. 主要护理措施

（1）发作期护理 ①保持呼吸道通畅：当抽搐发作时，立即将患儿平卧，头偏向一侧或侧卧位；松解衣领或包被；清除口、鼻、咽分泌物，防止分泌物吸入引起窒息；必要时给予氧气吸入。②注意安全：发作时需就地抢救，由专人守护，移开周围一切可导致患儿受伤的物品；保护抽动的肢体，切勿强制按压，防止发生骨折或脱臼；不要试图撬开紧闭的牙关，不要往口中塞任何物品，包括压舌板、毛巾、手指等。③根据医嘱用药，控制抽搐：使用镇静剂后注意观察有无呼吸抑制；静脉注射地西泮时要缓慢推注；对于抽搐时间长或反复发作者，遵医嘱使用脱水剂。④观察病情：密切观察患儿意识、瞳孔、生命体征，了解抽搐的性质、持续时间和发作频率等。

（2）间歇期护理 ①用药护理：严格遵医嘱口服抗癫痫药，不能自行减量或停药；服用两种抗癫痫药时最好间隔 1h 以上；注意观察药物的不良反应，如肝肾损害、骨髓抑制、皮疹等。②安全管理：教育患儿及家长一旦有先兆症状（如幻听、心悸、出汗、唾液多等），应立即平卧，防止摔伤；缓解期可自由活动，但不能单独外出，尤其禁止单独游泳、骑自行车、登高等活动。③消除各种诱因：生活有规律，避免过度疲劳，保证足够的休息时间；饮食清淡，避免过饥过饱，多食蔬菜、水果，禁食浓茶、咖啡、巧克力、可乐等刺激性和兴奋性食物及饮料；保持良好情绪，消除紧张、焦虑、烦躁等不良情绪；预防感冒。③心理护理：关心、体贴患儿，安抚家长情绪，做好疾病相关宣教，提高治疗的依从性。

【出院指导】

（一）自我监测与处理

观察有无癫痫发作先兆症状，掌握癫痫发作时的紧急护理措施，预防外伤，保持呼吸道通畅。消除各种诱发因素。如患儿有新的发作形式，或抽搐发作持续 5min 以上仍未清醒等，应及时送医院就诊。

（二）用药指导

必须遵医嘱服药，不得自行减量或停药，告知家长如突然停药，易引起癫痫持续状态；癫痫发作后，切勿自行加大抗癫痫药物剂量，或者额外服用抗癫痫药物。一般在停止发作后仍需继续服药 3～5 年。用药过程中注意观察药物副作用。

（三）饮食指导

禁食浓茶、咖啡、巧克力、可乐等刺激性和兴奋性食物及饮料。

（四）休息与活动

保证生活有规律，注意休息，避免紧张和情绪激动。避免发生感染。禁止单独游泳、骑自行车、登高等活动。

(五)定期复查

开始治疗阶段每2~4周复查一次,半年后每3~6个月复查一次。定期检查肝肾功能、凝血功能、血常规、脑电图等,必要时检测血药浓度。

第四节　急性感染性多发性神经根炎护理常规

【概　述】

急性感染性多发性神经根炎,又称吉兰-巴雷综合征,是一种进展迅速,以运动神经受累为主的周围神经病。其临床特点主要为肢体出现对称性、弛缓性的瘫痪,脑脊液中蛋白-细胞分离,严重者可出现呼吸麻痹,危及生命。

【治疗原则】

1. 首选大剂量免疫球蛋白治疗。
2. 应用糖皮质激素。
3. 支持对症治疗。
4. 加强康复锻炼。

【护　理】

(一)一般护理

参见儿内科一般护理常规。

(二)与本病相关的主要护理

1. 评估要点

(1)健康史及相关因素　询问发病前有无呼吸道、消化道等感染史。有无手术、预防接种等诱因。

(2)症状、体征　评估生命体征,特别是呼吸频率、节律变化;观察有无运动障碍,如双下肢无力、上行性进展、弛缓性瘫痪;有无呼吸肌麻痹;有无颅神经(Ⅸ、Ⅹ、Ⅻ)麻痹;有无痛、麻、痒等主观感觉障碍以及自主神经功能障碍。

(3)并发症　并发症有呼吸衰竭、压力性损伤、肺部感染、泌尿系感染。

(4)辅助检查　了解脑脊液检验、肌电图等结果。

(5)心理和社会支持状况　评估家长的心理状况,对疾病的了解程度,以及家庭经济承受能力。

2. 主要护理措施

(1)保持正常呼吸　抬高床头,加强胸部物理治疗,床边备吸引器,及时清除呼吸道分泌物,做好窒息的抢救准备;呼吸困难时予气管插管,使用人工呼吸机辅助通气,时间长者可采用气管切开。

(2)预防感染　严格执行无菌技术操作规程;减少陪客及探视人员,防止发生交叉感染。

(3)病情观察　密切观察生命体征,尤其是呼吸的频率、幅度;注意患儿有无声音嘶哑、吞咽困难情况。

(4)营养支持　生命体征不稳定时暂禁食,给予静脉营养;对于吞咽困难或进食呛咳明显者,给予鼻饲;患儿病情稳定、停止鼻饲前,可先试喂少量温开水,观察其吞咽功能;喂养过程中要耐心,不急躁,不说话,避免分散患儿的注意力。

(5)鼻饲护理　适当抬高床头。每次鼻饲前评估患儿有无腹胀、呕吐,以及胃潴留情况,并确保鼻饲管在胃内且通畅,可采用10ml针筒回抽胃液,动作轻柔,如有不畅,可先注入少量空气,勿强行回抽,避免损伤胃黏膜。注意观察患儿呼吸、面色等变化,防止发生窒息。

(6)用药护理　参见急性脊髓炎护理常规。

(7)功能锻炼　①急性期:卧床休息,活动小关节,用轻手法按摩肌肉,保持肢体呈功能位,防止足下垂或足外翻。病情稳定后及早进行功能锻炼,循序渐进,活动时要采取防护措施,防止发生跌倒。②关节被动活动动作要领:顺序由大关节到小关节,幅度由小到大,时间由短到长,切忌粗暴,以不引起明显疼痛为度。注意各方向的关节活动,重复练习,每组10～15次,每日3～4组。同时,指导患儿坚持瘫痪肢体的主动活动,给予正面的鼓励和引导,充分调动其积极性。

(8)皮肤护理　保持皮肤清洁、干燥,床铺平整,选择气垫床,定时更换体位,防止压力性损伤的发生。

(9)心理护理　应关心、体贴患儿,耐心讲解该病相关知识,消除患儿及家长的顾虑,使其积极配合治疗。

3. 并发症护理

(1)呼吸衰竭　患儿会出现不同程度的呼吸肌麻痹,表现为呼吸表浅、咳嗽无力、声音微弱。应密切观察呼吸频率、节律、深浅度,监测血氧饱和度,进行血气分析,及时清除呼吸道分泌物,保持呼吸道通畅,必要时行气管插管,使用人工呼吸机辅助通气。

(2)压力性损伤　参见急性脊髓炎护理常规。

(3)肺部感染　参见急性脊髓炎护理常规。

(4)泌尿系感染　参见急性脊髓炎护理常规。

【出院指导】

(一)生活指导

出院后继续进行功能锻炼。指导家长做好日常生活护理,注意安全,防止发生跌倒。

(二)饮食指导

加强营养,给予高蛋白、高热量、富含维生素、易消化的饮食,少食多餐,增强机体抵抗力。

第五节　急性脊髓炎护理常规

【概　述】

急性脊髓炎是指各种感染后引起自身免疫反应所致的急性横贯性脊髓炎性病变,又称急性横贯性脊髓炎,其以病损平面以下肢体瘫痪、传导束性感觉障碍和尿便障碍为特征。

【治疗原则】

1. 对症治疗。
2. 免疫抑制。
3. 抗感染。
4. 康复训练。

【护　理】

(一)一般护理

参见儿内科一般护理常规。

(二)与本病相关的主要护理

1. 评估要点

(1)健康史及相关因素　询问发病前有无呼吸道、消化道等感染史及预防接种史;有无外伤等诱因。

(2)症状、体征

1)评估生命体征(特别是呼吸频率、节律变化)

2)评估有无运动障碍　病变节段以下肢体瘫痪,早期可出现脊髓休克。

3)评估有无感觉障碍　病变节段以下感觉丧失,在感觉缺失平面上缘可有感觉过敏或束带感。

4)评估有无膀胱、直肠功能障碍　①膀胱:脊髓休克期,表现为尿潴留,随着脊髓功能的恢复,可出现充盈性尿失禁。②直肠:脊髓休克期大便失禁,随着脊髓功能的恢复和肌张力的升高,常出现便秘。

5)评估有无自主神经功能紊乱　病变节段以下的皮肤干燥、少汗,瘫痪肢体水肿。

(3)并发症　并发症有呼吸衰竭、压力性损伤、肺部感染、泌尿系感染。

(4)辅助检查　了解血常规、脑脊液检验、MRI等结果。

(5)心理和社会支持状况　了解家长和患儿的心理状况,以及家庭经济承受能力。

2. 主要护理措施

(1)保持呼吸道通畅　加强胸部物理治疗,及时清除呼吸道分泌物,保持呼吸道通畅。当发现患儿呼吸费力时,及时报告医师,做好气管插管及机械通气的准备。

(2)尿潴留的护理 ①当患儿发生尿潴留时,应给予留置导尿。②导尿时严格执行无菌技术操作规程,定期更换引流袋,注意保持外阴清洁,记录尿色、尿量,定期复查尿常规。③鼓励患儿多饮水,以起到稀释尿液、冲洗尿道的作用。④当脊髓功能慢慢恢复,患儿有尿意时,应及早拔除导尿管,训练患儿自行排尿。

(3)胃肠道功能紊乱的护理 鼓励便秘患儿多饮水,增加饮食中的纤维素,指导进行腹部按摩,必要时给予缓泻剂。

(4)皮肤护理 ①保持皮肤清洁、床铺平整,选择气垫床,定时翻身,密切观察皮肤情况。②避免使用热水袋、冰袋,禁止冷、热敷。

(5)用药护理 ①在使用激素过程中,注意观察有无库欣综合征、高血压、应激性溃疡、低钾血症、骨质疏松、继发感染等药物副作用;减少陪客及探视人员,防止发生感染。②免疫球蛋白使用前要在室温下复温,并控制输液速度。观察患儿有无畏寒、寒战、发热、皮疹、发绀、呼吸困难等不良反应。

(6)功能锻炼 参见急性感染性多发性神经根炎护理常规。

(7)心理护理 关心、爱护患儿,给予有效的心理疏导,减轻患儿及家长的心理负担,帮助其树立战胜疾病的信心。

3. 并发症护理

(1)呼吸衰竭 急性上升性脊髓炎和高颈段脊髓炎易引发呼吸肌麻痹,应密切注意呼吸频率、节律、深浅度,监测血氧饱和度及血气。对于呼吸困难者,应及时清除呼吸道分泌物,保持呼吸道通畅,必要时行气管插管,使用人工呼吸机辅助通气。

(2)压力性损伤 采用 Braden Q 评估量表对患儿的压力性损伤危险因素进行评估,根据评分采取相应的护理措施,如建立翻身卡定时翻身,选择减压贴、气垫床等。

(3)肺部感染 患儿由于卧床时间长,长期使用激素导致机体抵抗力下降,极易发生坠积性肺炎,应注意病室通风,与感染性患儿分室居住,勤翻身和拍背;对于痰液黏稠不易咳出者,使用祛痰药和给予氧气雾化吸入,必要时予吸痰和遵医嘱应用抗生素。

(4)泌尿系感染 对于排尿困难者,应及时给予留置导尿,且在留置导尿期间,定时开放引流管,并对会阴进行消毒。鼓励患儿多饮水,定期复查尿常规,遵医嘱使用抗生素。

【出院指导】

(一)生活指导

出院后继续进行功能锻炼。指导家长做好日常生活护理,注意安全,防止发生跌倒。

(二)饮食指导

加强营养,给予高蛋白、高热量、富含维生素、易消化的饮食,少食多餐,增强机体抵抗力。

第六节 重症肌无力护理常规

【概　述】

重症肌无力是一种由神经-肌肉接头(突触)间传递功能障碍所引起的自身免疫性疾病。

【治疗原则】

(一)药物治疗

给予抗胆碱酯酶药、皮质类固醇、免疫球蛋白、免疫抑制剂。

(二)非药物治疗

1. 血浆置换。
2. 胸腺切除。

【护　理】

(一)一般护理

参见儿内科一般护理常规。

(二)与本病相关的主要护理

1. 评估要点

(1)健康史及相关因素　评估有无胸腺肥大或胸腺瘤;有无甲状腺功能亢进、类风湿性关节炎等其他自身免疫性疾病。

(2)症状、体征　评估有无上眼睑下垂、眼球运动受限、复视、斜视;有无声音嘶哑、吞咽困难、饮水呛咳、咳嗽无力。评估四肢肌力、肌张力;有无晨轻暮重。

(3)辅助检查　了解新斯的明试验、肌电图、乙酰胆碱受体抗体测定等结果。

(4)心理和社会支持状况　了解患儿和家长有无焦虑、悲观等心理。评估家庭经济状况。

2. 主要护理措施

(1)用药护理　①在使用抗胆碱酯酶药时,注意观察有无唾液分泌增多、腹痛、腹泻、出汗、肌束颤动等药物副作用。②肾上腺皮质激素常用于重症型及抗胆碱酯酶疗效不佳者,治疗初期可能出现一过性的肌无力加重;注意观察有无库欣综合征、高血压、应激性溃疡、低钾血症、骨质疏松、继发感染等药物副作用。③免疫球蛋白须在室温下复温后使用,并控制输液速度。注意观察有无畏寒、寒战、发热、皮疹、发绀、呼吸困难等不良反应。④硫唑嘌呤起效较慢,使用4~12个月才会发挥疗效,告知家长不要擅自减量或停药,并注意观察患儿有无白细胞减少、肝功能损伤等药物副作用。⑤慎用对呼吸有抑制的药物,如吗啡和镇静剂等;忌用影响神经-肌肉传递的药物,如氨基糖苷类抗生素、肾上腺素受体阻断药、肌松剂等。

(2)饮食管理 少食多餐,选择细软、易吞咽、营养丰富的食物;对于吞咽困难,无法进食者,给予鼻饲。

(3)保持呼吸道通畅 对于全身性患儿,适当抬高床头,勤翻身、拍背,如发现患儿呼吸费力、呼吸道分泌物增多,应及时报告医师。

(4)新斯的明试验护理 宜在下午患儿疲劳时(眼睑下垂明显时)肌内注射新斯的明,告知家长不要午睡,试验前后予拍照对比,用药后注意观察患儿有无面色苍白、腹痛、腹泻、呼吸道分泌物增多等毒蕈碱样症状,必要时肌内注射阿托品来缓解症状。

(5)危象的急救措施和护理 ①严密观察病情,如发现患儿出现面色苍白、烦躁不安、呼吸困难、呼吸道分泌物增多、瞳孔缩小等情况,应警惕危象的发生,需立即通知医师,尽早行气管插管,使用呼吸机辅助通气。②保持呼吸道通畅,加强胸部物理治疗,给予有效排痰。③配合医师做腾喜龙试验,以鉴别类型。

(6)消除危象的诱发因素 ①保持心情愉快,避免情绪波动。②保证充分休息,避免过度疲劳。③预防上呼吸道感染。④严格遵医嘱服药,不得擅自减量、停药或延迟服药。

【出院指导】

(一)用药指导

告知患儿和家长出院后应坚持长期服药,不能自行减量或停药,并注意观察有无不良反应。告知家长不要随意给患儿用药,因其他疾病就诊时,需向医师说明为重症肌无力患儿,协助医师正确用药。

(二)预防复发

保持生活规律,保证充分休息,避免疲劳和情绪激动,预防感冒。

(三)定期复查

遵医嘱定期门诊随访。

第七节 蛛网膜下腔出血护理常规

【概　述】

蛛网膜下腔出血系颅内出血的一种类型,分原发性和继发性两大类。原发性蛛网膜下腔出血指脑室底部或者脑表面的血管发生病变、破裂,血液直接流入蛛网膜下腔。继发性蛛网膜下腔出血指因脑实质内出血后,血液穿破脑组织而进入脑室和蛛网膜下腔。

【治疗原则】

降低颅内压,预防再出血和脑血管痉挛,防止发生并发症,必要时行手术治疗。

【护　理】

(一)一般护理

参见儿内科一般护理常规。

(二)与本病相关的主要护理

1. 评估要点

(1)健康史及相关因素　询问发病前有无突然用力、情绪波动等诱因;有无血小板减少症、血友病等病史。

(2)症状、体征　观察有无生命体征变化;有无头痛、恶心、呕吐、意识障碍及精神症状;有无脑膜刺激征。

(3)并发症　并发症有再出血、脑血管痉挛、脑积水、水和电解质紊乱。

(4)辅助检查　了解脑脊液检验、头颅CT、血常规等结果。

(5)心理和社会支持状况　评估患儿和家长的心理状况,以及对疾病的了解程度。

2. 主要护理措施

(1)病情观察　在该病急性期及恢复期,均要严密监测患儿的生命体征、意识、瞳孔变化,观察有无头痛、恶心、呕吐、抽搐等情况。患儿血压升高、脉搏慢而有力、呼吸缓慢是颅内压升高的表现。如出现剧烈头痛、频繁呕吐、呼吸不规则、双侧瞳孔大小不等,提示脑疝的可能,须立即报告医师并配合抢救。发病后2~3周是再出血的高峰期,应注意密切观察。

(2)保持血压稳定　适当的血压对维持脑灌注水平非常重要,血压过低可导致脑灌注不足,加重脑缺氧。

(3)保持呼吸道通畅　取侧卧位,及时清除呼吸道分泌物。如患儿呼吸困难,应及时行气管插管,给予机械通气,建议适度地过度通气,以降低颅内压。

(4)高热护理　监测体温变化,可选择头部降温,有利于降低脑组织代谢。

(5)防止再出血　①绝对卧床休息4~6周。②保持情绪稳定,避免情绪激动。③给予高蛋白、富含维生素和粗纤维的饮食,多食新鲜蔬菜和水果,保持排便通畅。④注意病室空气流通,限制探视人员,防止发生交叉感染。⑤嘱患儿勿用力排便和排尿、剧烈咳嗽等。

(6)用药护理　①脱水剂:对于急性期患儿,如颅高压症状明显,应遵医嘱尽早使用脱水剂,降低颅内压,并密切观察患儿神志、颅高压症状的变化。②尼莫地平:静脉注射时尽量选择粗大血管,避光输注。该药物可引起血压下降,治疗期间应严密监测血压,尤其在首次静脉输注时,如血压明显改变时,需停药并立即报告医师。

(7)心理护理　讲解该病的有关知识,消除患儿及家长的焦虑心理,保持情绪稳定,使其配合医疗和护理。

3. 并发症护理

(1)再出血　是该病主要的急性并发症。2~3周是再出血的高峰期,病情稳定后患儿又突发剧烈头痛、呕吐、抽搐发作、脑膜刺激征加重,为消除可能引起再出血的因素,护理过程中应密切观察上述症状及体征,如有异常,应及时告知医师。

（2）脑血管痉挛 是该病患者死亡和伤残的重要原因。发病后10～14天为迟发性脑血管痉挛发生的高峰期,其表现为在病情稳定的基础上出现意识障碍、颅内压增高及局灶定位体征等。应立即行头颅CT以明确诊断,遵医嘱使用钙通道拮抗剂。

（3）脑积水 多与脑脊液吸收障碍有关。可行脑室穿刺外引流术、脑脊液内分流术。

（4）水、电解质紊乱 常见低血钠和低血容量。密切监测血压,及早发现病情变化。

【出院指导】

（一）自我监测

告知患儿和家长如有可疑先兆症状（如头痛、眩晕、视力模糊、肢体麻木等）,应立即来院就诊。

（二）预防复发

详细告知家长复发诱因和预防措施。指导家长合理地安排患儿作息时间,保持情绪稳定,消除情绪激动、用力排便、剧烈咳嗽等诱发因素。

第八节　结核性脑膜炎护理常规

【概　述】

结核性脑膜炎是结核杆菌侵犯脑膜所引起的炎症,是小儿结核病最严重的类型,常在原发感染后1年内发生。

【治疗原则】

1. 抗结核治疗。
2. 降低颅内高压。
3. 应用糖皮质激素,减少粘连。
4. 支持对症治疗。

【护　理】

（一）一般护理

参见儿内科一般护理常规。

（二）与本病相关的主要护理

1. 评估要点

（1）健康史及相关因素 详细询问卡介苗接种史;有无结核病患者接触史;发病前有无急性传染病经过;发病后有无结核中毒症状。

（2）症状、体征 注意体温变化;评估患儿精神、意识状态,呼吸道症状、体征,有无脑膜刺激征、颅内高压及脑神经受损体征,惊厥发生的次数、程度,能否自己进食,头痛、呕吐情况,水、电解质紊乱情况。

(3)并发症 并发症有脑实质损害、脑积水。

(4)辅助检查 了解结核菌素试验、脑脊液检验、胸片等检查检验结果。

(5)心理和社会支持状况 评估家长对疾病的了解程度和心理承受能力,以及家庭经济状况和社会支持系统。

2. 主要护理措施

(1)呼吸道隔离 常伴肺部结核病灶,应予以隔离。

(2)体位与休息 对于昏迷者,予去枕平卧,将其头偏向一侧;对于颅高压症状明显者,抬高头部30°,并保持头处于正中位。

(3)保持安静 避免一切不必要刺激,治疗、护理操作尽量集中进行。

(4)惊厥护理 惊厥时有专人守护,将患儿头偏向一侧或取侧卧位,保持呼吸道通畅,必要时给予吸氧。

(5)营养与喂养 给予高热量、高蛋白质、富含维生素和钙的饮食。对于昏迷者,给予鼻饲或静脉营养支持。

(6)加强基础护理 患儿易出汗,应保持皮肤清洁、干燥,勤换衣服,避免受凉而引起感冒。对于昏迷及肢体瘫痪者,每2h翻身一次,防止发生压力性损伤和坠积性肺炎;对于昏迷患儿,如眼睑不能闭合,应涂以眼膏并覆盖纱布,保护角膜;做好口腔护理和会阴护理。

(7)密切观察病情变化 观察生命体征,意识,瞳孔大小、对光反射,及早发现颅内高压或脑疝。

(8)心理护理 该病病情重、病程长,应加强与患儿和家长的沟通,给予耐心解释和心理支持,消除其焦虑心理。

3. 并发症护理

(1)脑实质损害 炎症累及脑实质,或脑实质原已有结核病变,主要表现为意识障碍、运动障碍、惊厥以及精神症状等。

(2)脑积水 如患儿出现交通性或梗阻性脑积水,遵医嘱及时使用脱水剂、利尿剂和激素,必要时行侧脑室穿刺引流术和脑脊液分流术;同时,在使用脱水剂的过程中,应密切观察有无水、电解质紊乱。

【出院指导】

(一)隔 离

避免与开放性结核病患儿再接触,以防发生重复感染。

(二)治疗指导

告知家长和患儿要有长期治疗的思想准备。坚持全程、合理用药。观察药物副作用,一旦发现异常,应及时就诊。对瘫痪肢体进行被动活动,对失语、智力低下患儿进行语言训练与教育。

(三)休息与活动

给予良好的生活环境,空气新鲜,阳光充足,保证休息,适当进行户外活动。

(四)饮食指导

加强营养,给予高热量、高蛋白质、富含维生素和钙的饮食,促进机体修复。

(五)定期复查

遵医嘱定时复查,以便了解治疗效果和药物使用情况,及时调整治疗方案及康复训练方案。

附录

结核菌素试验

【概 述】

结核菌素试验指采用结核菌素纯蛋白衍生物(PPD)作为抗原来测定受试者是否感染过结核杆菌。其发生机制是由于致敏的淋巴细胞和巨噬细胞积聚在真皮的血管周围,使得血管通透性增加,在注射局部形成硬结,属迟发型变态反应。

【目 的】

了解受试者是否感染过结核杆菌。

【方 法】

抽取PPD原液0.1ml(内含结核菌素5个单位)于左前臂掌侧中下1/3交界处皮内注射,使之形成直径6~10mm的皮丘。48~72h观察反应结果。若患儿结核变态反应强烈,如有疱疹性结膜炎、结节性红斑或一过性多发性结核过敏性关节炎,则宜采用1个单位结核菌素的PPD试验,防止发生局部过度反应及可能引起内部病灶反应。

【结果判断】

一般以72h观察结果为准。测定硬结直径,以毫米数表示,先测横径,后测纵径,取两者的平均值来判断反应强度。皮内试验反应阳性的标准见下表。

皮内试验反应阳性反应分度表

反应	符号	反应性质和强度
阴性	—	无硬结,有时轻度发红
可疑	±	红硬,平均直径<5mm
阳性(弱)	+	红硬,平均直径 5~<10mm
(中)	++	红硬,平均直径 10~<20mm
(强)	+++	红硬,平均直径≥20mm
(极强)	++++	除硬结外,还有水疱、破溃、淋巴管炎或双圈反应

【临床意义】

(一)阳性反应

1. 接种卡介苗后。

2. 儿童无明显症状而呈阳性反应,表示曾受到结核杆菌感染,但不一定有活动病灶。

3. 3岁以下,尤其是1岁以下小儿呈阳性反应,多表示体内有新的结核病灶,年龄越小,活动性结核的可能性就越高。

4. 强阳性反应表示体内有活动性结核病灶。

5. 2年内由阴性转为阳性,或反应强度从平均直径小于10mm增至超过10mm,且增幅超过6mm,表示新近有感染。

(二)阴性反应

1. 未受到结核杆菌感染,应尽快接种卡介苗。

2. 初次感染4~8周内,4周后重新做PPD试验。

3. 假阴性反应,机体免疫功能低下或受抑制,如重症结核病、麻疹等;体质极度衰弱;免疫缺陷病;糖皮质激素或其他免疫抑制剂使用期间。

4. 技术误差或结核菌素失效,换批号的PPD重新正确注射。

参考文献

[1]江载芳,申昆玲,沈颖. 诸福棠实用儿科学.8版. 北京:人民卫生出版社,2015.

[2]王卫平,孙锟,常立文. 儿科学.9版. 北京:人民卫生出版社,2018.

[3]吴江,贾建平. 神经病学.3版. 北京:人民卫生出版社,2016.

[4]薛辛东. 儿科学.2版. 北京:人民卫生出版社,2014.

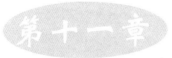

内分泌系统疾病护理常规

第一节　糖尿病护理常规

【概　述】

糖尿病是指由胰岛素分泌绝对缺乏或相对不足,或胰岛素作用缺陷所引起的糖、脂肪、蛋白质代谢紊乱。糖尿病可分为胰岛素依赖型(1 型)、非胰岛素依赖型(2 型)及其他类型糖尿病,儿童期糖尿病以 1 型为主,常因并发酮症酸中毒而成为急症之一。

【治疗原则】

糖尿病治疗以综合治疗为主,主要从"五驾马车"(即合理应用胰岛素、饮食管理、运动管理、血糖监测、糖尿病知识教育和心理支持)入手,使血糖维持在接近正常水平;预防并及时纠正急性并发症(酮症酸中毒和低血糖),预防和延缓慢性并发症的发生;保证患儿正常的学习生活、生长发育,提高生命质量。

【护　理】

(一)一般护理

参见儿内科一般护理常规。

(二)与本病相关的主要护理

1. 评估要点

(1)健康史及相关因素　了解患儿有无糖尿病家族史;日常是否经常发生皮肤疖肿及遗尿现象;询问发病前有无感染史;有无多尿、多饮、多食和消瘦症状。

(2)症状、体征　评估生命体征,尤其注意呼吸的变化。评估患儿多尿、多饮、多食及消瘦的程度,有无发生酮症酸中毒,有无脱水体征、休克及昏迷情况。

(3)并发症　并发症有酮症酸中毒、低血糖。

(4)辅助检查　了解尿糖、尿酮、血糖、血酮、糖化血红蛋白、血气分析等检查结果。

(5)心理和社会支持状况　了解患儿及家长的文化水平,对糖尿病的认知程度;评估家庭经济状况和社会支持系统。

2. 主要护理措施

(1)环境要求 避免与感染性疾病患儿同住一室,以免发生交叉感染而影响血糖的控制。尽量安排糖尿病患儿同住一室,可增加患儿及家长之间治疗经验及信息的交流。

(2)饮食管理

1)热量的需要量 根据患儿的年龄、生长发育和日常生活需要来摄入热量,每日所需总热量为 1000＋年龄×(70～100)kcal(1kcal≈4.18kJ)。热量的分配为早、中、晚餐各占 1/3,或按 1/5、2/5、2/5 的比例。

2)食物成分 碳水化合物占 50％～55％,脂肪占 30％,蛋白质占 15％～20％。全天食物要限制纯糖和饱和脂肪酸,要求富含蛋白质和膳食纤维;多饮水;根据血糖情况适当加餐。督促患儿食完每餐所给的食物,定时定量。

(3)基础护理 勤洗头、洗澡,勤剪指甲。为减少尿糖刺激会阴引起瘙痒,每晚需用清水清洗外阴。对于婴儿,要及时更换尿布,防止发生尿路感染。

(4)专科护理

1)血糖监测 每日监测三餐前后及 2:00—3:00 的血糖水平,必要时监测血酮水平,并用专用表格详细记录。

2)运动管理 发生严重感染、酮症酸中毒时需卧床休息,血糖浓度≥16.7mmol/L 时避免剧烈运动。合理安排日常生活,规律运动,运动最好安排在餐后半小时到 1h 进行,时间以 30～40min 为宜,不超过 1h。可选择跳绳、打篮球和羽毛球、慢跑等中高强度运动,注意不要运动过量。运动时随身携带糖类食品,以备低血糖发生时急用。

3)胰岛素注射 目前胰岛素注射方法最常用的有笔式注射和胰岛素泵注射。注射部位可选择上臂外侧、股前部、腹壁、臀部,轮流注射,注射点至少相隔 1cm,以免产生局部硬结和皮下脂肪萎缩。注射后根据胰岛素的种类不同,督促患儿按时进食,防止低血糖发生。对于胰岛素泵注射的患儿,需注意观察胰岛素泵的工作状态及胰岛素余量,防止管路堵塞、打折、针头脱落或电量不足等各种风险引起血糖水平波动。

4)预防感染 根据天气变化及时添加衣服,保持皮肤整洁,避免发生皮肤损伤。如发生感染,应遵医嘱应用敏感抗生素治疗,以免感染诱发和加重酮症酸中毒。

5)并发症护理 ①酮症酸中毒:如患儿出现嗜睡,腹痛、恶心、呕吐,严重脱水,深大呼吸伴烂苹果味,应考虑酮症酸中毒的发生。禁食、补液、纠正脱水是酮症酸中毒抢救的关键,应快速建立两条静脉通道,一路扩容补液用,第 1 小时生理盐水 20ml/kg,要求 30～60min 内输入,随后根据患儿脱水程度及血气分析结果继续输液;扩容后另一路静脉通道泵入胰岛素 [0.1U/(kg·h)]降血糖,降糖速度不宜过快,一般以每小时降低 4～6mmol/L 为宜。输液过程中要注意补钾,防止脑水肿引起抽搐发生,必要时可输注甘露醇来降低颅内压。纠正酮症酸中毒一般需要 24～72h,治疗期间密切观察并详细记录患儿的体温、脉搏、呼吸、血压、神志、瞳孔、尿量及循环情况,定时评估补液效果。遵医嘱监测血糖、血酮、血气、电解质。②低血糖:糖尿病患儿血糖浓度≤3.9mmol/L 即提示有低血糖。注重患儿及家长的主诉,密切观察患儿有无面色苍白、出冷汗、头晕、心慌、饥饿感、无力,甚至抽搐、昏迷等低血糖表现。如出现低血糖症状,应取平卧位,立即给予口服糖水或糖果;对于严重者,静脉注射 10％葡萄糖溶液 1～2ml/kg,速度以 1ml/min 为宜,15min 后复测血糖,根据血糖监测结果给予对症处理。

（5）心理护理　糖尿病患儿需终身用药及严格饮食管理,导致患儿和家长出现焦虑情绪,护士要做好心理疏导,减轻其焦虑,使其配合治疗和护理。

（6）健康教育　教育在儿童糖尿病的长期治疗中起着非常关键的作用,除患儿在院内接受基本的教育外,出院后仍需对患儿进行教育。在院期间的教育主要包括:①对家长和年长患儿进行糖尿病相关知识教育,包括糖尿病的疾病知识、血糖及尿糖的监测、胰岛素的应用、饮食运动管理、不良反应的观察和处理,以及各种并发症的表现及防治等。②向家长强调饮食管理的重要性,用通俗易懂的语言向患儿及家长讲解其具体做法,使之自觉遵守。辅导家长学习调配膳食的方法,以达到配合治疗的目的。③向家长说明感染是加重病情的主要危险因素,应做好皮肤护理,保持室内空气和环境的清洁。④指导家长及年长患儿掌握血糖仪及胰岛素注射笔的操作方法,并用专用表格详细记录。

【出院指导】

（一）自我监测与处理

教会家长正确测量患儿血糖并记录。指导家长和患儿观察低血糖及酮症酸中毒的症状,随身携带糖尿病诊断卡及糖类食品。当血糖浓度≤3.9mmol/L时,应补充含糖类食品,一旦患儿出现头晕、眼花、大量出汗等低血糖症状,应立即平卧,补充糖类食品;若出现恶心、呕吐、腹痛等症状,即酮症酸中毒的表现,应立即送医院救治。

（二）用药指导

指导家长掌握胰岛素的保存和运输方法,每日按时注射胰岛素,轮换注射部位。记录胰岛素用量。

（三）饮食指导

告知饮食控制的重要性,进餐要定时定量,饮食量和营养成分比例应固定,避免进食油炸类食物、熏制食物和腌制品等。

（四）休息与活动

合理安排生活,避免剧烈高强度活动。少去公共场所,预防感冒。

（五）定期复诊

了解治疗效果及并发症情况,调整治疗方案。

第二节　先天性甲状腺功能减退症护理常规

【概　述】

先天性甲状腺功能减退症是先天因素使甲状腺激素分泌减少或生物效应低下而引起生

长发育缓慢、智力发育障碍的疾病,根据病因可分为散发性和家族性两种。先天性甲状腺功能减退症是小儿最常见的内分泌疾病。

【治疗原则】

早期确诊,尽早服用甲状腺制剂,并终身服药。

【护　理】

(一)一般护理

参见儿内科一般护理常规。

(二)与本病相关的主要护理

1. 评估要点

(1)健康史及相关因素　了解患儿家族中是否有发生类似疾病;询问母亲的妊娠史、饮食习惯,有无"甲状腺功能亢进症"药物治疗史;评估患儿是否有智力低下及体格发育落后,是否有喂养困难。

(2)症状、体征　评估患儿的生命体征;评估患儿有无特殊面容和特殊体态;注意观察患儿对外界刺激的反应;检查智力水平。

(3)辅助检查　了解新生儿筛查结果。监测血清三碘甲状腺原氨酸(T_3)、甲状腺素(T_4)、促甲状腺激素(TSH)水平。了解骨骼 X 线、甲状腺 B 超等检查结果。

(4)心理和社会支持状况　评估家长的心理状况,对疾病的了解程度;评估家庭经济状况。

2. 主要护理措施

(1)病情观察　①观察患儿精神、食欲、生命体征及生理功能。②观察动作及智力发育情况。③对于新生儿期黄疸持续不退者,仔细观察吸吮、吞咽情况,有无低温、心率慢、呼吸慢等生理功能低下表现,以及腹胀、便秘。

(2)饮食管理　对小婴儿要耐心、细致喂养,尽可能满足其生理需要。在服用甲状腺制剂期间,多补充蛋白质、维生素和矿物质,以满足生长发育加速的需要。另外,还需要保证充足的液体,多食水果、蔬菜;养成定期排便的习惯,防止便秘的发生。

(3)休息与运动　关心、爱护、鼓励患儿,细心照料其日常生活,加强基本生活技能训练。

(4)预防感染　注意室温,及时增减衣服,避免受凉。加强皮肤护理,勤洗澡,防止发生皮肤感染。

(5)用药护理　①一旦确诊,应终身服用甲状腺制剂。遵医嘱从足量开始,逐渐调整,至临床症状好转又无甲状腺功能亢进表现时使用维持剂量甲状腺制剂。住院期间应遵医嘱服用甲状腺制剂,并观察药物疗效。②在治疗过程中,定时测量身高、体重、囟门,并观察牙齿情况,以及运动发育、智力变化。③服药期间严密观察药物副作用,如烦躁、多汗、心率加快等甲状腺功能亢进的表现。

(6)心理支持　患儿须长期服药,家长会产生焦虑情绪。医护人员应认真听取家长的诉说,多与家长交流,耐心做好病情的解释工作,帮助家长树立战胜疾病的信心,使其积极配合治疗。

【出院指导】

(一)自我监测

指导家长定时测量患儿身高、体重,了解患儿的生长发育及智力发育情况。

(二)用药指导

遵医嘱服药,注意药物的不良反应,发现有药物剂量不足或过量症状,应及时至医院就诊。

(三)饮食指导

给予富含蛋白质、维生素和矿物质的饮食,合理补充钙剂。

(四)休息与活动

适当增加活动量,加强基本生活技能训练。

(五)定期复诊

在服用甲状腺制剂期间,应定期随访,测量患儿身高、体重,监测血清 T_3、T_4、TSH 水平。治疗开始时,每 2 周随访一次;血清 T_3、T_4、TSH 水平正常后,每 3 个月随访一次;服药1～2 年后,每 6 个月随访一次。

第三节　尿崩症护理常规

【概　述】

尿崩症是由垂体分泌抗利尿激素不足或肾小管对抗利尿激素不敏感等因素引起的完全或部分丧失尿浓缩功能的临床综合征。

【治疗原则】

1. 病因治疗。

2. 给予垂体加压素(AVP)替代治疗,或应用噻嗪类利尿药促进肾小管重吸收。

【护　理】

(一)一般护理

参见儿内科一般护理常规。

(二)本病相关的主要护理

1. 评估要点

(1)健康史及相关因素　了解患儿家族中是否有发生类似疾病；询问患儿是否有颅脑外伤、手术、感染等病史；了解患儿睡眠及日常活动情况；评估患儿是否有烦渴、多饮、多尿，以及出现时间。

(2)症状、体征　测量患儿身高、体重、皮下脂肪厚度；询问每日进水量、排尿次数及尿量情况。评估有无颅内高压症状。

(3)辅助检查　了解尿比重、尿渗透压、头颅MRI等检查结果。

(4)心理和社会支持状况　了解家长的心理状况和文化水平，是否掌握疾病相关知识。评估家长评估家庭经济状况和社会支持系统。

2. 主要护理措施

(1)病情观察　①观察尿量、烦渴、饮水量情况。②观察有无水、电解质紊乱情况。③观察尿崩症的可能原发疾病，如患儿有头痛、呕吐、颅高压症状，则提示有颅内肿瘤的可能。

(2)加强生活护理　患儿多尿、多饮会影响睡眠和食欲，应保证患儿休息，注意安全。注意保持床单位整洁，以及会阴清洁、干燥；勤换尿布与内裤，防止尿频引起皮肤糜烂、感染。对于较大患儿，夜间定时唤醒排尿，防止尿床。

(3)饮食管理　给予营养丰富、易消化饮食。不能强制性限制水分，餐前少饮水，给予营养丰富的汤或饮料。

(4)用药护理　对于中枢性尿崩症患儿，常用药物为去氨加压素，使用时注意控制饮水量，以免引起水钠潴留和低钠血症；评估用药后饮水量和尿量的变化，判断药物剂量是否合适。该药物剂量个体差异大，要注意观察药物过量的反应，如面色苍白、腹痛、血压升高等。

(5)心理支持　向患儿及家长讲解尿崩症的治疗、护理知识，使其树立战胜疾病的信心，积极配合治疗。

【出院指导】

(一)自我监测

指导家长准确记录尿量，观察有无脱水、水中毒、高血压等情况。

(二)用药指导

按时服药，不得自行减量或停药，并需长期坚持服药；如发现排尿次数和尿量增多或减少，需警惕药物剂量不足或过量，并及时到医院就诊。

(三)饮食指导

给予营养丰富的饮食，补充水分，尤其是婴幼儿要勤喂水，以防发生脱水。

(四)休息与活动

出院后注意休息，避免剧烈活动；活动时注意安全，防止发生跌倒。

(五)定期复诊

定期专科门诊随访,以了解治疗效果,及时调整药物剂量。遵医嘱定期复查头颅垂体 MRI。

第四节　甲状腺功能亢进症护理常规

【概　述】

甲状腺功能亢进症是由多种因素引起甲状腺激素分泌过多所导致的临床综合征。

【治疗原则】

1. 抗甲状腺药物治疗。

2. 对症治疗。

3. 对于药物疗效欠佳者,可行手术治疗。

【护　理】

(一)一般护理

参见儿内科一般护理常规。

(二)与本病相关的主要护理

1. 评估要点

(1)健康史及相关因素　了解患儿家族中是否有发生类似疾病;询问患儿发病的有关诱因,如有无病毒感染、精神刺激、甲状腺功能低下药物治疗史;了解患儿的情绪、食欲、睡眠情况,是否有记忆力下降、学习困难等。

(2)症状、体征　评估患儿的身高、体重及全身营养状况;观察患儿有无兴奋、易怒;观察患儿突眼度、甲状腺肿大程度、心率、心律等。

(3)并发症　并发症包括甲状腺危象。

(4)辅助检查　了解血清 T_3、T_4、TSH 水平,以及血中 TSH 受体刺激性抗体是否阳性。

(5)心理和社会支持状况　评估家长的心理状况,以及对疾病的了解程度。

2. 主要护理措施

(1)病情观察　①观察全身有无高代谢综合征的表现,如消瘦、怕热、多汗、食欲亢进、乏力等;甲状腺是否肿大;眼球是否突出;有无神经系统、心血管系统、消化系统、血液系统、生殖系统、运动系统异常的表现;皮肤及肢端有无水肿、潮红、潮湿等。②观察有无甲状腺危象的先兆。

(2)饮食管理　给予高热量、高蛋白、富含维生素饮食。避免进食辛辣等刺激性食物,限制高碘食物和碘盐摄入。

(3)休息与活动　临床症状明显时,应以卧床休息为主;症状明显改善后,适当活动或进行体育锻炼,但避免过度劳累;无临床症状,各项实验室检查指标均正常时,不必限制活动。

(4)用药护理　根据医嘱服用抗甲状腺药物,不可自行减量或停药。治疗过程中注意观察用药效果,以及有无皮疹、肝功能损伤、白细胞减少等副作用,定期复查肝功能和血常规。

(5)眼部护理　可经常用眼药水滴眼,睡前涂抗生素眼膏,避免眼部过度干燥。

3. 并发症护理

甲状腺危象:儿童极少见,表现为烦躁、高热、大汗、恶心、呕吐、腹痛、腹泻,甚至嗜睡、谵妄、休克等。若出现甲状腺危象,应立即报告医师,即刻给予吸氧,绝对卧床休息,快速建立静脉通道,给予物理降温或遵医嘱应用退热剂、镇静药物,并应用肾上腺糖皮质激素、普萘洛尔等。

【出院指导】

(一)自我监测

教会家长监测心率变化,观察甲状腺肿大程度及突眼情况。

(二)用药指导

告知家长和患儿长期服药的重要性,按时服药,不得自行减量或停药,注意观察药物副作用。

(三)饮食指导

避免进食含碘高的食物(如海带、紫菜),烹饪时应选用无碘盐。

(四)休息与活动

合理安排患儿生活、学习,避免劳累。注意天气变化,防止受凉感冒等而引起感染。

(五)心理护理

避免不良刺激,保持情绪稳定,避免激动。

(六)定期复诊

定期专科门诊随访,了解治疗效果,复查肝功能和血常规,及时调整药物剂量。

第五节　慢性肾上腺皮质功能减退症护理常规

【概　述】

慢性肾上腺皮质功能减退症,又称艾迪生病,是由肾上腺自身的慢性疾病导致肾上腺皮质激素分泌不足的一种较少见的内分泌疾病。

【治疗原则】

1. 皮质激素替代疗法。

2. 病因治疗。

3. 积极预防和处理肾上腺危象。

【护　理】

(一)一般护理

参见儿内科一般护理常规。

(二)与本病相关的主要护理

1. 评估要点

(1)健康史及相关因素　询问患儿是否曾患结核或其他自身免疫性疾病,如甲状旁腺功能减退症、糖尿病等。

(2)症状、体征　评估患儿的生命体征、精神、食欲、营养状况。观察患儿有无皮肤和黏膜色素沉着。

(3)辅助检查　了解血清钠、钾、氯;监测血糖、24h 尿 17-羟类固醇和 17-酮类固醇水平,以及血促肾上腺皮质激素(ACTH)值。

(4)心理和社会支持状况　了解家长的心理状况和文化水平,是否掌握疾病相关知识;评估家庭经济状况等。

2. 主要护理措施

(1)病情观察　①注意观察患儿有无倦怠、乏力、脱水、胃肠道功能紊乱(尤其应注意恶心、呕吐、腹泻等)及低血压、低血糖现象。②观察肾上腺危象的先兆表现,如虚弱乏力、极度厌食、高热不退或体温不升、恶心、呕吐、腹泻加重、低血糖、嗜睡、神志不清、循环衰竭等。

(2)饮食管理　给予高钠、低钾、营养丰富、易消化饮食,使用糖皮质激素时应调整钠、钾摄入量。

(3)休息与运动　保持环境安静、舒适,尽量减少应激刺激。鼓励患儿适当活动,但避免过度劳累。起床时宜缓慢,以防直立性低血压、晕厥的发生。

(4)用药护理　皮质激素替代疗法是治疗的关键,应终身使用。可使用氢化可的松或醋酸氢化可的松,剂量视病情而定,分 2 次服用,2/3 量早餐后服,1/3 量晚餐后服。待病情稳定后,逐渐减量。有感染、创伤、手术等应激情况时,应增加糖皮质激素剂量。注意观察有无糖皮质激素的副作用,如库欣综合征、高血压、高血糖、消化性溃疡、骨质疏松等。

(5)心理护理　向家长讲解疾病知识,鼓励家长,使其树立战胜疾病的信心。

(6)肾上腺危象的抢救护理　①立即建立两路静脉通道,一路静脉通道用于快速补液,纠正脱水、酸中毒和电解质紊乱,改善循环。另一路静脉通道补充糖皮质激素。静脉输液速度及用量根据患儿年龄及需要予以调节。②对于缺氧发绀者,给予氧气吸入。③积极治疗原发病,消除诱因。④监测血气、电解质、血生化及血糖。⑤密切观察体温、脉搏、呼吸、血压、神志、脱水体征,准确记录 24h 出入量。

【出院指导】

(一)自我监测

指导家长观察患儿生长发育情况。观察患儿有无倦怠、乏力、恶心、呕吐、腹泻等肾上腺危象的先兆,一旦出现上述症状,应及时到医院就诊。

(二)用药指导

按时服药,不得自行减量或停药。遇发热、感染、应激时,应遵医嘱及时调整药物剂量。观察药物副作用,发现问题及时就诊。

(三)饮食指导

给予高钠、低钾、营养丰富、易消化饮食。

(四)休息与运动

合理安排患儿生活、学习,避免劳累。注意天气变化,及时增减衣服,避免受凉感冒。

(五)定期复诊

定期专科门诊随访,了解治疗效果,及时调整药物剂量。

附录 Ⅰ

口服葡萄糖耐量试验

【概　述】

口服葡萄糖耐量试验(OGTT)是一种口服葡萄糖负荷试验,用于了解人体对进食葡萄糖后的血糖调节能力。正常人一次摄入大量葡萄糖后,血糖仅暂时升高,2h 后即可恢复正常。

【目　的】

通过 OGTT 可以早期发现糖代谢异常,早期诊断糖尿病。

【方　法】

1.用物准备,包括 50% 葡萄糖溶液、碘酒、止血带、置管针、肝素帽、敷贴、5ml 针筒、真空采血管、血糖仪、血糖试纸。

2.试验前停用影响本试验的药物,如胰岛素和糖皮质激素或其他可引起血糖水平升高或降低的药物。

3. 试验前一天 22:00 后禁食、禁饮,避免饮咖啡、浓茶。

4. 试验日晨空腹采集静脉血 2ml。

5. 50％葡萄糖溶液 2.5g/kg 加入 2.5 倍的温水稀释后口服,3～5min 内服完。

6. 饮第一口糖水开始计时,饮糖水后 30min、60min、90min、120min 分别采集静脉血 2ml 并测血糖。整个试验中不进食,保持情绪稳定,避免剧烈活动。

【临床意义】

1. 当静脉空腹血糖浓度<5.6mmol/L,OGTT 2h 血糖浓度<7.8mmol/L 时,说明人体对进食葡萄糖后的血糖调节能力正常,为糖耐量正常。

2. 当静脉空腹血糖浓度≥7.0mmol/L 或 OGTT 2h 血糖浓度≥11.1mmol/L 时,说明人体处理进食后葡萄糖的能力明显降低,已达到糖尿病的诊断标准。

3. 当静脉空腹血糖浓度<5.6mmol/L 并且 OGTT 2h 血糖浓度为 7.8～11.1mmol/L 时,说明人体对葡萄糖的调节能力轻度下降,已达到糖耐量异常的诊断标准。

4. 当静脉空腹血糖浓度为 5.6～7.0mmol/L,且 OGTT 2h 血糖浓度≤7.8mmol/L 时,说明人体对进食葡萄糖后的血糖调节能力尚好,但对空腹血糖调节能力轻度减退,已达到空腹血糖受损的诊断标准。

附录 Ⅱ

胰岛素释放试验

【概　述】

胰岛素释放试验是指在进行口服葡萄糖耐量试验(OGTT)的同时,利用口服葡萄糖使血糖水平升高而刺激胰岛细胞分泌胰岛素,通过测定空腹及服糖后 30min、60min、90min、120min 血中胰岛素动态变化,来反映胰岛 β 细胞的功能状况。

【目　的】

主要用于了解胰岛 β 细胞的分泌功能,协助判断糖尿病类型,为临床用药提供参考。

【方　法】

1. 用物准备同 OGTT,如已知为糖尿病患儿,则选用馒头餐(即馒头 100g)代替口服葡萄糖。在取血的同时进行葡萄糖和胰岛素测定。

2. 试验前停用影响本试验的药物,如胰岛素和糖皮质激素或其他可引起血糖水平升高或降低的药物。

3. 试验前一天 22:00 后禁食、禁饮,避免饮咖啡、浓茶。

4. 试验日晨空腹采集静脉血 2ml。

5. 50％葡萄糖溶液 2.5g/kg 加入 2.5 倍的温水稀释后口服,3～5min 内服完。

6. 饮第一口糖水开始计时,饮糖水后 30min、60min、90min、120min 分别采集静脉血 2ml

并测血糖。整个试验中不进食,保持情绪稳定,避免剧烈活动。

【临床意义】

1. 正常人胰岛素分泌与血糖水平高低是一致的。空腹时胰岛素为基础低值,服糖后随着血糖水平的升高,胰岛素的分泌增加,1h血糖及胰岛素水平均为高峰值,2h下降,3h降至空腹水平。

2. 胰岛素依赖型(1型)糖尿病空腹胰岛素水平很低,服糖刺激后,胰岛素水平并不随血糖水平升高而上升,释放曲线呈低反应型或无反应型,表示胰岛功能衰竭或遭到严重破坏,这些患儿需终身注射胰岛素。

3. 非胰岛素依赖型(2型)糖尿病空腹胰岛素水平正常或偏高,服糖刺激后,其峰值也随血糖水平升高而上升,呈高峰反应,但高峰出现时间延迟,如在服糖后2h或3h才出现。此型糖尿病采用饮食治疗或服用降血糖药物,常可获得良好的控制效果。

附录 Ⅲ

精氨酸激发试验

【概　述】

精氨酸激发试验为生长激素刺激试验,精氨酸能抑制下丘脑生长激素释放抑制激素的分泌,从而达到刺激生长激素释放的目的。临床上采用该试验作为诊断生长激素缺乏症的依据。

【目　的】

判断垂体分泌生长激素的功能。

【方　法】

1. 用物准备,包括稀释的精氨酸溶液、输液器、碘酒、止血带、置管针、肝素帽、敷贴、5ml针筒、真空采血管。

2. 试验前一天22:00后禁食。次日留置两路静脉通道,一路静脉通道输液用,一路静脉通道采血用。用药前先抽血测基础生长激素。

3. 25%盐酸精氨酸溶液0.5g/kg,用注射用水或生理盐水稀释2.5倍,30min内静脉输入。

4. 用药后30min、60min、90min、120min,从非输液的留置针中抽血1～2ml测生长激素。

【临床意义】

1. 正常人的生长激素峰值＞10μg/L或比基础值升高3倍,药物激发试验的峰值一般为60～120min。

2. 生长激素激发状态下的峰值＜5μg/L,称为生长激素完全缺乏。生长激素峰值为5～10μg/L,称为生长激素部分缺乏。

附录 Ⅳ

禁水-加压素试验

【概　述】

禁水-加压素试验通过禁水来了解肾脏对尿液的浓缩功能。正常人禁水后血浆渗透压升高，循环血量减少，两者刺激垂体加压素（AVP）释放，使尿量减少，尿比重升高，尿渗透压升高而血浆渗透压变化不大。

【目　的】

观察细胞外液渗透压增高时肾脏浓缩尿液的能力。

【方　法】

1.试验全过程需禁食、禁水 6～16h。常规于检查当天 0:00 开始禁食、禁水，禁水前摄入 20ml/kg 饮水量，然后测体重。

2.早晨 8:00 测体重、血浆渗透压和尿比重。以后每小时测尿量、尿比重或尿渗透压及体重。当连续两次尿量变化不大，尿比重<1.010 时（此时显示内源性加压素分泌已达最大值），测定血浆渗透压和血钠浓度，而后立即皮下注射垂体后叶素 0.1U/kg，2h 内再测定 1～2 次尿量、尿比重、尿渗透压。在试验过程中注意观察病情，如患儿出现烦躁、体温上升、抽搐等较为严重的不良反应，需要及时终止试验。

【临床意义】

1.正常人禁水后体重、血钠浓度、血浆渗透压保持正常；尿比重上升，尿量明显减少，尿渗透压可超过 800mmol/L。

2.精神性多饮者接近或与正常人相似。

3.对于中枢性尿崩症，禁水后尿比重≤1.010，尿量无明显减少，尿渗透压变化不大，血钠和血浆渗透压分别上升超过 145mmol/L 和 295mmol/L，体重下降超过 3%，严重者可有血压下降、烦躁等症状。注射水剂加压素后尿渗透压升高，如尿渗透压峰值升高超过给药前的 50%，则为完全性中枢性尿崩症。

4.对于肾性尿崩症，禁水后尿液不能浓缩，注射水剂加压素后仍无反应。

参考文献

[1]崔焱,仰曙芬.儿科护理学.6 版.北京:人民卫生出版社,2017.

[2]江载芳,申昆玲,沈颖.诸福棠实用儿科学.8 版.北京:人民卫生出版社,2015.

[3]颜纯,王慕狄.小儿内分泌学.2 版.北京:人民卫生出版社,2007.

[4]赵正言.实用儿科护理.北京:人民卫生出版社,2009.

[5]中华医学会儿科学分会内分泌遗传代谢学组,《中华儿科杂志》编辑委员会. 儿童糖尿病酮症酸中毒诊疗指南(2009 年版). 中华儿科杂志,2009,47(6):421-425.

[6]巩纯秀,杨秋兰.《中华医学会儿科学分会内分泌遗传代谢学组儿童糖尿病酮症酸中毒诊疗指南(2009 年版)》解读. 中国实用儿科杂志,2010,25(11):850-853.

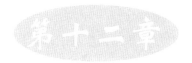

泌尿系统疾病护理常规

第一节　急性肾小球肾炎护理常规

【概　述】

急性肾小球肾炎（AGN），简称急性肾炎，是临床表现为急性起病，以血尿、蛋白尿、水肿、高血压和肾小球滤过率下降为特点的肾小球疾病。临床上绝大多数 AGN 属急性链球菌感染后肾小球肾炎。

【治疗原则】

以休息和对症治疗为主，防止急性期发生严重并发症，保护肾功能。

【护　理】

（一）一般护理

参见儿内科一般护理常规。

（二）与本病相关的主要护理

1. 评估要点

（1）健康史及相关因素　询问有无上呼吸道感染或皮肤感染史，水肿及其发生发展过程，既往有无类似疾病发生。

（2）症状、体征　评估患儿有无水肿，水肿的部位、性质和程度；尿量、尿色有无改变；血压是否正常；有无心悸、气短、不能平卧等循环充血表现；有无头痛头晕、呕吐、复视等高血压脑病表现。

（3）并发症　并发症有高血压脑病、严重循环充血、急性肾功能不全。

（4）辅助检查　了解尿常规、肾功能、补体 C3、红细胞沉降率、抗链球菌溶血素 O、腹部 B 超等检查结果。

（5）心理和社会支持状况　评估患儿及家长的心理状况，对疾病的认知程度，了解健康需求。

2. 主要护理措施

(1)休息与活动　病初2周患儿应卧床休息,如有胸腔积液、腹水伴呼吸困难,可取半卧位,避免过度劳累。待水肿消退、血压降至正常、肉眼血尿消失后,可下床轻微活动或户外散步。

(2)饮食管理　对于尿少、水肿明显或高血压者,应限制钠盐摄入,每日钠盐量1~2g(<60mg/kg);有氮质血症时限制蛋白质摄入量,每日0.5g/kg;给予高糖饮食,以满足患儿热量需要;除非严重少尿或循环充血,否则一般不需严格限水。尿量增加,水肿消退,血压正常后,可恢复正常饮食。

(3)皮肤护理　保持皮肤清洁、干燥,对水肿者定时翻身,注意保护水肿部位的皮肤,及时处理皮肤病灶。

(4)病情观察　①每日记录尿量,观察尿色变化;每周送检尿常规2~3次,每日晨起测体重;对于重症者,遵医嘱记录24h出入量。尿量增多,肉眼血尿消失,提示病情好转。尿量持续减少,警惕急性肾功能不全发生。②监测血压变化,对血压严重升高者随时测量,发现异常及时与医师联系。

(5)用药护理　①应用降压药后应定时测量血压,评估降压效果,并观察有无副作用;避免突然起立,以防直立性低血压的发生。应用硝普钠后观察有无恶心、呕吐、厌食、皮疹、出汗、发热、烦躁不安、头痛、肌肉痉挛等不良反应,严密监测血压。硝普钠应现配现用,避光输液,用葡萄糖溶液稀释。②应用利尿剂时要注意观察尿量、体重,监测水、电解质变化。

(6)心理护理与健康教育　①根据家长的接受程度告知家长该病相关知识,介绍病情和治疗、护理方法;向家长解释休息的重要性,指导家长正确留取尿标本。②关心、爱护患儿,及时询问需要并予以解决,帮助患儿和家长树立战胜疾病的信心。

3. 并发症护理

(1)高血压脑病　多发生于急性肾炎病程早期,起病一般较急,表现为剧烈头痛,频繁恶心呕吐,继之视力障碍、眼花、复视,并有嗜睡或烦躁,如不及时治疗,则会发生惊厥、昏迷,少数患儿会暂时偏瘫、失语,严重时发生脑疝。应绝对卧床休息,抬高头肩部15°~30°,取头正中位,给予吸氧,并遵医嘱予以镇静、降压、利尿。

(2)严重循环充血　临床表现为烦躁不安,气急,不能平卧,胸闷,咳嗽,咳粉红色泡沫样痰,听诊可闻及肺底湿啰音,心音呈奔马律,肝大伴有压痛等。应立即予以吸氧,取半卧位,严格控制液体入量,并遵医嘱予以镇静、利尿等治疗,必要时加用酚妥拉明或硝普钠,以减轻心脏负荷,严重者予以血液净化治疗。

(3)急性肾功能不全　临床表现为少尿或无尿,同时精神差、恶心、呕吐、食欲差、血尿素氮和血肌酐水平升高、高血钾、代谢性酸中毒等。应详细记录24h出入量,严格控制液体入量和含钠、钾饮料或食物,遵医嘱予利尿剂,维持水、电解质及酸碱平衡等治疗,并做好血液净化的准备工作。

【出院指导】

(一)休息与活动

出院后1~2个月内限制活动。第2个月起,如恢复良好,红细胞沉降率正常,可以上学,但出院后3个月内要避免剧烈运动。病情稳定3个月后,如尿中红细胞逐渐减少,尿常规恢复正常,可逐渐恢复正常活动。

(二)饮食指导

宜进食清淡、刺激性小、易消化的食物。如血压正常,水肿消退,可给予普通饮食。

(三)预防感染

应注意预防呼吸道感染,保持皮肤清洁,预防皮肤感染。

(四)定期复诊

每周复查尿常规一次,待尿中红细胞偶见或消失,可每2~4周复查一次。如患儿出现尿少、头晕、恶心、呕吐、水肿等,应及时到医院就诊。

第二节　肾病综合征护理常规

【概　述】

肾病综合征(NS)是指由多种病因引起肾小球滤过膜对血浆蛋白的通透性增高,导致以水肿、大量蛋白尿、高胆固醇血症、低白蛋白血症为临床表现的一组综合征。

【治疗原则】

以保护肾功能、减缓肾功能恶化为目的,采用对症治疗、病因治疗、积极预防并发症为治疗原则。

【护　理】

(一)一般护理

参见儿内科一般护理常规。

(二)与本病相关的主要护理

1. 评估要点

(1)健康史及相关因素　询问发病前有无急性上呼吸道感染,既往有无类似疾病发生。若为复发者,则应详细询问此次发病的原因,是否由感冒、糖皮质激素自行减量或停药等引起。

(2)症状、体征　询问有无水肿及水肿发生发展过程。评估水肿部位、性质和程度;皮肤有无破损;尿量是否减少,尿色有无改变;血压是否正常,体重增减情况;评估精神状态、饮食状况;有无恶心、呕吐及腹泻情况。

(3)并发症　以感染、电解质紊乱、高凝状态及血栓形成最为常见,部分患者出现低血容量、急性肾功能不全、维生素D及钙代谢紊乱、内分泌改变(甲状腺功能减退、生长迟缓、肾上腺皮质激素紊乱及肾上腺危象等)、肾小管功能紊乱(糖尿、氨基酸尿、磷尿等)。

(4)辅助检查 了解尿常规、24h 尿蛋白定量、血生化、电解质、腹部 B 超等检查结果。

(5)心理和社会支持状况 评估患儿及家长的心理状况,对疾病的认知程度,了解健康需求。

2. 主要护理措施

(1)休息与活动 明显水肿及高血压期间应卧床休息。需经常变换体位,伴呼吸困难时取半卧位,水肿消退后可逐渐增加活动量。一般患儿无须严格限制活动。

(2)饮食管理 有水肿和高血压时给予低盐饮食,每日钠盐量 1～2g;有大量蛋白尿时,蛋白质摄入量为每日 1.5～2g/kg,并提供优质蛋白质;水肿消退,血压正常后即可恢复正常饮食。每日补充维生素、钙剂,多食含维生素及微量元素丰富的食物。

(3)基础护理 ①保持口腔清洁。②保持皮肤清洁、干燥。对于高度水肿者,定时翻身,避免擦伤和受压;被褥应松软;臀部及四肢可涂抹适量皮肤保护剂或贴敷适宜的泡沫敷料。如有皮肤破损,应及时处理,以防发生感染。③水肿的阴囊可用棉垫托起。④做好会阴护理,预防尿路感染。⑤对于严重水肿者,应尽量避免肌内注射药物,必须肌内注射时,要严格消毒,注射后按压时间延长,以防发生药液外渗。避免股静脉穿刺,以防血栓形成。

(4)病情观察 ①严密观察患儿神志、意识;观察水肿程度及消退情况。对于重症患儿,每日测量体重、腹围、血压,记录 24h 出入量,观察尿色变化及食欲情况,每周送检尿常规 2～3 次。②观察体温变化及全身有无感染病灶。

(5)用药护理 ①糖皮质激素是目前治疗肾病综合征的首选药物,应严格遵医嘱给药。注意观察有无糖皮质激素的副作用,如库欣综合征、高血压、高血糖、消化性溃疡、骨质疏松等。②应用利尿剂期间要注意观察尿量、体重,监测电解质变化。③对于加用免疫抑制剂环磷酰胺治疗者,鼓励多饮水,促进利尿,减少药物对膀胱的刺激;口服他克莫司、环孢素 A 时要监测血药浓度。免疫抑制剂应用期间要注意观察有无胃肠道反应,以及白细胞计数、肝功能、血糖等的变化。④应用肝素抗凝时,要注意观察有无出血倾向。

(6)健康教育 ①介绍和解释有关疾病的知识。讲解糖皮质激素治疗的重要性。②告知家长及患儿感染是该病常见的并发症,也是病情加重或疾病复发的诱因,因此采取有效措施预防感染至关重要。③告知家长出现水肿和高血压时给予低盐、优质蛋白质饮食的重要性,水肿消退后可给予普通饮食。长期的低盐饮食不仅会影响患儿的生长发育,严重时还会导致低血容量休克。④对于反复发作者,要耐心疏导和劝慰家长及患儿,使其保持良好的情绪。

(7)心理护理 关心、爱护患儿,告知疾病转归,帮助患儿和家长树立战胜疾病的信心。

3. 并发症护理

(1)感染 上呼吸道、皮肤、泌尿系、腹腔等感染是该病常见的并发症,应注意观察体温变化及全身有无感染病灶。一般不主张常规性、预防性使用抗生素,一旦发生感染,应积极、及时、彻底治疗。

(2)电解质紊乱 主要为低钾、低钠、低钙血症。应监测电解质变化,注意患儿精神状态、心音、心律、心率变化,观察有无食欲减退、腹胀、乏力、抽搐等情况,发现异常及时通知医师,并遵医嘱补充钾、钠、钙等。

（3）血栓形成 常见有肾静脉血栓、下肢动静脉血栓形成。观察有无突然发作的腰酸、血尿、少尿等症状；观察四肢末端皮肤温度、色泽、感觉及小动脉搏动情况。对于发生血栓者，应及时处理。

【出院指导】

(一)自我监测

指导家长监测患儿尿量、体重、血压，观察患儿有无水肿，全身有无感染病灶，一旦出现发热、水肿、尿少等异常情况，应及时就医。

(二)用药指导

严格遵医嘱使用激素、免疫抑制剂，不可随便停药或改量。口服他克莫司、环孢素 A 要定时监测血药浓度。

(三)饮食指导

可给予普通饮食，但应限制高蛋白、高脂肪饮食。

(四)休息与活动

保证充分休息，适当锻炼，以增强抵抗力，预防感染。可鼓励患儿上学，但要避免剧烈活动及劳累。

(五)定期复诊

每周复查尿常规，定期专科门诊随访。

第三节 尿路感染护理常规

【概 述】

尿路感染（UTI）是由细菌直接侵入尿路而引起的炎症，感染可累及上、下尿路。患儿常有反复发作倾向，可伴有泌尿系畸形。反复尿路感染可致肾功能损害。

【治疗原则】

治疗关键在于控制感染，防止复发，去除诱因，纠正尿路结构异常，防止肾功能损害。

【护 理】

(一)一般护理

参见儿内科一般护理常规。

(二)与本病相关的主要护理

1. 评估要点

(1)健康史及相关因素　询问患儿及家长的健康状况;询问患儿既往是否有类似疾病发生,近期是否经常有夜间遗尿现象,有无留置导尿、泌尿系结石或畸形、尿路损伤等病史;了解患儿家庭的卫生习惯;了解患儿有无外阴炎、尿道口炎,男童是否有包茎或包皮过长。

(2)症状、体征　询问有无尿频、尿急、尿痛或排尿哭闹等膀胱刺激症状。监测生命体征,尤其注意体温的变化;评估外阴、尿道口有无红肿、分泌物;有无恶心、呕吐、腰酸、腰痛等症状。对于慢性感染患儿,同时应询问有无间歇性发热、贫血、乏力等表现。

(3)辅助检查　了解尿常规、尿培养、血常规、胸片、B超检查、排泄性膀胱造影等检查检验结果。

(4)心理和社会支持状况　评估患儿及家长的心理状况,对疾病的认知程度,了解健康需求。

2. 主要护理措施

(1)休息与活动　急性期应卧床休息,症状消失后可适当活动。

(2)饮食管理　鼓励患儿进食,供给足够的热量、蛋白质、维生素。对于高热者,给予易消化的半流质。婴幼儿要勤喂水,年长患儿要鼓励多饮水。鼓励患儿经常排空膀胱,以促使细菌毒素由尿中排出。

(3)基础护理　保持会阴清洁、干燥,便后清洗外阴。婴儿要勤换尿布,及时处理尿布疹。尿布及内裤须单独用开水烫洗后晾干。

(4)专科护理　①有高热时,可采取物理降温或药物降温措施。②便秘可增加肠道内细菌,应保持排便通畅,必要时用开塞露塞肛。③在抗生素治疗前收集尿培养标本,用5%聚维酮碘溶液消毒外阴部,留取清洁中段尿,留尿容器应灭菌,留标本后及时送检。④泌尿系造影导尿管拔除后嘱患儿多饮水,促进排尿。观察排尿情况,注意尿量、尿色变化。⑤对于留置导尿的患儿,按要求进行导管评估,做好导管及会阴护理。

(5)病情观察　观察有无恶心、呕吐、腰酸、腰痛等症状;观察有无尿频、尿急、尿痛或排尿哭闹等膀胱刺激症状;观察外阴、尿道口有无红肿、分泌物;每日监测生命体征,尤其注意体温的变化;观察有无尿量、尿色等变化。

(6)用药护理　根据尿培养细菌种类和敏感试验选择抗生素,抗生素餐后服用,以减轻恶心、呕吐、食欲减退等症状。服用磺胺类药物时多饮水,注意有无血尿、少尿等情况。抗生素使用后48h需评估治疗效果,包括临床症状及尿常规,必要时重新留取标本进行尿培养。

(7)健康教育　①向家长介绍和解释有关疾病的知识,告知遵医嘱坚持服药、做好个人卫生、增强小儿抵抗力是预防疾病反复的关键。②教会家长正确清洗尿道口,男童如有包茎及包皮过长,应及时处理。

【出院指导】

(一)用药指导

遵医嘱坚持用药,不可擅自停药。

(二)生活指导

养成良好的卫生习惯,保持会阴清洁、干燥,婴儿要勤换尿布;多饮水,不要憋尿,保持排便通畅。

(三)定期复诊

每周复查尿常规,定期专科门诊随访。一旦出现发热、水肿、尿少等异常情况,应及时就诊。

第四节　慢性肾功能衰竭护理常规

【概　述】

慢性肾功能衰竭(CRF)是指由于慢性持久性肾受损,肾单位受到破坏而致肾功能减退,导致含氮代谢废物在体内滞留,水、电解质和酸碱平衡失调的一系列症状、体征,常呈不可逆的终末期肾病变。

【治疗原则】

1. 积极治疗原发病。
2. 消除诱发疾病急性加剧的因素,如感染、发热等。
3. 纠正水、电解质和酸碱平衡失调及其他代谢紊乱。
4. 防治并发症。
5. 保护残存肾单位的功能,延缓肾功能衰竭的进展。
6. 必要时以血液净化维持生命,争取行肾移植术。

【护　理】

(一)一般护理

参见儿内科一般护理常规。

(二)与本病相关的主要护理

1. 评估要点

(1)健康史及相关因素　询问有无长期慢性肾脏疾病病史,有无严重感染和药物中毒等既往史,有无多囊肾、遗传性肾炎等家族史。

(2)症状、体征　监测生命体征,观察血压是否正常;评估患儿的面色、精神状态、生长发育状况;评估有无水肿,水肿的部位、性质和程度;有无多尿、夜尿增多;有无恶心、呕吐、厌食;询问有无疲乏、失眠及头痛,双下肢感觉有无异常或麻痹;评估骨骼有无畸形或骨折;皮肤黏膜有无出血、瘙痒等多系统损害的症状、体征。

(3)辅助检查　了解血常规、尿常规、肾功能、肌酐清除率(Ccr)、血气分析、电解质测定、

X线检查、B超检查等结果。

(4)心理和社会支持状况 评估患儿及家长的心理状况,对疾病的认知程度,了解健康需求;评估家庭经济状况和社会支持系统。

2. 主要护理措施

(1)休息与活动 病情危重时绝对卧床休息,疾病缓解时可适当活动。

(2)饮食管理 ①给予低磷、低蛋白、高热量、富含维生素的饮食,并提供优质蛋白质。②对于有水肿、高血压、少尿者,应控制水、钠摄入。对于水肿消退、血压正常者,不必严格限钠盐,但一般每日盐摄入量1~2g。水的摄入量以稍有口渴感为宜。③对于有高血钾者,应限制摄入含钾丰富的食物,如橘子、香蕉、干果、巧克力、蘑菇等;同时,应限制摄入含磷丰富的食物,如动物内脏、无鳞鱼类。

(3)病情观察 ①密切观察患儿生命体征及神志、精神状态,注意有无水、电解质和酸碱平衡失调的临床表现,有无毒素蓄积引起的中毒症状。②准确记录24h出入量,监测体重、血压变化,评估食欲情况,观察尿色变化。③观察有无全身多系统损害的症状、体征。

(4)预防感染 保持病室空气清新、环境整洁,做好保护性隔离,预防感染。加强皮肤、口腔及会阴护理,保持皮肤清洁、干燥。定时翻身,防止水肿皮肤长时间受压,导致压力性损伤的发生。

(5)健康教育 ①耐心向患儿及家长讲解该病的有关知识,解释病情、治疗方案和护理。②饮食治疗能缓解尿毒症症状,延缓CRF病情进展,因此应详细向患儿及家长讲解饮食治疗的原则、饮食的种类及摄入量,使其配合治疗。③指导家长正确留取尿标本,协助准确记录24h出入量。

【出院指导】

(一)自我监测

指导家长监测患儿尿量、体重、血压,观察患儿精神、面色、食欲,以及有无水肿等情况,一旦出现不适,应及时就诊。

(二)用药指导

避免使用对肾功能有损害的药物,治疗性的药物遵医嘱服用,不得随意减量或停药。

(三)饮食指导

注意饮食卫生,给予低磷、低蛋白饮食,保证摄入充足的热量及维生素。多食新鲜蔬菜、水果;宜选用高生物价的动物蛋白;限制摄入动物内脏、无鳞鱼类等含磷高的食物。如无水肿及高血压,则不必严格限制钠盐摄入。

(四)休息与活动

居室保持空气流通、新鲜,减少探访人员。保持皮肤清洁,预防各种感染。疾病缓解期可安排适当活动,病情稳定后可上学,但要避免剧烈运动。

(五)定期复诊

每周查尿常规一次,每月复查血常规、肾功能、血气、电解质,定期至专科门诊就诊。

附录

肾脏穿刺活检术

肾脏穿刺活检术指在 X 线、B 超或 CT 引导下,用肾穿刺针经背部皮肤刺入右侧肾脏下极取材,然后经电子显微镜、光镜及免疫荧光检查明确肾脏疾病病理类型,为临床明确诊断、指导治疗及帮助判断预后提供信息。该活检术是获得肾脏病理标本的一种重要手段。

一、术前护理

(一)评估要点

1.评估有无出血性疾病病史,有无肝脾肿大、腹部肿物、肾动脉瘤、肾肿瘤、全身感染性疾病,是否是孤立肾、异位肾等。

2.评估患儿有无肾积水、肾周围脓肿、多囊肾、肾钙化等。

3.评估患儿和家长对肾脏穿刺活检术的接受程度及焦虑状况。

4.评估穿刺处的皮肤情况。

5.术前测量生命体征并记录,如有异常,应及时与主管医师联系。

6.评估患儿尿常规、血常规、出凝血时间、凝血酶原时间、肾功能及双肾 B 超检查结果。

(二)主要护理措施

1.协助完成术前各项检查。

2.对于有水肿者,遵医嘱利尿;对于有高血压者,给予降压处理。

3.术前 3 天遵医嘱应用维生素 K_1,并停用双嘧达莫、保肾康等可能加重肾脏出血的药物。

4.术前训练 术前指导患儿在俯卧时练习屏气动作,训练患儿在床上排尿,以防术后不习惯卧床排尿而导致尿潴留。

5.术前按外科方法备皮,更换清洁的内衣内裤。

6.术前嘱患儿排空大小便,或使用开塞露通便,以免术后排便时用力而导致出血。术前留取尿标本进行尿培养,并做好相应的药物敏感试验,根据医嘱用药。

7.心理护理 肾组织活检术作为一项创伤性检查,患儿及家长对其均有思想顾虑,应耐心向患儿及家长进行解释,取得患儿及家长的配合,保证肾穿刺顺利进行,减少并发症的发生。

二、术中护理

(一)评估要点

随时观察患儿面色、生命体征变化。

(二)主要护理措施

1.协助患儿俯卧于治疗台上,腹下置10cm垫枕,以利于肾脏向背部固定。

2.安慰患儿,分散其注意力,减轻紧张情绪,以取得其配合。

3.拔出穿刺针后立即局部用棉垫加压5～10min,再用腹带包扎,将患儿平卧送回病床。

三、术后护理

(一)评估要点

1.评估患儿穿刺处局部敷料有无渗血,有无腰酸、腹部不适。评估患儿有无疼痛,疼痛的部位和程度。

2.严密监测生命体征,尤其是血压和脉搏。密切观察患儿面色、尿量、尿色。

3.评估患儿及家长的心理状况。

4.注意可能出现的不良反应,如血尿、腰痛、肾周围血肿、肾撕裂伤、动静脉瘘、消化道不适、尿潴留、感染。

(二)主要护理措施

1.术后卧床休息72h,有肉眼血尿者需延长卧床休息时间。

2.鼓励患儿少量多次饮水,少食多餐,进食易消化食物,保证摄入足够热量,但避免过饱。

3.术后当日连续留取尿标本并送检尿常规3次。术后第1天及第2天各留取晨尿送检尿常规一次。

4.做好心理护理,安慰患儿,分散其注意力,减轻紧张情绪。

参考文献

[1]崔焱,仰曙芬.儿科护理学.6版.北京:人民卫生出版社,2017.

[2]王海燕.肾脏病学.3版.北京:人民卫生出版社,2017.

[3]王卫平,孙锟,常立文.儿科学.9版.北京:人民卫生出版社,2018.

[4]薛辛东.儿科学.2版.北京:人民卫生出版社,2014.

[5]赵正言.实用儿科护理.北京:人民卫生出版社,2009.

[6]中华医学会儿科学分会肾脏学组.儿童激素敏感、复发/依赖肾病综合征诊治循证指南(2016).中华儿科杂志,2017,55(10):729-734.

[7]中华医学会儿科学分会肾脏学组.激素耐药型肾病综合征诊治循证指南(2016).中华儿科杂志,2017,55(11):805-809.

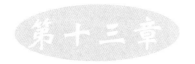

血液系统疾病护理常规

第一节　小儿血液系统疾病基本护理常规

一、环境、休息与体位

1. 保持病室空气新鲜，定时开窗通风，维持室温 18～22℃，相对湿度 50%～60%。

2. 如患儿病情不稳定、肾功能不全、血红蛋白浓度<60g/L、血小板计数<20×10^9/L，应绝对卧床休息，保持安静，改变体位时动作宜慢。对于有缺氧症状者，酌情给予低流量吸氧。

3. 如患儿中性粒细胞计数<1.0×10^9/L，应做好保护性隔离，有条件者入住层流病房。

4. 对于颅内出血、颅内高压患儿，抬高头部 15°～30°，保持中位线；有脑疝发生时，取平卧位。

5. 惊厥发作时，取平卧位，头偏向一侧，保持呼吸道通畅；呕吐时，将头侧向一边，及时清理呕吐物，防止发生窒息。

二、心理护理

1. 消除患儿恐惧心理，尤其在各种损伤性操作后，应予以解释、安慰，使其保持安静，避免出血加重。

2. 关注患儿及家长的紧张和焦虑程度，加强沟通、交流，设法帮助其解决实际困难，促进护患合作，提高治疗的依从性。

3. 宣讲成功治愈的病例，帮助患儿和家长树立战胜疾病的信心。

三、饮食管理

给予高热量、富含维生素、优质蛋白质饮食。注意饮食卫生，确保食物细软，避免进食生冷、腌制、坚硬、辛辣等刺激性食物，不食无皮及不易去皮的水果（如草莓、杨梅、葡萄等），番茄应去皮炒熟后食用。

1. 对于有消化道出血者，应给予柔软、温凉的半流质或流质饮食；对于小婴儿，应暂停辅食；对于出血严重者，应遵医嘱禁食。

2. 应用化疗或免疫抑制剂治疗期间，给予清淡、易消化、温凉饮食，并鼓励多饮水。

3.营养性贫血患儿多食含铁、叶酸、维生素 B_{12} 丰富的食物。

4.对于肾功能不全的患儿,应限制钠盐的摄入。当肝功能受损时,患儿饮食应清淡、少油腻,避免进食高脂肪、高蛋白食物。

四、基础护理

1.保持床单位整洁。保持患儿皮肤清洁,剪短指甲,防止抓伤皮肤。穿柔软的棉质衣服,出汗后及时更换衣物,避免受凉。

2.做好口腔护理,餐后用复方氯己定含漱液、生理盐水或温盐水漱口,每日 2 次;用 1：10 万单位制霉菌素甘油涂口腔,防止发生口腔内感染。对于已发生口腔真菌感染的患儿,改用 2.5％碳酸氢钠溶液漱口,以抑制真菌生长。禁用牙签剔牙或用硬牙刷刷牙。

3.做好肛周皮肤黏膜护理,及时清除大小便,便后用 1：5000 高锰酸钾溶液坐浴。

五、安全管理

1.如血红蛋白浓度＜70g/L,血小板计数＜50×10^9/L 和(或)凝血功能发生紊乱,应卧床休息,减少活动;改变体位时动作宜慢,防止发生体位性低血压而引起头晕或跌倒、出血、血肿等意外伤害。

2.对于肝脾肿大的患儿,要做好腹部保护,避免碰撞腹部而引起肝脾破裂。

3.对于巨幼红细胞性贫血患儿,如伴有精神、神经症状,应加强看护,防止摔伤、烫伤等意外发生。

4.如颅内出血、高血压脑病、高热、低钙、低钠等引发抽搐发作,应注意防止外伤和舌咬伤。

六、操作注意事项

1.严格执行无菌技术操作规程。

2.各种治疗、护理操作集中进行,尽量减少穿刺的次数,尽可能选用小针头。

3.对于血小板计数低下、凝血功能紊乱的患儿,注射后延长局部压迫时间至血止,尽量避免肌内注射、皮下注射。

4.行股静脉穿刺时必须请示医师,由高年资护士操作,穿刺后局部按压 15～30min,并加强巡视。

七、局部出血的处理

1.当鼻腔出血时,可采取以下措施予以止血。

(1)应立即嘱患儿坐起,头向前倾,大拇指及示指用力朝鼻中隔向下捏住双侧鼻腔 10min,嘱患儿张口呼吸,并观察出血情况。

(2)检查止血效果,如出血未止住,立即用干棉球或用 1‰肾上腺素溶液 1ml 加生理盐水 5～10ml 湿润棉球(以不滴水为佳)填塞出血侧鼻腔。

(3)如仍出血不止,则考虑后鼻腔出血,立即通知耳鼻咽喉头颈外科医师行后鼻腔填塞止血。

（4）同时鼻梁及额部可行冷敷（解热贴、冰块等）促进止血。

2. 对于口腔牙龈出血，一般给予无菌干棉球或1:10000肾上腺素棉球压迫止血。

3. 动态观察血小板计数及凝血功能，及时遵医嘱输注血小板、纤维蛋白原或血浆。

八、脏器出血的病情观察和处理

当血小板计数<20×10^9/L时，可发生自发性内脏出血，应注意观察患儿情况。

（1）颅内出血　密切观察患儿的意识、面色、血压、心率等变化。注意有无烦躁、头痛、喷射性呕吐、血压突然升高、心率变慢等颅内出血的早期临床表现。

（2）其他脏器出血　主要为胃肠道、尿道和肺出血。密切观察患儿有无呕血、黑便、血尿、咯血等相应症状，注意有无低血容量性休克的发生。

低容量休克处理：①一旦发现病情变化，应立即通知医师进行抢救。②护士应保持冷静，稳定患儿及家长情绪，使患儿安静，取平卧位或休克卧位，尽量避免各种刺激。③迅速建立两路静脉通道，遵医嘱正确、及时给药。④保持呼吸道通畅，必要时给予吸氧、吸痰。⑤备好各种急救药品、吸引器、心电监护仪，密切监测生命体征，观察神志、瞳孔、尿量的变化并做好记录。⑥抽血，行交叉配血试验，及时备血。

九、输血护理

当患儿血红蛋白浓度<70g/L、血小板计数<20×10^9/L时，应遵医嘱输注红细胞悬液、血小板。

1. 抽血行交叉配血和执行输血均需双人核对相关内容，每次只抽取一位患儿的血行交叉配血，确保输血安全。

2. 输血前评估患儿静脉状况和生命体征，如患儿体温在38.5℃（腋温）以上，应先降温后输血。为减少输血不良反应，可于输血前半小时遵医嘱使用抗过敏药物，如口服异丙嗪、静脉输注糖皮质激素。

3. 如同时输多种成分血，应先输血小板，再输血浆和红细胞。血小板应在常温下（22℃±2℃）保存，血浆和红细胞可暂存于冰箱冷藏。拿取血液制品应动作轻柔，以防血液成分被破坏。血液制品出血库后30min内输注，红细胞悬液4h内输注完毕；血小板尽量半小时内输注完毕，不超过1h；血浆1h内输注完毕。

4. 输血15min内速度应慢，并密切观察生命体征变化，有无输血不良反应，后可按年龄和病情调节滴速[一般为3ml/（kg·h）]。输血过程中应经常巡视患儿，并对家长做好宣教。观察外周静脉输血处有无局部疼痛和外渗。如患儿在输血过程中出现寒战、高热、皮疹、心悸、面色苍白、呼吸困难、腰痛、血红蛋白尿等不适，应立即停止输血，同时报告医师，遵医嘱正确用药，并保留剩余血液制品，填写输血卡后一起送往血库，以进一步查找输血反应的原因。

5. 按护理书写要求做好输血记录。

第二节　营养性贫血护理常规

【概　述】

贫血指单位容积血液中红细胞计数、血红蛋白含量低于正常水平或其中一项明显低于正常水平。营养性贫血是指由各种因素导致造血物质缺乏而引起的贫血,如缺铁引起营养性缺铁性贫血,缺乏叶酸、维生素 B_{12} 引起营养性巨幼红细胞性贫血等。

【治疗原则】

1. 治疗基础疾病,去除病因。
2. 纠正不良的饮食习惯,合理饮食。
3. 补充铁剂或叶酸、维生素 B_{12}。
4. 必要时给予输血。

【护　理】

(一)一般护理

参见儿内科一般护理常规。

(一)与本病相关的主要护理

1. 评估要点

(1)健康史及相关因素　询问母亲妊娠时的营养状况及患儿出生后的喂养方法和饮食习惯,有无饮食结构不合理或患儿偏食导致铁、叶酸、维生素 B_{12} 长期摄入不足。对于小婴儿,应询问有无早产、多胎、胎儿失血等引起先天储铁不足的因素,了解有无生长发育过快造成铁相对不足,有无慢性疾病如慢性腹泻、肠道寄生虫、反复感染导致铁丢失、消耗过多或吸收减少等现象。了解患儿乏力、面色苍白出现的时间。

(2)症状、体征　评估患儿贫血程度,注意面色、皮肤、毛发色泽,评估有无肝脾肿大等其他系统受累的表现。

(3)辅助检查　了解各项相关检查结果,如血红蛋白水平、红细胞计数及形态变化、骨髓象变化等。

(4)心理和社会支持状况　了解家长对疾病的认知程度,有无焦虑情绪;评估患儿对疾病的承受能力;评估家庭经济状况和社会支持系统。

2. 主要护理措施

(1)休息与活动　根据病情选择适合患儿的运动方式及运动量。贫血较轻者对日常活动均可耐受,但应避免剧烈运动,以免疲乏而致头晕目眩;严重贫血或贫血性心力衰竭者应注意休息,减少活动。对于缺氧者,酌情给予吸氧。

(2)饮食管理　给予高蛋白、富含维生素、适量脂肪饮食。营养搭配应均衡,纠正患儿偏食、挑食等不良饮食习惯,多食含铁或叶酸、维生素 B_{12} 丰富的食物。积极治疗原发病如胃炎、腹泻、感染等,促进营养物质的吸收和利用。对于巨幼红细胞性贫血患儿,如伴有吞咽困难,应耐心喂养,防止发生窒息。

(3)病情观察　观察患儿精神、面色,密切监测生命体征、心音、心律、血氧饱和度及尿量变化,观察患儿有无胸闷、气急、乏力症状,对于病情严重者,给予吸氧、心电监护;对于贫血严重者,注意输液滴速,防止输液过快导致心力衰竭。观察患儿胃纳情况,对于维生素 B_{12} 缺乏的患儿,注意观察精神神经症状及智力情况,给予心理和生活上的照顾。观察药物疗效及不良反应,监测血常规、血气动态变化,及时予以对症处理。

(4)用药护理　铁剂应用的注意事项:①铁剂会刺激胃肠道,可引起胃肠道反应以及便秘或腹泻,故口服铁剂应从小剂量开始,在两餐之间服用。②可与维生素 C、果酸等同服以利于吸收,切勿与抑制铁吸收的食物同服,如茶、咖啡、牛奶等。③注射铁剂时应精确计算剂量,分次深部肌肉注射,每次注射应更换部位,以免引起组织坏死。首次注射后应观察 1h,以免个别患者应用右旋糖酐铁引起过敏性休克。④铁剂治疗 1 周后可见血红蛋白水平逐渐上升,血红蛋白水平正常后继续服用铁剂 2 个月,以增加铁储量,但需防止发生铁中毒。如用药 3～4 周无效,应查找原因。

(5)心理护理　关心、爱护患儿,了解患儿的精神状态和智力状况。对智障者要有同情心和耐心,积极争取患儿配合治疗和护理。宣讲成功治愈的病例,帮助患儿和家长树立战胜疾病的信心。

(6)健康教育　①疾病相关知识:疾病确诊后应向家长讲解引起营养性贫血的各种因素,积极查找和治疗原发病,宣教合理饮食的重要性,纠正不良饮食习惯。②治疗与用药相关知识:向家长详细说明骨髓穿刺的重要性,使家长积极配合,尽快明确病因。说明服用铁剂可能出现的不良反应(如胃肠道反应、便秘、腹泻、牙齿黑染、大便呈黑色等),以消除患儿及家长的顾虑,积极配合治疗。告知减轻或避免服用铁剂发生不良反应的应对措施,如餐后服用,用吸管吸取,避免与牙齿接触。③教育和培训:对于智力低下、身材矮小、行为异常的患儿,应耐心教育和培训,不得歧视和谩骂患儿,帮助患儿提高学习成绩,过正常儿童的生活,养成良好的性格和行为。

3. 并发症护理

(1)心脏扩大和心功能不全　表现为烦躁不安,疲乏无力,食欲差,嗜睡,脉搏加快,心脏叩诊心界扩大,心前区可闻及吹风样收缩期杂音,肝脾可出现不同程度肿大。应予保持安静,绝对卧床休息。具体参见充血性心力衰竭护理常规。

(2)智力低下　表现为记忆力差,注意力严重分散,言语能力差,思维能力低,智商测试低于正常儿。应在确诊营养性贫血后及时补充营养元素,遵医嘱进行正规治疗,并实施智力康复训练,提高患儿智力,增强患儿自信心和生活自理能力。

(3)低血钾　主要发生于严重巨幼红细胞性贫血患儿。在治疗开始 48h,血钾可突然下降,严重者可导致心跳突然停止而死亡。应在治疗时监测血钾水平,及早发现低血钾的临床症状,及时给予静脉或口服补钾。

【出院指导】

(一)饮食指导

多食含铁丰富的食物(如大枣、花生、黑木耳、猪肝、各种动物蛋白、豆类等),以促进造血。维生素 C、氨基酸、果糖、脂肪酸能促进铁吸收,可与铁剂或含铁食物同时进食,忌与抑制铁吸收的食物(如茶、咖啡、牛奶、蛋类等)同服。对于婴幼儿,应指导及时添加含铁丰富的辅食,提倡母乳喂养。富含叶酸及维生素 B_{12} 的食物有红苋菜、龙须菜、菠菜、芦笋、豆类、酵母发酵食物及苹果、柑橘等。应用叶酸时需补充铁剂及含钾丰富的食物。

(二)运动指导

适当运动,劳逸结合,增强机体抵抗力,促进骨髓血液循环,促进造血。

(三)环境及温度要求

保持居室及周边环境空气新鲜,温度适宜,定时通风换气。不去公共场所,注意冷暖,及时增减衣服,防止感冒、发热。

(四)就医用药指导

定期复查血常规,如有异常,应及时就诊。遵医嘱按时服药,正确掌握服药的方法,不随意增加药量,以防发生铁中毒。对于巨幼红细胞性贫血者,须每 3 天肌内注射一次维生素 B_{12},共 2～3 周;对于伴有神经系统症状者,可加用维生素 B_6,适当加服铁剂以供造红细胞所用。多食含钾丰富的食物,如香蕉、橘子及含钾饮料等。用药过程中如出现较严重的不良反应,应及时来院就诊。

第三节　溶血性贫血护理常规

【概　述】

溶血性贫血是指由各种因素导致红细胞寿命缩短,红细胞破坏加速,而骨髓造血增强但不足以代偿红细胞消耗所致的一组贫血。按发病机制可将溶血性贫血分为葡萄糖-6-磷酸脱氢酶缺乏症(G-6-PD)、免疫性溶血性贫血等。

【治疗原则】

(一)去除诱因

G-6-PD 患儿应停止摄入蚕豆,避免服用氧化性药物等。

(二)药物治疗

对于免疫性溶血性贫血,应用糖皮质激素和(或)免疫抑制剂进行治疗。

(三)对症治疗

1. 纠正水、电解质平衡失调。

2. 碱化尿液。

3. 输血。

(四)手术治疗

对于药物治疗无效或频繁复发的患儿,可行脾切除手术。

【护　理】

(一)一般护理

参见儿内科一般护理常规。

(二)与本病相关的主要护理

1. 评估要点

(1)健康史与相关因素　询问家族中有无类似患者;有无可疑药物、食物接触史,如注射维生素 K_3、接触樟脑丸或曾食用蚕豆及其制品;最近有无上呼吸道感染史;注意发病季节。

(2)症状、体征　评估患儿有无畏寒、发热、面色苍白、黄疸、茶色尿、腹痛或背痛,评估其程度和性质;有无脏器衰竭的表现。

(3)辅助检查　了解血红蛋白、红细胞计数、网织红细胞计数、骨髓细胞学检验、尿常规等结果。

(4)心理和社会支持状况　评估患儿及家长对疾病的了解程度,有无焦虑情绪;评估家庭经济状况和社会支持系统。

2. 主要护理措施

(1)休息　急性期应卧床休息,保持室内空气新鲜,避免受凉;血红蛋白浓度<70g/L 者应绝对卧床休息。

(2)消除诱发因素　对于 G-6-PD 患儿,应消除该病可能的诱发因素(如感染、服用某些具有氧化作用的药物、进食蚕豆等)。

(3)病情观察　①观察患儿精神、意识、面色、皮肤和巩膜黄染情况。②当溶血严重时,要密切观察生命体征、尿量、尿色的变化并记录。若每日尿量<250ml,或学龄儿童每日尿量<400ml,学龄前儿童每日尿量<300ml,婴幼儿每日尿量<200ml,应警惕急性肾功能衰竭的可能,要控制水的入量(必要时记录 24h 出入量),注意水、电解质紊乱,防止发生高钾血症,同时遵医嘱纠正酸中毒,及时碱化尿液,以防发生急性肾功能衰竭。③观察患儿有无胸闷、气急、乏力症状,对于病情严重者,给予吸氧、心电监护。④对于贫血严重者,注意药物滴速[一般控制在 5ml/(kg·h)],防止输液过快导致心力衰竭。⑤观察患儿胃纳、进食情况。⑥对于维生素 B_{12} 缺乏的患儿,注意观察精神神经症状及智力情况,给予心理和生活上的照顾。⑦观察药物疗效及不良反应,监测血常规、血气动态变化,及时给予对症处理。

(4)用药护理　①对于自身免疫性溶血患者,遵医嘱及时应用免疫抑制剂,并观察免疫抑制剂如糖皮质激素、环孢素 A、环磷酰胺等药物的不良反应(具体参见再生障碍性贫血护理常规与急性白血病护理常规)。②告知家长药物不良反应及服药注意事项(具体参见再生障碍性贫血护理常规)。

(5)对症处理　当溶血严重时,应立即抽血,行交叉配血试验,遵医嘱输洗涤红细胞,并做好输血相关护理。

(6)手术护理　对于行脾切除者,做好术前、术后护理。

3. 并发症护理

(1)急性肾功能衰竭　表现为少尿、蛋白尿、红细胞尿及管型尿,尿胆原及尿胆红素水平升高,血尿素氮及血肌酐水平迅速增高,并引起水、电解质和酸碱平衡失调,出现急性尿毒症症状。具体参见急性肾功能衰竭护理常规。

(2)低血容量休克　在休克早期,患者神志清楚或烦躁不安,萎靡,面色苍白,呼吸急促,四肢凉,出冷汗,脉搏细速,血压正常或偏低,脉压变小,毛细血管充盈时间>3s,尿量减少,如不及时处理,患儿很快进入嗜睡、昏迷、呼吸窘迫、脉搏细弱、心音低钝、心动过速、皮肤湿冷可见花纹、血压下降甚至难以测到、少尿或无尿。具体参见休克护理常规。

【出院指导】

(一)饮食指导

给予营养丰富、富含造血物质的食物(如大枣、花生衣)。G-6-PD 患儿应避免食用蚕豆及其制品,同时避免使用氧化性药物(如磺胺类、呋喃类、奎宁、解热镇痛药、维生素 K_3 等);对于疾病由母亲食用蚕豆后引起的小婴儿,要暂停母乳喂养,避免接触樟脑丸。

(二)安全指导

对于脾大患儿,要注意安全,防止外伤引起脾破裂。脾切除患儿免疫力较低,应注意保暖,做好自身防护,避免发生交叉感染。

(三)就医用药指导

定期检查血常规(包括网织红细胞计数),如发现患儿面色苍黄、血红蛋白浓度<70g/L,应来院复诊,必要时行输血治疗。对于 G-6-PD 患儿,要随身携带禁忌药物卡。对于自身免疫性溶血性贫血患儿,要遵医嘱继续正确用药,注意糖皮质激素类药物的不良反应(如高血压、高血糖、应激性溃疡、伤口愈合延迟、骨质疏松、精神兴奋、库欣综合征貌、水肿等)。告知家长服药后引起的容貌改变是暂时的,不能擅自减量或停药,以免病情反复或出现其他症状;如出现发热或发生严重药物不良反应,应及时来院就诊。

第四节 再生障碍性贫血护理常规

【概　述】

再生障碍性贫血（AA）是一组以骨髓有核细胞增生减低和外周全血细胞减少为特征的骨髓衰竭性疾病，属于骨髓衰竭综合征的一种。根据骨髓病理及外周血血细胞计数分型可将 AA 分为重型 AA（SAA）、极重型 AA（VSAA）、非重型 AA（NSAA）。

【治疗原则】

（一）免疫抑制治疗

如抗胸腺细胞球蛋白（ATG）/抗淋巴细胞球蛋白（ALG）、环孢素 A、大剂量免疫球蛋白等。

（二）分型治疗原则

对于 SAA、VSAA 患儿，如有同胞相合供者，应尽快进行造血干细胞移植治疗；对于预计短期（1～2 个月）内能找到 9～10/10 位点相合的非血缘相关供者并完成供者体检的 SAA、VSAA 患儿，可在接受不包括 ATG 的免疫抑制治疗后直接进行造血干细胞移植；对于其余患儿，在接受包括 ATG 在内的免疫抑制治疗 3～6 个月无效后，如再进行造血干细胞移植，应尽可能选择相合度高的非血缘或亲缘相关的供者进行移植。

（三）对症支持治疗

预防和控制感染，输全血或血小板，同时进行止血治疗。

【护　理】

（一）一般护理

参见儿内科一般护理常规和出血性疾病护理常规。

（二）与本病相关的主要护理

1. 评估要点

（1）健康史及相关因素　询问家族史；了解母亲妊娠时期和患儿出生后曾服用的药物、暴露环境、感染情况等；询问患儿乏力、面色苍白出现的时间及出血情况。

（2）症状、体征　评估生命体征；评估贫血程度，皮肤、黏膜出血情况，以及有无内脏出血征象；评估有无肝、脾、淋巴结肿大。

（3）辅助检查　了解血常规、骨髓细胞学检验、免疫学检验等结果。

（4）心理和社会支持状况　评估患儿对疾病的耐受情况，患儿及家长对疾病的了解程度，有无焦虑情绪；评估家庭经济状况和社会支持系统。

2. 主要护理措施

(1)做好保护性隔离　保持床单位、衣服清洁、干燥。当白细胞计数低下时,嘱戴口罩,减少探视,避免发生交叉感染,应用层流床或进层流室。

(2)病情观察　密切观察患儿精神、面色、生命体征,全身皮肤黏膜出血情况,大小便的颜色、性状;观察颅内出血的早期症状,如血压升高、脉搏减慢,有无烦躁或嗜睡、喷射性呕吐等;观察电解质紊乱(如低钾、低钙、低钠)引起的相应症状和体征;观察感染性休克、出血性休克、高血压脑病发生的早期症状和体征。

(3)特殊用药护理

1)环孢素 A　总疗程至少 3 个月,应用时应注意以下几点:①密切监测肝肾功能,如有异常,应及时报告医师予以对症处理。②减轻药物胃肠道反应。对于年长患儿,可于餐后服用;对于婴幼儿,可将环孢素 A 滴剂掺入牛奶、饼干、果汁中摇匀后服用。③正确抽取血药浓度检测标本。早晨未服药前抽取 2ml 血液,采用血药浓度检测特殊试管[乙二胺四乙酸(EDTA)抗凝管],摇匀后及时送检;静脉注射环孢素 A 时,抽取血药浓度检测标本不必停药,应在对侧肢体抽血。④服药期间应避免进食高钾食物、含钾药物及保钾利尿剂,以防高血钾的发生。⑤密切监测血压变化,注意有无头痛、恶心、痉挛、抽搐、惊厥等,防止高血压脑病的发生。

2)ATG　该制剂适用于血小板计数＞10×10^9/L 的病例(如患儿血小板计数＜10×10^9/L,应先输注血小板再用药)。常见的不良反应有过敏反应和血清病样反应。使用 ATG 时应注意以下几点:①在静脉输注 ATG 前,应遵医嘱先使用日需要量的皮质醇和静脉抗组胺类药物,如氢化可的松或甲泼尼龙、异丙嗪等。②静脉滴注开始时速度宜慢,根据患者对药物的反应情况调节速度,使用蠕动泵控制输液速度,使总滴注时间不少于 6h。③密切观察患儿面色、生命体征,有无寒战、高热、心动过速、呕吐、胸闷、气急、血压下降等,如有不适,应及时通知医师,减慢滴速或暂停输液,必要时给予心电监护、吸氧、降温等。一般情况下,上述反应经对症处理后会逐渐好转。④选择中心静脉或粗大的外周静脉置管,以免血栓性静脉炎的发生;在输液过程中应注意局部有无肿胀外渗,一旦渗出,应重新穿刺,局部用 25% 硫酸镁溶液湿敷。⑤观察有无血清病样反应发生。初次使用后 7～15 天,患儿若出现发热、瘙痒、皮疹、关节痛、淋巴结肿大,严重时出现面部及四肢水肿、少尿、喉头水肿、哮喘、神经末梢炎、头痛、谵妄甚至惊厥,应考虑血清病样反应。一旦发生血清病样反应,应立即报告医师,及时处理。⑥在输注过程中避免同时输注血液制品,防止加重不良反应,如必须输血,应先停止输注 ATG。

(4)移植患儿护理　按层流室护理常规进行护理。

(5)健康教育　①疾病相关知识宣教:确诊后应向患儿及家长讲解引起 AA 的各种可能因素,尽可能找到致病因素,避免再次接触;向患儿及家长宣传 AA 治疗的新进展,使其树立战胜疾病的信心。②做好自我防护宣教的必要性,如白细胞计数低下时,嘱患儿自觉戴上口罩或使用层流床隔离;血小板计数降至 50×10^9/L 以下时减少活动,卧床休息。③宣教各种治疗、用药的必要性:向家长详细说明使用免疫抑制剂及激素等药物可能出现的并发症及应对措施,以减轻患儿及家长的顾虑,使其积极配合治疗。

3. 并发症护理

(1)颅内出血　表现为剧烈头痛、喷射性呕吐,烦躁不安或昏睡。如出血压迫脑干,则可引起心跳、呼吸骤停而导致死亡。应立即备好一切抢救用物，予平卧，头偏向一侧，以防发生窒息；保持安静，监测生命体征，密切观察神志、瞳孔、尿量等，给予心电监护、吸氧、镇静，保持呼吸道通畅，正确使用降颅压药物并观察药物的疗效和不良反应。

(2)感染性休克 休克早期表现为烦躁、焦虑、神情紧张、面色和皮肤苍白、口唇和甲床轻度发绀、肢端湿冷，休克晚期可出现弥散性血管内凝血和重要脏器功能衰竭等。具体参见休克护理常规。

(3)高血压脑病 由于脑部小动脉持续、严重痉挛后出现被动或强制性扩张，表现为剧烈头痛、恶心、呕吐，继之出现视力障碍、眼花，并有嗜睡或烦躁，如不及时治疗，则发生惊厥、昏迷，严重时发生脑疝。若出现上述症状、体征，应立即绝对卧床休息，抬高头肩部 $15°\sim30°$，给予吸氧，并遵医嘱给予镇惊、降压、利尿。

【出院指导】

(一)自我监测

指导家长定期检查血常规、肝肾功能、环孢素 A 浓度、血气和电解质等；掌握监测血压；注意患儿有无四肢抖动、震颤、抽搐现象，如有异常，应及时就诊。

(二)用药指导

遵医嘱正确服用环孢素 A、糖皮质激素和雄激素，不能自行减量或停药。注意长期服用激素类药物的不良反应，如高血压、高血糖、应激性溃疡、伤口愈合延迟、骨质疏松、精神兴奋、库欣综合征貌、水肿、毛发增粗等。待病情稳定后可予中医中药辅助调理。

(三)环境和活动指导

保持居室空气新鲜，定时开窗通风，避免对流风，保持温湿度适宜。减少探视人员，少去公共场所，外出需戴口罩，避免发生感染。适当活动，避免疲劳。

(四)卫生指导

注意个人卫生，做好口腔、会阴及肛周皮肤护理。保持排便通畅，防止发生肛裂。不用手指甲挖鼻，不用力搔抓皮肤。

(五)定期复查

告知家长出院后前 8 周内每 1～2 周来院复查一次血常规、网织红细胞计数、环孢素 A 浓度、肝肾功能、血气、电解质等，以后每个月复查一次，1 年后每 3～6 个月复查一次至 2 年结束。有再次感染而发热者应及时来院就诊，以防疾病复发。

第五节　免疫性血小板减少症护理常规

【概　述】

免疫性血小板减少症(ITP)，又称特发性血小板减少性紫癜，是小儿最常见的出血性疾病。该病发病前常有病毒感染史,其特点是皮肤、黏膜自发性出血,血小板减少,出血时间延长和血块收缩不良。ITP可分为新诊断ITP(病程<3个月)、持续性ITP(病程3~12个月)、慢性ITP(病程>12个月)、重症ITP(指血小板计数$<10×10^9/L$,就诊时存在需要治疗的出血症状或常规治疗中发生了新的出血症状,且需要使用其他升血小板药物治疗或增加现有治疗药物的剂量)、难治性ITP(多重治疗失效ITP:曾使用重组人血小板生成素、利妥昔单抗、艾曲波帕药物治疗无效,包括切脾和未切脾患者)。

【治疗原则】

(一)一般疗法

1.适当限制活动,避免外伤。
2.避免应用影响血小板功能的药物,如阿司匹林。

(二)一线治疗

使用肾上腺糖皮质激素(常用泼尼松或大剂量地塞米松冲击治疗),大剂量静脉输注免疫球蛋白等。

(三)二线治疗

对一线治疗无效进行重新评估后,根据病情酌情应用二线治疗。
(1)药物治疗　利妥昔单抗、促血小板生成剂、免疫抑制剂等。
(2)脾切除　严格掌握指征,尽可能推迟切脾时间。

(四)ITP的紧急治疗

一般不输血小板,只有在有严重出血或有危及生命的出血须紧急处理时,才输浓缩血小板制剂。

【护　理】

(一)一般护理

参见儿内科一般护理常规和出血性疾病护理常规。

(二)与本病相关的主要护理

1. 评估要点
(1)健康史及相关因素　了解患儿2~3周内有无上呼吸道感染史,既往有无类似出血情况,家族中有无类似出血的患者。
(2)症状、体征　检查全身皮肤有无出血点、瘀斑、血肿情况,有无鼻出血、牙龈出血,有无血尿、黑便等消化道及尿道出血情况,有无头痛、嗜睡、呕吐、抽搐等颅内出血症状。
(3)辅助检查　了解血常规、血小板计数、血小板抗体滴度、出凝血时间等检验检查结果,以判断疾病的严重程度。

(4)心理和社会支持状况　评估家长对疾病的了解程度,以及患儿对疾病的承受能力。

2. 主要护理措施

(1)病情观察　密切观察病情变化,以及皮肤黏膜新鲜出血情况;及时了解患儿血小板动态变化,对于血小板计数极低(血小板计数$<20\times10^9/L$)者,应密切观察有无自发性出血发生。当出血严重时,如大量鼻出血、黑便、血尿等,应定时测血压、脉搏、呼吸,观察面色、神志变化,准确记录出血量,早期发现失血性休克的征象,及早采取抢救措施。密切观察有无颅内出血的先兆,如血压升高、脉搏减慢、头痛、剧烈呕吐呈喷射状、视物模糊、神志改变(如烦躁或嗜睡)等。

(2)用药护理　①避免应用引起血小板减少或抑制其功能的药物,如阿司匹林、双嘧达莫、吲哚美辛等。②使用肾上腺皮质激素时要求剂量准确,适当应用胃黏膜保护剂,注意激素的不良反应,如高血压、高血糖、应激性胃溃疡、伤口愈合延迟、骨质疏松、精神兴奋、库欣综合征貌、水肿等;如为口服给药,则要求餐后服用,并且发药到口,避免少服、漏服。③使用大剂量丙球蛋白时要注意减慢液体滴速,及时观察有无过敏现象,如发热、胸闷、气促、皮疹等,若出现以上情况,应及时报告医师予以处理。④使用免疫抑制剂时要保护静脉通道,防止发生渗漏,若有局部渗漏,则可用50%硫酸镁溶液湿敷,注意有无消化道反应发生,鼓励多饮水。

(3)健康教育　①讲述该病的有关知识、主要治疗手段,减轻家长及患儿的焦虑情绪。②告知家长骨髓穿刺是确诊该病的主要检查手段,讲明穿刺目的、操作过程,减少其顾虑,积极配合医师操作。③向家长及患儿说明激素类药物应用的重要性及应用过程中会产生短暂的不良反应,如外貌和体形变化、胃口增加以及易感染等,停药后会逐渐消失。④告知家长避免患儿剧烈运动,注意安全,不要碰撞、摔伤,不能进食过硬的食物,选择安全的玩具,在床栏上加护垫。⑤告知鼻出血时正确的止血方法;局部受伤组织应加压10~15min,抬高患肢至心脏高度以上,以减少血流,并冷敷使血管收缩。

3. 并发症护理

(1)颅内出血　参见再生障碍性贫血护理常规。

(2)高血压脑病　主要是由长期服用糖皮质激素引起的。具体参见再生障碍性贫血护理常规。

(3)内脏大出血　上消化道出血表现为呕血,呈鲜红色或咖啡样,解黑便或柏油样大便;下消化道出血表现为解暗红色或鲜红色血便;肾出血表现为血尿。出血量大可导致出血性休克。具体参见消化道出血护理常规。

【出院指导】

(一)自我监测

定期检查血常规,监测肝肾功能、血气和电解质;在服用糖皮质激素期间,定期监测血压、血糖。注意检查皮肤黏膜及脏器出血情况,如有异常,应及时来院就诊。

(二)用药指导

遵医嘱正确服药,使用激素类药物时不能自行减量或停药。

(三)环境和活动指导

保持室内空气新鲜,冬季注意每日定时通风,避免室内空气干燥。做好自我保护,服药期间不与感染患儿接触,避免去人多的地方,去公共场所需戴口罩,预防感冒,以免导致病情加重或复发。

(四)卫生指导

注意个人卫生,做好口腔及皮肤黏膜护理。合理饮食,防止发生便秘。剪短指甲,不用手指甲挖鼻,不用力搔抓皮肤。

(五)定期复查

告知家长出院后1～2周来院复查一次血常规、血气、电解质等,直至口服激素减停。

第六节 血友病护理常规

【概　述】

血友病是由凝血因子Ⅷ、Ⅸ或Ⅺ缺乏所导致的一组遗传性凝血功能障碍的出血性疾病。根据病因可将血友病分为血友病A(即因子Ⅷ缺乏症)、血友病B(即因子Ⅸ缺乏症)及血友病C(即因子Ⅺ缺乏症)。

【治疗原则】

(一)局部止血

局部应用无菌纱布或棉球,加压包扎,冰袋冷敷等。

(二)替代疗法

采用凝血因子替代治疗,治疗原则为早期(出血2h内)、足量、足疗程。

(三)其他疗法

使用糖皮质激素、抗纤溶制剂等。

(四)基因治疗

尚在研究中。

【护　理】

(一)一般护理

参见儿内科一般护理常规和出血性疾病护理常规。

(二)与本病相关的主要护理

1. 评估要点

(1)健康史及相关因素　确认家族中有无类似发病者,发病者的性别及年龄,发病的规律,以确定有无遗传倾向;评估既往有无出血史及出血的部位和程度。

(2)症状、体征　评估患儿出血的部位、关节肿痛的程度,以及内脏出血的伴随症状。

(3)辅助检查　了解出凝血时间、血小板计数、凝血酶原时间等结果。

(4)心理和社会支持状况　评估患儿及家长对疾病的认知程度和情绪反应,了解家长对患儿有无负罪、内疚感。评估年长患儿对疾病的承受能力。评估家庭经济状况和社会支持系统。

2. 主要护理措施

(1)病情观察　密切观察生命体征、神志的变化;观察皮肤黏膜有无新鲜瘀点瘀斑,大小便的颜色、性状;观察颅内出血的早期症状,如血压升高、脉搏减慢、神志改变(如烦躁或嗜睡)、喷射性呕吐等。及早发现内脏及颅内出血,及时组织抢救。观察关节腔出血情况,出血时可用弹性绷带加压包扎出血关节,并抬高患肢,将其保持在功能位。

(2)用药护理　使用肾上腺皮质激素时要求剂量准确,适当应用胃黏膜保护剂,注意激素的不良反应,如高血压、高血糖、应激性胃溃疡、骨质疏松等;如为口服给药,则要求餐后服用,并且发药到口,避免少服、漏服。

(3)输血护理　包括输凝血因子Ⅷ浓缩剂、凝血酶原复合物、新鲜全血或新鲜血浆,并按输血护理常规进行操作,输血过程中注意观察输血反应。

(4)疼痛护理　疼痛主要发生在出血的关节和肌肉部位,急性出血期可用冰袋冷敷,卧床休息,限制出血部位活动,关节保持在功能位。及时进行疼痛评分,评分 1~3 分,采取非药物干预措施,如听音乐、讲故事、给予喜欢的玩具等分散患儿注意力;评分≥4 分,及时采取药物干预措施,并注意观察镇痛药物的疗效。

(5)预防致残　关节出血停止后,应逐渐增加活动。对于反复出血致慢性关节损害者,需指导其进行康复锻炼。

(6)健康教育　①确诊后应向家长讲解有关血友病的遗传知识及发病规律,宣传筛查基因携带者的重要性,做好优生优育工作,及时进行产前检查,如确定胎儿为血友病者,应及时终止妊娠。②做好自我防护,使患儿养成安静的生活习惯,活动时注意避免碰撞,以免损伤引起出血。③学会观察出血的部位和症状,指导家长和年长患儿处理鼻出血、关节出血、内脏出血的紧急方法,并立即送医院输相应凝血因子。

3. 并发症护理

(1)颅内出血　具体参见再生障碍性贫血护理常规。

(2)关节畸形　由关节腔反复出血后引起,表现为关节僵硬、肿胀、活动障碍、畸形,早期(48h 内)应予以冷敷、制动,弹性绷带加压包扎止血;遵医嘱正确应用止血药、新鲜血浆、凝血因子、肾上腺皮质激素等,并观察疗效。出血停止后应尽早进行功能锻炼,循序渐进,防止关节僵硬。

【出院指导】

(一)自我监测

指导家长观察患儿出血情况。

(二)止血及用药指导

指导家长及患儿有关皮肤、关节腔、口腔和鼻腔出血的止血方法,用液体石蜡涂鼻腔,防止黏膜干燥出血。

(三)饮食指导

出院后注意营养,给予温凉、柔软的高蛋白、富含维生素、易消化饮食,不能进食过硬的食物,忌食辛辣等刺激性食物,可适当食用大枣、花生皮等食物。

(四)休息与活动

指导家长加强对患儿的看护,尤其加强对年幼儿的看护。避免患儿剧烈运动。做好关节部位的保护,避免碰撞。

(五)功能锻炼

关节出血停止后,应尽早进行功能锻炼,以主动运动为主、被动运动为辅,活动量由小到大,时间由短到长,活动范围逐渐加大。

(六)定期复查

根据经济条件每周 1~2 次或有出血症状时输凝血因子Ⅷ,凝血因子Ⅸ或Ⅺ缺乏者应输血浆。一般每 3~6 个月随访一次,如有出血等异常情况,应及时就诊。该病需终身随访。

第七节　急性白血病护理常规

【概　述】

白血病(leukemia)是造血组织中某一系造血细胞滞留于某一分化阶段并克隆性扩增的一种恶性增生性疾病。小儿白血病绝大多数为急性白血病。

【治疗原则】

(一)联合化疗

按型选药,采用联合、间歇、交替、长期用药维持治疗的化疗方法。

(二)移植

骨髓移植、异基因外周血造血干细胞移植、脐血干细胞移植、自身干细胞移植等。

（三）其他治疗

对出血、感染进行防治和对症支持治疗。

【护　理】

（一）一般护理

参见儿内科一般护理常规和出血性疾病护理常规。

（二）与本病相关的主要护理

1. 评估要点

（1）健康史及相关因素　询问患儿乏力、面色苍白出现的时间及体温波动情况；询问家族史；了解患儿接触的环境、家庭装修情况、既往感染史、所服的药物及饮食习惯。

（2）症状、体征　评估患儿生命体征；评估出血的部位、程度和相关伴随症状，有无头痛及恶心、呕吐等；评估有无肝脾、淋巴结肿大，骨关节疼痛（尤其是胸骨疼痛），绿色瘤，睾丸肿块等。

（3）辅助检查　了解血常规、骨髓细胞学检验、脑脊液检验、肝肾功能、凝血谱、B超检查、X线检查、CT等检验检查结果。

（4）心理和社会支持状况　评估家长对疾病的了解程度及心理承受能力；评估患儿的理解力及战胜疾病的信心；评估家庭经济状况和社会支持系统。

2. 主要护理措施

（1）化疗前准备　①监测血常规、肝肾功能、心肌酶谱、离子类。当血红蛋白浓度＜70 g/L、血小板计数＜20×10⁹/L 时，先予输红细胞悬液及血小板；如肝、肾、心功能异常，应给予相应的治疗；对于营养不良患儿，给予营养支持。②评估血管情况，化疗药液外渗可引起局部组织坏死，根据血管情况可预置 PICC 或中心静脉导管或静脉输液港，保证化疗药物顺利、安全使用。③遵医嘱于化疗前半小时静脉推注或口服止吐药，以减轻恶心、呕吐症状。

（2）病情观察　①密切观察患儿精神、面色；观察生命体征尤其是体温的变化，热型及伴随症状。②密切观察物理或药物降温疗效，鼓励患儿多饮水，必要时给予静脉补液。③治疗初期观察有无肿瘤溶解综合征（TLS）、肾功能衰竭、出血等，应及时汇报处理。④观察全身皮肤黏膜出血情况，以及大小便的颜色、性状；观察颅内出血的早期症状，如血压升高、脉搏减慢、神志改变（如烦躁或嗜睡）、喷射性呕吐等。⑤观察电解质紊乱（如低钾、低钙、低钠）引起的相应症状和体征。⑥观察感染性休克、出血性休克发生的早期症状和体征。

（3）用药护理　根据化疗药物对组织损伤的性质合理选择静脉，非发泡性化疗药物可以从外周静脉输注，刺激性和发泡性的化疗药需经中心静脉使用，避免药物外渗。除观察化疗药物的共性不良反应（如骨髓抑制、脱发、胃肠道反应、肝肾功能损伤）外，还需观察各种化疗药物的特殊不良反应。①长春新碱：可引起末梢神经炎，表现为四肢皮肤、肌肉、关节麻木、疼痛，牙痛，腹痛等，常口服甲钴胺片治疗。②大剂量甲氨蝶呤：可出现口腔及胃肠道黏膜广泛水肿、糜烂、溃疡，肝肾毒性。应做好口腔及肛周皮肤黏膜护理，观察血药浓度和肝肾功能情况，对于中毒者，及时静脉推注四氢叶酸钙解救。③门冬酰胺酶：可引起过敏、继发性糖尿病、急性胰腺炎、腮腺炎、低蛋白血症、凝血功能紊乱而致静脉血栓形成、精神症状等，应观察相应的症状并及时汇报医师予以处理。④大剂量环磷酰胺：可出现出血性膀胱炎，使用美司钠静脉推注保护膀胱黏膜，并给予大剂量水化碱化治疗；嘱患儿多饮水，勤排尿。⑤蒽环类化疗药：如柔红霉素、阿霉素、表柔比星、伊达比星、米托蒽醌等，可引起不可逆性心脏毒性，应密切监测心功能，遵医嘱使用心肌保护药。⑥依托泊苷：可引起体位性低血压，应注意监测血压，改变体位时动作宜慢。⑦阿糖胞苷：可引起发热、皮疹等，使用小剂量糖皮质激素预防治疗。⑧糖皮质激素：长期使用可引起库欣综合征、高血压、高血糖、应激性溃疡、低钾血症、骨质疏松、继发感染等，应密切观察，及时对症处理。

(4)腰椎穿刺术后护理　腰椎穿刺和鞘内注射化疗药物后按腰椎穿刺术护理常规执行，并注意观察有无发热、头痛、腰痛、恶心呕吐、抽搐等不良反应，及时测量生命体征并进行疼痛评分。

(5)有中心静脉置管患儿的护理　按中心静脉置管护理常规进行护理。

(6)造血干细胞移植患儿的护理　按层流室护理常规进行护理。

(7)健康教育　根据家长的接受程度介绍病情和治疗、护理方法；向家长宣教白血病居家护理的知识，掌握白细胞计数低下时预防交叉感染的方法、血小板计数低下时预防出血的方法；指导家长掌握在家小化疗的方法，观察药物不良反应，强调坚持正规化疗的重要性。

3. 并发症护理

(1)感染性、出血性休克　参见休克护理常规。

(2)颅内出血　参见再生障碍性贫血护理常规。

(3)TLS　TLS是一组严重的代谢紊乱性疾病，其特点为"三高一低"——高尿酸血症、高钾血症、高磷血症、低钙血症。该症病死率高，部分患者可突然死亡。应密切观察各脏器系统的功能变化，尤其是心、肾、肺、消化道、神经系统功能；观察有无手足搐搦、肌肉抽搐现象；注意观察血气、电解质等检验结果中的阳性指标，发现异常及时汇报医师予以处理。

【出院指导】

(一)自我监测

指导家长在使用化疗药物前后均应检查血常规，监测肝肾功能、血气和电解质；在服用糖皮质激素期间定期监测血压、血糖，并口服补钙。如有异常，应及时来院就诊。

(二)用药指导

遵医嘱正确用药，不随意增减药量或停药，注意观察化疗药物及糖皮质激素类药物的不良反应。待病情稳定后可予中医中药辅助调理。

(三)饮食指导

除遵守出血性疾病和化疗的饮食管理外，休疗期间可适当多食大枣、带衣花生、黑木耳等食物促进造血；应用糖皮质激素时多食含钙、钾丰富的食物，如牛奶、蛋、鱼虾、香蕉、橘类水果等。

(四)环境和活动指导

保持居室及周边环境空气新鲜,定时通风换气,保持温湿度适宜,远离诱发白血病的电离辐射、化学污染的环境。不去公共场所,注意冷暖,及时增减衣服,防止感冒、发热。适当运动,劳逸结合,避免剧烈运动,防止外伤。

(五)学习指导

白血病患儿按疗程治疗后血常规基本接近正常,病情稳定,在化疗间歇期可以上学,但应防止发生交叉感染。

(六)卫生指导

注意个人卫生,做好口腔、会阴及肛周皮肤护理;保持排便通畅,防止发生肛裂;不用指甲挖鼻,不用力搔抓皮肤。

(七)定期复查

急性淋巴细胞白血病缓解后,休疗期间每 2 个月来院行骨髓穿刺、腰椎穿刺(包括鞘内注射)、血常规一次;疗程结束后,每 3～6 个月来院复查一次骨髓穿刺和血常规,直至 5 年后结束。急性非淋巴细胞白血病的总疗程为 6～8 个月,疗程结束后复查同急性淋巴细胞白血病。

第八节　噬血细胞性淋巴组织细胞增生症护理常规

【概　述】

噬血细胞性淋巴组织细胞增生症(HLH),又称噬血细胞综合征(HPS),是一种常见于小儿的反应性单核吞噬系统疾病,其临床表现为高热、肝脾肿大、全血细胞减少、凝血功能障碍、脂类代谢和肝功能异常等。HLH 分为原发性和继发性两种,原发性 HLH 为常染色体隐性遗传病,遗传性占主要因素;继发性 HLH 可由感染及肿瘤所致。

【治疗原则】

HLH 诊断一经明确,早期治疗十分必要。

1. HLH-2004 方案,即地塞米松$[10mg/(m^2 \cdot d)]$,静脉滴注或口服片剂;环孢素 A $[5\sim8mg/(kg \cdot d)]$,分 2 次口服,或 $2\sim3mg/(kg \cdot d)$,24h 静脉维持,目标血药浓度 $200\sim400\mu g/L$;依托泊苷$[150mg/(m^2 \cdot d)]$,静脉滴注。三者可联合应用。如伴有中枢神经系统受累,则加甲氨蝶呤＋地塞米松鞘内注射。

2. 对于家族性 HLH,必须进行造血干细胞移植。

3. 给予成分输血、对症治疗等支持治疗。

4. 对于病毒相关性 HLH,目前尚无特殊治疗,如有 EB 病毒、巨细胞病毒、腺病毒或其他病毒感染征象,则可使用抗病毒药物(如阿昔洛韦、更昔洛韦等)进行治疗。

【护　理】

(一)一般护理常规

参见儿内科一般护理常规和出血性疾病护理常规。

(二)与本病相关的主要护理

1. 评估要点

(1)健康史及相关因素　询问家族史;了解母亲妊娠时期的感染情况,患儿出生后的健康状况,发病后的体温波动及用药情况。

(2)症状、体征　评估生命体征,尤其注意体温变化及热型;评估有无肝脾、淋巴结肿大,脾功能亢进;评估皮肤黏膜及内脏出血、颅内出血情况。

(3)辅助检查　了解血常规、骨髓象(有无噬血现象)、肝肾功能、凝血谱、细胞因子、血清铁蛋白等检查结果。

(4)心理和社会支持状况　评估家长对疾病的了解程度及心理承受能力;评估患儿的理解能力及战胜疾病的信心;评估家庭经济状况和社会支持系统。

2. 主要护理措施

(1)病情观察　密切监测生命体征,注意血压、意识变化,及早发现凝血因子及血小板减少而引起的内脏出血、颅内出血、弥散性血管内凝血等情况,必要时给予心电监护。观察全身皮肤黏膜出血情况,以及大小便的颜色、性状;观察颅内出血的早期症状,如血压升高、脉搏减慢、神志改变(如烦躁或嗜睡)、喷射性呕吐等;观察电解质紊乱(如低钾、低钙、低钠)引起的相应症状和体征;观察出血性休克发生的早期症状和体征。HLH 患儿体温变化快,应持续观察其体温变化,发热时每半小时测量体温一次,以防发生高热惊厥。

(2)发热护理　参见高热护理常规。

(3)用药护理

1)对于长期应用糖皮质激素的患儿,应注意以下几点:①药物剂量准确,如为口服给药,则要求餐后服用,并且发药到口,避免少服、漏服。②注意激素的不良反应,如高血压、高血糖、应激性胃溃疡、伤口愈合延迟、骨质疏松、精神兴奋、库欣综合征貌、水肿等。③定时监测血压,观察有无继发性高血压及高血压脑病的发生,使用降压药物时注意观察有无降压药物引起的低血压、电解质紊乱等不良反应。④在应用糖皮质激素期间补充钙剂及氯化钾,防止引起低钙、低钾。

2)应用依托泊苷时应注意以下几点:①依托泊苷可致血栓性静脉炎,外渗可引起组织坏死。故严防药液外渗,输注速度宜慢,以减轻局部刺激;仔细观察局部皮肤情况,一旦外渗立即停止输注,按化疗药物外渗进行处置。必要时建立中心静脉通道进行输注。②静脉滴注依托泊苷时会引起体位性低血压,故要避免突然变换体位。③依托泊苷对肝肾功能有影响,需定期监测肝肾功能情况,如有异常,应及时遵医嘱用药。

3)糖皮质激素和依托泊苷均可引起消化道反应,应做好口腔护理、饮食管理。

(4)有中心静脉置管患儿的护理　按中心静脉置管护理常规进行护理。

（5）造血干细胞移植患儿的护理　按层流室护理常规进行护理。

（6）心理护理　该病起病急、进展快，家长往往较担忧，护士应注意家长的心理状况，做好解释、安慰工作；关心、爱护患儿，告知家长病情和成功治愈的病例，帮助患儿和家长树立战胜疾病的信心，使其积极配合抢救治疗。

（7）健康教育　根据家长的接受程度介绍病情和治疗、护理方法；向家长宣教疾病特点，掌握白细胞计数低下时预防交叉感染的方法、血小板计数低下时预防出血的方法；指导家长掌握在家服用环孢素 A 的方法，观察药物不良反应，强调坚持正规治疗的重要性。

3. 并发症护理

（1）颅内出血、高血压脑病　参见再生障碍性贫血护理常规。

（2）感染性休克　休克早期表现为烦躁，焦虑，神情紧张，面色和皮肤苍白，口唇和甲床轻度发绀，肢端湿冷；休克晚期可出现弥散性血管内凝血和重要脏器功能衰竭等。具体参见休克护理常规。

（3）内脏大出血　上消化道出血表现为呕血，呈鲜红色或咖啡样，解黑便或柏油样大便；下消化道出血表现为解暗红色或鲜红色血便；肾出血表现为血尿。出血量大可引起出血性休克。具体参见溶血性贫血护理常规。

【出院指导】

（一）自我监测

指导家长定期检查血常规、肝肾功能等；学会监测血压、血糖；如有异常，应及时就诊。

（二）用药指导

遵医嘱正确服用糖皮质激素，不能自行减量或停药，并注意长期服药后的药物不良反应。待病情稳定后可予中医中药辅助调理。

（三）环境和活动指导

保持居室空气新鲜，定时开窗通风，避免对流风，保持温湿度适宜。减少探视人员，少去公共场所，外出需戴口罩，避免发生感染。适当活动，避免疲劳。

（四）卫生指导

注意个人卫生，做好口腔、会阴及肛周皮肤护理。保持排便通畅，防止发生肛裂。不用手指甲挖鼻，不用力搔抓皮肤。

（五）定期复查

告知家长出院后前 8 周内每 1～2 周来院复查一次血常规、肝肾功能、细胞因子、凝血谱、血气、电解质、血清铁蛋白等，以后每个月复查一次，1 年后每 3～6 个月复查一次至 3 年结束。有再次感染而发热者应及时来院就诊，以防疾病复发。

参考文献

[1]陈文明,黄晓军. 血液病学. 北京:科学出版社,2012.

[2]崔焱,仰曙芬. 儿科护理学.6 版. 北京:人民卫生出版社,2017.

[3]黄绍良,陈纯,周敦华. 实用小儿血液病学. 北京:人民卫生出版社,2014.

[4]黄绍良,周敦华. 小儿血液病临床手册.3 版. 北京:人民卫生出版社,2010.

[5]江载芳,申昆玲,沈颖. 诸福棠实用儿科学.8 版. 北京:人民卫生出版社,2015.

[6]李晓静,陈振萍,吴润晖.《中国儿童血友病专家指导意见(2017 年)》解读. 中国实用儿科杂志,2017,32(1):11-15.

[7]赵正言. 实用儿科护理. 北京:人民卫生出版社,2009.

[8]中华医学会血液学分会血栓与止血学组,中国血友病协作组儿童组,中华医学会儿科学分会血液学组. 中国儿童血友病专家指导意见(2017 年). 中国实用儿科杂志,2017,32 (1):1-5.

结缔组织疾病护理常规

第一节　过敏性紫癜护理常规

【概　述】

过敏性紫癜(HSP)是儿童期最常发生的血管炎,主要是以小血管炎为病理改变的全身综合征。HSP多见于学龄儿童及青年。

【治疗原则】

目前尚无特殊疗法,主要采取消除致病因素,防治感染,清除局部病灶(如扁桃体炎、HP相关性胃炎等),驱除肠道寄生虫,避免可能致敏的食物及药物等,抗过敏,改善血管通透性等支持对症治疗。

【护　理】

(一)一般护理

参见儿内科一般护理常规。

(二)与本病相关的主要护理

1. 评估要点

(1)健康史及相关因素　询问患儿发病前有无感染史、特殊食物及药物服用史、花粉接触史、虫咬史,以及居住环境,有无寄生虫,既往有无类似发作史。

(2)症状、体征　评估皮疹的分布和外观,了解皮疹出现的时间;腹痛和关节肿痛的程度;大小便的颜色、性状;有无水肿、高血压。

(3)辅助检查　及时了解血小板计数、出凝血时间、大便隐血试验、尿常规、肾功能、血及皮肤过敏原检测等检验检查结果。

(4)心理和社会支持状况　评估患儿及家长的心理状况,对疾病的认知程度和治疗信心。评估家庭经济状况。

2. 主要护理措施

(1)休息与活动 重症患儿应卧床休息,严格限制患儿活动量,尤其要避免跑、跳等剧烈活动;轻症患儿可适当室内活动。

(2)饮食管理 给予营养丰富、易消化饮食,避免食用动物蛋白和辛辣等刺激性食物,如鱼、虾、蟹、牛奶、鸡蛋、辣椒、笋干等。对于有肠道出血倾向者,给予无渣半流质或流质饮食。腹痛、呕血严重及便血时予禁食,静脉补液治疗。禁食时间根据病情而定,病情稳定后由温凉流质逐渐过渡到普通饮食。对于紫癜性肾炎患儿,应给予低盐饮食。

(3)去除诱因 消除诱发或加重病情的因素,如感染、药物、精神刺激、花粉、昆虫叮咬及易致敏食物。

(4)基础护理

1)口腔护理 对于禁食患儿,做好口腔护理,保持口腔清洁。

2)皮肤护理 皮肤紫癜瘙痒时可用温水清洁,避免使用碱性肥皂,切勿用力搔抓,防止发生破溃、出血、感染。要求患儿穿棉质内衣,勤换洗,保持床单位整洁、干燥。注意保护水肿部位的皮肤,水肿严重者应经常变换体位。

(5)专科护理

1)病情观察 ①观察皮肤紫癜的分布、数量及色泽的变化,有无增减或皮肤感染。②观察关节有无肿痛、活动受限。③观察有无腹痛、恶心、呕吐、便血等胃肠道症状。对于腹痛者,注意腹痛部位、性质、程度,腹肌紧张度,有无包块、压痛、反跳痛,警惕肠穿孔、肠套叠及消化道出血。对于有便血者,应详细记录排便次数及大便的量、性状,并及时留取大便标本。对于消化道出血者,记录出血量,监测脉搏、血压,以便早期发现失血性休克。④观察尿量、尿色变化,注意有无水肿及血压升高。

2)用药护理 注意观察有无激素副作用,如库欣综合征、高血压、高血糖、消化性溃疡、骨质疏松等。

3)疼痛管理 各项治疗、护理操作应集中进行,减少刺激。对于关节肿痛的患儿,予舒适体位,保持患肢功能位置;腹痛时嘱家长多与患儿交流、听音乐等,转移患儿注意力,禁止腹部热敷,以防加重肠出血。必要时遵医嘱应用肾上腺皮质激素,以改善腹痛和关节肿痛。

(6)心理护理 HSP往往反复发作,病程长,多关心、爱护患儿,告知疾病转归,帮助患儿和家长树立战胜疾病的信心。

(7)健康教育 根据家长的接受程度,耐心介绍病情和治疗、护理方法;向家长宣教日常生活护理的知识,让家长学会观察病情、合理调配饮食。

【出院指导】

(一)自我监测

指导患儿和家长观察有无新发皮肤紫癜、腹痛、四肢肿胀及疼痛;观察大便的颜色、性状;观察尿量是否减少,尿色有无改变等情况。一旦发现皮肤紫癜增加明显、腹痛、便血、少尿、水肿等,应及时就诊。

(二)用药指导

遵医嘱按时、正确用药。紫癜性肾炎患儿需要口服糖皮质激素、免疫抑制剂,要严格遵医嘱服药,不可随便停药或改量。对于环磷酰胺治疗者,要按时进行冲击治疗。

(三)饮食指导

紫癜活动期间应忌食鱼、虾、蛋、奶、鸡及过敏原检测显示阳性的食物,待病情稳定后,先添加一种食物,观察 1～2 周,如无过敏发生,再添加另一种食物,至逐渐恢复到正常饮食。

(四)消除诱发因素

避免劳累;预防感冒;室内不养花,家中勿养宠物,避免接触动物皮毛;夏季采取严密防范措施,防止蚊虫叮咬;春秋季要减少户外活动,以防接触花粉等过敏原。

(五)定期复诊

需专科门诊随访 2 年以上。每周查尿常规一次,尿常规正常后,每 2～4 周检查一次。

第二节　川崎病护理常规

【概　述】

川崎病(KD),又称黏膜皮肤淋巴结综合征(MCLS),是一种急性、自限性的全身性血管炎。冠状动脉炎、冠状动脉瘤是该病的严重并发症和致死原因。

【治疗原则】

目前尚无特效治疗,一般以抗炎、抗凝和对症处理为治疗原则。

【护　理】

(一)一般护理

参见儿内科一般护理常规。

(二)与本病相关的主要护理

1. 评估要点

(1)健康史及相关因素　询问近期有无与麻疹、猩红热等患儿的接触史,近期有无患感染性疾病。

(2)症状、体征　评估患儿的体温变化,观察皮疹的特点、分布范围;评估四肢及皮肤黏膜改变;评估有无颈部淋巴结肿大,注意心脏 B 超检查变化。

(3)辅助检查　了解血常规、红细胞沉降率、CRP、血生化、心电图、心脏 B 超等检验检查结果。

(4)心理和社会支持状况 评估患儿及家长的心理状况,对疾病的了解程度。评估家庭经济状况。

2. 主要护理措施

(1)休息与活动 急性期卧床休息,保持安静;操作集中进行,动作轻柔,减少刺激。恢复期可适当锻炼,如有冠状动脉损害,应避免剧烈活动。

(2)饮食管理 给予高热量、高蛋白、富含维生素、清淡、易消化流质或半流质饮食,避免生、硬、酸、热、粗等食物,鼓励多饮水。进食少者予静脉补液。

(3)高热护理 按高热护理常规进行护理。

(4)基础护理 ①保持口腔清洁,鼓励多漱口。对于口周干燥、皲裂者,用维生素 E 外涂,口腔护理时动作要轻柔,防止出血和疼痛。②保持皮肤清洁,穿宽松、柔软棉质衣裤。对于全身皮肤瘙痒者,可遵医嘱给予炉甘石洗剂外涂。剪短指甲,防止抓伤皮肤。对于半脱的痂皮,用干净剪刀剪除,切忌强行撕脱。每次便后清洗臀部。③对于眼结膜充血者,可遵医嘱滴眼药水或涂眼膏,叮嘱患儿不要用手揉擦眼睛。

(5)病情观察 ①监测体温,观察热型及伴随症状并记录。②观察皮疹的特点及分布范围,是否增加,或有无皮肤破损。观察卡介苗接种处有无红斑。注意手足肿胀情况,注意指趾末端有无潮红,是否出现膜状脱皮。观察双眼结膜是否充血、干燥,有无分泌物。观察口唇是否干燥、皲裂,是否呈杨梅舌;观察口腔及咽部黏膜有无充血、溃疡。注意颈部淋巴结大小。③密切监测患儿心率、心律、心音,注意有无心动过速、心律不齐、心音低、心脏杂音,必要时予心电监护。注意面色、精神状态的变化,观察有无气促、烦躁不安,发现异常及时报告医师。

(6)用药护理 严格遵医嘱给药,观察用药反应,注意药效及副作用。①阿司匹林:宜饭后服用,服用期间应注意观察患儿有无上腹不适、恶心等胃肠道反应及皮肤有无瘀点、瘀斑,有无鼻出血、牙龈出血等出血倾向,并注意观察有无肝功能损伤。②免疫球蛋白:偶见皮疹,严重者可发生喉头水肿、休克,应严密观察。

(7)心理护理 及时向家长交代患儿病情,多关注患儿,安慰家长,消除患儿和家长的紧张心理,并使其积极配合治疗。

(8)健康教育 根据家长的接受程度,介绍病情和治疗、护理方法;指导家长掌握物理降温的方法。急性期患儿绝对卧床休息,恢复期可适当锻炼,但对于冠状动脉病变者(如多发或较大的冠状动脉瘤),应限制活动,避免剧烈运动,不参加体育运动,不暴饮暴食,避免剧烈哭闹。

3. 并发症护理

(1)冠状动脉病变 主要表现为冠状动脉扩张和冠状动脉瘤。应密切监测患儿的面色、精神状态、心率、心律、心音、心电图等,一旦发现异常,立即进行心电监护,根据心血管损害程度采取相应的护理措施。年长患儿诉心前区疼痛并有恐惧感,应怀疑心肌梗死的可能,如同时伴意识障碍、四肢湿冷、心率加快、血压下降,则提示心源性休克,应立即通知医师予以抢救。

(2)无菌性脑脊髓膜炎 参见化脓性脑膜炎护理常规。

【出院指导】

(一)保暖和预防感染

根据天气变化及时增减衣服,预防上呼吸道感染,有冠状动脉受累者更应注意。

(二)正确服药

在医师指导下正确减量,最后停药。密切观察有无皮肤出血、便血、恶心、呕吐等药物副作用,如有异常,应及时就诊。

(三)定期随访

应定期至门诊复查,2 年内每 3~6 个月一次,2 年后每年一次。定期行心脏 B 超、血常规、CRP 等检查。

第三节　系统性红斑狼疮护理常规

【概　述】

系统性红斑狼疮(SLE)是一种以多系统损害和血清中出现多种自身抗体为特征的自身免疫性疾病。

【治疗原则】

抑制自身免疫反应和炎症,恢复和维持损伤脏器的功能,预防组织损害,防治感染,去除诱因,促使免疫调节功能恢复。

【护　理】

(一)一般护理

参见儿内科一般护理常规。

(二)与本病相关的主要护理

1. 评估要点

(1)健康史及相关因素　详细了解遗传史,一级亲属中有无患该病,了解是否经常接触日光紫外线;有无服用青霉胺、磺胺类等化学药物史;是否有食用蘑菇等食物史。

(2)症状、体征　评估患儿的生命体征,观察全身各脏器损害表现和热型变化。

(3)辅助检查　了解肝肾功能、血常规、抗核抗体全套等检验检查结果。

(4)心理和社会支持状况　了解家庭成员对疾病的认知程度和对治疗的配合情况。评估家庭经济状况。

2. 主要护理措施

(1)休息与活动 患儿应安置在没有阳光直射、相对安静的病房内卧床休息。应予以保护性隔离,防止受凉感冒。病情稳定后可适当参加室内活动。病房不用紫外线消毒。

(2)饮食管理 给予富含维生素、高蛋白饮食,多进食含钙丰富的食物。对于狼疮性肾炎伴有水肿、高血压者,应适当限制钠盐摄入。消化道受损时应摄入低脂或无渣食物。避免进食香菇、芹菜、香菜、烟熏食品等能增强光敏感的食物。

(3)基础护理

1)皮肤黏膜护理 保持会阴清洁,勤换内裤;避免阳光照射,夏天外出时戴帽子,穿长袖长裤;禁用碱性肥皂,避免使用有刺激性的化妆品;皮肤干燥者可选用可的松类霜剂外涂;鼓励患儿用温水擦洗或湿敷局部皮肤,以促进血液循环,有利于鳞屑的脱落。

2)口腔护理 保持口腔清洁,早晚用软毛牙刷洗刷,餐后用温水漱口,防止发生口腔感染。

(4)专科护理

1)病情观察 ①观察体温变化及全身有无感染病灶。②观察关节有无红、肿、热、痛,以及皮肤损害部位及反应。③观察有无呼吸窘迫、心前区疼痛、咳嗽、胸痛等。④观察水肿程度,重症患儿每日测体重、腹围、血压,记录 24h 出入量,观察食欲情况,有无呕吐、血便及黄疸,监测血气及电解质、血尿素氮、肌酐变化。

2)用药护理 使用激素期间,应严格遵医嘱给药,注意观察激素副作用,如库欣综合征、高血压、高血糖、消化性溃疡、骨质疏松等;使用环磷酰胺进行冲击治疗时,应鼓励患儿多饮水,勤排尿,合理安排输液顺序及速度,密切观察尿量、尿色,以防发生出血性膀胱炎,并监测血常规及肝功能。

3)对症护理 晚期患儿可能出现尿毒症、心力衰竭、胸膜炎、消化道出血等多系统受累的症状,需根据症状做好相应护理。

(5)安全管理 当关节发生病变时,注意保护受损关节,保持患肢功能位。重症患儿出现精神神经症状时,应加强监护,注意安全。

(6)心理护理 该病病程长,女童多发,由于疾病和长期服用激素引起容貌改变等,患儿思想负担较重,护士应体贴、关心患儿,消除其顾虑和恐惧,增强治疗信心。

(7)健康教育 ①向患儿和家长讲解疾病的相关知识、治疗计划、护理要点,以及激素、细胞毒性药物治疗对疾病的重要性,使患儿和家长主动配合治疗,坚持按计划用药。②告知家长预防感染及皮肤护理的重要性及注意事项,使其密切配合治疗和护理。

【出院指导】

(一)生活指导

能否上学取决于 SLE 是活动期还是缓解期,缓解期可以上学但应避免感冒。

(二)饮食指导

给予高热量、富含维生素、优质低蛋白饮食,禁止食用加重 SLE 光敏感及诱发疾病的食物;补充钙剂,多食用富含维生素的蔬菜和水果等。

(三)用药指导

遵医嘱服药,尽量避免使用诱发疾病的药物,如磺胺类、利舍平、普萘洛尔、肼苯哒嗪等。

(四)预防感染

注意天气变化,避免受凉感冒,预防感染。

(五)防晒指导

防止日光照射,做好防晒工作。

(六)定期随访

监测血压、体重,复查血常规、尿常规、肝肾功能及电解质变化。定期复查抗核抗体、红细胞沉降率、补体等,评估疾病活动度情况。

第四节　幼年特发性关节炎护理常规

【概　述】

幼年特发性关节炎(JIA)是一种儿童时期最常见的结缔组织病,以慢性关节炎为其主要特征,并伴有全身多系统受累,也是造成小儿致残和失明的首要因素。

【治疗原则】

目前尚无特效治疗,一般以抗炎、对症处理、治疗和预防关节畸形为治疗原则。

【护　理】

(一)一般护理

参见儿内科一般护理常规。

(二)与本病相关的主要护理

1. 评估要点

(1)健康史及相关因素　了解性别、年龄,详细了解遗传史,一级亲属中有无患该病;同时了解生活、环境因素,询问最近有无病毒、支原体感染;了解有无过度疲劳、精神不良刺激、寒冷、潮湿等因素。

(2)症状、体征　评估患儿的临床类型;了解关节活动状况、关节形状、部位、关节累及情况,以及伴随症状;了解发热持续时间及体温变化。

(3)辅助检查　了解肝肾功能、血常规、抗核抗体全套、MRI等检验检查结果。

(4)心理和社会支持状况　了解家庭成员及较大患儿对疾病的认知程度和对治疗的配合情况。评估家庭经济状况。

2. 主要护理措施

(1)饮食管理　给予高热量、富含维生素、易消化饮食,避免进食刺激性食物,鼓励患儿多饮水。

(2)基础护理　①环境要求:病房定时通风,避免发生交叉感染。②皮肤护理:保持局部皮肤清洁,防止抓挠,观察皮疹与发热的关系。

(3)专科护理

1)病情观察　①严密监测体温变化,注意热型,观察有无皮疹、畏寒、寒战等伴随症状;遵医嘱予物理或药物降温,注意降温效果。②观察患儿有无晨僵、疼痛、肿胀等关节症状,评估关节的活动度,以及疼痛的程度;观察患儿在游戏和正常活动时的行为,遵医嘱给予非甾体类抗炎药。

2)减轻关节疼痛,维护正常功能　①急性期卧床休息,注意保持关节功能位。避免疼痛部位受压,可用支架支起床上盖被。②急性期后应尽早进行关节的康复运动,运动前予温热疗法,以改善局部血液循环。指导患儿进行被动和主动的全关节活动锻炼,鼓励将治疗性运动融入游戏中,如踢球、抛球等,但要避免运动过度。

3)用药护理　严格遵医嘱服药,切忌随意停药、换药及增减剂量。密切注意药物的不良反应,如使用非甾体类抗炎药时有无胃肠道反应、肝肾功能损害等;使用激素、免疫抑制剂及生物制剂治疗患儿时要注意对患儿进行保护性隔离。

(4)心理护理　关心、爱护患儿,与患儿建立良好的护患关系,告知其疾病转归,帮助患儿和家长树立战胜疾病的信心。

(5)健康教育　①强调康复运动的重要性,鼓励家长让稳定期患儿多参加游戏,如体育疗法,在游戏中适度保护。②向家长宣教所用药物的不良反应及注意事项,如双氯芬酸钠肠溶片应在餐前用水整片吞服,不可分割或咀嚼。③指导学习日常生活护理知识。

【出院指导】

1. 保持生活规律,疾病稳定期可参加活动或上学,这有利于患儿生长发育,建立自信心。

2. 遵医嘱长期服药,定期复诊,了解药物的用法及不良反应。

3. 避免过度紧张,保证充足睡眠,做好个人卫生。及时添加衣服,防止受凉。少去公共场所,防止发生交叉感染。

第五节　幼年皮肌炎护理常规

【概　述】

幼年皮肌炎是一种儿童期发生的慢性自身免疫性炎性肌病,以横纹肌和皮肤非化脓性炎症为主要特征。

【治疗原则】

(一)一般治疗

急性期卧床休息,进行肢体被动运动,病情稳定后进行积极康复锻炼。对于咽下肌受累严重者,给予鼻饲,呼吸肌受累时应使用人工呼吸机进行治疗。

(二)药物治疗

主要采用糖皮质激素联合免疫抑制剂进行治疗。对于病情危重的患儿,可辅助血浆置换进行治疗。

【护　理】

(一)一般护理

参见儿内科一般护理常规。

(二)与本病相关的主要护理

1. 评估要点

(1)健康史及相关因素　了解有无经常反复发热、呼吸道感染史,家族中有无类似症状的患者。

(2)症状、体征　评估患儿的生命体征,注意体温变化,观察皮疹的形态分布,检查肌力、四肢活动情况等。

(3)辅助检查　及时了解肌电图、肌肉活检、血清肌酶检测等检验检查结果。

(4)心理和社会支持状况　评估患儿和家长的心理状况,对疾病的了解程度。评估家庭经济状况。

2. 主要护理措施

(1)饮食管理　给予易消化、营养丰富的软质食物,了解进食情况,如有吞咽困难者,应缓慢进食,避免说话、哭闹,防止呛咳,必要时给予鼻饲喂养。

(2)基础护理　①皮肤护理:勤翻身,保持皮肤清洁、干燥。用温水清洗皮肤,避免使用碱性肥皂。穿柔软、宽松的棉质内衣,修剪指甲,勿抓伤皮肤。皮损处避免日光直接照射,注意保暖,避免寒冷刺激。②口腔护理:及时清除呕吐物,保持口腔清洁。

(3)专科护理　①病情观察:观察患儿的呼吸频率、节律,有无发绀及三凹征,必要时应用心电监护仪。观察皮疹的形态、分布,肌痛有无改善,评估四肢活动、进食情况。观察咳嗽、咳痰情况。②用药护理:进行激素冲击治疗时要注意给药速度,长期使用激素要注意观察药物副作用,如库欣综合征、高血压、应激性溃疡、低钾血症、骨质疏松、继发感染等。减少陪客及探视人员。遵医嘱口服钙剂、维生素 D、10%氯化钾等辅助药物。③功能锻炼:在炎症急性期应避免剧烈运动,可在床上活动小关节和用轻手法按摩肌肉,保持肢体呈功能位,防止足下垂或足外翻。急性期后应尽早进行合理的物理治疗。④对症护理:对于疑有呼吸肌受累者,应根据医嘱及检查结果,选择适宜的用氧方式及流量,鼓励患儿进行有效咳嗽、有效深呼吸,并做好气管插管的准备,必要时使用人工呼吸机辅助通气。⑤对于发热者,按高热护理常规进行护理。

(4)安全管理 呼吸肌受累时,应密切观察呼吸、面色情况;咽下肌受累时,要密切观察进食情况,防止发生呛咳及窒息;四肢肌肉受累时,要做好各项生活护理,防止发生跌倒等意外。

(5)心理护理 了解患儿家庭、生活背景及患儿和家长的心理需要,给予安慰,耐心解答各种问题,帮助转变角色,积极配合治疗和护理。

(6)健康教育 根据家长的接受程度,介绍病情和治疗、护理方法;向家长宣教饮食管理的有关知识;告知家长如何做好皮肤护理;告知药物的治疗作用及副作用;指导康复护理,尽早进行按摩及被动活动,帮助制订合适的锻炼计划。

【出院指导】

1. 坚持全程、合理用药,用药过程中不可自行减药或停药。注意观察药物的不良反应。

2. 告知患儿及家长幼年皮肌炎虽不易根治,但若能避免一切可能诱发该病的因素,如感染、疲劳,认真配合治疗,则可延长缓解期,达到长期控制。

3. 指导患儿提高生活质量,缓解期适当锻炼,增强体质,尽可能复学。

4. 定期随访,监测血压、体重、血常规、尿常规及电解质变化。

第六节 硬皮病护理常规

【概 述】

硬皮病是一种以皮肤及各系统胶原纤维硬化为特征的结缔组织疾病。该病是儿童期少见的慢性结缔组织病。

【治疗原则】

(一)一般治疗

进行强有力的肢体活动和锻炼,防止或减少关节挛缩;注意肢体保暖。

(二)药物治疗

目前尚无有效治疗,主要采用糖皮质激素抗炎联合免疫调节,以及使用抗纤维化剂和血管扩张剂。

【护 理】

(一)一般护理

参见儿内科一般护理常规。

(二)与本病相关的主要护理

1. 评估要点

(1)健康史及相关因素 了解是否有药物或食物过敏史,近期是否有病毒或细菌感染,家族中有无同类儿童,患儿有无皮肤及脏器的损害。

(2)症状、体征 观察皮肤有无红斑、色素沉着及萎缩硬化,有无内脏器官受累情况。

(3)辅助检查 了解免疫球蛋白、抗核抗体检测结果。

(4)心理和社会支持状况 评估患儿及家长的心理状况,对疾病的认知程度。评估家庭经济状况。

2. 主要护理措施

(1)饮食管理 给予高蛋白、高热量、富含维生素软食。对于食欲缺乏和进食困难者,应协助进食,注意食物的色香味,嘱患儿细嚼慢咽,少食多餐。对于吞咽困难者,给予鼻饲,严重者暂禁食,予静脉补液。

(2)基础护理 ①注意指(趾)端保暖,避免接触冷水或冰冷物品,戴保暖手套和穿袜子,防止雷诺现象发生;用温水清洗皮肤,不使用碱性肥皂,内衣裤要求纯棉质地;避免强光暴晒;注意患儿个人卫生,勤剪指甲;如发生溃烂、感染,应及时遵医嘱用药。②有活动受限时给患儿经常更换体位,预防压力性损伤发生。

(3)专科护理 ①病情观察:评估雷诺现象发生的频率和范围、皮肤弹性、指(趾)端血液循环情况、皮肤温度和颜色,以及皮肤受损的范围等;注意观察关节有无肿痛、活动受限;注意观察患儿进食情况,有无吞咽困难、恶心、呕吐等;注意患儿有无气促、呼吸困难、胸痛等症状。②生活护理:患儿自理能力差,应协助做好各种日常生活护理。③功能锻炼:进行强有力的肢体活动和锻炼,以防止和减少关节挛缩。可予按摩加被动活动,也可采用物理疗法。④用药护理:告知家长和年长患儿遵医嘱服药的重要性。使用激素时注意观察有无向心性肥胖、应激性溃疡、电解质紊乱等药物副作用;服用环孢素A时要定期监测血药浓度,注意有无肝肾功能损害及血常规改变;青霉胺用药前要做青霉素皮试,注意有无过敏反应;经常检查尿蛋白,评估有无肾脏损害;免疫抑制剂使用时要注意给予保护性隔离。⑤对症护理:在心、肺、食管等其他脏器被侵害时,按相应疾病护理常规进行护理。

(4)心理护理 指导患儿及家长正确面对疾病,增强治疗信心,稳定情绪,避免精神刺激及过度紧张,消除诱发和加重血管收缩的因素。

(5)健康教育 ①告知家长适宜的环境温、湿度可使患儿皮肤舒适,经常变换体位可防止压力性损伤的发生。②告知饮食的重要性,要加强营养,注意食物的色香味,以增进食欲,增强机体抵抗力。③指导家长对患肢尽早进行按摩加被动运动,并保持肢体功能位。注意保暖,戴保暖手套和穿袜子,以改善血液循环,促进功能恢复。

【出院指导】

1. 告知患儿控制疾病的相关知识,消除一切可能诱发该病的因素,如疲劳、感染等。

2. 合理安排生活,避免剧烈、高强度的活动,坚持肢体锻炼和按摩。少去公共场所,注意保暖。

3. 给予高热量、高蛋白、富含维生素、易消化饮食。

4. 定期随访,复查胸片、心电图等。

参考文献

[1]胡坚,李崇巍,胡秀芬,等. 幼年皮肌炎诊治建议. 中华儿科杂志,2012,50(8):617-621.

[2]江载芳,申昆玲,沈颖. 诸福棠实用儿科学.8 版. 北京:人民卫生出版社,2015.

[3]李永柏,唐雪梅,李晓忠,等. 幼年特发性关节炎(多/少关节型)诊疗建议.中华儿科杂志,2012,50(1):20-26.

[4]吴小川,唐雪梅,胡坚,等. 儿童过敏性紫癜循证诊治建议.中华儿科杂志,2013,51(3):502-507.

[5]赵正言.实用儿科护理. 北京:人民卫生出版社,2009.

[6]中华医学会儿科学分会免疫学组. 中国儿童幼年特发性关节炎全身型诊疗及预后协作观察计划. 中华儿科杂志,2003,41(6):415-416.

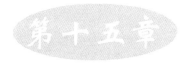

普外科疾病护理常规

第一节　普外科术前护理常规

一、一般护理

1.热情接待患儿及家长,办理入院手续,测量患儿生命体征、体重并记录。

2.做好晨晚间护理,保证患儿充足睡眠。

二、病情观察

1.评估患儿病情和心、肺、肝、肾等重要脏器的状况,纠正水、电解质和酸碱平衡失调,改善全身营养状况。

2.密切监测生命体征,评估专科情况,及早发现病情变化,并做好记录。

三、健康教育

1.向患儿及家长介绍病区的环境、入院须知。

2.根据患儿情况,结合病情向家长及患儿进行多种形式的术前教育。告知家长术前检查的目的。指导年长患儿和家长学会有效深呼吸、有效咳嗽。练习床上大小便。

3.共同制订术后活动锻炼计划,说明术后早期活动的重要性。指导术后疼痛的应对措施。

4.告知术后体位、饮食要求、吸氧及引流管管理等注意事项。告知家长术后患儿哭吵的原因及应对措施。

四、心理护理

评估患儿及家长对手术的认知程度和心理反应,识别并判断其所处的心理状态,及时提供有效的心理护理,消除患儿及家长的焦虑、恐惧、紧张情绪,取得患儿及家长的理解和信任,使其以积极的心态配合手术。

五、术前准备

(一)术前一日准备

1. 根据医嘱备血、备药,查看各种常规检查及特殊检查结果,如有异常,应及时报告医师;详细询问药物过敏史,做药物过敏试验,如为阳性,应告知医师,并按规定在医嘱系统及病历中注明,床头挂上阳性标识。术前一晚及术日晨加测体温、脉搏、呼吸一次,注意有无咳嗽、流涕及其他不适。

2. 根据手术时间术前2h禁饮,6~8h开始禁食,母乳禁食4h,牛奶和配方奶禁食6h,淀粉类固体食物禁食6h,脂肪类固体食物禁食8h,向家长详细说明禁食、禁饮的时间、目的和重要性,并在床头挂上禁食标识,通知停发饮食。肛肠手术术前遵医嘱做好特殊肠道准备。

(二)术日晨准备

1. 剪指(趾)甲,洗澡。遵医嘱范围准备皮肤,必要时剃除或剪除手术区皮肤的毛发(见表15.1)。如手术区皮肤有破溃或疖肿等,应及时报告医师。

表 15.1　不同手术部位备皮范围

手术部位	备皮范围
颅脑	剃净全部头发及项部毛发,保留眉毛
颈部	上起唇下,下至乳头水平线,两侧至斜方肌前缘
胸部	上起锁骨上及肩部,下平脐部,前至对侧锁骨中线,后至对侧肩胛下角
上腹部	上起乳头连线,下至耻骨联合,两侧至腋后线
下腹部	上平剑突,下至大腿上 1/3 前内侧及外阴部
肾区	上起乳头连线,下至耻骨联合,前后均超过腋后线(腹部切口)
腹股沟及会阴部	上起脐部水平,下至大腿上 1/3,两侧至腋后线
肛门部	上平髂前上棘连线,下至大腿上 1/3 的前、内、后侧,包括会阴区及臀部
四肢	原则上以切口为中心上下各 20cm 以上,一般超过远近端关节或整个肢体

2. 检查手术野皮肤准备情况,换好手术衣裤,取下贵重物品,正在做牙矫形的患儿要摘除矫形支架等;监测体温、脉搏、呼吸是否正常;观察有无病情变化,发现异常及时通知医师;对于腹部急诊手术的患儿,遵医嘱留置胃管,根据手术需要做好肠道准备。术前半小时遵医嘱给予术前用药;核对腕带、手术部位标识,备好病历、CT、MRI、X线片等特殊用物,填写手术患儿转运交接单;进手术室前排空尿液,再次检查手术部位标识和术中带药,核对手术通知单,与手术室护士交接。

六、病室准备

按手术、麻醉方式备好术后用物,如麻醉床、氧气装置、心电监护仪、胃肠减压装置、引流袋、吸引器、约束具等。

第二节　普外科术后护理常规

一、术后接待患儿流程

1. 正确核对患儿身份,将其安全搬移至病床,安置合适卧位。
2. 评估患儿意识及生命体征,评估感知觉恢复、四肢活动度及皮肤完整性。
3. 必要时遵医嘱给予吸氧、心电监护。
4. 检查切口部位及敷料包扎情况,妥善固定引流管,并做好标识。
5. 检查输液通路并调节滴速。
6. 与麻醉医师或复苏室护士交接并签字。
7. 告知患儿及家长术后注意事项。
8. 核对并执行术后医嘱。
9. 做好术后护理记录。

二、麻醉清醒期护理

1. 密切观察患儿体温、心率、呼吸、神志、面色及 SpO_2 情况。注意保暖,备好麻醉用物、氧气装置、心电监护仪及抢救药品。

2. 加强患儿呼吸道管理及护理,观察有无舌后坠、喉痉挛、喉头水肿、支气管痉挛及呕吐误吸等复苏期不安全因素,一旦发生呼吸抑制,立即予相应处理,保持有效通气,确保患儿生命安全。

3. 注意观察有无心动过速、心动过缓、低血压等循环不稳定现象,给予吸氧、补液、监护等对症处理。

4. 观察有无苏醒期躁动、谵妄,保持环境安静,积极管理术后疼痛,必要时使用约束具,避免患儿受伤。

三、病情观察

1. 遵医嘱、手术级别和级别护理要求测量体温、脉搏、呼吸、血压,病情发生变化时应随时测量。

2. 观察切口渗血、渗液情况;观察腹部体征,准确记录肛门排气、排便时间。

四、体液管理

1. 评估水、电解质和酸碱是否平衡,监测血气,遵医嘱记录 24h 尿量或出入量,合理安排补液速度和顺序。

2. 遵医嘱正确使用抗生素,给予营养支持。

五、呼吸道护理

1. 评估呼吸、血氧饱和度情况,正确使用氧疗。

2.鼓励较大患儿做有效深呼吸和有效咳嗽,遵医嘱予雾化吸入、叩背。

3.保证病室温湿度适宜。

六、疼痛护理

1.根据患儿年龄和认知程度选择合适的工具进行疼痛评估。评估疼痛的部位和性质,判断疼痛对患儿休息、饮食、情绪的影响。

2.安抚和鼓励患儿,指导家长采用讲故事、听音乐等方法来分散患儿的注意力。

3.对于中度以上的疼痛,遵医嘱应用镇痛药,并观察药物的疗效与副作用。

七、导管护理

1.妥善固定各类导管,防止滑脱。对于不合作的患儿,适当约束四肢;确保标识清晰。

2.严格执行无菌技术操作规程。

3.保持引流通畅,防止发生逆流;观察引流液的量及性质并记录。

4.掌握拔管指征,加强患儿及家长的安全教育。

八、体位管理

病情稳定后,根据麻醉方式、手术方式、患儿全身情况、疾病性质和医嘱选择合适的卧位。

九、活　动

根据患儿病情评估患儿是否可以早期活动。

十、饮食管理

术后饮食视手术和患儿具体情况遵医嘱执行,做好饮食宣教,评估进食后反应。

十一、皮肤黏膜护理

1.对于病情危重及术后长期卧床的患儿,要做好皮肤护理,预防压力性损伤发生。

2.禁食期间做好口腔护理,并观察口腔黏膜的变化。

3.对于留置导尿、留置肛管的患儿,要做好会阴护理。

十二、心理护理

由于术后伤口疼痛,患儿可出现焦虑和烦躁不安情绪,因此要针对患儿不良的心理反应,提供个体化的心理支持,使患儿和家长树立战胜疾病的信心。

十三、术后不适护理

1. 发　热

（1）评估体温及伴随症状，安抚并解释原因，遵医嘱选择物理或药物降温。

（2）对于能进食者，鼓励多饮水，及时擦干汗液，更换内衣，保持皮肤清洁、干燥。

2. 恶心、呕吐、腹胀

评估恶心、呕吐、腹胀的原因及伴随症状，并遵医嘱予以对症处理。

3. 尿潴留

评估尿潴留的原因、症状，诱导排尿（如下腹部热敷，轻柔按摩膀胱区），如无禁忌，则可协助患儿坐起或下床排尿，必要时予以导尿。

十四、并发症护理

1. 术后出血

评估是内出血还是外出血。

（1）外出血　评估伤口敷料渗出情况，及时通知医师，更换伤口敷料，保持伤口敷料干燥，必要时再次手术缝合。

（2）内出血　评估引流血性液体的量、性质，密切监测出血速度；评估生命体征、尿量、意识、末梢循环，有无呕血、黑便等伴随症状；积极止血、输血，必要时行手术探查。

2. 术后感染

根据不同的感染做好相应的护理。

3. 切口裂开

（1）立即平卧，用无菌敷料加压包扎。

（2）保持患儿安静，做好解释、安慰。

（3）积极做好术前准备。

4. 吻合口瘘

（1）保持引流通畅，观察、评估引流液的量和性质并记录。

（2）密切观察相应的症状与体征，遵医嘱予以处理。

第三节　急性阑尾炎护理常规

【概　述】

小儿急性阑尾炎是小儿腹部外科常见的疾病之一，居急腹症首位，常由粪石、寄生虫、细菌感染引发。根据病理可将阑尾炎分为单纯性、化脓性和坏疽性三大类。

【治疗原则】

(一)手术治疗

(二)非手术治疗

非手术治疗适用于病程超过 3 天、有阑尾脓肿形成者。

【护　理】

(一)术前护理

1. 术前护理常规

参见普外科术前护理常规。

2. 与本病相关的主要护理

(1)评估要点

1)健康史及相关因素　了解患儿有无慢性阑尾炎病史及胃肠道疾病病史,了解腹痛发生的时间、部位,有无呕吐、发热。

2)症状、体征　评估腹部疼痛的部位、性质、程度及伴随症状,有无反跳痛及阵发性加剧,有无恶心、呕吐、发热等全身中毒症状。

3)辅助检查　了解血常规、CRP、腹部 B 超、CT 检查结果。

4)心理和社会支持状况　评估患儿及家长对突然发病并需立即进行急诊手术的认知程度和心理反应。

(2)主要护理措施　①密切观察生命体征变化,评估疼痛的部位、程度、性质、持续时间及伴随症状,如出现腹痛加剧,有压痛、反跳痛、腹肌紧张,提示阑尾穿孔的可能。②遵医嘱积极进行抗炎、补液治疗,以提高患儿对手术的耐受性。③与患儿及家长进行交谈,消除或减轻其对疾病和手术的恐惧、紧张、焦虑心理。

(二)术后护理

1. 术后护理常规

参见普外科术后护理常规。

2. 与本病相关的主要护理

(1)评估要点　评估有无切口出血、感染,腹腔内残余脓肿、粘连性肠梗阻等情况。

(2)主要护理措施

1)体位与活动　术后麻醉未清醒期间,取去枕平卧位,头偏向一侧;术后麻醉清醒、血压稳定后取半卧位,鼓励患儿早期下床活动,以防发生肠粘连。

2)病情观察　观察肠蠕动恢复情况及腹部体征变化。保持伤口敷料清洁、干燥,观察伤口有无红肿、渗出,疼痛有无加重。

3)饮食管理　肠蠕动恢复后,遵医嘱开始进少量水,若无呕吐,再进流质饮食、半流质饮食,并逐渐过渡到普通饮食,忌食水果、粽子、年糕等生冷、不易消化的食物。

4)引流护理 保持胃肠减压、腹腔引流管引流通畅,避免引流管折叠、扭曲、受压;妥善固定引流管,注意观察外露刻度,避免意外拔管;及时评估引流液的颜色、性状和量。

(3)并发症护理

1)腹腔内残余脓肿 脓肿是阑尾穿孔及腹膜炎的严重并发症之一。密切观察患儿精神状态、体温变化,有无腹胀及中毒症状,观察大便性状。①盆腔脓肿:表现为排便有里急后重感,有黏胨及脓液便排出,有时可伴有尿频及排尿困难,体温不退或消退后又上升,白细胞计数升高。②膈下脓肿:表现为患儿萎靡不振或哭闹不安、右侧胸腹部呼吸运动减弱,偶有气急和呃逆,体温不退或又上升,并有中毒症状。X线检查可见膈肌升高,膈下有致密阴影或有液平。③肠间脓肿:表现为腹胀及中毒症状,体温不退或又上升,腹部可有触痛和肿块,有局限性腹痛,出现局限性水肿及发热,白细胞计数升高。

2)粘连性肠梗阻 参见粘连性肠梗阻护理常规。

3)切口感染 切口局部红肿及少量渗液,有压痛或波动,术后体温不退或又上升,应早期拆除部分缝线,敞开引流。需密切观察伤口有无渗血、渗液及红肿情况,保持伤口敷料清洁、干燥,加强体温监测,根据医嘱及时、正确使用抗生素。

【出院指导】

(一)饮食指导

适当增加营养,给予高蛋白、富维生素、易消化饮食。

(二)伤口护理

保持伤口清洁、干燥,勤换内衣,伤口发痒时忌用手抓,以防发生破损、感染。

(三)休息与活动

注意休息,鼓励早期下床,但避免剧烈活动,防止发生粘连性肠梗阻。

(四)定期复诊

如患儿出现腹痛、腹胀、发热、呕吐,或伤口红、肿、痛等情况,应及时去医院就诊。

第四节 肠套叠护理常规

【概 述】

肠套叠是指某段肠管及其相应的肠系膜套入邻近肠腔内引起的一种肠梗阻,是婴儿期最常见的急腹症之一。

【治疗原则】

(一)非手术治疗

空气灌肠的适应证包括病程不超过 48h,全身情况良好,无明显脱水及电解质紊乱,无明显腹胀及腹膜炎表现者。肠穿孔是空气灌肠最危险的并发症。

(二)手术治疗

1. 肠套整复术。
2. 肠套整复术+肠切除肠吻合术。

【护　理】

(一)术前护理

1. 术前护理常规

参见普外科术前护理常规。

2. 与本病相关的主要护理

(1)评估要点

1)健康史及相关因素　了解患儿发病前有无感冒、突然饮食改变及腹泻、高热等诱发因素。询问以前有无肠套史。

2)症状、体征　询问腹痛性质、程度、时间、发作规律和伴随症状及诱发因素,有无腹部肿块及血便。评估呕吐情况,有无发热及脱水症状。

3)辅助检查　了解血气分析、B超检查、X线检查结果。

4)心理和社会支持状况　评估家长对患儿喂养的了解情况和对疾病的认知程度,以及对预后担心情况。

(2)主要护理措施　①监测生命体征,严密观察患儿精神、意识状态、腹部症状和体征,有无脱水症状。呕吐时头侧向一边,防止发生窒息。②遵医嘱正确补液,纠正水、电解质和酸碱平衡失调,及时抢救休克患儿。③做好术前准备,如备皮、禁食、胃肠减压、备血等。

(二)术后护理

1. 术后护理常规

参见普外科术后护理常规。

2. 与本病相关的主要护理

(1)评估要点　评估有无术后高热、肠坏死、肠穿孔、粘连性肠梗阻、吻合口瘘等并发症。

(2)主要护理措施

1)体位　麻醉清醒后取平卧位或者舒适卧位、半卧位,也可以适当怀抱,减少哭吵。

2)病情观察　①生命体征:严密观察患儿精神、意识状态,有无脱水症状,注意心率、呼吸、血压、尿量、血氧饱和度情况。密切观察体温变化及伴随症状,及早控制体温,警惕发生高热惊厥。遵医嘱正确给予补液、纠酸等对症处理，纠正脱水。②腹部体征：观察肠蠕动恢复情况，注意排气排便时间。观察排便次数，有无腹胀、腹膜刺激征，以及有无术后腹泻、迟发性肠坏死穿孔、腹膜炎等并发症。如术后再次出现腹痛、呕吐、腹部肿块或解血便等临床表现，应警惕再次发生肠套叠。

3）切口护理 观察伤口有无红肿、渗出，保持伤口敷料清洁、干燥。尤其术后5～7天腹部伤口渗液多，应警惕切口裂开。

4）胃肠减压护理 保持胃肠减压管引流通畅，防止折叠、滑脱，注意观察引流液的颜色、量及性质。

5）饮食管理 禁食期间做好口腔护理，肠蠕动恢复后遵医嘱给予饮食，婴儿以奶制品为主，暂停添加辅食，幼儿及较大患儿从流质逐渐过渡到半流质。饮食宜清淡、易消化，少食多餐，并注意饮食卫生。

（3）并发症护理

1）高热 参见高热护理常规。

2）肠穿孔 参见先天性巨结肠护理常规。

3）粘连性肠梗阻 参见粘连性肠梗阻护理常规。

4）吻合口瘘 参见先天性肠闭锁护理常规。

【出院指导】

（一）饮食指导

合理喂养，添加辅食应由稀到稠、从少到多、由一种到多种，循序渐进。注意饮食卫生，预防腹泻，以免再次发生肠套叠。

（二）伤口护理

保持伤口清洁、干燥，忌用手抓伤口，勤换内衣，伤口愈合前禁止沐浴。

（三）定期复诊

如患儿出现阵发性哭吵、呕吐、便血，或腹胀、腹痛、伤口红肿等情况，应及时去医院就诊。

第五节　腹股沟斜疝护理常规

【概　述】

小儿腹股沟疝几乎均是斜疝，在腹股沟或阴囊有一可复性肿块，它与腹膜鞘状突未完全闭合或腹股沟解剖结构薄弱有关，而腹内压增高是其诱发因素，如剧烈哭吵、长期咳嗽、便秘和排尿困难。腹股沟斜疝可发生在任何年龄，右侧多于左侧。

【治疗原则】

(一)非手术治疗

对于时间不长的嵌顿疝,可先行手法回纳术。

(二)手术治疗

手术是治疗腹股沟斜疝的最佳方法。一般应在 6 个月后手术,术前先消除已存在的腹内压增高因素,如慢性咳嗽、便秘等。腹腔镜下腹股沟斜疝内环缝扎术可在治疗患侧的同时检查对侧腹膜有无缺损。另外,该手术还具有伤口外观小、恢复快等优点,近年来被广泛应用。

【护　理】

(一)术前护理

1. 术前护理常规

参见普外科术前护理常规。

2. 与本病相关的主要护理

(1)评估要点

1)健康史及相关因素　了解腹股沟肿块第一次出现的时间,评估肿块的性质及与腹内压增高的关系。询问出现肿块的频率,有无疝嵌顿史。

2)症状、体征　腹股沟肿物是否可弹性回纳,嵌顿时有无肿块变硬,表面有无红肿、触痛,是否伴剧烈腹痛、呕吐、便秘,随之腹胀、血便等症状。

3)辅助检查　了解血常规、B超检查结果。

4)心理和社会支持状况　评估家长对疾病的了解程度和心理反应。

(2)主要护理措施

1)饮食管理　遵医嘱给予高蛋白、高热量、富含维生素、适量纤维素、易消化饮食,保持排便通畅。

2)消除嵌顿诱因　避免做哭吵、剧烈咳嗽、用力排便等增高腹内压的动作。

(二)术后护理

1. 术后护理常规

参见普外科术后护理常规。

2. 与本病相关的主要护理

(1)评估要点　评估切口有无出血、感染,腹股沟、阴囊有无血肿、水肿及其消退情况,注意睾丸位置。

(2)主要护理措施

1)体位　麻醉清醒后取平卧位或者舒适卧位,也可以适当怀抱,减少哭吵。

2)病情观察　①监测生命体征,保持呼吸道通畅。②观察切口有无渗血、渗液、红肿;保持切口敷料清洁、干燥,防止被大小便污染。③注意观察腹股沟、阴囊有无血肿、水肿及其消退情况。

3)避免腹内压增高　指导家长多安抚患儿,分散其注意力,避免哭吵。必要时遵医嘱使用镇静药。

4)饮食管理　遵医嘱给予高蛋白、高热量、富含维生素、适量纤维素、易消化饮食,保持排便通畅。

(3)并发症护理

1)阴囊血肿　观察阴囊血肿大小、血液循环情况,遵医嘱予止血剂,并予多磺酸黏多糖乳膏涂擦,观察血肿消退情况。

2)斜疝复发　观察腹股沟部有无可复性不痛肿物出现。术后近段时间避免受凉感冒、哭吵及用力排便等而增高腹内压。复发后需再次手术,一般在上一次手术 3～6 个月后进行。

3)睾丸异位或萎缩　均与手术手法有关,此外睾丸萎缩也与嵌顿的肠管压迫睾丸的血液供应有关。因此,术后睾丸血运欠佳或空虚,应及时行 B 超检查。

【出院指导】

(一)饮食指导

适当增加营养,给予易消化的饮食,多食新鲜的水果、蔬菜。

(二)伤口护理

保持伤口清洁、干燥,将小婴儿的双手用干净的手套套住或予以约束,伤口痒时切忌用手抓伤口,以防伤口发生感染。伤口愈合前忌浸水洗浴。

(三)定期复诊

指导家长注意观察腹股沟、阴囊红肿消退情况,以及术侧睾丸位置;观察腹股沟有无肿物突出,如无特殊情况,则术后 1 周复诊。

第六节　先天性巨结肠护理常规

【概　述】

先天性巨结肠是一种较为多见的先天性肠道发育畸形。主要发病原因是肠壁的肌层、黏膜下层神经丛内神经节细胞缺如,引起该肠段平滑肌持续收缩,呈痉挛状态,形成功能性肠梗阻。而近端正常肠段因粪便滞积,剧烈蠕动而逐渐代偿性扩张、肥厚,形成巨大的扩张段。

【治疗原则】

(一)非手术治疗

非手术治疗包括引便、扩肛、洗肠、肛管排气、缓泻、使用中药等方法,通常只有短期疗效。

(二)手术治疗

手术治疗包括肠造瘘术和巨结肠根治术。

【护　理】

(一)术前护理

1. 术前护理常规

参见普外科术前护理常规。

2. 与本病相关的主要护理

(1)评估要点

1)健康史及相关因素　了解患儿出现便秘、腹胀的时间、进展情况,以及家长对患儿排便异常的应对措施。评估患儿有无营养不良和生长发育落后。询问家族中有无类似疾病发生。

2)症状、体征　评估有无胎便延迟排出、顽固性便秘及其时间。有无呕吐,以及呕吐的时间、性质和量。评估腹胀程度。有无消瘦、贫血貌。

3)辅助检查　了解钡灌肠造影、腹部立位平片、肛管直肠测压、下消化道动力测定结果,直肠黏膜活检神经节细胞缺如支持该病诊断。

4)心理和社会支持状况　评估较大患儿是否有自卑心理,有无因住院和手术而感到恐惧。了解家长对疾病的认知程度、对患儿的关爱程度和对手术效果的期望情况。评估家庭经济状况。

(2)主要护理措施

1)饮食管理　给予高热量、高蛋白质、富含维生素、易消化的无渣饮食,避免进食有渣的水果及食物,因为不利于灌肠。

2)巨结肠灌肠的护理　每日用 $39\sim41$℃的生理盐水进行灌肠,彻底洗净肠道积聚的粪便,为手术做好准备。在灌肠过程中,动作宜轻柔,肛管应插过痉挛段,同时注意观察患儿的面色及反应,洗出液的颜色、量。保持出入液量平衡,灌流量每次 150ml/kg 左右。

3)肠道准备　术日晨灌肠排出液必须无粪渣。术前一日、术日晨予甲硝唑保留灌肠。

(3)并发症护理

1)小肠结肠炎　表现为排便次数增多,每日 $4\sim5$ 次或 10 次以上,为稀水便,味腥而奇臭。严重时发热、呕吐、便秘、腹胀加重,或大便不解伴腹胀、发热等。腹部 X 线检查显示不全梗阻改变,则提示可能发生小肠结肠炎。重症患儿全身情况差,可出现严重脱水、酸中毒征象。

2)肠穿孔　表现为腹胀、腹膜刺激征,出现患儿突然哭吵、烦躁不安、全身情况差等症状,腹部立位平片常提示膈下游离气体。新生儿巨结肠灌肠动作宜轻柔,并密切观察全身情况,及时与医师沟通。

(二)术后护理

1. 术后护理常规

参见普外科术后护理常规。

2. 与本病相关的主要护理

(1)评估要点　评估术后有无小肠结肠炎、吻合口并发症(早期:感染、破裂;晚期:狭窄、出血)、腹腔感染、便秘、肛管早期脱落等并发症发生。

(2)主要护理措施

1)体位　强调平卧位,约束四肢,保持肛管或肛门夹钳呈水平位,防止肛管早脱或肛门夹钳戳伤肠管。

2)病情观察　密切监测生命体征,观察腹部体征,注意有无腹胀、呕吐,伤口有无渗出,肛周有无渗血、渗液。特别注意观察肛门夹钳情况、肛门渗血及排便情况。观察胃肠减压引流液的颜色、性状并详细记录。根据血气分析结果及时纠正水、电解质和酸碱平衡失调。

3)胃肠减压护理　胃肠减压期间做好口腔护理,保持胃管引流通畅,防止折叠、脱落;注意观察引流液的量、性质。

4)肛管或肛门夹钳护理　为术后护理的重点,予臀部制动,腹部用护架,保持留置肛管或肛门夹钳固定在正确位置。随时用生理盐水棉球或聚维酮碘棉球擦洗肛门口,防止粪汁、血汁粘附。保持肛周皮肤清洁、干燥,防止皮肤糜烂。肛门夹钳常于术后7～10天自然脱落,脱落时观察钳子上夹带的坏死组织是否完整,局部有无出血。

5)饮食管理　术后禁食3～5天,肠道功能恢复后可进食流质,根据情况改为半流质饮食;控制饮食3～6个月,限制粗糙食物摄入,少食多餐,加强营养,防止小肠结肠炎的发生。

(3)并发症护理

1)小肠结肠炎　术前肠道准备质量关系到手术成败和术后小肠结肠炎的发生率,必须每日用生理盐水灌肠。术日晨彻底灌肠,直至洗出液呈清水样。小肠结肠炎病因及症状同术前肠炎,但症状往往比术前更重。

2)吻合口破裂　表现为肛门口有血便排出,有腹胀、呕吐、高热、腹膜刺激征。了解患儿体温变化、检验结果(如白细胞计数、CRP水平),观察腹部体征、排便情况。监测心率、血压、尿量,评估黏膜和皮肤弹性,必要时行肠造瘘手术。

3)泌尿系并发症　并发症有少尿、血尿、尿路感染、尿潴留。

4)污便　表现为排稀便时常有少量粪便污染内裤,尤其在夜晚熟睡时。多数患儿在半年后好转。污便由肛门内括约肌张力下降和排便协调功能不良所致。

【出院指导】

(一)自我监测

指导家长密切观察排便情况,若出现排便次数多伴恶臭稀便,或大便不解,有腹胀、发热等,则提示可能发生小肠结肠炎。教会家长正确的扩肛方法,坚持定时扩肛,并观察便条的粗细,如患儿出现排便困难、便条变细、腹胀等,提示吻合口狭窄,须及时就诊。

(二)饮食指导

适当增加营养,3～6 个月内给予高蛋白、高热量、低脂、低纤维、易消化饮食,限制粗糙食物摄入。

(三)伤口护理

保持伤口清洁、敷料干燥。小婴儿忌用手抓伤口。

(四)定期复诊

遵医嘱定期到医院复查。

第七节　先天性肥厚性幽门狭窄护理常规

【概　述】

先天性肥厚性幽门狭窄是新生儿常见的消化道畸形,是由新生儿幽门环形肌过度增生、肥厚导致幽门管狭窄的上消化道梗阻性疾病。

【治疗原则】

1.明确诊断后应尽早手术;对于严重脱水患儿,需要 24～48h 补充液体,不主张立即手术。

2.给予手术治疗,包括开腹幽门环肌切开术、腹腔镜下幽门环肌切开术(目前临床上最常用的术式)。

【护　理】

(一)术前护理

1. 术前护理常规

参见普外科术前护理常规。

2. 与本病相关的主要护理

（1）评估要点

1）健康史及相关因素　了解患儿呕吐出现时间、程度、进展情况。评估患儿的营养状况和生长发育情况，了解家族中有无类似疾病发生。

2）症状、体征　评估患儿呕吐的次数、性质、量及脱水程度，有无进行性消瘦及胃蠕动波；评估右上腹有无触及橄榄样肿块。评估患儿皮肤和黏膜有无干燥、脱水情况。

3）辅助检查　了解 X 线钡餐检查及 B 超检查结果；了解血气分析及电解质测定结果。

4）心理和社会支持状况　了解家长和患儿对手术的认知程度，以及对治疗、护理的需求。

（2）主要护理措施

1）病情观察　监测生命体征，观察呕吐情况，了解呕吐方式，以及呕吐物的颜色、性质和量，及时清除呕吐物，防止发生误吸。根据血气分析结果及时纠正水、电解质紊乱。

2）饮食管理　指导家长合理喂养，喂奶应少食多餐，喂奶后竖抱并轻拍婴儿背部，促使胃内的空气排出，待打嗝后再平抱，以防止或减少呕吐的发生。

（二）术后护理

1. 术后护理常规

参见普外科术后护理常规。

2. 与本病相关的主要护理

（1）评估要点　评估有无出血、感染、幽门管穿孔、幽门环肌切开不全而复发呕吐、呼吸道感染等并发症。

（2）主要护理措施

1）体位　术后应去枕取平卧位，头偏向一侧，保持呼吸道通畅，监测血氧饱和度，清醒后可取侧卧位。

2）病情观察　观察生命体征变化，如体温不升，则需采取保暖措施。密切监测血气，及时纠正水、电解质紊乱。

3）胃肠减压护理　对于进腹的幽门环肌切开术患儿，一般需禁食，胃肠减压 24～48h，做好口腔护理，并保持胃管引流通畅。观察引流液的量、颜色及性质。

4）饮食管理　腹腔镜下幽门环肌切开术 6h 后即可进食。奶量应由少到多，耐心喂养。

5）伤口护理　观察伤口有无红肿、渗血、渗液，保持伤口敷料清洁、干燥，避免剧烈哭吵，防止切口裂开。

（3）并发症护理

1）大网膜脱出　表现为伤口敷料有较多渗血、渗液，应及时汇报医师，由医师进行清创缝合。

2）幽门环肌切开不完全　术后仍有呕吐，多为黏膜水肿所致。应控制饮食，采用少食多餐喂奶法，一般几天后即可停止呕吐。如持续呕吐不止，经造影后仍有幽门梗阻存在，则说明幽门环肌切开不完全，需 10 天后行二次手术。

3）腹腔内出血　表现为切口渗血，心率加快，血压下降，面色苍白，血细胞比容下降，尿量减少等,常发生在术后 12h 内,应及时汇报医师,由医师积极予以止血、输血等处理,必要时剖腹探查。

【出院指导】

(一)饮食指导

少食多餐,合理喂养。介绍母乳喂养的优点,提倡母乳喂养,4~6 个月后可逐渐添加辅食。

(二)伤口护理

保持伤口敷料清洁,切口愈合前禁止浸水沐浴。小婴儿的双手要套上干净的手套,避免其用手抓伤口而导致感染。如发现伤口红肿,应及时去医院诊治。

(三)定期复查

遵医嘱定期至门诊复查。

第八节　先天性胆总管囊肿护理常规

【概　述】

先天性胆总管囊肿是以胆总管囊状或梭状扩张,伴或不伴肝内胆管扩张为特点的一种胆道畸形。胰胆管合流异常是胆总管囊肿发生的主要原因之一。

【治疗原则】

如诊断明确,应及时手术,以免导致胆道阻塞及炎症损害肝脏。治疗原则是切除囊肿以防癌变和重建胆道,并且需防止食物反流入胆道。通常行囊肿切除和肝管空肠 Roux-Y 吻合手术。

【护　理】

(一)术前护理

1. 术前护理常规

参见普外科术前护理常规。

2. 与本病相关的主要护理

(1)评估要点

1)健康史及相关因素　了解腹痛、黄疸发生的时间、程度,有无发热、恶心、呕吐。询问家长患儿有无尿色变深及大便颜色变浅。了解家族中有无类似疾病发生。

2)症状、体征　腹痛、黄疸及腹部肿块为先天性胆总管囊肿的三个基本症状。评估疼痛的部位、性质、程度、持续时间及伴随症状。了解腹部肿块的大小，有无黄疸及黄疸程度，有无恶心、呕吐、发热症状；观察大小便颜色。

3）辅助检查 了解腹部B超、CT、MRCP及实验室检查结果。

4）心理和社会支持状况 评估较大患儿是否因害怕手术而感到恐惧；评估家长对疾病的认知程度及心理反应，是否因手术复杂、治疗费用高、担心预后而产生焦虑情绪。

（2）主要护理措施

1）饮食管理 加强营养，给予低脂肪、高蛋白、高碳水化合物、富含维生素、易消化饮食。

2）休息 囊肿较大时应卧床休息，避免碰撞，防止发生囊肿破裂。

3）病情观察 注意患儿腹痛、肿块、黄疸及各项生化指标变化，警惕发生囊肿自发性穿孔。

（二）术后护理

1. 术后护理常规

参见普外科术后护理常规。

2. 与本病相关的主要护理

（1）评估要点 评估有无腹胀、腹痛及呕吐。观察肛门排气、排便时间。同时注意有无出血、胆瘘、胆管炎、吻合口狭窄及胰腺炎等并发症发生。

（2）主要护理措施

1）体位 麻醉清醒前患儿去枕平卧，头侧向一边，保持呼吸道通畅，必要时给予吸氧；麻醉清醒后可取平卧位或半卧位。

2）病情观察 监测生命体征，密切观察腹部体征，有无腹胀、腹痛及呕吐。观察肛门排气、排便时间。观察切口敷料有无渗血、渗液，黄疸消退及大小便情况。

3）引流护理 保持各引流管通畅，避免折叠、扭曲、受压；妥善固定引流管，避免意外拔管；及时评估引流液的颜色、性状和量并记录。

4）饮食管理 禁食期间做好口腔护理。根据医嘱及时、正确补充水分、电解质。肠蠕动恢复后给予流质，逐渐过渡到半流质，少食多餐，避免过饱。饮食应控制脂肪摄入，并观察进食情况及腹部体征变化。

5）休息与活动 下床活动不宜过早，以免影响吻合口愈合。

（3）并发症护理

1）胆瘘 观察腹腔引流液的颜色、量和性质，如腹腔引流管有胆汁排出，则提示胆瘘；当腹腔引流管无液体引流出，患儿同时有发热、腹胀及腹膜刺激征，应行腹部B超检查，若有腹腔积液，则可行腹腔穿刺，穿刺液为胆汁性，也提示胆瘘。需密切观察腹部体征，有无腹胀、腹痛、腹膜刺激征及发热情况，观察肛门排气、排便时间，以及大便颜色。

2）上行性胆管炎 为术后较常见的并发症之一，表现为发热、黄疸或胆红素水平升高、上腹部疼痛、肝大等症状。注意观察患儿的精神状态、腹部体征、皮肤黄疸、大便颜色、血胆红素水平等变化。

3）吻合口狭窄 表现为术后黄疸复发、肝内胆管扩张、反复胆道系统感染等，实验室检查为梗阻性黄疸改变。

4)胰腺炎　患儿出现极剧烈腹痛,实验室检查显示血、尿淀粉酶水平升高,提示胰腺炎。

5)包裹性积液　巨大胆总管囊肿术后易发生包裹性积液,原因是囊肿剥离面渗出液积聚,表现为腹痛,严重时有反应性胸膜炎表现,如呼吸急促、口唇发绀及 SpO$_2$ 下降。

【出院指导】

(一)饮食指导

指导家长适当增加营养,给予易消化、低脂肪饮食,忌食油腻、油炸食物,饮食要定时、定量,避免过饱。

(二)伤口护理

保持伤口清洁、干燥,勤换内衣。小婴儿的双手要用干净的手套约束,伤口痒时忌用手抓,以免伤口感染、裂开;如发现伤口红、肿、痛,应及时就诊。

(三)休息与活动

避免剧烈活动,不宜去公共场所,防止感冒、腹泻等疾病发生。

(四)定期复诊

患儿出院后,家长若发现患儿出现皮肤及巩膜发黄、大便颜色变白、尿色加深、发热等,应及时去医院就诊。

第九节　胆道闭锁护理常规

【概　述】

胆道闭锁是指肝内和(或)肝外胆道部分或完全性纤维化梗阻的一种胆道畸形,表现为进行性黄疸、白陶土样大便,最终导致淤胆型肝硬化,发生肝功能衰竭。

【治疗原则】

一经确诊即应及早行手术治疗。手术时机的掌握极其重要,手术以 6~8 周为佳。对于 3 个月以内的患儿,先行 Kasai 手术,超过 3 个月或术后效果不佳的患儿则行肝移植术。

【护　理】

(一)术前护理

1. 术前护理常规

参见普外科术前护理常规。

2. 与本病相关的主要护理

(1)评估要点

1)健康史及相关因素 观察患儿出生后有无渐进性黄疸、腹部膨隆、肝大、白陶土样大便;有无尿色加深,呈浓茶色(直接胆红素水平升高)等临床表现。了解家族中有无类似疾病发生。

2)症状、体征 了解患儿最初3个月一般营养状况,随病情进展有无出现营养发育障碍,有无脂溶性维生素缺乏的表现,如干眼、缺钙、出血倾向等。评估体检时腹部膨胀程度、大便颜色(建议用比色卡)、肝脏大小和质地。了解有无出现脾大、腹壁静脉曲张和腹水等门脉高压症状。

3)辅助检查 了解肝功能、凝血功能、TORCH检验、腹部B超、MRI等检验检查结果。

4)心理和社会支持状况 评估家长对疾病的认知程度及心理反应,是否因住院时间长、治疗费用高、手术预后差而产生焦虑情绪。

(2)主要护理措施

1)预防感染 手术当天遵医嘱使用抗生素,预防术后胆道感染。

2)支持治疗 遵医嘱予护肝,输血浆、白蛋白,补充维生素等支持治疗。

3)术前准备 完善各项检查,并做好肠道准备工作(开塞露塞肛或清洁灌肠),告知家长术前有关注意事项,解释禁食、备皮、皮试及肠道准备的必要性,取得家长的理解和配合。

(二)术后护理

1. 术后护理常规

参见普外科术后护理常规。

2. 与本病相关的主要护理

(1)评估要点 评估切口有无渗液渗血、感染,以及引流液的量、性质、颜色有无异常,腹腔引流管是否通畅,有无胆瘘;评估黄疸消退情况、大小便颜色及肝功能变化。

(2)主要护理措施

1)体位 术后麻醉清醒后取平卧位或舒适卧位,头侧向一边;待血压平稳后取半卧位,防止呕吐引起窒息。保持呼吸道通畅,必要时给予吸氧。

2)病情观察 监测生命体征。观察切口有无红肿、渗血、渗液,保持切口敷料清洁、干燥。观察皮肤黄疸有无消退,以及大小便颜色、肝功能变化。观察患儿腹胀情况。注意体温变化,体温过高时应及时采取降温措施。定期测量腹围。

3)引流护理 适当约束患儿四肢,妥善固定引流管。保持各引流管通畅,防止受压、扭曲和折叠。胃肠减压管定时抽胃液,观察胃管引流液、腹腔引流液的颜色、量和性质。更换各引流管时均应严格无菌操作。

4)饮食管理 禁食期间做好口腔护理,根据医嘱及时、正确补充液体及电解质,以维持水、电解质和酸碱平衡。开始进食时要控制脂肪摄入,少食多餐,逐渐过渡,避免过饱。

5)用药护理 正确使用护肝、利胆、抗感染药物,遵医嘱按疗程使用激素,并注意核对药物剂量。

(3)并发症护理

1)上行性胆管炎　为术后最常见的并发症之一。其临床症状不典型,表现为发热,皮肤黄染,白色大便,血中胆红素水平增高,白细胞计数升高。遵医嘱使用抗生素,监测体温变化。注意观察患儿的精神状态,皮肤黄疸和大便颜色变化,血胆红素水平、肝功能情况及全身情况。

2)急性肝功能衰竭　出生后3个月以上手术的晚期患儿可表现为肝昏迷、腹水、上消化道出血。密切观察患儿精神状态、意识、生命体征、尿量及大便性状,有无呕血、腹胀,发现变化及时汇报医师。

3)切口裂开　常发生于术后5～7天,表现为切口处有大量渗出液,有时有内脏脱出切口。护理时应密切观察切口,注意切口有无渗血、渗液,加强营养,消除哭吵等增高腹内压的诱因。

4)上消化道出血　为术后晚期并发症之一。患儿表现为面色苍白、精神萎靡、腹壁静脉曲张、呕血和血压下降等。密切观察胃肠减压管引流液的颜色、量、性状。观察患儿精神状态、生命体征、尿量及大便性状。

5)吻合口瘘及出血　主要表现为患儿术后恢复缓慢,精神萎靡,发热,腹胀,腹腔引流管有血性或胆汁样液体流出;如胃管有咖啡色或血性液体流出、血便,应立即报告医师及时处理。

【出院指导】

(一)自我监测

指导家长掌握评估皮肤黄疸程度的方法,观察大便性状和颜色的变化,学会简单评估患儿身体健康状况,如发现异常,应及时就诊。

(二)饮食指导

根据患儿生长发育的需要逐步添加辅食,少食多餐,建议给予高糖、高蛋白、高热量、低脂肪、低盐饮食。同时,注意补充脂溶性维生素,如维生素A、维生素D等。

(三)伤口护理

保持切口清洁、干燥,小婴儿双手要适当约束或用手套套住,避免其用手搔抓伤口而导致伤口感染。伤口愈合前切勿过早浸浴。

(四)皮肤护理

防止外伤和挖鼻等引起皮肤瘀斑、鼻出血。

(五)用药指导

遵医嘱按时用药,泼尼松等激素类药物尽量安排在早晨进食后服用,不能擅自增减药量。遵医嘱调整药物,如出现药物不良反应,应及时就诊。

(六)心理护理

给予家长心理支持,嘱定期复查,若出现皮肤、巩膜黄染加重,腹痛,发热等情况,应及时就诊。

第十节　脐膨出护理常规

【概　述】

脐膨出是一种先天性腹壁发育不全,胚胎期腹壁未能在脐部完成汇合,使脐带周围发生皮肤缺损,致使腹膜及内脏脱出体外的畸形。多数脐膨出有完整的囊膜,个别有破裂者多合并其他畸形。

【治疗原则】

尽早给予手术治疗。

【护　理】

(一)术前护理

1. 术前护理常规

参见普外科术前护理常规。

2. 与本病相关的主要护理

(1)评估要点

1)健康史及相关因素　询问有无家族史,是否顺产。

2)症状、体征　评估肿块、皮肤缺损大小,有无内脏突出,囊膜有无破裂、感染;评估有无合并其他畸形及染色体异常。

3)辅助检查　了解血常规、凝血谱及血气分析等检查结果,通过超声、放射学等检查手段诊断或排除合并的畸形。

4)心理和社会支持状况　评估家长对手术的心理准备情况及承受能力。了解家长是否得到脐膨出的健康指导。

(2)主要护理措施

1)维持体温　将患儿放入辐射床中,根据患儿体温调节床温,仔细检查膨出囊膜是否完整,膨出物表面立即用无菌温生理盐水纱布覆盖,以减少热量丢失和水分蒸发。

2)预防感染　使用5%聚维酮碘溶液消毒脐膨出物,动作轻柔,防止羊膜囊破裂而引起感染。

3)胃肠减压　以减少呕吐和吸入性肺炎的发生,并防止胃肠道因充气膨胀而增加肠管复位难度。

(二)术后护理

1. 术后护理常规

参见普外科术后护理常规。

2. 与本病相关的主要护理

(1)评估要点 评估有无呼吸困难、肺炎、硬肿病、败血症、全身水肿等并发症发生。

(2)主要护理措施

1)病情观察 ①将患儿置于保温箱内或开放式远红外抢救台,限制人员流动,保持环境温度恒定。密切观察体温变化,维持体温在正常范围,防止发生低温,预防并发硬肿症。②观察呼吸的方式,监测呼吸节律、频率、深浅度。观察面色及血氧饱和度。给予鼻导管或面罩吸氧,如有呼吸频率加快、呼吸困难、发绀表现,甚至呼吸暂停,应及时向医师汇报。③密切观察有无双下肢及腹壁水肿。观察肢端温度、色泽,减少哭吵,以免腹内压增高。④观察伤口有无出血、渗液;保持伤口敷料清洁、干燥。

2)胃肠减压护理 保持胃管引流通畅,观察引流液的量、颜色及性质;做好口腔护理。

3)预防感染 给予保护性隔离,遵医嘱正确应用抗生素,接触患儿前后应洗手。

4)饮食管理 进食过早可引起术后腹内压增高,术后常规禁食、胃肠减压,必要时采用胃肠外营养,补充血浆白蛋白。术后禁食时间较长,待肠蠕动恢复后经口进食,宜少食多餐。向家长讲述母乳喂养知识,鼓励母乳喂养。

(3)并发症护理

1)切口感染 参见急性阑尾炎护理常规。

2)切口裂开 参见胆道闭锁护理常规。

【出院指导】

(一)自我监测

患儿出院后,家长如发现患儿出现呕吐、腹胀等情况,应及时就诊。

(二)饮食指导

向家长宣教喂养知识,饮食宜少食多餐,喂奶后抬高头位或多竖抱,以减少吐奶。

(三)伤口护理

指导家长保持伤口敷料清洁、干燥,患儿的双手可用干净的无指手套约束,以防其抓伤创口。尽量避免患儿剧烈哭吵,防止伤口裂开。

第十一节　先天性肠闭锁护理常规

【概　述】

先天性肠闭锁指肠管在胚胎时由于某种因素(空化不全、扭转、炎症)发生闭锁,为完全性肠梗阻。先天性肠闭锁是一种较常见的消化道畸形。

【治疗原则】

手术治疗是目前唯一能挽救患儿生命的方法。

【护　理】

(一)术前护理

1. 术前护理常规

参见普外科术前护理常规。

2. 与本病相关的主要护理

(1)评估要点

1)健康史及相关因素　了解母亲妊娠史。询问患儿有无排便,呕吐、腹胀发生的时间和进展情况。评估有无合并其他畸形。

2)症状、体征　评估呕吐频率、性质,以及腹胀程度。评估有无脱水及电解质紊乱。

3)辅助检查　了解腹部立位片、血气分析及电解质测定等检查结果。

4)心理和社会支持状况　评估家长对疾病的认知程度和对治疗、预后的心理承受能力,了解家庭经济状况和支持程度。

(2)主要护理措施

1)保暖　对于体温正常的患儿,应注意保暖;对于体温不升的患儿,应予辐射床保温。

2)禁食　胃肠减压禁食期间做好口腔护理,保持呼吸道通畅,防止发生呕吐误吸。保持胃肠减压管引流通畅,以减轻腹胀、呕吐,观察引流液的量和性质。

3)遵医嘱正确补液　观察有无脱水体征和黄疸;根据新生儿体液特点及血气分析结果,准确调整输液速度。

(二)术后护理

1. 术后护理常规

参见普外科术后护理常规。

2. 与本病相关的主要护理

(1)评估要点　评估有无吻合口梗阻、吻合口瘘、肠粘连梗阻、坏死性小肠结肠炎等并发症发生。

(2)主要护理措施

1)病情观察　①将患儿平卧于保温箱内,头侧向一边,保持呼吸道通畅,有缺氧症状时立即给予吸氧。密切观察体温变化,维持体温在正常范围。②监测生命体征,观察有无呕吐、腹胀,了解排气排便情况。保持胃肠减压管引流通畅,观察引流液的量和性质。观察首次排便的时间及大便的性质,如有异常,应及时报告医师。

2)饮食管理　患儿肠道功能一般恢复较慢,闭锁位置越高,恢复就越慢。肠蠕动恢复后,奶量应由少到多,耐心喂养。观察喂奶后有无腹胀、呕吐、拒奶等情况。

3)伤口护理　观察伤口有无渗血、渗液,保持伤口敷料清洁、干燥。避免过度哭吵,防止伤口裂开。

(3)并发症护理

1)吻合口梗阻　是术后最常见、最严重的并发症之一。表现为胃管内引流液增多、腹胀(吻合口位置高的可仅表现为上腹部胀)、呕吐。密切观察腹部体征,有无腹胀、呕吐,观察排气、排便时间。监测生命体征、尿量及血气分析结果。

2)吻合口瘘　表现为腹胀、腹膜刺激征。观察患儿体温变化、检验结果(如白细胞计数、CRP)。观察腹部体征、排便情况。监测心率、血压、尿量,评估黏膜和皮肤弹性。

3)粘连性肠梗阻　参见粘连性肠梗阻护理常规。

4)坏死性小肠结肠炎　表现为腹胀、呕吐、发热、腹泻或便血,伴有明显中毒症状。X线腹部透视及摄片可见肠胀气及液平面。评估黏膜和皮肤弹性,密切监测腹部症状体征、生命体征和尿量。

【出院指导】

(一)自我监测

指导家长注意观察患儿腹部情况,如患儿出现腹胀、呕吐、排便困难等情况,应及时去医院检查,以防发生粘连性肠梗阻。

(二)饮食指导

介绍母乳喂养的优点,提倡母乳喂养,少食多餐,4～6个月后可逐渐增加辅食。

(三)伤口护理

保持伤口清洁、干燥,避免患儿剧烈哭吵,防止伤口裂开,如发现伤口红肿,应及时就诊。

第十二节　先天性直肠肛门畸形护理常规

【概　述】

先天性直肠肛门畸形是因胚胎期直肠肛门发育障碍而形成的一类消化道畸形。

【治疗原则】

手术为首选治疗方法。

(1)一期手术　适用于中、低位直肠肛门畸形。行肛门成形术。

(2)分期手术　适用于一期手术困难或高位直肠肛门畸形。先行结肠造口术,3～6个月后行肛门成形术,最后行肠瘘回纳术。

【护　理】

(一)术前护理

1. 术前护理常规

参见普外科术前护理常规。

2. 与本病相关的主要护理

(1)评估要点

1)健康史及相关因素　了解母亲妊娠史(或家族史,与遗传有关)。询问患儿会阴部是否有瘘口,有无胎便排出。评估患儿有无合并其他畸形(先天性心脏病、唐氏综合征)等。

2)症状、体征　评估有无呕吐,记录呕吐的次数、呕吐物的性质及量。评估腹胀程度,有无脱水及电解质紊乱。检查原始肛门处位置,评估会阴部、女性前庭阴道、男性尿道有无瘘口,排尿时有无粪便排出。

3)辅助检查　了解 X 线倒立侧位摄片、B 超检查、CT、MRI 等检查结果,判断无肛位置的高低。

4)心理和社会支持状况　评估家长对疾病的认知程度及心理反应;了解患儿有无自卑心理,家长和患儿对手术治疗有无信心,以及接受程度;评估家庭经济承受能力等。

(2)主要护理措施

1)保暖　对于体温正常的患儿,应注意保暖;对于体温不升的患儿,应予辐射床保温。

2)病情观察　密切观察生命体征,记录呕吐的次数、量和性质,防止发生误吸。观察腹胀程度,保持胃肠减压管引流通畅,观察引流液的颜色、量和性质。观察外阴部有无胎便痕迹,检查粪便出口。及时清理大便,做好瘘口周围皮肤的护理。

3)遵医嘱正确补液　评估有无脱水症状。根据新生儿体液特点及血气分析结果,正确调整输液速度。

4)并发症护理　观察有无合并其他畸形,如食管闭锁等。

(二)术后护理

1. 术后护理常规

参见普外科术后护理常规。

2. 与本病相关的主要护理

(1)评估要点　评估有无硬肿,切口有无出血、感染;有无排便困难、肛门狭窄、肛门失禁、直肠黏膜外翻、粪便潴留综合征及泌尿系等并发症发生。

(2)主要护理措施

1)病情观察　监测生命体征,保持呼吸道通畅。注意保暖,对体温不升的患儿应予辐射床保温,防止发生低温,预防并发硬肿症。保持胃肠减压管引流通畅,观察引流液的颜色、量和性质。密切观察有无腹胀、呕吐,以及肛门排便排气情况。

2)伤口护理　麻醉清醒后取蛙式俯卧位或仰卧位,充分暴露肛门口。保持肛门口清洁,每日随时用生理盐水棉球或聚维酮碘棉球擦去肛门口周围的血迹及粪便。观察肛门有无渗血、红肿、脓性分泌物等感染症状,以及排便情况。

3)肠造口护理 参见附录Ⅰ肠造口术护理。

4)饮食管理 禁食期间做好口腔护理。保证液体输入量,及时纠正水、电解质紊乱,根据医嘱予以白蛋白、血浆等支持疗法。肠蠕动恢复后根据医嘱先试喂少量温开水,再进食母乳,并观察患儿喂奶后有无呕吐,以及排便情况。

5)扩肛护理 术后因切口瘢痕挛缩,可导致肛门不同程度狭窄,故需定期扩张肛门,一般于术后2周开始,术后1～3个月,每日一次,每次5～10min;术后4～6个月,每周2～3次;术后7～12个月,每周一次。扩肛使用扩肛器,由细到粗,循序渐进。

6)导尿管护理 对于留置导尿的患儿,要做好导尿管的护理,并准确记录尿量。

(3)并发症护理

1)便秘 指导家长合理喂养,适当调整饮食,做好排便训练,辅以开塞露及灌肠等治疗。

2)肛门狭窄 表现为排便困难、便条变细,可有腹胀、食欲下降等症状。应密切观察排便情况,指导家长坚持扩张肛门。

3)尿道损伤 为术后严重并发症之一。应密切观察术后排尿情况,如出现血尿,应及时告知医师,予以止血或放置支撑尿管等处理。

4)污粪、失禁 轻者腹泻时有肛周污粪,重者排便不能控制。做好局部皮肤清洁卫生,同时监测血气,预防脱水,防止发生水、电解质紊乱。

5)直肠黏膜外翻 表现为肛门不能完全关闭而造成直肠黏膜外翻。每日予温盐水坐浴,促进瘢痕软化。直肠黏膜外翻多可随肛门括约肌功能恢复而自愈,对于不能自愈者,可行手术矫正。

【出院指导】

(一)自我监测

指导家长观察造瘘口肠管的血液循环和排便情况,做好造口周围皮肤的护理,保持清洁、干燥。

(二)肛门扩张指导

指导并教会家长正确的扩肛方法,强调必须坚持1年,不得随意中断,以保证扩肛效果。如发现排便困难、便条变细,或有腹胀、食欲下降等症状,应及时就诊。

(三)饮食指导

向家长讲解母乳喂养的优点,提倡母乳喂养,按时添加辅食。对于结肠造口患儿,注意饮食卫生和饮食均衡,避免引起腹泻或便秘。

(四)定期复诊

根据医嘱定期来院复查。

第十三节 梅克尔憩室护理常规

【概 述】

胚胎期卵黄管退化不全,远端肠管闭合,近端未闭,在末端回肠的肠系膜对侧出现的像憩室样突起,称为梅克尔憩室。

【治疗原则】

该病通常无症状,一旦出现炎症、坏死、穿孔、肠梗阻和溃疡出血等并发症,将引起外科急腹症。只有手术治疗,才能根治该病。

【护 理】

(一)术前护理

1. 术前护理常规

参见普外科术前护理常规。

2. 与本病相关的主要护理

(1)评估要点

1)健康史及相关因素 询问患儿的前驱症状,如有无腹痛、呕吐等胃肠道症状。评估近期是否出现突发的无痛性血便。

2)症状、体征 评估患儿有无脱水、出血、早期休克等症状。评估腹痛、便血程度和性质。观察腹部症状,如腹痛的部位、性质。了解腹胀、腹痛的程度,以及腹膜刺激征等。

3)辅助检查 了解各种实验室检查、影像学检查及其他检查结果。

4)心理和社会支持状况 了解患儿及家长对手术的认知程度和心理状况。

(2)主要护理措施

1)病情观察 监测患儿生命体征,评估患儿有无出血、脱水、电解质紊乱和酸中毒等情况,应及时补液,纠正酸中毒,提高血容量。对于出血较多者,应及时进行抗休克治疗。遵医嘱适量输血,待血红蛋白浓度恢复到 90～100g/L,收缩压在 80mmHg(10.67kPa)以上,即可进行手术,同时进行抗感染及相应对症治疗。

2)饮食管理 禁食期间做好口腔护理。对于能进食者,给予高热量、富含维生素、高蛋白、低渣或无渣饮食,避免进食粗糙、干硬、带骨、油炸及辛辣食物。

(3)并发症护理

1)肠梗阻 表现为腹痛、呕吐、便秘、腹胀、拒食。做好胃肠减压护理,观察腹痛的程度、性质、持续时间,以及肛门排便排气情况。

2)憩室溃疡出血 表现为突然出现无痛性全血便,大出血时可发生失血性休克。遵医嘱监测生命体征,进行抑酸止血治疗。具体参见休克护理常规。

3)憩室穿孔 患儿可表现为剧烈腹痛、呕吐、发热、白细胞计数升高,明显腹膜刺激体征,应做好急诊手术术前准备。

(二)术后护理

1. 术后护理常规

参见普外科术后护理常规。

2. 与本病相关的主要护理

(1)评估要点　评估有无吻合口出血、粘连性肠梗阻、切口感染等并发症发生。

(2)主要护理措施

1)体位与活动　麻醉清醒前予去枕平卧,头侧向一边;麻醉清醒后可取半卧位或者舒适卧位,鼓励并协助床上活动;鼓励早期下床活动,以防术后粘连性肠梗阻的发生。

2)病情观察　严密监测病情,定时测量生命体征,密切观察腹部体征,有无腹胀、腹痛及呕吐,了解肛门排气、排便时间。切口敷料有无渗血、渗液。观察伤口出血情况,保持伤口敷料清洁、干燥,如伤口敷料有渗血、渗液,应及时更换。

3)胃肠减压护理　保持胃肠减压管引流通畅,记录引流液的颜色和量,如引流液为咖啡色液体,则考虑是否胃内应激性溃疡出血,应及时通知医师,予护胃止血治疗。

4)饮食管理　禁食期间做好口腔护理,待肠蠕动恢复后方可进食,一般术后4～5天开始,从流质开始过渡到半流质。

(3)并发症护理　粘连性肠梗阻:参见粘连性肠梗阻护理常规。

【出院指导】

(一)饮食指导

给予营养丰富、易消化的饮食,少食多餐,忌食生、冷、黏、硬等不易消化的食物,忌暴饮暴食。

(二)伤口护理

注意保持伤口清洁、干燥,不可过早浸水洗澡,以免弄湿伤口而引起伤口感染。

(三)休息与活动

注意休息,避免剧烈运动,禁止体育活动3个月。

(四)定期复诊

遵医嘱定时来院门诊复查。若患儿出院后出现呕吐、腹痛、腹胀、发热等症状,应立即来院就诊。

第十四节 脾破裂护理常规

【概　述】

脾是腹部内脏中最易受损伤的器官,轻度外伤就可导致脾破裂,其发病率占各种腹部损伤的40%～50%。根据损伤的范围,脾破裂可分为中央型破裂、被膜下破裂和真性破裂三种,约85%是真性破裂。

【治疗原则】

(一)非手术治疗

1.保守治疗。

2.保脾治疗。

(二)手术治疗

手术治疗包括脾修补术、脾部分切除术、脾动脉结扎术、全脾切除及保留副脾、自体脾移植术。

【护　理】

(一)术前护理

1.术前护理常规

参见普外科术前护理常规。

2.与本病相关的主要护理

(1)评估要点

1)健康史及相关因素　了解腹部损伤的外来作用部位是否在左上腹或左季肋部。了解患儿受伤的原因、时间、姿势,以及致伤物的性质、暴力的大小。了解其受伤期及伤后病情发展经过及处理情况。询问有无导致自发性脾破裂的疾病史(脾肿瘤、先天性溶血性贫血、疟疾、黑热病、白血病等)。

2)症状、体征　评估患儿有无脱水、出血、早期休克等症状。评估腹痛、便血的程度和性质。观察腹部症状,如腹痛的部位、性质。了解腹胀、腹痛的程度,以及腹膜刺激征等。评估是否有其他脏器损伤。

3)辅助检查　了解血常规、B超检查、CT、X线检查的阳性结果,以及诊断性腹腔穿刺结果。

4)心理和社会支持状况　评估患儿和家长对意外外伤实施急诊手术的了解程度、心理反应及应对能力。

(2)主要护理措施

1)体位 绝对卧床休息,脾破裂的主要危险是腹腔内大出血,因此不宜搬动患儿。

2)病情观察 严密监测生命体征、尿量及中心静脉压,若发现血压下降、脉搏加快、高热,或出现少尿或无尿,应及时告知医师。密切注意腹部体征变化,如突然出现腹痛加剧、腹膜炎体征或腹胀加重,应及时向医师汇报。观察患儿是否伴有其他部位的外伤,以防误诊、漏诊,减少并发症发生。

3)四禁 禁食、禁饮、禁用镇痛药物、禁止灌肠和使用泻药。

4)胃肠减压护理 保持胃肠减压管引流通畅,观察引流液的颜色、性质及量,减轻胃扩张及损伤后肠麻痹。

5)积极做好术前准备 快速建立静脉输液通路,遵医嘱及时、正确补充水、电解质,以及应用抗生素、止血药。做好交叉配血、备血。备腹部皮肤时注意不挤压受伤处。密切观察患儿有无出血性休克症状。

6)心理护理 加强与患儿及家长的沟通,关心患儿,消除其紧张、恐惧心理,使患儿能积极配合治疗。同时稳定家长的情绪,因为家长的心态可直接影响患儿的情绪。

(二)术后护理

1.术后护理常规

参见普外科术后护理常规。

2.与本病相关的主要护理

(1)评估要点 评估生命体征、腹部体征变化,以及腹部疼痛程度。评估有无术后腹腔内出血、左膈下脓肿等并发症发生。

(2)主要护理措施

1)体位与活动 术后麻醉清醒前予去枕平卧,将患儿头偏向一侧,防止呕吐引起窒息。保持呼吸道通畅,必要时给予吸氧。待麻醉清醒、血压平稳后予半卧位或者舒适卧位。适当进行床上活动。

2)病情观察 监测生命体征、尿量,密切观察腹部体征。观察切口有无渗血、渗液、红肿,保持切口敷料清洁、干燥。及时复查血常规、肝肾功能及免疫球蛋白,密切注意血小板计数变化。

3)引流护理 适当约束患儿四肢,妥善固定引流管,保持各引流管通畅,防止受压、扭曲和折叠。胃肠减压管定时抽胃液,观察胃管引流液、腹腔引流液的颜色、量和性质。更换各引流管时均应严格无菌操作。

4)对症护理 根据医嘱及时、正确补充液体及电解质,以维持水、电解质和酸碱平衡。

5)饮食管理 禁食期间做好口腔护理。待肠蠕动恢复后可进流质,2～3天后改半流质,少食多餐。注意观察患儿进食后反应。

(3)并发症护理

1)术后出血 出血多在术后24h内。患儿表现为烦躁不安或萎靡、面色苍白、呼吸急促、四肢凉、脉搏细速、血压正常或偏低、脉压减小等低血容量症状,腹腔引流管引出鲜红血性液。密切观察意识状态、生命体征变化,监测血压。保持腹腔引流管通畅,密切注意引流液的颜色、量和性状。如发现异常,应及时向医师汇报。

2)左膈下脓肿 患儿表现为术后发热持续不退。应密切观察术后患儿的腹部体征及体温变化。

【出院指导】

(一)伤口护理

保持切口清洁、干燥,避免患儿用手抓伤口,以免伤口发生感染。伤口愈合前切勿过早浸浴。

(二)饮食指导

加强营养,少食多餐。忌食生、冷、黏、硬等不易消化的食物。

(三)休息与活动

避免剧烈活动,禁止体育活动1~2个月。少去公共场所,以减少呼吸道感染发生。

(四)定期复诊

定期复查血常规、免疫球蛋白,必要时遵医嘱服用预防血小板聚集的药物。如有呕吐、腹痛、腹胀、发热等症状,应及时就诊。

第十五节 粘连性肠梗阻护理常规

【概 述】

粘连性肠梗阻是指肠管与腹腔脏器之间,或肠管之间广泛性粘连或纤维束带形成而引起的肠梗阻。该病与腹部手术和腹腔感染有密切联系,是一种较常见的肠梗阻。

【治疗原则】

(一)非手术治疗

非手术治疗包括禁食、胃肠减压、抗炎补液。

(二)手术治疗

手术治疗包括腹腔镜探查术、肠粘连分离术、肠折叠术。

【护　理】

(一)术前护理

1.术前护理常规

参见普外科术前护理常规。

2.与本病相关的主要护理

(1)评估要点

1)健康史及相关因素　了解患儿有无先天性肠道发育畸形,有无腹腔内感染史及手术史,术后是否有经常腹痛的病史。

2)症状、体征　评估腹痛的性质、程度、持续时间。了解呕吐的次数,评估呕吐物的性质、量,以及有无脱水症状。评估腹胀程度及肛门排气、排便情况。

3)辅助检查　了解腹部 X 线平片、钡餐胃肠透视和腹部 B 超检查结果。

4)心理和社会支持状况　评估较大患儿是否因疼痛或害怕手术而产生紧张或恐惧情绪。评估家长对疾病和治疗的认知程度,是否因担心预后和治疗费用而产生焦虑情绪。

(2)主要护理措施

1)禁食期间护理　做好口腔护理,观察口腔黏膜、皮肤弹性、尿量等。评估有无脱水症状,遵医嘱予静脉补液或进行肠道外营养,维持水、电解质和酸碱平衡。

2)胃肠减压护理　保持胃肠减压管引流通畅,观察引流液的性质、颜色和量。评估患儿有无呕吐。

3)病情观察　密切观察腹部体征。观察腹痛的性质、部位、程度,以及腹胀情况,肛门排气、排便情况。评估疾病的进展,如出现腹痛、腹胀加剧,胃肠引流液量增加或出现腹膜炎症状,应立即向医师汇报。

(二)术后护理

1.术后护理常规

参见普外科术前护理常规。

2.与本病相关的主要护理

(1)评估要点　评估切口有无出血、感染、裂开,以及再次粘连性肠梗阻情况。

(2)主要护理措施

1)体位与活动　术后麻醉清醒前予去枕平卧,将患儿头偏向一侧,保持呼吸道通畅。麻醉清醒后予半卧位或者舒适卧位,鼓励尽早活动,防止再次发生肠粘连。

2)病情观察　监测生命体征,密切观察有无呕吐、腹胀及肛门排气排便。保持胃肠减压管引流通畅,并观察引流液的性质、颜色和量。根据血气分析结果,维持水、电解质和酸碱平衡。

3)饮食管理　禁食期间做好口腔护理。肠蠕动恢复后进食流质,少食多餐,并观察进食后有无腹痛、腹胀、呕吐等症状。

4)伤口护理　观察伤口有无渗血、渗液、红肿,保持伤口敷料清洁、干燥。避免患儿剧烈哭吵,小婴儿使用安抚奶嘴,防止腹压增高,引起切口裂开。

(3)并发症护理

1)切口感染　参见急性阑尾炎护理常规。

2)切口裂开　参见胆道闭锁护理常规。

3)再次粘连性肠梗阻　参见粘连性肠梗阻护理常规。

【出院指导】

(一)饮食指导

出院后适当增加营养,给予高蛋白、高热量、易消化饮食,饮食要定时定量,不能过饱。

(二)伤口护理

保持伤口清洁、干燥,伤口愈合前禁止沐浴。小婴儿的双手用干净的手套套住,避免其用手抓伤口。如发现伤口红、肿、痛,应及时去医院就诊。

(三)活动指导

活动量应适宜,避免剧烈活动,防止伤口裂开。

(四)定期复诊

注意观察腹部情况,如出现腹胀、腹痛、呕吐、发热、大便不解,应及时去医院检查,以防再次发生肠粘连。

第十六节　腹腔镜手术护理常规

【概　述】

腹腔镜手术就是利用腹腔镜及其相关器械进行的手术,其具有切口小、术中损伤小、出血少、术后疼痛轻、恢复快、住院时间短等优点,在外科领域已得到广泛的应用。

【护　理】

(一)术前护理

1.术前护理常规

参见普外科术前护理常规。

2.与腹腔镜手术相关的主要护理

(1)评估要点　评估患儿疾病相关的症状和体征,了解患儿疾病情况以及患儿的营养状况、生长发育情况。评估全身情况,有无腹腔镜手术禁忌证。

（2）主要护理措施

1）心理护理　患儿及家长因认知不足而产生疑惑，甚至恐惧心理，护士应主动向患儿及家长介绍腹腔镜手术的优点、可能出现的并发症及其处理方法。帮助家长和患儿消除对手术的疑虑，使其积极配合治疗。

2）皮肤准备　手术当天备皮，清洗腹部，彻底清洁脐部。用婴儿润肤油清除污垢，再用清水反复清洗脐部，动作轻柔，避免损伤，最后用聚维酮碘棉签消毒 2～3 次，以防发生感染。

3）胃肠道准备　术前 2 天应减少易产气食物摄入，以减少肠胀气。术前遵医嘱禁食、禁饮，根据疾病治疗需要，术日晨遵医嘱清洁灌肠一次。予留置胃管，抽出胃内容物及气体，有利于充分暴露手术视野，避免误伤其他脏器，还可防止麻醉中呕吐引起窒息。

4）膀胱准备　术前留置导尿管，排空膀胱，以免置入穿刺套管针时损伤膀胱及术中胀大的膀胱挡住视野。

（二）术后护理

1. 术后护理常规

参见普外科术前护理常规。

2. 与腹腔镜手术相关的主要护理

（1）评估要点　评估有无气腹、大血管损伤、切口渗血、感染、切口疝、皮下气肿、双肩酸痛等并发症发生。

（2）主要护理措施

1）体位　术后患儿应取去枕平卧位，头侧向一边，防止舌后坠及呕吐时误吸。麻醉清醒后视病情改为半卧位或自由体位。

2）病情观察　严密观察患儿生命体征，术后常规监测血压、血氧饱和度 2h，必要时根据医嘱给予吸氧、心电监护，监测呼吸频率和深度。观察有无高碳酸血症和呼吸性酸中毒。观察腹部体征，注意有无腹痛、腹胀及腹膜刺激征。

3）切口观察　观察切口有无出血、渗血、渗液，以及腹壁淤血；有无红、肿、热、压痛；有无切口部位膨出表现以及皮下气肿等。

4）饮食管理　视患儿基础疾病情况，根据医嘱给予饮食，从少量流质饮食开始。

5）早期活动　适当活动有利于肺部扩张，增加肺活量，预防肺部并发症发生。下肢活动能预防深静脉血栓形成，并可促进肠蠕动恢复。

6）引流护理　妥善固定引流管，避免折叠、扭曲，以及患儿意外拔管。保持引流通畅，观察引流液的颜色、量和性质并记录。

（3）并发症护理

1）切口感染　参见急性阑尾炎护理常规。

2）气腹　术中如出现胃扩张、膀胱充盈，可导致胃、膀胱损伤。术前应严格掌握患儿禁食、禁饮时间，鼓励患儿术前排尿，必要时遵医嘱术前留置胃管、导尿管。

3）高碳酸血症　CO_2 溶解度高，在气腹时经腹膜大量吸收入血，同时腹内压力升高导致膈肌上移，肺潮气量减少，CO_2 潴留而导致血液循环中 CO_2 水平升高，当 $PaCO_2 > 6.00kPa$（45mmHg）时，即可发生高碳酸血症和呼吸性酸中毒。密切观察患儿有无呼吸困难、乏力、发绀等症状,保持呼吸道通畅,术后必要时遵医嘱予鼻导管低流量吸氧,促进体内 CO_2 排出。

附录 I

肠造口术护理

【概　述】

小儿肠造口术是在患儿腹壁上将一段肠管拉出腹腔,将开口固定于腹壁,用于排泄粪便的方法。该术式常用于救治肛肠先天性畸形、肠坏死合并休克,以及腹腔广泛感染等危重急腹症患儿。

【护　理】

(一)术后护理常规

参见普外科术后护理常规。

(二)主要护理措施

1. 造口未开放时应禁食,并保留胃管。注意腹胀情况,酌情在 24～48h 开放造瘘口,以免因腹胀而使伤口裂开或肠管脱出。

2. 观察病情(造口开放后)。

(1)观察造口肠管色泽,如发现颜色发紫、发白、发黑等情况,应及时与医师联系。

(2)注意外露肠管的长短,观察有无肠管回缩或肠管脱出。在剧烈咳嗽、切口发生感染、腹内压突然增高时,肠管易脱出。若发生肠管脱出,应立即用无菌生理盐水纱布包裹,送手术室处理。

(3)对于高位肠造口者,应注意水、电解质平衡,及时补液。

(4)造口开放后,注意大便的性质、量,以及便条的粗细。若大便量少,便条细,则可能发生造口狭窄。

(5)注意造口肠管坏死、造口肠管回缩、造口肠管脱垂、造口疝和造口狭窄等并发症发生。

3. 做好肠造口及造口周围皮肤的护理。

(1)运用 DET 评分标准评估造口周围皮肤,以及造口肠管有无脱垂、回缩情况;观察造口肠管黏膜,以及有无腹泻现象。保持造口周围皮肤清洁、干燥,建议早期使用造口袋,局部可用造口护肤粉、皮肤保护膜外涂,防止皮肤糜烂。

(2)指导家长正确使用造口袋,观察有无漏气、局部皮肤过敏、渗漏。每次更换造口袋前正确进行 DET 评分,可根据 DET 评分及时调整护理方法。

【出院指导】

(一)自我监测

指导并教会家长肠造口的护理方法,保持皮肤清洁。注意调节饮食,高位造口者应多补充水分等。如发现大便性状改变、便条变细,以及出现腹胀腹痛、呕吐等症状,应及时来院就诊。

(二)活动指导

适当限制活动,并禁止盆浴。

(三)定期复诊

遵医嘱定期复诊。

附录 II

巨结肠灌肠法

【概　述】

巨结肠灌肠法是将一定量的生理盐水由肛门经直肠灌入结肠,并通过结肠狭窄段,以达到清除粪便,缩小扩张段,增进食欲,改善全身营养状况目的的方法。

【临床意义】

1.促进肠管蠕动,清除粪便,以减轻腹胀,缩小扩张段,增进食欲,改善全身营养。
2.可减轻炎症刺激及水肿。
3.术前灌肠可防止术中粪便污染,减少术后并发症发生。

【灌肠前准备】

(一)用物准备

肛管 2 根(根据年龄选用 20～26 号肛管)、灌洗器一副或灌肠筒一支,生理盐水(根据患儿年龄准备,水温 39～41℃)、液体石蜡、卫生纸、一次性中单、污物桶或便盆、水温计、手套、隔离衣,必要时备屏风。

(二)患儿准备

灌肠前患儿禁食半小时,向家长解释灌肠的目的,以取得家长和患儿的配合,并嘱排尿。

【操作步骤】

1. 首先评估患儿的腹胀程度,了解结肠病变的高低及痉挛段的长短,以掌握肛管插入的深浅度。

2. 注意保护患儿隐私，关好门窗，拉好床帘或屏风（有条件的在专用灌肠间进行），注意保暖。

3. 将一次性中单垫在治疗台上，患儿取平卧位或侧卧位，充分暴露臀部，选择韧性适宜、粗细恰当的肛管。

4. 操作者戴好手套后，将涂有液体石蜡的肛管缓缓插入肛门，如有阻力应先退后进。一般在到达痉挛段时有轻微阻力，再稍用力轻轻插入即有大量奇臭气体及粪便冲出，表明已到达扩张段的肠腔。

5. 固定肛管，用灌洗器反复冲洗，根据小儿年龄及腹胀程度确定每次注入生理盐水的量，一般为 200～300ml，新生儿每次注入 50～100ml。灌注速度均匀，不宜太快。

6. 灌洗时注意患儿保暖，同时轻柔按摩患儿腹部，移动肛管，以帮助患儿排出粪便。

7. 观察灌出粪便的量、颜色、性质，直至灌出液澄清。灌洗有效的指标为患儿腹胀明显减轻，食欲增加，全身营养得到改善。

【注意事项】

1. 灌肠总液量应有 100～150ml/kg，灌肠速度均匀，每次抽出量要大于或等于注入量。

2. 注意观察患儿全身情况，灌肠时患儿如出现腹痛加剧、哭吵剧烈、面色苍白、呕吐，灌洗液只进不出、腹胀加剧、血性液体排出，应立即停止灌肠，并与医师联系。

3. 术日晨灌肠必须彻底，排出液中无粪渣，术前 1h 灌洗结束。

4. 告知家长在巨结肠灌肠期间，给予清淡、易消化的流质或半流质饮食，忌食含纤维的食物，以免影响灌肠效果。

5. 加强肛周皮肤护理。

参考文献

[1]陈孝平,汪建平. 外科学. 8 版. 北京:人民卫生出版社,2013.

[2]崔焱,仰曙芬. 儿科护理学. 6 版. 北京:人民卫生出版社,2017.

[3]段红梅. 儿科护理学. 2 版. 北京:人民卫生出版社,2016.

[4]江载芳,申昆玲,沈颖. 诸福棠实用儿科学. 8 版. 北京:人民卫生出版社,2015.

[5]李正,王慧贞,吉士俊. 实用小儿外科学. 北京:人民卫生出版社,2001.

[6]施城仁,金先庆,李仲治. 小儿外科学. 4 版. 北京:人民卫生出版社,2010.

[7]孙宁,郑珊. 小儿外科学. 北京:人民卫生出版社,2015.

[8]王卫平,孙锟,常立文. 儿科学. 9 版. 北京:人民卫生出版社,2018.

[9]张金哲. 张金哲小儿外科学. 北京:人民卫生出版社,2013.

[10]赵正言. 实用儿科护理. 北京:人民卫生出版社,2009.

[11]郑珊. 实用新生儿外科学. 北京:人民卫生出版社,2013.

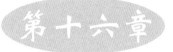

泌尿外科疾病护理常规

第一节　泌尿外科术前护理常规

一、一般护理

热情接待患儿及家长,办理入院手续,测量患儿生命体征、体重并记录。做好晨晚间护理,保证患儿充足睡眠。

二、病情观察

评估患儿病情和心、肺、肝、肾等重要脏器的状况,监测生命体征。评估泌尿系统畸形所在部位及相关的影像学检查(如 B 超、CT、MRI)、染色体检查、泌尿专科检查等结果;对于有尿路梗阻者,注意有无泌尿系感染症状,有无排尿及尿液异常;动态观察尿常规及血常规的变化,及早发现病情变化,并做好记录。

三、健康教育

向患儿及家长介绍病区的环境、入院须知。根据患儿情况,结合病情对家长及患儿进行多种形式的术前教育。告知家长术前检查的目的。指导年长患儿和家长学会有效深呼吸、有效咳嗽。指导患儿练习床上大小便。共同制订术后活动锻炼计划,说明术后早期活动的重要性。指导家长掌握术后疼痛的应对措施。告知家长术后体位、饮食要求、吸氧及引流管等情况。告知家长术后患儿哭吵的原因及应对措施。

四、心理护理

评估患儿及家长对疾病的认知程度和心理反应,患者对手术矫形后的期望值,识别并判断其所处的心理状态,及时提供有效的心理护理。讲解术前、术后的注意事项,消除患儿及家长的焦虑、恐惧、紧张情绪,取得其理解和信任,使其以积极的心态配合手术。

五、术前准备

1. 术前一日准备

(1)根据医嘱备血、备药;查看各种常规检查及特殊检查结果,如有异常,应及时报告医师;详细询问药物过敏史;做药物过敏试验,如为阳性,应报告医师并在床头及病历中做好醒目标识。术前一晚测量体温、脉搏、呼吸,并观察有无咳嗽、流涕等呼吸道感染症状。

(2)根据手术时间提前做好胃肠道准备,术前8h禁食油炸、脂肪及肉类食物,术前6h禁食固体食物,术前4h禁喂母乳,术前2h禁饮。向家长详细说明禁食、禁饮的时间、目的和重要性,并在床头挂禁食标识,通知食堂停发饮食。

2. 术日晨准备

(1)遵医嘱范围准备皮肤,必要时剃除或剪除手术区皮肤的毛发。如手术区皮肤有破溃或疖肿等,应及时报告医师。不同手术部位备皮范围参见普外科术前护理常规。

(2)检查手术野皮肤准备情况,换好手术衣裤,取下首饰等贵重物品,正在做牙矫形的患儿要摘除矫形支架;监测体温、脉搏、呼吸是否正常;核对腕带、手术部位标识,备好病历、CT片、MRI片、X线片等特殊用物,填写手术患儿转运交接单;进手术室前排空尿液,再次检查手术部位标识和术中带药,遵医嘱执行术前给药,准备术中带药,与手术室护士做好交接。

六、病室准备

按手术、麻醉方式备好术后用物,如麻醉床、氧气装置、心电监护仪、胃肠减压装置、引流袋、吸引器等。

第二节 泌尿外科术后护理常规

一、术后接待患儿流程

1. 正确核对患儿身份,将其安全搬移至病床,安置合适卧位。

2. 评估患儿意识及生命体征;评估感知觉恢复、四肢活动度及皮肤完整性。

3. 必要时遵医嘱给予吸氧、心电监护。

4. 检查切口部位及敷料包扎情况,妥善固定引流管,并做好标识。

5. 检查输液通路并调节滴速。

6. 与麻醉医师或复苏室护士交接并签字。

7. 告知患儿及家长术后注意事项。

8. 核对并执行术后医嘱。

9. 做好术后护理记录。

二、麻醉清醒期护理

严密观察患儿面色,呕吐时将其头偏向一侧,及时清除呼吸道分泌物,保持呼吸道通畅。

全麻术后遵医嘱监测心率、呼吸、血压及血氧饱和度。注意安全,安抚烦躁患儿,必要时遵医嘱给予适当约束。

三、病情观察

监测生命体征并记录,遵医嘱及护理级别测量体温、脉搏、呼吸、血压,病情变化时随时测量。观察切口渗血渗液情况。观察阴茎及阴茎头水肿、血液循环情况。观察排尿情况,有无排尿异常及尿液异常。阴茎手术遵医嘱正确外用抗生素药膏。

四、体液管理

评估水、电解质和酸碱是否平衡,遵医嘱记录 24h 尿量或出入量,注意是否有肾功能异常,监测血气及肾功能。合理安排输液速度和顺序,遵医嘱正确使用抗生素。

五、呼吸道管理

评估呼吸、血氧饱和度情况,正确使用氧疗;鼓励较大患儿做有效深呼吸和有效咳嗽,遵医嘱给予雾化吸入、叩背;保证病室温湿度适宜。

六、疼痛管理

评估患儿的疼痛部位和性质,根据年龄采用 FLACC 疼痛评估量表或脸谱疼痛分级法、数字疼痛分级法评估疼痛的程度,判断疼痛对患儿休息、饮食、情绪的影响。安抚和鼓励患儿,指导家长采用讲故事、听音乐等方法分散患儿的注意力。阴茎手术后常规外用镇痛药膏,必要时遵医嘱静脉滴注镇痛药或使用镇痛泵,并观察药物的疗效与副作用。

七、导管护理

妥善固定各类导管,防止滑脱;对于不合作的患儿,适当约束四肢。保持标识清晰;严格执行无菌技术操作规程;保持引流通畅,防止发生逆流;观察引流液的量及性质并记录;掌握拔管指征。

八、体位管理

在病情稳定后,根据麻醉方式、手术方式、患儿全身情况、疾病性质和医嘱选择合适的卧位。如病情允许,应尽早下床适量活动,阴茎手术后使用不锈钢拱形支被架保护伤口。

九、安全管理

麻醉未完全清醒前预防窒息、坠床;使用约束带应定期检查、交接;加强患儿及家长对留置引流管的宣教,避免发生意外拔管。

十、饮食管理

麻醉清醒后开始进 10～15ml 温开水,观察 10～15min 后评估患儿有无恶心、呕吐,逐步给予易消化饮食,根据患儿需求适当增加,逐渐过渡到普通饮食。给予营养丰富、易消化、富含纤维素饮食,保持排便通畅;对于留置导尿的患儿,鼓励多饮水,防止发生导尿管堵塞;对于尿路结石患儿,做好饮食宣教。

十一、皮肤黏膜护理

对于病情危重及术后长期卧床的患儿,应做好皮肤护理,预防压力性损伤发生。禁食期间做好口腔护理并观察口腔黏膜的变化。保持会阴清洁,每次便后用温水洗净,防止发生泌尿系感染。对于留置导尿的患儿,每日对会阴消毒 2 次。对于尿失禁患儿,应做好会阴护理,防止尿液长期刺激外阴皮肤而引起湿疹或糜烂。

十二、心理护理

由于术后伤口疼痛,患儿可表现为焦虑和烦躁不安,因此要针对患儿不良的心理反应提供个体化的心理支持。当进行各种暴露外生殖器的操作时,应注意遮挡,保护患儿隐私。

十三、术后不适护理

1. 发热护理

评估患儿体温及伴随症状,安抚患儿并解释原因,遵医嘱选择物理或药物降温。对于能进食者,鼓励多饮水,及时擦干汗液,更换内衣,保持皮肤清洁、干燥。

2. 恶心、呕吐、腹胀处理

评估恶心、呕吐、腹胀的原因及伴随症状,并遵医嘱予以对症处理。

3. 尿潴留处理

评估尿潴留的原因、症状,诱导排尿(如下腹部热敷,轻柔按摩膀胱区);如无禁忌,则可协助患儿坐起或下床排尿,必要时予以导尿。

十四、并发症护理

1. 术后出血

判断是内出血还是外出血。

(1)外出血 评估伤口敷料渗出情况,及时通知医师,并更换伤口敷料,保持伤口敷料干燥。

(2)内出血 评估引流管引流血性液体的量、性质及出血速度;评估生命体征、尿量、意识、末梢循环;评估有无镜下血尿或肉眼血尿,有无血红蛋白、血细胞比容进行性下降。

2. 术后感染

根据不同的感染做好相应的护理。

3. 吻合口瘘

保持引流通畅,观察引流液的量和性质并记录;观察相应的症状与体征,遵医嘱予以处理。

第三节　尿道下裂护理常规

【概　述】

尿道下裂(hypospadias)是一种常见的先天性外生殖器畸形,因胚胎发育出现障碍,尿道沟不能完全融合到阴茎头的远端,尿道开口位于冠状沟至会阴之间的任何部位,可同时伴有阴茎下弯畸形和阴囊分裂。

【治疗原则】

手术矫形是治疗尿道下裂的唯一方法。手术适宜年龄6～18月龄。根据尿道下裂程度不同,手术方式分为一期尿道成形术和分期手术。

(1)一期尿道成形术　适用于Ⅰ—Ⅲ度尿道下裂。

(2)分期手术　适用于Ⅲ—Ⅳ度尿道下裂,先行一期阴茎下弯伸直尿道造瘘术,二期再行尿道成形术。

【护　理】

(一)术前护理

1.术前护理常规

参见泌尿外科术前护理常规。

2.与本病相关的主要护理

(1)评估要点

1)健康史及相关因素　询问有无尿道下裂的家族史,母亲妊娠期有无外源性雌激素接触和应用史。了解患儿对排尿方式改变的适应能力。有无伴发腹股沟斜疝及睾丸下降不全等畸形。

2)症状、体征　评估患儿尿道开口的位置高低,阴茎发育情况,以及有无阴茎下弯存在。是否合并单、双侧隐睾。

3)辅助检查　了解染色体及基因检测结果。

4)心理和社会支持状况　评估患儿及家长对手术的心理反应,是否担心阴茎外观及成年后的性生活和生育能力。

(2)主要护理措施

1)皮肤准备　强调术前阴茎包皮清洗的重要性,皮肤皱褶处应展开清洗,防止发生术后感染。

2)心理护理　了解患儿及家长焦虑的程度及对疾病的认知程度,注意保护患儿及家长的隐私。向家长讲解疾病发生的原因、治疗方法、护理要点、影响手术效果的因素和可能出现的并发症,使其能正确认识疾病,及早发现术后可能出现的各种并发症。

(二)术后护理

1.术后护理常规

参见泌尿外科术后护理常规。

2.与本病相关的主要护理

(1)评估要点 评估阴茎伤口肿胀、出血及阴茎血液循环情况。评估疼痛程度。评估导尿管固定及引流情况。拔除导尿管后评估有无尿瘘、尿道狭窄等并发症。

(2)主要护理措施

1)体位 麻醉清醒前予去枕平卧,将患儿头侧向一边,防止呕吐物吸入而引起窒息。清醒后取平卧位或平侧卧位,适当约束四肢,尽量少翻动,避免伤口出血,使用护架保护,避免盖被直接压迫阴茎。

2)饮食管理 鼓励多饮水,限制各种碳酸饮料的摄入,防止尿酸结晶形成而阻塞导尿管。多食高蛋白及富含粗纤维和维生素的食物,保持排便通畅,如有排便困难,可用开塞露通便,避免用力排便而引起伤口出血及尿液自尿道口外溢。

3)伤口护理 ①评估局部切口敷料渗出情况、阴茎头色泽、阴茎血液循环情况。对于躁动者,适当约束四肢,疼痛哭吵剧烈的要及时遵医嘱应用镇静镇痛药,防止伤口出血。对于7岁以上患儿,可给予雌激素,防止阴茎勃起而导致继发出血和疼痛,影响伤口愈合。②用抗生素药膏涂抹阴茎头,3～5天拆除阴茎敷料后,每日外用消毒溶液消毒伤口,再涂抹抗生素药膏。③不能强行洗擦血痂,可先涂抗生素药膏软化,然后再去除。④每日用红外线治疗仪照射伤口10～15min,以促进伤口愈合。

4)疼痛护理 观察疼痛发生的时间、性质,倾听患儿对疼痛的描述,采用FLACC疼痛评估量表或脸谱疼痛分级法评估患儿疼痛的程度,选择非药物及药物镇痛并观察效果。

5)皮肤护理 保持臀背部皮肤清洁,每日用温水清洗,臀背部垫柔软的毛巾。

6)导尿管护理 ①妥善固定导尿管并保持引流通畅,避免折叠、扭曲、过度牵拉导尿管;适当约束患儿四肢,防止因烦躁、哭吵而拔管。②由于导尿管的放置易刺激膀胱引起尿意,嘱患儿不要用力排尿,以免引起尿液自尿道口外溢及导尿管滑出。③定时更换引流袋并观察记录引流液的性质及量。④如发现尿袋内尿量较长时间未见增加,膀胱区膨隆,且患儿有哭叫、疼痛、想排尿等症状,则提示引流不畅,须及时处理,必要时给予膀胱冲洗。⑤留置导尿管放置7～12天,拔管后第一次排尿可能有疼痛,应鼓励患儿多饮水,增加排尿次数,保持排尿通畅。拔管后注意观察尿线粗细及有无尿瘘发生。

(3)并发症护理

1)尿瘘 排尿时非一条尿线,小瘘口有自行愈合的可能,大瘘口需在半年后再次行尿瘘修补术。

2)尿道狭窄 表现为尿线细,射程短,排尿滴沥。术后3个月内的早期狭窄可试用尿道扩张治疗,若无效,则需手术治疗。

【出院指导】

(一)饮食指导

加强营养,给予易消化、刺激性小饮食,多饮开水,多食蔬菜和水果,避免进食含激素类补品。

(二)活动指导

3个月内避免剧烈运动和做骑跨动作,防止阴茎受到外力挤压、撞击、摩擦。

(三)伤口护理

保持阴茎伤口清洁,避免搔抓。局部外用消毒溶液擦拭,抗生素药膏涂抹至完全愈合。

(四)定期复查

观察尿线粗细,有无排尿困难,如有异常,应及时来院就诊。定期复查,出院后每2周复查一次,如有尿道狭窄,应定期扩张,以后每年复查一次至青春期。对于尿瘘以及需行二期手术的患儿,术后半年再次手术予以矫正。

第四节　隐睾护理常规

【概　述】

隐睾指睾丸未能按正常发育过程自腰部腹膜后下降至阴囊。

【治疗原则】

对于就诊年龄超过6个月未能自行下降者,予以手术治疗。

【护　理】

(一)术前护理

1.术前护理常规

参见泌尿外科术前护理常规。

2.与本病相关的主要护理

(1)评估要点

1)健康史及相关因素　向家长询问发现阴囊空虚的时间,是否经过激素治疗。评估有无合并其他畸形,如腹股沟斜疝、鞘膜积液、尿道下裂、唐氏综合征等。

2)症状、体征　评估阴囊发育及是否存在不对称,双侧阴囊触诊情况,腹股沟区能否摸到肿块及肿块回缩情况。

3)辅助检查 了解 B 超检查结果。

4)心理和社会支持状况 了解家长是否担忧患儿成年后的生育能力。

(2)主要护理措施

1)皮肤准备 注意阴囊皱褶处皮肤清洁,腹腔镜手术前做好脐部清洁。

2)心理护理 向家长及年长患儿讲解疾病的相关知识,减轻其担忧情绪。

(二)术后护理

1.术后护理常规

参见泌尿外科术后护理常规。

2.与本病相关的主要护理

(1)评估要点 评估术后伤口有无出血、感染等情况;评估有无睾丸回缩、睾丸内萎缩等并发症。

(2)主要护理措施

1)体位 麻醉未清醒期间,取平卧位,头侧向一边;清醒后取舒适体位。阴囊水肿明显者适当延长卧床时间,避免水肿加剧。

2)饮食管理 麻醉清醒后可进食易消化食物。

3)病情观察 ①密切观察患儿生命体征,腹腔镜手术后注意腹胀及呼吸形态,监测血气,警惕高碳酸血症发生。②注意观察伤口出血及阴囊血液循环情况。

4)伤口护理 发现阴囊伤口出血、红肿等应及时处理,红肿明显可用多磺酸黏多糖乳膏外涂伤口以外的部位,暴露的阴囊伤口定时外用消毒溶液消毒。保持会阴清洁,避免大小便污染伤口。

(3)并发症护理

1)睾丸回缩 术后患侧阴囊仍空虚的,需半年后再次手术治疗。

2)睾丸萎缩 复查 B 超示患侧睾丸无血供的,可行手术切除。

【出院指导】

(一)休息与活动

避免剧烈运动及做骑跨动作,防止造成外伤。

(二)定期复诊

定期复诊,了解睾丸发育情况。如有睾丸回缩,应及时就诊。若睾丸突然增大、出现坠胀感、质地变硬等,应警惕恶变的可能。

第五节 包茎护理常规

【概 述】

包茎是指包皮口狭窄,包皮不能外翻显露阴茎头。

【治疗原则】

(一)非手术治疗

扩包去垢,以后经常上翻包皮,清洁阴茎头及包皮。

(二)手术治疗

手术治疗包括包皮套扎、包皮环切。

【护　理】

(一)术前护理

1.术前护理常规

参见泌尿外科术前护理常规。

2.与本病相关的主要护理

(1)评估要点

1)健康史及相关因素　了解有无包皮炎及包皮扩张史。

2)症状、体征　评估患儿包皮口大小,包皮能否上翻显露阴茎头,有无积垢、发炎,有无排尿困难等。

3)辅助检查　了解患儿术前常规检查结果。

4)心理和社会支持状况　了解家长对手术的担忧情况。

(2)主要护理措施

1)皮肤准备　保持阴茎包皮清洁,有炎症者外用消毒溶液浸泡治疗。

2)心理护理　较大患儿常有恐惧心理,应向其讲解手术相关知识,并给予心理安慰。

(二)术后护理

1.术后护理常规

参见泌尿外科术后护理常规。

2.与本病相关的主要护理

(1)评估要点　评估伤口有无出血、水肿、感染,有无术后排尿困难等。评估有无包皮套扎环嵌顿等并发症。

(2)主要护理措施

1)体位　麻醉未清醒期间,取平卧位,头侧向一边;麻醉清醒后取舒适体位,使用护架保护,防止盖被接触伤口。

2)病情观察　①观察伤口有无出血及阴茎头水肿情况;观察阴茎头血液循环。②观察套扎环情况,有无松开、早脱、移位,一般情况下套扎环于术后7~14天脱落。③观察有无排尿困难,对于有排尿困难者,可采用诱导、按摩、热敷等方法促进排尿。

3)伤口护理　确保套扎环妥善固定;部分患儿可发生阴茎头水肿,一般48h达高峰,后逐渐消退；手术次日起，外用消毒溶液浸泡阴茎头，每日 2 次，每次 15min。如出现伤口渗血、套扎环松动、阴茎头色泽改变，需及时报告医师予以处理。

（3）并发症护理

1）出血 如套扎环处有较多出血，应使患儿保持安静，减少躁动，并报告医师，局部应用弹性绷带包扎及给予静脉止血治疗，必要时行手术清创治疗。

2）包皮套扎环嵌顿 如包皮水肿明显，阴茎头外露颜色发白、发紫，套扎环位于冠状沟，应行清创取环术。

【出院指导】

（一）休息与活动

伤口未愈前应适当限制活动，并禁止盆浴。

（二）伤口护理

每日外用消毒溶液浸泡阴茎头 2 次，每次 15min，浸泡至套扎环完全脱落，并遵医嘱涂抹抗生素药膏。

（三）定期复诊

遵医嘱来院复查，告知家长如发现患儿包皮、阴茎头水肿明显，套扎环过早脱落，伤口出血，应及时来院就诊。伤口愈合后应坚持经常外翻包皮，并保持阴茎头和包皮清洁，防止发生感染。

第六节　肾结石护理常规

【概　述】

尿液中难溶解盐类（如草酸盐、磷酸盐、尿酸盐等）呈过饱和状态，以晶体形式和尿中黏蛋白等基质沉淀聚集而形成肾内结石。小儿结石的病因有：①代谢性疾病；②感染因素；③先天性畸形；④生活环境因素等。肾盂输尿管连接部梗阻是肾结石的常见原因。

【治疗原则】

（一）非手术治疗

非手术治疗适用于无尿路梗阻症状的单发肾结石。

（二）手术治疗

对于结石较大，估计不能从尿路排出，以及合并梗阻的结石、作为感染源的结石、经常导致绞痛及大量血尿的结石，原则上都应手术去除。

【护　理】

(一)非手术治疗护理

1.饮食管理

鼓励多饮水,观察尿量、尿色,注意有无结石排出,口服中药排石冲剂时更要加强观察。对于反射性无尿患儿,要控制饮水量。

2.疼痛护理

向患儿及家长解释疼痛与活动的关系,要求尽可能避免运动量大的活动。对于剧烈疼痛者,遵医嘱应用解痉镇痛药并观察疗效。

3.病情观察

观察患儿有无腰腹疼痛、血尿及尿路感染等症状,如发现少尿或无尿等急性梗阻症状,应及时报告医师予以处理。

4.定期监测

监测血气、电解质及肾功能,如肌酐、尿素氮水平持续升高,少尿或无尿,血钾水平升高等,应警惕肾功能衰竭发生,必要时行腹膜或血液透析治疗。

5.体外碎石后护理

观察患儿有无腰腹疼痛、血尿及尿路感染、排尿困难症状,嘱多饮水。

(二)手术治疗护理

1.术前护理

(1)术前护理常规　参见泌尿外科术前护理常规。

(2)与本病相关的主要护理

1)评估要点　①健康史及相关因素:了解患儿的生活环境、饮食习惯(有无喜甜食、肉食,以及少饮水等)。有无遗传、代谢、局部解剖异常及感染因素。有无某些药物服用史(如磺胺类药物),既往血尿、疼痛发生情况。有无肾绞痛发作及泌尿系感染史。②症状、体征:评估疼痛及血尿程度。评估尿量及有无尿路感染症状。③辅助检查:了解 CT、腹部平片、B超检查、血气分析、电解质测定及肾功能等检验检查结果。④心理和社会支持状况:了解患儿及家长对疾病的认知程度。

2)主要护理措施　①饮食管理:鼓励患儿多饮水,以起到内冲洗作用。②术前准备:术前一晚及术日晨分别给予开塞露灌肠,以利于术前 X 线摄片或 B 超对结石的准确定位。

2.术后护理

(1)术后护理常规　参见泌尿外科术后护理常规。

(2)与本病相关的主要护理

1)评估要点　评估伤口出血、感染等情况。评估尿量及肾功能情况。

2)主要护理措施　①体位:麻醉未清醒期间,取平卧位,头侧向一边。②饮食管理:麻醉清醒后逐渐进食易消化食物,逐渐向普食过渡。保持排便通畅,鼓励多饮水。③病情观察:

严密观察生命体征。观察肾功能各项指标(如肌酐、尿素氮)。观察有无腹痛,切口有无渗血,尿色的变化,及时发现继发性出血。④引流护理:适当约束患儿四肢,防止因烦躁、哭吵而拔管。妥善固定引流管,保持引流通畅,避免折叠、扭曲引流管。双J管:导管两端分别放置于膀胱和肾盂,起到引流作用,常规放置2周;导尿管放置1～2天,如有大量血性尿液,应及时报告医师。

3)并发症护理 ①出血:伤口敷料渗血、引流管内血性液体短期内明显增多、引流尿液持续呈血性,应限制活动,合理使用止血药。②结石复发:出现发热、腹痛、血尿等表现,X线平片或B超提示肾结石。③肾功能衰竭:出现肌酐、尿素氮水平持续升高,少尿或无尿,血钾水平升高等,应警惕肾功能衰竭发生。

【出院指导】

(一)饮食指导

指导多饮水,增加尿量。多食含纤维素丰富的食物,少食糖、饮料及菠菜。高尿酸者限制摄入动物内脏和豆制品等含嘌呤较多的食物,高钙尿者忌高钙饮食。

(二)休息与活动

保证充分休息,适当活动。

(三)定期复查

1.指导家长发现有下列情况应及时就诊:剧烈腰部疼痛,伴有恶心呕吐、寒战、发热、尿液性质和气味改变。

2.对于代谢性结石和感染性结石,要积极治疗原发病;此外,还可根据体内代谢异常情况合理口服相应药物来预防结石复发。

3.定期随访,了解肾功能及结石有无复发。

4.对于留置双J管者,注意观察尿液颜色变化,避免下蹲等剧烈活动而导致双J管上下移位,如出现血尿,应及时就诊,术后2周左右拔管。

第七节 先天性肾积水护理常规

【概　述】

尿液从肾盂排出受阻,造成肾内压增高,肾盂、肾盏逐渐扩张,甚至导致肾实质受压萎缩、肾功能低下的一种疾病,称为肾积水。肾盂输尿管连接部梗阻(UPJO)是小儿肾积水发生的常见原因,梗阻常见病因有肾盂输尿管连接部狭窄、息肉、瓣膜、异位血管压迫。

【治疗原则】

(一)非手术治疗

对于围产期检查发现的肾积水,应随诊、复查监测后确定治疗方案。

(二)手术治疗

手术治疗的适应证包括:①有明显梗阻症状;②全肾功能损伤或部分肾功能损伤;③并发泌尿系统结石或感染、高血压等。

【护　理】

(一)术前护理

1.术前护理常规

参见泌尿外科术前护理常规。

2.与本病相关的主要护理

(1)评估要点

1)健康史及相关因素　了解住院前患儿的健康状况,有无反复发作的腹痛、剧烈的绞痛、恶心、呕吐、尿量减少。

2)症状、体征　评估患儿生命体征,有无腰痛、腹痛,腹部包块大小及全身状况,有无尿路感染、血尿等表现。

3)辅助检查　了解肾功能及尿常规白细胞数等检查结果。

4)心理和社会支持状况　了解患儿及家长对手术治疗的承受能力、对手术方式是否理解,特别是对暂时性尿流改道和排尿方式改变的心理准备。评估患儿及家长是否得到肾盂积水的健康指导。

(2)主要护理措施

1)预防泌尿系感染,适量饮水,勤换内裤,保持外阴清洁。

2)注意休息,适当活动,避免肾区受碰撞导致肾损伤。

(二)术后护理

1.术后护理常规

参见泌尿外科术后护理常规。

2.与本病相关的主要护理

(1)评估要点　评估伤口有无出血、感染,评估尿量情况,注意有无吻合口狭窄、吻合口瘘等并发症。

(2)主要护理措施

1)体位　麻醉清醒前予去枕平卧,清醒后取舒适体位,适当限制活动量,防止翻身时引流管被过度牵拉。

2)病情观察　①监测生命体征和尿量情况,遵医嘱监测血压。②患儿腹痛、腹胀不适,伤口敷料渗血,引流管中血性液体短期内明显增多的,应及时向医师汇报。

3)饮食管理　给予高热量、富含维生素饮食,肾功能正常者鼓励多饮水,限制各种碳酸饮料摄入,防止尿酸结晶形成而堵塞引流管。多食新鲜的蔬菜、水果,保持排便通畅。

4)皮肤护理　加强臀背部皮肤清洁,每日用温水清洗,臀背部垫柔软的毛巾。

5)引流护理 确保引流管通畅,妥善固定,使之不滑脱、不堵塞、不被过度牵拉。观察引流液的性质、颜色,记录引流量及尿量,如引流液混浊,则需协助做尿培养及药物敏感试验。定期监测血生化。①双J管:导管两端分别置于肾盂及膀胱内,体内留置,起到肾盂引流及输尿管支撑管的作用,术后常规留置1~3个月。②肾周引流管:利于少量渗血、渗液排出,一般不超过100ml,术后2~3天拔管。③肾盂引流管:在肾盂内,起到引流尿液,减轻肾盂压力,促进肾修复的作用。该引流管适用于双J管无法顺利留置者。引流液初始为淡血性液体,后为血性液体,3~5天后颜色转清,有大量尿液排出,术后12~14天拔管。肾盂引流管拔管前先夹管,观察患儿有无发热、呕吐、腰腹胀痛等反应。拔管前经肾盂引流管注入亚甲蓝后夹闭,鼓励患儿多饮水,以促进亚甲蓝排出,并注意观察小便是否为蓝色,记录排出时间。

(3)并发症护理

1)吻合口瘘 临床表现为腰胀、发热,敷料有渗液,肾周引流管引流尿性液体。漏尿不严重的,可自愈。对于漏尿严重者,应行手术治疗。

2)感染 表现为发热、尿液混浊、尿常规白细胞数增加、尿培养异常,根据药物敏感试验结果选用有效抗生素。

3)反射性无尿 表现为一过性无尿,需监测尿量的变化,调整输液速度,必要时检查肾功能。

【出院指导】

1. 遵医嘱继续口服抗生素,指导家长按时服药。

2. 注意休息,保持会阴清洁,勤换内裤,防止发生逆行性尿路感染。

3. 出院后注意监测尿常规,一般出院后每3~5天查尿常规一次,正常后经医师同意停止监测。

4. 出院后分别于术后1个月、3个月、半年、1年复查B超,了解患侧肾脏情况,中、重度肾积水术后肾盂很难恢复至正常大小和形态;以后每年复查一次B超,了解肾脏发育情况,早期发现并发症。

5. 对于留置双J管者,注意观察尿液颜色变化,避免下蹲等剧烈活动而导致双J管上下移位,出现血尿及时就诊,1~3个月后拔管。

6. 对于双肾积水患儿,需要定期检查肾功能。

7. 监测术后血压变化至成年。

第八节 膀胱输尿管反流护理常规

【概 述】

膀胱输尿管反流指由于先天性或后天性因素使输尿管膀胱壁段失去了抗反流的作用,当尿流积聚或逼尿肌收缩而使膀胱内压力增高时,尿流从膀胱内倒流入输尿管甚至肾盂内。这些原因包括膀胱输尿管连接部活瓣功能先天性不全或下尿路梗阻,如后尿道瓣膜症、神经源性膀胱等。

【治疗原则】

(一)非手术治疗

非手术治疗适用于Ⅰ—Ⅲ度反流。无菌反流不会引起肾损害,长期口服抗生素可预防尿路感染。随着年龄的增长,反流会自然消失。

(二)手术治疗

手术治疗适用于:①Ⅳ度及Ⅳ度以上反流;②反复尿路感染难以控制;③肾生长抑制,进行性肾瘢痕形成;④输尿管管口形态和位置正常;⑤合并有尿路梗阻者。

【护　理】

(一)术前护理

1.术前护理常规

参见泌尿外科术前护理常规。

2.与本病相关的主要护理

(1)评估要点

1)健康史及相关因素　了解有无家族遗传史,反复尿路感染史及治疗经过。

2)症状、体征　评估生长发育情况,有无发热、恶心呕吐、腰痛、尿路刺激征等情况,以及有无高血压。

3)辅助检查　了解B超检查、尿路造影结果,以及反流分度和肾功能结果。

4)心理和社会支持状况　评估患儿及家长的心理状况,患儿对治疗、服药的依从性等。

(2)主要护理措施

1)向家长讲解疾病相关知识。反复尿路感染可导致家长产生焦虑情绪,担心疾病能否治愈,应给予家长心理支持。

2)观察患儿有无发热、腰痛、尿频、尿急、尿痛,保持会阴清洁;同时鼓励患儿增加饮水量,应用有效抗生素进行治疗。训练"三次排尿"法:排尿后行走或活动2~3min,待反流至肾内的尿液回至膀胱后第二次排尿,再过2~3min后第三次排尿,使反流至上尿路的尿液尽量排空,减少感染机会。

3)正确留取尿标本送检,了解尿常规、尿培养和药物敏感试验结果。

(二)术后护理

1.术后护理常规

参见泌尿外科术后护理常规。

2.与本病相关的主要护理

(1)评估要点　评估伤口有无出血、感染,评估引流管有无脱管的风险。

（2）主要护理措施

1）体位　麻醉清醒前予去枕平卧,清醒后取舒适体位,适当约束四肢,限制活动量,防止翻身时引流管被过度牵拉。

2）饮食管理　麻醉清醒后给予少量饮水,如无不适,可逐步恢复饮食。鼓励多饮水,限制各种饮料的摄入,防止尿酸结晶形成而阻塞引流管。多食粗纤维食物,保持排便通畅。

3）病情观察　密切观察生命体征,定时测量体温、脉搏、呼吸、血压。评估局部伤口敷料渗出情况。监测各引流管内的总引流液量,如发现出血较多或尿量减少,应及时报告医师予以处理。

4）引流护理　①妥善固定引流管并保持引流通畅,避免折叠、扭曲、过度牵拉引流管,防止因烦躁、哭吵而拔管。②留置导尿管放置10～14天,双J管留置1～3个月,输尿管支撑管适用于不能顺利放置双J管的患儿。③定时更换引流袋,并观察引流液的性质及量。④拔管后观察排尿情况,有无排尿困难及尿痛。

5）皮肤护理　加强臀背部皮肤清洁,每日用温水清洗,臀背部垫柔软的毛巾。

（3）并发症护理

1）吻合口瘘　临床表现为腹胀、发热,敷料有渗液,膀胱周围引流管引流尿性液体。漏尿不严重的,可自愈;对于漏尿严重者,应行手术治疗。

2）感染　表现为发热、尿液混浊、尿常规白细胞数增加、尿培养异常,根据药物敏感试验结果选用有效抗生素。

【出院指导】

（一）饮食指导

加强营养,给予易消化、刺激性小饮食,多饮开水,多食新鲜蔬菜和水果。

（二）休息与活动

注意休息,避免剧烈活动;保持会阴清洁,防止发生尿路感染。

（三）伤口护理

保持伤口清洁、干燥,伤口瘙痒时避免患儿用手抓挠,可用干净手套约束双手。如发现伤口红肿,应及时就诊。

（四）定期复查

术后进行各项随访检查,特别是尿常规和B超检查,及时了解泌尿系感染情况及肾盂、输尿管恢复程度。术后应用抗生素2周,如出现发热、腹痛、尿频、尿急、尿痛等情况,应及时来院就诊。对于有肾瘢痕的反流患儿,需长期监测血压、肾功能。

附录

小儿膀胱镜检查

【概　述】

膀胱镜检查的主要目的是在直视下对膀胱和尿道腔内解剖学和大体病理进行观察,并获得活检标本进行组织病理学检查;也可以通过输尿管插管留取上尿路尿样,进行逆行造影来了解上尿路病变,从而做出临床诊断。此外,通过膀胱镜还可以对某些尿路疾病进行简单的治疗。

【护　理】

(一)术前护理

1. 评估要点

评估全身情况;了解膀胱镜检查的目的,评估有无禁忌证。

2. 主要护理措施

(1)心理护理　膀胱镜检查是一项侵入性操作,应主动向家长及较大患儿介绍膀胱镜检查的目的、方法、可能出现的并发症等,以消除其对检查的顾虑,积极配合治疗。

(2)术前准备　做好会阴皮肤清洁,送手术室前嘱患儿排空膀胱。

(二)术后护理

1. 评估要点

评估可能出现的并发症,如尿道损伤、膀胱损伤、尿路感染、造影或支架管穿破膀胱或输尿管等。

2. 主要护理措施

(1)体位　麻醉清醒前予去枕平卧,头侧向一边;麻醉清醒后取舒适体位。

(2)饮食管理　患儿清醒后予少量饮水,逐步恢复至普通饮食;根据医嘱给予饮食并嘱多饮水。

(3)病情观察　注意观察生命体征,特别是体温、血压变化。观察尿量及尿色,尤其是术后第一次尿液的颜色,及时发现有无血尿;观察尿线粗细及排尿时有无疼痛等情况。

(4)预防感染　保持会阴清洁,勤换内裤。如发现有尿频、尿急、尿痛等尿路刺激症状,应及时汇报医师予以对症处理。

3. 并发症护理

(1)尿道和膀胱损伤　表现为尿道口有鲜血溢出或血尿时间超过 2 天,或呈鲜红色血尿。

(2)尿路感染　表现为发热,以及尿频、尿急、尿痛等尿路刺激症状。

（3）器械穿破膀胱或输尿管　表现为腹痛、腹胀、排尿不畅等，及早发现以上并发症，及时报告医师予以对症处理。

参考文献

［1］崔焱,仰曙芬. 儿科护理学.6版. 北京：人民卫生出版社,2017.

［2］黄澄如,孙宁,张潍平,等. 实用小儿泌尿外科学.北京：人民卫生出版社,2006.

［3］王卫平,孙锟,常立文. 儿科学.9版. 北京：人民卫生出版社,2018.

［4］薛辛东. 儿科学.2版. 北京：人民卫生出版社,2014.

［5］赵正言.实用儿科护理. 北京：人民卫生出版社,2009.

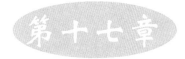

骨科疾病护理常规

第一节 骨科术前护理常规

一、一般护理

热情接待患儿及家长,办理入院手续,测量患儿生命体征,双人称量患儿体重并记录。做好晨晚间护理,保证患儿充足睡眠。保持病室安静、整洁,温湿度适宜。

二、病情观察

评估患儿意识和心、肺、肝、肾等重要脏器的状况,注意有无其他脏器合并损伤。监测生命体征,评估创面出血、渗液情况,建立静脉通道,评估尿量,及时补液输血,防止和纠正低血容量性休克。对于开放性骨折,应评估创面污染情况,积极配合清创和抗感染治疗。密切观察肢体末梢血液循环和感知觉情况,及早发现骨筋膜室综合征的发生和神经功能损害。评估专科情况,及时记录病情变化。

三、健康教育

向患儿及家长介绍病区的环境、入院须知。根据患儿情况,结合病情对家长及患儿进行多种形式的疾病相关知识及术前教育。告知家长术前检查的目的。指导年长患儿和家长学会有效深呼吸、有效咳嗽,指导患儿练习床上大小便。说明术后早期活动的重要性,指导功能锻炼。告知术后疼痛评估方法及疼痛应对的措施,如听音乐、讲故事、看电视等。告知术后体位、饮食、伤口、管道护理等情况。

四、专科护理

1. 体 位

识别并判断颈椎骨折或脱位、复合外伤、多发骨折及危重患儿,备好抢救物品及硬板床。搬动骨髓炎、骨肿瘤、骨结核患儿时要轻柔,使用支具固定患肢,必要时患儿卧床休息,以免造成病理性骨折。脊柱或颈椎损伤时必须保持脊柱轴线位,以防发生进一步损伤。骨折肢体的上下关节应固定,处于功能位,适当抬高患肢,以免造成再损伤和移位,并且有利于血液循环。

2. 功能锻炼

根据患儿病情指导早期功能锻炼,被动活动和主动活动结合,循序渐进,以自觉无痛苦为宜,防止发生肌肉萎缩和关节僵硬。

3. 皮肤护理

对于长期卧床及使用支具、石膏外固定的患儿,定时翻身,保持清洁、干燥;根据 Braden Q 评分量表评估压力性损伤风险并记录,采取有效措施,有效使用翻身垫及翻身枕,指导轴线翻身,每班观察受压部位皮肤,以防压力性损伤的发生。对于留置导尿的患儿,做好会阴护理。

五、心理护理

评估患儿及家长的文化水平对疾病的认知程度,评估常见的心理反应。意外伤害会使家长及患儿缺乏应对能力,产生焦虑情绪,护士应以熟练的护理措施减轻患儿痛苦,取得家长的信任。有针对性地介绍和解释有关疾病知识,取得患儿及家长的理解和配合。

六、术前准备

1. 术前一日准备

(1)根据医嘱备血、备药　遵医嘱准备皮肤,对于斜颈患儿,按手术要求剃发,做好局部毛发清除。做药物过敏试验,如试验结果为阳性,应报告医师,并在床头及病历中做好醒目标志。必要时备血。术前一晚 18:00 测量体温、心率、呼吸,并观察有无咳嗽、流涕等呼吸道感染症状。

(2)胃肠道准备　术前遵医嘱予禁食禁饮,在床头挂禁食牌,强调禁食禁饮的必要性。

2. 术日晨准备

(1)皮肤准备　术日晨根据医嘱备皮,检查手术区域皮肤准备及禁食情况,术日晨 6:00 再次监测体温、心率、呼吸是否正常,观察病情有无变化,发现异常及时通知医师。

(2)更衣　取下首饰、眼镜和贵重物品,正在做牙矫形的患儿要摘除矫形支架。

(3)物品准备　备好病历、CT 片、MRI 片、X 线片等特殊用物。检查手术标志,并且检查腕带是否正确佩戴。遵医嘱执行术前给药,准备术中带药,与手术室护士交接并填写交接单。

七、病室准备

按手术、麻醉方式准备术后用物,如麻醉床、牵引床、氧气装置、心电监护仪、吸引器、引流袋、牵引物品、护架等。

第二节　骨科术后护理常规

一、术后接待患儿流程

1. 正确核对患儿身份,将其安全搬移至病床,安置合适卧位。

2. 评估患儿意识及生命体征;评估感知觉恢复、四肢活动度及皮肤完整性。

3. 遵医嘱给予吸氧。

4. 检查切口部位及敷料包扎情况,观察绷带托有无过紧;观察肢端血液循环情况。

5. 妥善固定引流管,并做好标识。

6. 检查输液通路并调节滴速。

7. 与麻醉医师或复苏室护士交接并签字。

8. 告知患儿及家长术后注意事项。

9. 核对并执行术后医嘱。

10. 记录术后护理单。

11. 做好麻醉清醒期护理。

二、术后病情观察及护理

1. 术后病情观察

(1)监测生命体征　术后3天内常规测量体温、脉搏、呼吸并记录,每日3次,发生变化随时测量。对于三类手术患儿,每4h测量一次生命体征,每8h测量一次血压。观察切口渗血、渗液情况。观察肢体末梢血液循环、感知觉恢复情况和活动度,及早发现有无神经损伤。

(2)体液管理　评估水、电解质和酸碱是否平衡,合理安排补液速度和顺序,遵医嘱正确使用抗生素和营养支持方法。

(3)呼吸道管理　评估呼吸、血氧饱和度情况,正确使用氧疗。鼓励较大患儿做有效深呼吸和有效咳嗽,遵医嘱给予雾化吸入、叩背。保持病室温湿度适宜。监测血气。

(4)疼痛护理　评估患儿疼痛的部位和性质,根据年龄使用不同的疼痛评估量表评估疼痛的程度,判断疼痛对患儿休息、饮食、情绪的影响。安抚和鼓励患儿,指导家长采用讲故事、听音乐等方法来分散患儿的注意力。必要时遵医嘱应用镇痛药,并观察药物的疗效与副作用。

(5)导管护理　妥善固定各类导管,防止滑脱;对于不合作的患儿,适当约束四肢。保持标识清晰。严格执行无菌技术操作规程。保持引流通畅,防止发生逆流;观察引流液的颜色、量及性质并记录。掌握拔管指征,加强对患儿及家长的安全教育。

(6)外固定器护理　对于石膏、支具、外固定器固定的患儿,做好相应的护理。具体参见附录Ⅰ皮牵引的护理—附录Ⅴ支具固定的护理。

(7)体位　病情稳定后,根据麻醉方式、患儿全身情况选择合适的卧位。对于四肢术后的患儿,适当抬高患肢,有利于改善血液循环,减轻疼痛和肢体肿胀。对于脊柱术后的患儿,应采取轴线翻身,并观察四肢感觉、运动情况。

2. 术后健康教育

(1)功能锻炼　根据患儿病情指导早期功能锻炼,被动活动和主动活动结合,循序渐进,以自觉无痛苦为宜,防止发生肌肉萎缩及关节僵硬。一般术后1～2周主要进行肢体的等长舒缩,上肢骨折的可进行伸指握拳运动,下肢骨折的可进行跖屈背伸运动;2周后开始加强手术部位上下关节的活动,4～8周后开始增强肌力、恢复关节活动度的锻炼,具体视骨折愈合情况而定。

(2)饮食管理　术后饮食视手术和患儿具体情况遵医嘱执行,做好饮食宣教,评估进食后反应。鼓励患儿多进食粗纤维食物,以促进肠蠕动,防止发生便秘。

(3)心理护理、皮肤黏膜护理　同术前。

3. 术后不适护理

(1)发热　评估体温及伴随症状,安抚患儿并解释原因,遵医嘱选择物理或药物降温。对于能进食者,鼓励多饮水,及时擦干汗液,更换内衣,保持皮肤清洁、干燥。

(2)恶心、呕吐、腹胀　评估恶心、呕吐、腹胀的原因及伴随症状,并遵医嘱予以对症处理。

(3)尿潴留　评估尿潴留的原因、症状,诱导排尿(如下腹部热敷,轻柔按摩膀胱区),如无禁忌,则可协助患儿坐起或下床排尿,必要时给予导尿。

4. 并发症护理

(1)术后出血　评估伤口敷料渗出情况,保持伤口敷料干燥。评估生命体征、意识、尿量,以及有无呕血、黑便等应激性溃疡症状。

(2)术后感染　常见切口、肺部和泌尿系统的感染,根据不同的感染做好相应的护理。

(3)压力性损伤　积极做好皮肤护理,指导家长对患儿大小便进行管理。根据病情定时翻身,以防发生压力性损伤。

(4)失用性萎缩和关节僵硬　指导患儿对带石膏的肢体进行功能锻炼和适当的关节功能训练。

第三节　先天性肌性斜颈护理常规

【概　述】

先天性肌性斜颈(congenital muscular torticollis)是小儿斜颈最常见的类型,即一侧胸锁乳突肌挛缩牵拉导致颈部歪斜,头部偏向患侧,下颌转向健侧所形成的一种特殊姿势的畸形。

【治疗原则】

非手术治疗适用于1岁以内患儿;1岁及以上患儿可施行手术治疗。

【护　理】

(一)术前护理

1.术前护理常规

参见骨科术前护理常规。

2.与本病相关的主要护理

(1)评估要点

1)健康史及相关因素　了解患儿出生是否有难产及臀位产史,评估患儿有无合并其他先天畸形。了解患儿是否曾接受手法矫正。

2)症状、体征　患儿头明显偏向患侧,下颌向健侧偏斜,胸锁乳突肌中下 1/3 处可触及质硬、呈圆形或椭圆形的肿块,无红肿,无压痛。

3)辅助检查　了解术前血液学检验、B 超检查结果。

4)心理和社会支持状况　评估患儿及家长对疾病与手术的认知程度和心理反应。了解家长的文化水平。评估家庭经济状况和社会支持系统。

(2)主要护理措施

1)病情观察　监测生命体征,观察患儿病情变化。

2)做好术前准备　注意剃净患侧平耳至后枕正中线的头发,确保手术区域干净,便于术后头部的清洁。做好术前禁食准备。

(二)术后护理

1.术后护理常规

参见骨科术后护理常规。

2.与本病相关的主要护理

(1)评估要点　评估术后伤口肿胀及渗血、渗液情况,患儿术后早期进水、进食有无呛咳等情况。

(2)主要护理措施

1)体位　术后取平卧位,用沙袋固定头部,使头偏向健侧,下颌转向患侧。

2)饮食管理　麻醉清醒后可尽早进食,先给予少量温开水,观察患儿 15min,如无恶心、呕吐,则告知医师,并遵医嘱给予饮食。

(3)专科护理

1)病情观察　密切观察生命体征;观察伤口有无出血及皮下血肿,保持呼吸道通畅,防止颈部切口肿胀压迫呼吸道。

2)切口护理　评估切口出血情况,保持伤口敷料清洁、干燥;观察伤口有无红肿、分泌物,局部疼痛有无加剧。

3)训练指导　指导术后功能锻炼,讲解颈胸支具固定的重要性。

4)并发症护理　24h 内密切观察伤口出血情况,有无局部血肿出现,如发现伤口渗血明显增多,局部软组织肿胀扩散,呼吸窘迫,应及时向医师汇报,以采取相应措施。

【出院指导】

(一)饮食指导

加强营养,给予富含维生素、蛋白质饮食;注意饮食卫生,合理喂养。

(二)活动指导

对于 3 岁以上或胸锁乳突肌挛缩严重的患儿,术后需用颈胸支具固定头部,使头部处于正常位置,固定时间 3～6 个月,固定期间允许脱下,进行皮肤护理或功能锻炼。

(三)功能锻炼

术后 2 周开始进行康复锻炼:患儿仰卧使头部置于床边,协助治疗者固定患儿双肩,治疗者双手固定患儿下颏及双乳突,使患儿头部轻轻缓慢后仰,充分拉长胸锁乳突肌,再缓慢转向健侧,保持 15s,重复 15～20 次,要求每日锻炼 3～5 次。

(四)伤口护理

保持伤口清洁、干燥,忌用手抓,以防伤口破损、发炎。

(五)定期复诊

术后 1 个月复查,门诊随诊。

第四节　发育性髋关节脱位护理常规

【概　述】

发育性髋关节脱位是小儿最常见的四肢畸形之一,指髋臼发育不良,髋臼很浅,髋后上缘几乎完全不发育,致使股骨头不能正常地容纳在髋臼内,造成股骨半脱位或全脱位。单侧脱位比双侧多,且单侧中左侧比右侧多。目前该病病因尚不清楚。

【治疗原则】

根据年龄不同,选择不同的治疗方法,治疗方法一般分为保守疗法和手术疗法两种。对于 6 个月以下婴儿,采用 Pavlik 支具;对于 6～18 个月婴幼儿,应用手法复位,人类位石膏裤固定。手术疗法可分为切开复位术、Salter 骨盆截骨术,以及各类髋臼成形术、股骨截骨术、姑息性手术。

【护　理】

(一)术前护理

1.术前护理常规

参见骨科术前护理常规。

2.与本病相关的主要护理

(1)评估要点

1)健康史及相关因素　了解母亲妊娠史,是否臀位产;评估较大患儿有无治疗史。

2)症状、体征　检查患儿双下肢是否等长,有无跛行步态或"鸭步",有无易疲劳、疼痛、酸胀感。臀部是否明显后突。

3)辅助检查　了解 X 线检查结果。超声检查是诊断新生儿和小婴儿发育性髋关节发育不良与评估疗效的首选方法。

4)心理和社会支持状况　评估患儿是否因步态异常影响学习、活动而情绪紧张或低落。评估家长是否因疗程长和费用高、肢体功能恢复难以预测而高度焦虑、恐惧。

(2)主要护理措施

1)教会家长人类位石膏裤护理的注意事项及观察要点,防止并发症发生。

2)训练患儿床上大小便及做被固定肢体的静态舒缩运动,以利于术后康复。

3)做好牵引的护理。

(二)术后护理

1.术后护理常规

参见骨科术后护理常规。

2.与本病相关的主要护理

(1)评估要点　评估术后患儿石膏裤的松紧程度及腹部、臀部皮肤受压情况,防止大小便污染会阴伤口及石膏衬垫;评估患儿术后双下肢肢端血液循环及活动情况,预防双下肢足踝及后跟皮肤发生压力性损伤。

(2)主要护理措施

1)体位　术后麻醉清醒后取平卧位或者舒适卧位,保持呼吸道通畅。使用髋"人"字形石膏固定时,可略微抬高患肢。

2)饮食管理　麻醉清醒后可尽早进食,先给予少量温开水,如无不适,则再给予高热量、高蛋白、含铁丰富、易消化饮食;对于食欲较差者,注意喂养,少食多餐,遵医嘱给予静脉补液。鼓励患儿多饮水,多食含纤维素丰富的蔬菜和水果,培养定时排便的习惯。

(3)基础护理

1)指导家长在患儿每次排便后用温水洗净臀部和会阴,并用柔软毛巾擦干,避免因闷热、潮湿而出疹。

2)观察受压部位皮肤情况,尤其注意观察骶尾部、双膝及双足跟部皮肤,可以应用薄膜敷贴或溃疡贴,以免皮肤压力性损伤的发生。对于使用人类位石膏裤的患儿,用布胶粘贴边缘,防止损伤皮肤。

3)保持床单位干燥、平整、无渣屑。协助患儿每2h翻身一次,以保持皮肤的完整性。

(4)专科护理

1)病情观察 ①密切观察生命体征,以及伤口渗血情况。②观察患侧肢体末梢血液循环情况,如发现足趾发紫、皮温高、肿胀等异常情况,应即刻与医师联系。③观察皮肤黏膜及口唇颜色、血红蛋白及血细胞比容变化,血红蛋白浓度$<80g/L$,及时通知医师输血。

2)疼痛护理 使用疼痛评分工具评估患儿疼痛的程度;指导家长多安抚患儿,采用讲故事、唱儿歌等方法来分散患儿的注意力;患儿咳嗽、深呼吸时用手轻压伤口。遵医嘱正确使用镇痛药,并观察镇痛药的效果。

3)石膏、支具护理 参见附录Ⅲ石膏绷带固定的护理和附录Ⅴ支具固定的护理。

4)伤口护理 保持伤口敷料清洁、干燥,如出现伤口敷料潮湿、渗血、渗液、大小便污染,应立即更换。

(5)功能锻炼 患儿麻醉清醒后即可进行足趾活动及踝关节背伸、跖屈运动,支具固定期间以肌肉收缩锻炼为主;遵医嘱取下支具后开始进行髋关节功能锻炼,屈髋、外展、外旋、内收、内旋,良好的关节锻炼可预防股骨头无菌性坏死及髋关节僵硬;术后3个月行摄片检查,如股骨头包容好,髋臼成形部已愈合,股骨截骨愈合,则可扶患儿在床上站立,轻微活动,逐渐行走,以恢复其正常的功能活动。

(6)并发症护理

1)股骨头无菌性坏死 表现为腹股沟、髋关节酸痛,髋关节活动受限,负重能力下降,跛行。对于3岁以上脱位过高的患儿,术前行骨牵引,以缓解软组织挛缩。术中应避免损伤股骨头表面软骨和旋股动静脉,术后避免早期负重,均可预防股骨头无菌性坏死发生。

2)髋关节再脱位 一旦发生,往往预后不良,可发生股骨头坏死和关节僵硬。如发生髋关节再脱位,应及早再行手术处理。

3)髋关节僵硬 该并发症较常见。加强术后的早期关节功能锻炼对预防关节僵硬至关重要。

【出院指导】

(一)饮食指导

加强营养,多食营养丰富,含铁、钙丰富的食物。

(二)活动指导

在早晨活动、夜晚下地的原则下,继续按照住院期间功能康复训练的内容进行训练,预防外伤,以免植骨块塌陷和股骨干骨折的发生。

(三)人类位石膏裤的护理

指导家长做好皮肤护理,防止大小便污染。绷带裤内禁用异物填塞及搔抓。指导家长观察肢体血液循环情况,如发现肿胀、色泽改变等,应及时来院检查。

(四)定期复诊

人类位石膏裤固定者需间隔 3 个月来院更换石膏裤 2 次；截骨矫形术后半年需来院拆除钢板及克氏针；术后 3 个月、6 个月分别摄片，了解复位情况，并注意观察有无股骨头无菌性坏死。

第五节　先天性马蹄内翻足护理常规

【概　述】

先天性马蹄内翻足是一种常见的先天性畸形，指婴儿出生后即出现一侧或双侧足呈马蹄内翻、内收。该病以双侧多见，单侧较少。目前先天性马蹄内翻足的真正病因尚不清楚，很可能由遗传因素、机械压力、神经肌肉异常等多种因素所致。

【治疗原则】

先天性马蹄内翻足治疗越早越好，松软型于 1 个月行石膏矫正，僵硬型应在 6 个月后行手术治疗。

【护　理】

(一)术前护理

1.术前护理常规

参见骨科术前护理常规。

2.与本病相关的主要护理

(1)评估要点

1)健康史及相关因素　了解有无家族史；询问母亲妊娠史，有无宫内胎位不正和压力过高；有无合并其他畸形；评估出生后畸形进展情况及有无治疗史。

2)症状、体征　评估患儿足畸形的程度、分型，行走的步态。

3)辅助检查　了解 X 线足正侧位片检查结果。

4)心理和社会支持状况　评估较大患儿是否因步行困难而情绪紧张或低落，有无产生自卑心理。评估家长对疾病和治疗的认知程度，是否因多次更换石膏而产生恐惧心理及加重经济负担。

(2)主要护理措施

1)监测患儿生命体征。

2)做好术前皮肤准备；术前一晚用温水泡足 20min，泡后洗净足部及小腿，并修剪趾甲。

(二)术后护理

1.术后护理常规

参见骨科术后护理常规。

2.与本病相关的主要护理

（1）评估要点 评估患儿术后患肢肿胀和肢端血液循环情况，肢端有无麻木感。对于术后外固定器患儿，观察针道纱布有无渗血、渗液，以及肿胀情况。

（2）主要护理措施

1）体位 麻醉清醒后即可取平卧位或者舒适卧位，保持呼吸道通畅；略微抬高患肢。

2）饮食管理 麻醉清醒后可尽早进食，先给予少量温开水，观察患儿15min，如无恶心、呕吐，则告知医师，并遵医嘱给予饮食。

（3）基础护理

1）术后用温水洗净足趾及大腿部位的石膏，并用柔软毛巾擦干。

2）保持床单位干燥、平整、无渣屑。石膏边缘要用棉质软布保护，防止压力性皮肤损伤发生。

（4）专科护理

1）病情观察 观察生命体征、伤口渗血情况，渗血量大时开窗换药，并注意血压变化。同时密切观察肢端血液循环、感觉、活动，以及皮肤颜色、温度，防止石膏压迫造成局部血液循环障碍。

2）疼痛护理 使用疼痛评分工具评估患儿疼痛程度。指导家长多安抚患儿，给予小婴儿安抚奶嘴；对于幼儿，可采用讲故事、唱儿歌的方法来分散其注意力。

3）石膏固定护理 参见附录Ⅲ石膏绷带固定的护理。

4）外固定器护理 参见附录Ⅳ外固定支架固定的护理。

（5）术后指导 术后向家长重点讲解石膏或外固定器固定的护理注意事项，拆除外固定器后继续手法矫正的重要性。

【出院指导】

（一）饮食指导

鼓励患儿进食高蛋白、营养丰富的食物，多食新鲜的蔬菜和水果，保持排便通畅。

（二）活动指导

戴石膏期间不能下地行走，可在床上活动。使用外固定器矫形的患儿可于术后2周开始逐渐下地负重行走。

（三）石膏固定护理

1.密切观察肢体末端的颜色，经常抬高石膏固定的肢体，如发现局部肿胀、发绀、皮肤温度低、麻木、趾活动差或痛觉消失等，应及时来院就诊。经常检查石膏边缘的皮肤情况，如有无破损。

2.发现脚趾回缩到石膏里，需立即更换石膏，以保证矫正效果。

3.注意保持石膏清洁、干燥，避免被大小便污染。

(四)功能锻炼

拆除外固定器后可给予手法矫正:一手握住踝部,另一手推前半足外展以矫正内收,其后进行外翻,最后以手掌托住足底行背伸矫正马蹄;每日进行 2～3 次,每次 20min。

(五)定期复诊

6 周后来院复诊。对于马蹄矫形患儿,应警惕马蹄复发,必要时拆除外固定器后继续予以石膏固定 3～4 周或穿矫正鞋,并继续行手法矫正,定期复诊。

第六节　寰枢椎旋转性移位护理常规

【概　述】

寰枢椎旋转性移位(subluxation of the cervical spine)指齿状突前方与寰枢前弓之间以及第1、2颈椎两个侧块之间的滑膜关节相对旋转,引起颈椎活动受限,表现为斜颈畸形。寰枢椎的稳定性有赖于寰椎侧块间的横韧带和齿状突的翼状韧带,当上呼吸道感染(如急性扁桃体炎)、颈部感染或颈部外伤时,可致上述韧带松弛或断裂,造成寰枢关节不稳定,发生旋转性移位,严重者可因延髓受压而危及生命。

【治疗原则】

对于轻者,可居家治疗,平卧去枕或将肩部垫高,保持颈部伸直或稍后伸;对于重者,需住院予牵引治疗,1 周后症状多可缓解或消失。对于牵引疗效不佳,尤其伴有脊神经压迫症状者,可考虑行枕颈融合术。

【护　理】

(一)术前护理

1. 术前护理常规

参见骨科术前护理常规。

2. 与本病相关的主要护理

(1)评估要点

1)健康史及相关因素　了解颈部不适发生的时间,有无诱发原因;评估有无上呼吸道感染或颈部炎症、头颈部外伤史。

2)症状、体征　评估患儿头颈部活动受限的程度,头是否偏向一侧;有无合并神经系统症状,有无肢体麻木及不全性瘫痪。

3)辅助检查　了解颈椎 X 线摄片和 CT 检查结果。X 线颈椎正侧位和张口位片显示寰枢前弓与齿突间距(即 A-O 间距)＞3mm,齿状突偏于一侧;CT 显示椎管与骨结构的断面图像,可明确诊断。

4)心理和社会支持状况　评估患儿是否因疼痛、活动受限而产生紧张、恐惧情绪。评估家长是否担心预后。

（2）主要护理措施

1）观察生命体征、四肢活动及感知觉情况，观察大小便是否能自解。

2）观察疼痛情况，采取非药物镇痛措施，必要时根据医嘱给予药物镇痛。

3）卧床休息，做好预防压力性损伤护理，在病情允许的情况下进行轴线翻身，每2h翻身一次。

（二）术后护理

1.术后护理常规

参见骨科术后护理常规。

2.与本病相关的主要护理

（1）体位　平卧去枕或将肩部垫高，保持颈部伸直或稍后仰，有利于颈椎复位。颈部制动，防止颈部突然转动，枕颌牵引时予头高脚低位。

（2）饮食管理　鼓励患儿多食水果、蔬菜，多饮水，供给营养均衡的富含维生素、蛋白质、脂肪的膳食，保证大小便通畅。进食速度不宜过快，防止呛入气管。

（3）基础护理

1）保持皮肤干燥，每班检查患儿皮肤有无潮红、受压征象。保持床单位平整，无碎屑。

2）骨隆突处应用水袋、溃疡贴，防止皮肤压力性损伤的发生。

（4）专科护理

1）病情观察　密切观察生命体征，尤其注意呼吸的频率、节律、深度，保持呼吸道通畅；观察四肢肌力、活动能力。

2）枕颌牵引的护理　①睡较硬床铺，牵引床更佳。②保持反牵引力，取头高脚低位。牵引绳应与颈椎纵轴在一直线上，布托（四头带）兜住下颌和枕部，注意使吊带环分开，以免压迫气管和血管。③牵引重量一般为0.5～1.0kg，或根据病情从轻到重逐渐加大，加大重量后，观察患儿有无不适，如头痛、头晕、恶心、呕吐、腹痛、下肢麻木等，如有异常，应及时通知医师。④加强巡视，观察患儿呼吸和肢体活动情况。每班检查牵引力和牵引方向是否适宜，防止过度牵引；牵引时头部保持中立位，不要将布托沿颈部下移，防止压迫气管、颈部大血管而引起窒息、脑缺氧。⑤防止下颌、耳郭、枕部皮肤损伤，要求四头带柔软、清洁、干燥；给患儿进食、饮水后擦净下颌，经常检查受压皮肤，必要时用软布或小毛巾垫在下颌或耳后。

（5）并发症护理　如患儿出现肢体感觉、活动异常，甚至呼吸抑制，应警惕脊髓损伤的发生，须即刻报告医师，给予相应处理。

【出院指导】

（一）饮食指导

加强营养，给予富含维生素、蛋白质饮食，注意饮食卫生。

(二)活动指导

继续牵引或颈椎固定 2~4 周,注意颈部制动,防止颈部突然转动。观察患儿有无不适,如头痛、头晕、恶心、呕吐、腹痛、下肢麻木等,如有异常,应及时来院就诊。

(三)定期复诊

出院 2~4 周后来院复诊。

第七节　骨折护理常规

【概　述】

骨折指骨的完整性破坏或连续性中断。

【治疗原则】

复位、固定、功能锻炼。

【护　理】

(一)术前护理

1.术前护理常规

参见骨科术前护理常规。

2.与本病相关的主要护理

(1)评估要点

1)健康史及相关因素　评估患儿受伤时间、受伤时的情况和治疗过程,检查有无其他脏器的合并伤。

2)症状、体征　评估患儿意识、血压、呼吸、脉搏,有无出血性休克的征兆。评估患肢活动受限和疼痛的程度、肢端血液循环。评估有无血管神经损伤,骨折部位有无异常活动及骨擦音。

3)辅助检查　了解骨骼正侧位 X 线摄片、CT 检查结果。

4)心理和社会支持状况　评估患儿是否因意外伤害造成疼痛、活动受限影响入学而极度恐惧;评估家长是否因患儿受到伤害而产生自责、焦虑心理。

(2)主要护理措施

1)密切观察患儿生命体征,同时注意有无颅脑、胸腹腔等重要脏器损伤或大出血的表现;固定和保护骨折端,以免损伤血管、神经,以及伤口被污染。

2)观察骨折侧肢体血液循环,有无肢体肿胀加剧、肢体末端麻木、皮肤颜色异常等情况。

3)根据骨折部位选择合适的体位,在病情允许情况下,每 2h 翻身一次,预防发生压力性损伤。

4)采取非药物镇痛措施,必要时根据医嘱给予药物镇痛,并观察用药后效果。

(二)术后护理

1.术后护理常规

参见骨科术后护理常规。

2.与本病相关的主要护理

(1)牵引术后护理 参见附录Ⅰ皮牵引的护理和附录Ⅱ骨牵引的护理。

(2)石膏或聚氨酯绷带固定术后护理 参见附录Ⅲ石膏绷带固定的护理。

(3)病情观察

1)密切观察肢端有无血液循环或神经感觉障碍,每2～4h评估骨折远端脉搏,观察肢端感觉、活动、皮肤颜色和温度,有无"5P"征。"5P"征指:①疼痛(pain);②苍白(pallor),如皮肤、指甲颜色变白、发绀;③感觉异常(paresthesia),如肢端有麻木、针刺感;④麻痹(paralysis);⑤无脉(pulselessness)。如发现上述任何一项异常,应及时报告医师。

2)密切观察患肢局部肿胀、活动受限和疼痛的程度,如有肢体进行性肿胀,应警惕并发骨筋膜室综合征。

3)密切观察有无神经损伤症状,如拇指对掌活动、外展和内收功能减弱或消失,表示可能存在正中神经损伤。如有明显垂腕症状,则表示可能存在桡神经损伤。爪形手表示可能存在尺神经损伤,猿手表示可能存在正中神经和尺神经合并损伤。

4)观察有无失用性骨质疏松,关节粘连、僵硬,肌肉挛缩及关节活动障碍等并发症。

(4)疼痛管理 参见普外科术后护理常规。

(5)并发症护理 骨筋膜室综合征:由于骨折及肌肉损伤出血或肢体外固定过紧等因素,使得筋膜间隔内压力上升,阻断了肌肉及神经的血供,造成肌肉缺血坏死、挛缩及神经麻痹。其早期表现为患肢剧烈疼痛,指(趾)被动伸直时疼痛明显加剧;皮肤感觉迟钝,肢体远端动脉搏动减弱或消失。晚期出现末梢完全的血运障碍和手部感觉呈套状丧失。应密切观察肢体肿胀和疼痛程度,以及皮肤颜色、温度等,发现异常及时报告医师。

【出院指导】

(一)功能锻炼

指导对石膏固定的肢体进行功能锻炼,掌握正确的关节功能训练方法。

(二)石膏固定护理

防止大小便污染,指导家长观察指(趾)端血液循环,如出现肿胀、色泽改变、温度和感觉异常及石膏脱落等,应及时来院处理。

(三)定期复诊

遵医嘱定期来院复诊。

第八节　多指、并指畸形护理常规

【概　述】

多指畸形(polydactyly)是最常见的先天性手畸形,表现为一个或多个指全部或部分的重复性,大多数综合征也伴有多指。并指畸形(syndactyly)是仅次于多指畸形的手部先天性畸形,男性发病率比女性高 3 倍,这是由于指间部间叶细胞的生理性坏死、减少而引起的。并指畸形是人群中一种较常见的遗传缺陷,大多数为常染色体显性遗传。

【治疗原则】

多指、并指畸形均应行手术治疗。手术的目的:一是恢复手的功能;二是改善手的外形,防止或减少后遗症发生。

【护　理】

(一)术前护理

1. 术前护理常规

参见骨科术前护理常规。

2. 与本病相关的主要护理

(1)评估要点

1)健康史及相关因素　了解患儿有无其他畸形存在,家族中有无类似疾病发生,以明确遗传倾向。

2)症状、体征　评估患儿多指和并指的程度、类型,有无手部的功能障碍。

3)辅助检查　了解 X 线检查结果。

4)心理和社会支持状况　评估患儿是否因手部畸形而产生自卑心理。评估家长的文化水平,患儿及家长对疾病与手术的认知程度和心理反应。评估家庭经济状况。

(2)主要护理措施

1)注意保暖,防止发生上呼吸道感染。

2)确保手术(取皮及植皮)区域洁净,剪短指甲。

(二) 术后护理

1. 术后护理常规

参见骨科术后护理常规。

2. 与本病相关的主要护理

(1)评估要点　评估术后患肢伤口有无渗血、渗液,了解肿胀及肢端末梢血液循环情况。

(2)主要护理措施

1)体位　麻醉清醒前取平卧位,头侧向一边,保持呼吸道通畅。麻醉清醒后抬高患肢,高于心脏水平,以减轻肢体肿胀、疼痛。对于植皮术后患儿,应局部制动,保证皮瓣成活。

2)饮食管理 麻醉清醒前予禁食。麻醉清醒后可尽早进食,先给予少量温开水,如无恶心、呕吐,2h后遵医嘱逐步过渡到正常饮食。

(3)专科护理

1)病情观察 ①密切观察生命体征,注意伤口渗血情况,发现伤口渗血及时报告医师,更换敷料。②注意观察肢端血液循环,如色泽、温度、知觉及活动度等,如发现异常,应及时查找原因并报告医师。③对于使用克氏针固定者,应保证克氏针外露端勿受压、磕碰。

2)疼痛护理 使用疼痛评分工具评估患儿疼痛的程度;指导家长多安抚患儿,采用讲故事、唱儿歌等方法来分散患儿的注意力。遵医嘱正确使用镇痛剂并且观察镇痛效果。

3)取皮植皮术后护理 对于部分行取皮植皮手术患儿,取皮区一般位于大腿内侧,应避免大小便污染;注意观察取皮区敷料情况,有无出血倾向,如渗血较多,应立即通知医师,更换敷料并加压包扎,遵医嘱使用止血药。

(4)功能锻炼 指导家长对患儿进行被动功能锻炼,防止肌腱粘连,降低致残率。一般术后5天开始进行被动屈伸活动,第2周开始进行握拿训练,训练的动作由粗到细,开始先练习握手、持杯、持筷等,然后训练一些精细动作,如持笔等。针对患儿的生理特点,鼓励其玩抓、握、捏、拍等游戏。

【出院指导】

(一)饮食指导

加强营养,给予富含维生素、蛋白质饮食,提高机体抵抗力。

(二)功能锻炼

继续按住院期间功能康复训练的内容进行训练。

(三)伤口护理

保持伤口清洁、干燥,注意手指发育情况。

(四)定期复诊

出院后每1～2个月来院复诊。

第九节 急性血源性骨髓炎护理常规

【概 述】

急性血源性骨髓炎(acute hematogenic osteomyelitis)是由化脓性细菌经血液循环引起的骨的化脓性感染。该病常见于2～10岁小儿,男童多于女童。长管状骨干骺端最易受累,致病菌大多为金黄色葡萄球菌。

【治疗原则】

1. 尽早治疗。

2. 给予抗生素治疗、全身支持疗法、外科治疗、局部制动。

【护　理】

(一)术前护理

1.术前护理常规

参见骨科术前护理常规。

2.与本病相关的主要护理

(1)评估要点

1)健康史及相关因素　了解发病前有无外伤史及其他原发感染灶,如皮肤疱疹、牙龈脓肿,或上呼吸道感染。

2)症状、体征　评估患儿有无全身败血症症状,局部有无红、肿、热、痛及活动受限。

3)辅助检查　了解血常规、血培养、脓液培养、X线检查、CT检查结果。X线检查结果:①早期骨质改变,骨周围软组织肿胀。②2周后有骨膜反应,干骺端骨质模糊,不规则点状脱钙,骨膜下新骨形成。③广泛骨质破坏,骨折。

4)心理和社会支持状况　评估患儿有无因疼痛、活动受限而产生烦躁、悲哀情绪;评估家长对疾病的认知程度和对治疗的期望情况,有无产生恐惧、焦虑心理。

(2)主要护理措施

1)密切观察体温、脉搏、呼吸、血压、意识、尿量、肢体的肿胀程度及肢端血液循环情况。

2)急性期卧床休息,患肢制动,抬高患肢,下肢可用软枕垫起,使患肢高于心脏水平,以减轻肿胀。

3)在应用抗生素前先抽血进行细菌培养和药物敏感试验,采血宜在高热、寒战时进行。

(二)术后护理

1.术后护理常规

参见骨科术后护理常规。

2.与本病相关的主要护理

(1)评估要点　评估术后患肢伤口有无渗血、渗液,引流管是否固定妥当,引流是否通畅。对于术后置负压封闭引流管的患儿,评估负压大小及压力是否稳定;评估引流液的颜色和量。

(2)主要护理措施

1)体位　麻醉清醒前取平卧位,头侧向一边,保持呼吸道通畅。麻醉清醒后取平卧位或者舒适卧位,抬高患肢。

2)饮食管理　麻醉清醒后可尽早进食,先给予少量温开水,如无不适,则遵医嘱给予饮食。鼓励患儿多饮水,给予高热量、富含维生素、高蛋白、易消化饮食。

（3）专科护理

1）病情观察　密切观察体温、脉搏、呼吸、血压、意识、尿量、肢体的肿胀程度及肢端血液循环情况。高热时给予物理降温或药物降温，并观察降温效果，以维持体温在正常范围内。

2）疼痛护理　使用疼痛评分工具评估患儿疼痛的程度，对于疼痛明显者，可遵医嘱给予镇痛药物，并观察镇痛效果。指导家长采用讲故事、唱儿歌等方法来分散患儿的注意力。

3）支持治疗　少量多次输注新鲜血液、白蛋白；遵医嘱正确、按时使用抗生素，并观察药物的不良反应。

4）石膏固定护理　参见附录Ⅲ石膏绷带固定的护理。

5）伤口护理　保持切口清洁、干燥。如创面分泌物多，应随时更换敷料。注意无菌操作，防止发生交叉感染。

6）引流护理　保持皮下负压引流管通畅，避免折叠、扭曲、受压；妥善固定引流管，避免意外拔管；及时评估引流液的颜色、性状和量，根据全身情况和局部反应，一般情况下引流管保留 5～7 天再拔除。

【出院指导】

（一）饮食指导

给予营养丰富、易消化饮食。

（二）功能锻炼

在急性感染控制后进行患肢的锻炼，注意保护患肢，从不负重到部分负重，再根据 X 线片显示病骨情况逐渐过渡至完全负重，做到循序渐进。同时，注意关节活动范围和肌力的训练。

（三）定期复诊

根据医嘱按时服药，定期复诊。

附录Ⅰ

皮牵引的护理

【概　述】

皮牵引指将胶带贴在皮肤上，通过牵拉胶带进行牵引（或牵引带牵引）。

【适应证】

1. 12 岁以下儿童。
2. 手术前后的辅助固定治疗。

【禁忌证】

皮肤有创伤、炎症、溃疡、胶带过敏,以及静脉曲张等疾病者。

【护　理】

(一)术前护理

1.术前护理常规

参见骨科术前护理常规。

2.与治疗相关的主要护理

(1)评估要点

1)评估患儿和家长对皮牵引的接受程度及焦虑状况。

2)评估牵引肢体的皮肤情况。

(2)心理护理　向家长与学龄儿童讲解皮牵引的目的和过程,消除其思想顾虑,取得其配合。

(3)皮肤护理　洗净患肢局部皮肤,检查有无破溃。

(二)术后护理

1.术后护理常规

参见骨科术后护理常规。

2.与治疗相关的主要护理

(1)评估要点

1)评估受压部位皮肤的完整性,牵引部位皮肤有无发红、水疱等胶带过敏情况。

2)评估患儿肢端血液循环,皮肤色泽、温度、知觉,以及活动度等,遇有异常,及时查找原因并报告医师。

(2)护理要点

1)小儿股骨干发生骨折,双腿垂直进行悬吊牵引,臀部离床一拳(3~4cm)。

2)牵引重量一般根据病情而定(一般不超过3kg),不可随意加减或移去。

3)每班检查牵引装置,如绷带、胶带有无松脱,牵引方向与体位是否正确,是否始终如一保持牵引力。

4)在使用枕颌吊带时,须随时观察吊带是否牢稳、舒适、安全,吊带是否因移动位置压迫颈部而影响呼吸。

5)冬季注意保暖,放好护架,其上盖棉被。

6)鼓励患儿定时做患肢肌肉收缩运动,如足趾自主活动,下肢做足的背伸、跖屈活动和股四头肌肌肉收缩运动,有助于改善肢体血液循环,防止发生关节僵硬、肌肉萎缩。

7)预防并发症,经常鼓励和协助患儿翻身、拍背、抬臀等。保持床单位整洁、干燥,防止发生皮肤压力性损伤。同时鼓励患儿有效咳嗽,多饮水,多摄取含有纤维素的食物,防止发生坠积性肺炎及便秘。

附录 Ⅱ

骨牵引的护理

【概　述】

用不锈钢针穿入骨骼的坚硬部位,通过牵拉钢针直接牵拉骨骼,称为骨牵引或直接牵引法。

【适应证】

1. 不稳定性骨折、开放性骨折。
2. 骨盆骨折、髋臼骨折及髋关节中心性脱位。
3. 颈椎骨折与脱位。
4. 关节挛缩畸形者。
5. 成人肌力较强部位的骨折。

【禁忌证】

1. 牵引处有炎症或开放性创伤污染严重者。
2. 牵引局部骨骼有病变及严重骨质疏松者。

【护　理】

(一)术前护理

1. 术前护理常规

参见骨科术前护理常规。

2. 与治疗相关的护理措施

(1)评估要点

1)评估患儿和家长对骨牵引的接受程度及焦虑状况。

2)评估牵引肢体的皮肤情况。

(2)心理护理　向家长与学龄儿童讲解骨牵引的目的和过程,消除其思想顾虑,取得其配合。

(3)皮肤护理　术前局部皮肤用温水、沐浴液洗净,行颅骨牵引者剃全发。

(4)用具准备　睡较硬的床铺,有条件的睡牵引床。准备牵引用具。

(5)大小便训练　对于年长患儿,训练床上大小便。

(二)术后护理

1. 术后护理常规

参见骨科术后护理常规。

2.与治疗相关的护理措施

(1)评估要点

1)评估受压及牵引部位皮肤的完整性。

2)评估患儿末梢血液循环是否良好,知觉及运动有无障碍,有无神经压迫症状。对于行颅骨牵引的患儿,观察呼吸、面色等情况。

(2)护理要点

1)检查牵引装置是否正确,牵引力和牵引方向是否合适;放好护架,勿将被褥或其他物品压放在牵引绳上,以免影响牵引;切勿任意增减牵引重量,保证牵引的有效性。

2)保持反牵引力,如为颅骨牵引,应抬高床头15～30cm;如为下肢牵引,应抬高床脚15～30cm。牵引重量一般为体重的1/8～1/6或根据病情而定。

3)足跟不能在牵引托布上,否则将失去作用;下肢负重线要准确,髂前上棘、髌骨及第1—2足趾间要成一直线。

4)注意针孔周围有无感染迹象。对于穿钉处暴露者,每日用5%聚维酮碘溶液消毒2次,以防发生感染。

5)鼓励患儿定时做患肢肌肉收缩运动,如上肢伸指、握拳活动,下肢做足的背伸、跖屈活动和股四头肌肌肉收缩运动,有助于改善肢体血液循环,防止发生关节僵硬、肌肉萎缩。

6)预防并发症,经常鼓励和协助患儿翻身、拍背、抬臀等。保持床单位整洁、干燥,防止发生皮肤压力性损伤。同时鼓励患儿有效咳嗽,多饮水,多摄取含有纤维的食物,防止发生坠积性肺炎及便秘。

7)冬季注意保暖,放好护架,其上盖棉被。

(3)疼痛护理　参见骨科术前护理常规。

附录Ⅲ

石膏绷带固定的护理

【概　述】

石膏绷带固定是矫形外科常用的治疗措施之一。目前常用的绷带是聚酯纤维高分子绷带,其由聚酯纤维涂覆聚氨酯化合物制成。

【适应证】

1.骨折整复后的固定。

2.骨与关节炎症的局部制动。

3.关节损伤和关节脱位复位后固定。

4.周围神经、血管、肌腱断裂或损伤,以及手术修复后的制动。

5.矫形手术后的固定。

【禁忌证】

1.全身情况差,如心、肺、肾功能不全,进行性腹水等。

2. 伤口发生或疑有厌氧菌感染。

3. 新生儿、婴幼儿及身体衰弱者不宜行大型石膏固定。

【护　理】

(一) 术前护理

1. 术前护理常规

参见骨科术前护理常规。

2. 与治疗相关的护理措施

(1) 评估要点

1) 评估患儿和家长对石膏固定的接受程度及焦虑状况。

2) 评估石膏固定肢体的皮肤情况。

(2) 心理护理　向家长与学龄儿童讲解石膏固定的目的和过程,消除其思想顾虑,取得其配合。

(3) 皮肤护理　洗净患肢局部皮肤,检查有无破溃。对于有伤口者,应予以换药。

(二) 术后护理

1. 术后护理常规

参见骨科术后护理常规。

2. 与治疗相关的护理措施

(1) 评估要点

1) 评估受压部位及石膏边缘皮肤的完整性。注意患儿有无哭闹、疼痛,如有可疑,应开窗观察,防止发生局部压迫性溃疡。

2) 评估患儿肢端血液循环,皮肤色泽、温度、知觉,以及活动度等,注意有无疼痛、苍白、麻痹、脉搏消失。如发现石膏处有渗血、渗液,应记录渗出的时间、范围及渗出液的色泽,并及时报告医师。

(2) 专科护理

1) 石膏固定的患儿宜卧硬板床,在石膏未完全干固前避免搬动,尽量不压迫石膏。如需搬动患儿,应有1~2人协助,用手掌托起石膏,向着同一方向用力,且用力要均匀,切勿手指用力形成一个压迫点。

2) 对于四肢石膏固定者,须将患肢抬高,预防肿胀、出血。下肢可用枕垫垫起,使患肢高于心脏水平。上肢可用枕垫垫起或悬吊。

3) 保持石膏清洁、干燥,防止大小便污染而致石膏断裂。对于开窗换药创口,夏季应防止苍蝇产卵。

4) 如上石膏部位皮肤瘙痒,可以轻敲石膏外壳。

(3) 功能锻炼　指导患儿做肌肉收缩运动及暴露部位功能活动,如手做伸指、握拳活动,足做背伸、跖屈活动。

（4）预防并发症

1)对于行上髋蛙式或"人"字形石膏固定的患儿,待石膏完全干燥后,应定时协助其翻身,以防发生压疮;同时检查尾骶部未包石膏部位有无红肿、糜烂,表皮有无破损。

2)注意石膏内有无异味,防止异物落入石膏内,禁用锐器伸入石膏内搔痒。

附录 Ⅳ

外固定支架固定的护理

【概　述】

外固定支架(外固定器),又称经皮穿针骨外固定器或外固定支架,由固定针、连杆、固定夹、螺栓及螺母等组成。穿入骨骼的固定针通过固定夹、螺栓等与连杆固定,起到对骨折复位、固定、加压及延长等作用。

【适应证】

1. 先天畸形,如先天性胫骨假关节等。

2. 后天性下肢畸形,如骨折、骨折畸形愈合,以及骨不连、骨缺损等。

3. 麻痹性下肢畸形,如脑瘫所致下肢畸形等。

4. 炎症与疾病致下肢畸形。

5. 肢体短缩。

【禁忌证】

1. 社会、生理因素不适宜进行外固定器的治疗。

2. 因骨及软组织疾病而不适合置入螺钉者。

【护　理】

(一)术前护理

1.术前护理常规

参见骨科术前护理常规。

2.与治疗相关的护理措施

(1)评估要点

1)评估患儿和家长对外固定支架的接受程度及焦虑状况。

2)评估外固定支架固定肢体的皮肤情况。

(2)心理护理　向家长和学龄儿童讲解使用外固定支架的目的及配合事项,消除其思想顾虑,取得其配合。

(3)皮肤护理　术前局部皮肤用温水、沐浴液洗净,检查有无破溃。

(二)术后护理

1.术后护理常规

参见骨科术后护理常规。

2.与治疗相关的护理措施

(1)评估要点

1)评估受压部位皮肤的完整性。

2)评估患肢血液循环、感觉、颜色、皮肤温度、脉搏等,注意有无神经、血管、肌肉损伤发生并及时做好记录。

(2)专科护理

1)术后用棉垫抬高患肢30°,以利于静脉回流,减轻肿胀。

2)每班检查外固定支架固定针及螺丝钉有无松动,及时对固定针及螺丝钉松紧度进行调整。

3)每日于针孔处用5%聚维酮碘溶液或莫匹罗星软膏轻柔地由内向外擦拭消毒,密切观察针孔周围有无红、肿、热、痛,以及针孔处分泌物的颜色、气味。

(3)饮食管理　指导患儿进食高蛋白、高热量、富含维生素和纤维素的食物,多饮水,防止便秘发生。

(4)疼痛管理　术后如伤口疼痛剧烈,可使用疼痛评分工具评估患儿疼痛的程度,指导家长多安抚患儿,采用讲故事、唱儿歌等方法来分散患儿的注意力;遵医嘱正确使用镇痛剂,并观察镇痛剂的效果。协助患儿更换体位,减轻不适感,按摩受压部位皮肤,预防皮肤发生压力性损伤。

(5)功能锻炼　术后早期进行患肢肌肉的等长收缩锻炼和关节的伸屈锻炼,以改善血液循环,防止发生关节强直、肌肉萎缩。

(6)并发症护理

1)针道感染　表现为针道分泌物增多,呈脓性,针孔周围皮肤和软组织红肿、局部疼痛。当针道发生感染时,应立即就诊,停止相关功能锻炼,抬高患肢,休息,全身或局部应用抗生素,并保持针孔部皮肤清洁、干燥。

2)血管损伤　表现为患肢青紫、苍白、肿胀,应立即停止调节,配合医师扩容、抬高患肢、理疗,严重时切开减压。

3)神经损伤　如患肢出现麻木、感觉异常,应立即停止调节,必要时使用营养神经的药物。

附录 V

支具固定的护理

【概　述】

支具(brace),又称矫形器(orthosis),是在人体生物力学的基础上,作用于人体四肢或躯干,以保护、稳定肢体,预防、矫正肢体畸形,治疗骨关节、神经与肌肉疾病及功能代偿的体外装置。

【适应证】

用于骨科手术前后对肢体的保护。

【禁忌证】

目前无相对及绝对禁忌证。

【护 理】

(一)术前护理

1.术前护理常规

参见骨科术前护理常规。

2.与治疗相关的护理措施

(1)评估要点

1)评估患儿和家长对支具固定的接受程度及焦虑状况。

2)评估支具固定肢体的皮肤情况。

(2)心理护理 向家长和学龄儿童讲解支具固定的目的及配合事项,消除其思想顾虑,取得其配合。

(3)皮肤护理 固定前局部皮肤用温水、沐浴液洗净,检查有无破溃。

(二)术后护理

1.术后护理常规

参见骨科术后护理常规。

2.与治疗相关的护理措施

(1)评估要点

1)评估受压部位及支具内部皮肤的完整性。

2)评估患儿末梢血液循环是否良好,知觉及运动有无障碍,有无神经压迫症状。

(2)专科护理

1)在协助患儿翻身时,应以健侧下肢做轴翻转(患肢向上,健肢向下),每2h翻身一次,不可随意取下支具,支具内衬垫要铺平、拉紧。

2)每班检查各条襻带是否牢靠,注意检查支具是否卡压软组织,足跟可用棉垫搁起,适当悬空。

3)保持支具清洁、干燥,防止大小便污染支具,一旦发生污染,应及时更换衬垫。防止异物落入支具内,禁用锐器伸入支具内搔痒。

4)讲解并教会家长佩戴支具的方法,注意避免支具直接与患儿皮肤接触。

(3)皮肤护理 防止发生皮肤压力性损伤,定时检查身体受压部位,尤其是骨凸处,保持局部皮肤及床单位清洁、干燥，并指导家长做好皮肤护理。根据需要填写皮肤压力性损伤评估单。

（4）功能锻炼　鼓励患儿定时做患肢肌肉收缩运动，如上肢做伸指、握拳活动，下肢做足的背伸和跖屈活动，有助于改善肢体血液循环，防止发生关节僵硬、肌肉萎缩。

参考文献

[1]秦泗河,陈哨军,于炎冰. 脑性瘫痪的外科治疗. 北京:人民卫生出版社,2008.

[2]施城仁,金先庆,李仲治. 小儿外科学. 4 版. 北京:人民卫生出版社,2010.

[3]孙宁,郑珊. 小儿外科学. 北京:人民卫生出版社,2015.

[4]王伟,姚建民. 手及上肢先天性畸形. 杭州:浙江科学技术出版社,2015.

[5]曾炳芳,康庆林. 四肢骨不连外科学. 北京:人民军医出版社,2010.

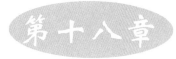

神经外科疾病护理常规

第一节　神经外科术前护理常规

一、一般护理

热情接待患儿及家长,办理入院手续,测量患儿生命体征,双人称量患儿体重并记录。做好晨晚间护理,保证患儿充足睡眠。保持病室安静、整洁,尽量减少探视,为患儿提供一个安静的环境。

二、病情观察

严密监测生命体征,密切观察患儿的意识、瞳孔、肢体肌力及肌张力、精神状态。采用改良格拉斯哥昏迷量表(GCS)进行评分,如改良 GCS 总分下降 2 分和(或)肢体活动评分下降 1 分,则需及时通知医师,及早发现颅内高压及脑疝前期表现等病情变化,积极配合抢救并记录。观察有无脑脊液漏和伤口渗出情况,及时给予对症处理。评估患儿心、肺、肝、肾等重要脏器的状况,观察有无多发伤。纠正水、电解质和酸碱平衡失调,改善全身营养。

三、用药护理

在使用脱水剂治疗期间,保证脱水剂快速、有效地进入患儿体内,防止药液外渗,并密切观察药物疗效。

四、饮食管理

对于长期昏迷、不能进食者,应给予鼻饲流质或胃肠外营养,同时做好导管的护理。对于呕吐频繁者,予暂禁食或进食流质,少食多餐,防止发生误吸。

五、大小便管理

保持大小便通畅,必要时遵医嘱使用缓泻剂,嘱患儿勿用力排便、屏气、咳嗽等,以免导致颅内压升高。对于有尿潴留的患儿,给予留置导尿,并做好导尿管的护理。

六、安全管理

对于意识不清、烦躁不安者,应给予适当约束。对于重危患儿,应做好给氧、吸痰、心电监护等抢救护理工作。当患儿癫痫发作时,需有专人守护,移开一切可导致患儿受伤的物品;避免用力按压肢体,防止发生外伤;对于牙关紧闭的患儿,给予牙垫,防止发生咬伤。

七、体位管理

适当抬高头部 30°~40°,减轻脑水肿;或遵医嘱取合适的体位。对于重型颅脑损伤、昏迷高热者,应在其头部放置冰袋,保护脑细胞,但需要注意防止耳廓等部位冻伤。

八、疼痛护理

评估患儿疼痛的部位和性质,监测心率、呼吸及血压,判断有无颅内高压。选择合适的疼痛评估量表评估疼痛程度,并按照疼痛评估流程做好疼痛护理,如安抚和鼓励患儿,指导家长采用讲故事、听音乐等方法来分散患儿的注意力。必要时遵医嘱应用降颅内压药物,并观察药物的疗效与副作用。

九、皮肤黏膜护理

对于昏迷及长期卧床的患儿,保持床单位平整、清洁、无碎屑,在病情允许的情况下定时更换体位,科学使用预防压力性损伤的用具。禁食期间做好口腔护理,并观察口腔黏膜的变化。对于留置导尿的患儿,做好会阴护理。

十、胃肠道准备

术前禁食 6~8h,禁饮 2h,强调禁食禁饮的重要性,床头挂禁食标识。

十一、术前一日准备

遵医嘱备血。做药物过敏试验,如试验结果为阳性,应报告医师,并在床头、病历中做好醒目标识。术前一晚测量体温、心率及呼吸,并观察有无咳嗽、流涕等呼吸道感染症状。做好术前宣教,术前一晚指导沐浴,清洁手术部位皮肤。

十二、术日晨准备

消毒手术部位皮肤。确认禁食情况,监测生命体征是否正常。观察有无病情变化,如发现异常,应及时通知医师。更衣,取下首饰、眼镜等物品,正在做牙矫形的患儿要摘除矫形支架。备好病历、CT 片、MRI 片、X 线片等特殊用物。检查手术标识。遵医嘱执行术前给药,准备术中带药,与手术室护士做好交接并填写交接单。

十三、病室准备

按手术、麻醉方式备好术后用物,如麻醉床、氧气装置、心电监护仪、胃肠减压装置、引流袋、吸引器等。

十四、健康教育

向患儿及家长介绍病区的环境、入院须知。根据患儿情况,结合病情对家长及患儿进行多种形式的疾病相关知识及术前教育。指导家长观察患儿的意识改变和抽搐情况。告知家长术前检查的目的和使用镇静剂后的注意事项;沟通疼痛评估方法及疼痛的应对措施;告知体位、吸氧及引流管管理等情况;指导功能锻炼方法。

十五、心理护理

家长因意外伤害和对预后的忧虑易产生恐惧心理,应给予其心理支持。护士应以娴熟的技术配合医师抢救。待病情稳定后,耐心向家长讲解疾病的治疗过程,提高家长对疾病的认知程度,取得患儿及家长的理解和信任,使其以积极的心态配合治疗。

第二节 神经外科术后护理常规

一、术后接待患儿流程

1. 正确核对患儿身份,将其安全搬移至病床,安置合适卧位。
2. 评估患儿意识及生命体征;评估感知觉恢复、四肢活动度及皮肤完整性。
3. 遵医嘱给予吸氧。
4. 检查切口部位及敷料包扎情况,妥善固定引流管,并做好标识。
5. 检查输液通路并调节滴速。
6. 与复苏室护士交接并签字。
7. 告知患儿及家长术后注意事项。
8. 核对并执行术后医嘱。
9. 记录术后护理单。

二、麻醉清醒期护理

严密观察患儿面色,呕吐时将其头偏向一侧,及时清除呼吸道分泌物,保持呼吸道通畅。全麻术后遵医嘱监测心率、呼吸、血压及血氧饱和度。注意安全,安抚烦躁患儿,必要时遵医嘱给予适当约束。

三、病情观察

严密监测生命体征,密切观察患儿的意识、瞳孔、肢体肌力及肌张力、精神状态。GCS评分同术前,及早发现颅内高压及脑疝前期表现等病情变化。术后2天内测量体温、脉搏、呼吸,每日3次,发生变化随时测量。观察切口渗血、渗液情况。

四、体液管理

监测血气,评估水、电解质和酸碱是否平衡,遵医嘱记录 24h 尿量、出入量,合理安排补液速度和顺序,遵医嘱正确使用抗生素,给予营养支持。

五、呼吸道护理

及时清除呼吸道分泌物,保持呼吸道通畅。评估呼吸、血氧饱和度情况,必要时给予吸氧。鼓励较大患儿做有效深呼吸和有效咳嗽,遵医嘱给予雾化吸入、叩背;保证病室温湿度适宜。

六、管道护理

妥善固定各路管道,防止滑脱,对于不合作的患儿,适当约束四肢;保持标识清晰;严格执行无菌技术操作规程;根据不同的引流目的和要求正确放置引流装置,保证有效引流,维持正常的颅内压;密切观察引流液的量、性质,保证引流通畅,防止引流管扭曲及滑脱。对于留置导尿的患儿,定时夹放导尿管,并注意尿液的量及性状;掌握拔管指征,尽早拔除导尿管。

七、体位管理

麻醉清醒后视病情将头部抬高 30°~40°,减轻脑水肿,或根据医嘱取合适的体位。

八、饮食管理

根据患儿的意识,能由口摄食的,给予少食多餐,防止呕吐导致窒息。对于长期卧床的患儿,适当增加粗纤维食物,以保持排便通畅。

九、疼痛护理

评估患儿疼痛的部位和性质,选择合适的疼痛评估量表评估疼痛程度,并按照疼痛评估流程做好疼痛护理。

十、皮肤黏膜护理

对于病情危重及术后长期卧床的患儿,做好皮肤护理,预防压力性损伤发生;禁食期间做好口腔护理,并观察口腔黏膜的变化;对于留置导尿的患儿,做好会阴护理。

十一、术后不适护理

1. 发　热

评估体温及伴随症状,安抚患儿并解释原因,遵医嘱选择物理或药物降温。对于能进食者,鼓励其多饮水,及时擦干汗液,更换内衣,保持皮肤清洁、干燥。

2.恶心、呕吐、腹胀

评估恶心、呕吐、腹胀的原因及伴随症状,并遵医嘱予以对症处理。

3.尿潴留

评估尿潴留的原因、症状,诱导排尿(如下腹部热敷,轻柔按摩膀胱区),如无禁忌,则可协助患儿坐起或下床排尿,必要时给予导尿。

十二、并发症护理

1.颅内高压

观察前囟张力,患儿有无头痛、呕吐、抽搐、持续哭闹等现象。如发现患儿头痛剧烈、呕吐频繁或烦躁不安,应考虑颅内压增高或脑疝先兆,须立即报告医师并配合抢救,必要时紧急做好术前准备。

2.颅内感染

密切观察意识、神志改变及生命体征(尤其是体温)变化,了解血常规、CRP 等检验检查结果,遵医嘱合理、正确使用抗生素。

3.压力性损伤

积极做好皮肤护理,指导家长对患儿大小便进行管理。

4.失用性萎缩和关节僵硬

注意肢体的肌力和肌张力,根据病情指导患儿进行早期功能锻炼,被动活动和主动活动结合,循序渐进,防止发生肌肉萎缩及关节僵硬。

第三节　脊膜膨出和脊髓栓系综合征护理常规

【概　述】

脊膜从裂隙膨出形成囊性肿物即为脊膜膨出,如膨出物中有脊髓组织,即为脊髓脊膜膨出。脊髓栓系综合征(TCS)是指由于各种先天或后天因素牵拉脊髓或圆锥并使圆锥下降而产生的一系列神经功能障碍的症候群。

【治疗原则】

早期行脊膜膨出修补、脊髓栓系松解术,术后给予抗炎、止血及营养神经治疗。

【护　理】

(一)术前护理

1.术前护理常规

参见神经外科术前护理常规。

2.与本病相关的主要护理

(1)评估要点

1)健康史及相关因素　询问是否患儿一出生就有生长于身体背侧中线的圆形或椭圆形的囊性膨出物。评估是否合并脑积水及其他畸形,有无出现神经系统症状。

2)症状、体征　评估膨出物所在的部位、大小,皮肤是否异常,有无不同程度的下肢活动受限及大小便控制异常等神经系统损害的表现。

3)辅助检查　了解 X 线检查、MRI 检查结果。

4)心理和社会支持状况　了解患儿及家长的文化水平,评估家长对疾病和手术的认知程度,是否因担心治疗费用和预后而产生焦虑情绪。评估家庭经济状况和社会支持系统。

(2)主要护理措施

1)体位　避免膨出物块受压,衣被包裹不宜过紧,保持膨出物完整、清洁。对于脊膜膨出已有破溃者,外涂 5％聚维酮碘溶液,局部保持干燥,用无菌敷料遮盖,保护创面,避免发生感染。

2)皮肤准备　术日晨做好备皮工作。备皮时置患儿于侧卧或俯卧位,身下垫一软枕,充分暴露患处,轻轻将肿物压向一侧,仔细修剪毛发。对于囊壁薄者,用剪刀剪短囊壁上过长的毛发,用温水清洗,避免损伤膨肿物。在备皮过程中要密切观察患儿的面色、呼吸等情况,同时注意保暖。

(二)术后护理

1.术后护理常规

参见神经外科术后护理常规。

2.与本病相关的主要护理

(1)评估要点　评估患儿呼吸道是否通畅,伤口有无渗血渗液、感染,引流是否通畅,引流液的性状、量,有无肢体的功能障碍等,有无颅内感染、急性脑积水、脑脊液漏、术后尿潴留、感染等并发症。

(2)主要护理措施

1)病情观察　①观察有无脑积水发生和颅内压增高的症状,术后测量患儿的头围并记录,同时与术前比较;检查前囟张力,观察患儿有无头痛、呕吐、抽搐、持续哭闹等现象。②俯卧位时密切观察患儿呼吸频率、节律,注意面部及口唇颜色。③观察双下肢活动功能,有无出现活动无力或活动减少等情况。记录大小便次数及量,判断有无大小便失禁。④观察有无颅内感染症状,密切观察意识、神志改变及生命体征变化,了解血常规、CRP 等检验检查结果,遵医嘱合理使用抗生素。

2)体位　麻醉未清醒期间取平卧位,头侧向一边;麻醉清醒后取侧卧位或俯卧位。患儿不宜过早被抱起或坐起,不要弓背、弯腰,避免增大切口张力,以促进切口愈合。

3)饮食管理　麻醉未清醒期间禁食,进食前护士利用 Steward 苏醒评分表进行评分,当分值≥4 分时,告知医师,患儿即可开始进食。对于呕吐频繁者,应给予静脉补充液体及电解质,防止发生脱水。俯卧位时避免过饱。

4)切口护理　保持伤口敷料清洁、干燥,如出现伤口敷料潮湿、渗血、渗液、大小便污染,应立即更换。

5)皮肤护理　观察受压部位皮肤情况,尤其注意观察俯卧位时双膝皮肤,可以使用薄膜敷贴或溃疡贴,避免皮肤压力性损伤的发生。

6)安全管理　对于下肢功能障碍者,应防止发生跌倒、坠床等意外事件。

(3)并发症护理

1)脑膜炎　密切观察意识改变及生命体征(尤其是体温)变化,有无脑膜刺激征,了解血常规、CRP等检验检查结果,遵医嘱合理、正确使用抗生素。

2)急性脑积水　如患儿出现前囟张力高,头围较前增大,头痛、呕吐、抽搐、持续哭闹、"两慢一高"(心率、呼吸减慢,血压增高)等颅内压增高症,应报告医师,进行降颅内压治疗。

3)脑脊液漏　如患儿出现切口隆起、质软,应报告医师,尽量取俯卧位,保持患儿安静。

4)术后尿潴留　定期按摩膀胱,必要时予留置导尿,并做好导尿管护理。对于顽固性尿潴留并发上行性尿路感染者,应行膀胱造口术。

5)术后感染　评估伤口有无红肿、渗出,防止大小便污染伤口,敷料被大小便污染后应立即更换。

【出院指导】

(一)休息与活动

出院后1周内平卧,避免剧烈活动。

(二)伤口护理

保持伤口清洁、干燥,避免大小便污染切口。

(三)定期复诊

定期来院复诊。指导家长自行测量患儿头围,并记录。观察原有神经功能障碍有无加重和出现新症状,个别患儿有脑积水加重的可能。如出现头颅增大、前囟饱满、频繁呕吐、意识障碍等情况,应及时来院就诊。

第四节　颅脑损伤护理常规

【概　述】

颅脑损伤是小儿死亡和致残最常见的原因。颅脑损伤可分为原发性和继发性两类。原发性颅脑损伤包括脑震荡、脑挫裂伤、原发性脑干损伤、硬膜外血肿、硬膜下血肿、多发血肿或混合性血肿、脑室内血肿等。继发性颅脑损伤包括脑移位或脑疝引起的压迫性损伤、弥散性脑肿胀和脑梗死等。根据伤后神经系统表现,可采用改良GCS将颅脑损伤分为轻型(13～15分)、中型(9～12分)和重型(3～8分)三型。

【治疗原则】

(一)保守治疗

止血,降低颅内压,卧床休息。

(二)手术治疗

结合出血量和临床症状,必要时行血肿清除、去骨瓣减压、颅骨整复术。

【护　理】

(一)术前护理

1.术前护理常规

参见神经外科术前护理常规。

2.与本病相关的主要护理

(1)评估要点

1)健康史及相关因素　了解患儿受伤史及昏迷时间长短。评估神经系统功能有无障碍及障碍程度。询问受伤后出现头痛、呕吐等症状的时间,曾采取的急救措施。

2)症状、体征　检查患儿意识、神志、瞳孔、生命体征及肢体运动功能状态。

3)辅助检查　了解颅骨 X 线平片及 CT、MRI 检查结果。

4)心理和社会支持状况　评估患儿和家长是否因意外伤害而产生恐惧心理及其程度。评估家长对受伤患儿的关爱程度及对预后的心理承受能力。评估家庭经济状况。

(2)主要护理措施

1)皮肤准备　术前一日清洁头皮,术日晨修剪毛发,避免损伤头皮;术日晨用醋酸氯己定消毒液清洁头皮。

2)病情观察　①意识状态:患儿的意识状态与颅脑损伤程度、颅内血肿大小成正相关,颅脑损伤越严重,则血肿越大,昏迷程度越深,昏迷时间越长。近年来多采用国际通用的改良 GCS 来评估患儿的意识状态,分数越低,表示意识障碍越重。如改良 GCS 总分下降 2 分和(或)肢体活动评分下降 1 分,则必须立即通知医师,及早发现颅内高压及脑疝前期表现等病情变化,并积极配合抢救。患儿由昏迷状态转入躁动,能遵医嘱举手、睁眼、伸舌等,均表示病情好转;从躁动不安转入对周围反应迟钝、强刺激方能唤醒甚至昏迷,表示病情加重。②严密监测瞳孔变化:受伤时部分患儿出现同侧瞳孔扩大,随后多恢复正常;在脑疝发生的前期血肿侧的瞳孔可缩小,对光反射迟钝,此为动眼神经受刺激的表现;脑疝发生后,则血肿侧的瞳孔散大,对光反射消失,眼球固定,此为动眼神经受压麻痹的表现,提示有小脑幕切迹疝的发生;受伤后瞳孔大小、形态多变,对光反射迟钝,提示中脑损伤;受伤后瞳孔散大固定,对光反射消失,提示脑疝晚期和脑干损伤;受伤后瞳孔极度缩小,如针尖样瞳孔,提示颅内蛛网膜下腔出血或脑桥损伤,此时多病情危重。③监测生命体征:如发现受伤后血压上升,脉搏缓慢而有力,呼吸慢而深,则提示颅内压增高,应警惕颅内血肿或脑疝早期;如血压下降,脉搏加快、心跳减弱,呼吸减慢且不规则,则提示脑干功能衰竭;如患儿突然呼吸变慢或停止,提示发生枕骨大孔疝的可能;高热、深昏迷表示丘脑下部受损;中枢性高热或体温不升提示有严重的颅脑损伤;体温逐渐升高且持续不退,提示继发感染的可能,应及时采取降温措施,按时遵医嘱进行抗感染治疗。④肢体运动:观察肢体肌力、肌张力,结合病理反射和有无感觉障碍进行综合分析;观察症状出现时间;判断是否癫痫发作。⑤颅内压增高:密切观察颅内压增高症状有无缓解或加重,观察前囟张力,患儿有无头痛、呕吐、抽搐、持续哭闹等现象。如发现患儿头痛剧烈、呕吐频繁或烦躁不安,应考虑颅内压增高或脑疝先兆,须立即报告医师并配合抢救,必要时紧急做好术前准备。⑥实验室检查:了解血气分析、血糖、血生化等实验室检查结果,密切观察有无低氧血症、血钠紊乱、应激性高血糖发生。

(二)术后护理

1.术后护理常规

参见神经外科术后护理常规。

2.与本病相关的主要护理

(1)评估要点　评估伤口有无出血,有无发生颅内感染;有无发生颅内高压、脑疝及外伤性癫痫等并发症。

(2)主要护理措施

1)体位　适当抬高床头30°～40°。保持患儿安静,随时拉好床栏,适当约束患儿。必要时遵医嘱给予镇静药。

2)病情观察　严密监测生命体征,密切观察患儿的意识、瞳孔、肢体肌力及肌张力、精神状态,及早发现颅内高压及脑疝前期表现等病情变化,积极配合抢救并记录。观察有无脑脊液漏和伤口渗出情况,及时给予对症处理。

3)呼吸道护理　及时清除分泌物,每次吸痰时间不宜超过15s,防止颅内压突然增高。痰液黏稠时给予雾化吸入,每2h翻身拍背一次。注意观察呼吸的频率、幅度,有无呼吸困难、发绀、痰鸣音等,发现异常及时通知医师,根据医嘱给予持续氧气吸入。

4)用药护理　遵医嘱应用脱水剂,以控制脑水肿。纠正水、电解质和酸碱平衡失调。遵医嘱使用抗生素预防感染。

5)引流护理　保持引流通畅,避免引流管折叠、扭曲、受压;妥善固定引流管,避免意外拔管;及时评估引流液的颜色、性状和量。

6)安全管理　对于谵妄、躁动或意识障碍者,应注意安全,合理使用保护性用具(如拉好床栏、使用约束带等)。对于去骨瓣术后的患儿,应取健侧卧位,以防膨出的脑组织受压迫,防止发生意外伤害。当患儿出现肌张力增高、抽搐等情况时,应注意避免骨折、软组织受损、舌咬伤等意外伤害发生。

7)心理护理　做好有效沟通,关心、爱护患儿,帮助家长树立战胜疾病的信心。

8)健康教育　家长因意外伤害和对预后的忧虑易产生恐惧心理,应给予其心理支持。护士应以娴熟的技术配合医师抢救。待患儿生命体征渐趋稳定后,耐心向家长讲解疾病的治疗过程,提高家长对疾病的认知程度。指导家长参与并做好患儿的基础护理工作,详细说明预防压力性损伤等并发症的重要性。根据患儿的恢复情况,教会家长对患儿进行肢体功能、语言功能康复训练的方法。

9)高热护理　参见高热护理常规。

10)昏迷护理　参见昏迷护理常规。

(3)并发症护理

1)感染　密切观察患儿伤口情况,有无头痛、呕吐、脑膜刺激征,有无呼吸系统症状及体温变化,关注血常规、血培养等实验室检查,排除伤口感染、颅内感染及肺部感染。

2)外伤性脑积水　患儿出现急性颅内压增高表现,或经治疗后意识障碍好转后又加深以及逐渐出现精神症状、运动障碍等表现,CT 显示脑室系统扩大,应考虑外伤性脑积水。

3)颅神经损伤　观察患儿有无嗅觉消失、视力下降、面瘫、吞咽困难、伸舌偏侧等各种颅神经损伤表现,遵医嘱应用营养神经的药物,指导其进行功能康复锻炼。

4)应激性溃疡　观察胃液的颜色、性状,有无呕血、黑便等表现,遵医嘱应用抑酸剂、质子泵抑制剂等药物。

5)脑疝　如患儿出现头痛剧烈、呕吐频繁、烦躁不安、呼吸不规则、双侧瞳孔不等大,应警惕脑疝形成,须立即报告医师并配合抢救。

6)外伤性癫痫　表现为发作性意识障碍、抽搐、精神行为异常等。密切观察颅脑损伤患儿的意识状态、精神行为、肢体的肌力及肌张力,以及癫痫出现时间、发作持续时间等。

【出院指导】

(一)饮食指导

根据患儿意识状态选择合适的食物,给予富含维生素、蛋白质饮食,少食多餐,保证热量供应。

(二)用药指导

保证按时、正确服用抗癫痫药物,详细说明用药注意事项及药物的副作用。

(三)功能锻炼

对于颅脑损伤后有后遗症的患儿,指导家长对患儿进行适当活动,预防关节挛缩、肌肉萎缩、关节活动障碍等废用综合征的发生。在患儿未恢复自主运动功能前,应指导家长对患儿进行被动运动,活动量应根据病情,由少到多,以不致患儿过度疲劳为宜。对于失语患儿,要进行语言训练,指导家长使用合适的沟通方式和交流技巧。

(四)安全管理

对于骨瓣去除的患儿,应完善保护措施,防止发生意外伤害。尽可能取健侧卧位,以防膨出的脑组织受压迫。

(五)定期复诊

遵医嘱定期复诊,指导家长观察神经系统功能恢复情况,如意识状态、肢体运动功能恢复情况等,如有异常情况,应及时就诊。

第五节　颅底骨折护理常规

【概　述】

由强烈的间接暴力作用于颅底所引起的骨折,称为颅底骨折。颅底骨折按解剖部位可分为颅前窝骨折、颅中窝骨折、颅后窝骨折。

【治疗原则】

保守治疗,卧床休息,预防发生颅内感染。

【护　理】

术前护理

1. 术前护理常规

参见神经外科术前护理常规。

2. 与本病相关的主要护理

(1)评估要点

1)健康史及相关因素　了解患儿受伤史,患儿有无口鼻、外耳道出血或脑脊液漏,曾采取的急救措施。

2)症状、体征　检查患儿意识状态、瞳孔变化、生命体征及肢体运动功能状态。

3)辅助检查　了解颅骨 X 线平片及 CT、MRI 检查结果。

4)心理和社会支持状况　评估患儿和家长是否因意外伤害而产生恐惧心理及其程度。评估家长对受伤患儿的关爱程度及对预后的心理承受能力。评估家庭经济状况。

(2)主要护理措施

1)严密观察意识状态、瞳孔变化、生命体征变化,警惕合并颅脑损伤及颅内感染发生;观察脑脊液漏量。

2)对于脑脊液耳漏、鼻漏者,严禁堵塞鼻腔和外耳道,不可用水冲洗或注入药物,局部保持清洁,用消毒生理盐水棉球清洗外耳。

3)嘱患儿勿挖鼻孔和外耳道,尽可能避免用力擤鼻涕、打喷嚏或咳嗽。

4)卧床休息,取头高患侧卧位,维持至脑脊液漏停止后 3～5 天。

(3)并发症护理

1)高颅压症、低颅压症　对于高颅压症患儿,根据医嘱正确使用脱水剂,准确记录 24h 出入量及脑脊液量;将床头抬高 30°～40°,以利于颅静脉回流;给予氧气吸入,保持呼吸道通畅;对于高热者,积极给予降温;消除用力排便、咳嗽等增高颅内压的诱因。对于低颅压症患儿,指导其平卧休息,低颅压症状严重时予头低脚高位,并遵医嘱给予补液治疗,评估症状改善情况。

2)颅内积气　少量颅内积气可自行吸收。颅内积气逐渐吸收是在脑脊液漏彻底停止后。因此,要告知患儿在脑脊液漏彻底停止后,仍需保持安静,维持治疗1～2周,避免剧烈咳嗽、用力排便等,以免再次发生脑脊液漏与气颅。

【出院指导】

(一)饮食指导

选择合适的饮食,注意营养素的全面摄入,少食多餐,保证热量供应。

(二)功能锻炼

对于颅脑损伤后有后遗症的患儿,指导家长对患儿进行适当活动,预防关节挛缩、肌肉萎缩、关节活动障碍等废用综合征的发生。

(三)定期复诊

遵医嘱定期复诊,指导家长观察神经系统功能恢复情况,如意识状态、肢体运动功能恢复情况等,如有异常情况,应及时就诊。

第六节　先天性脑积水护理常规

【概　述】

先天性脑积水是由于颅脑疾病使脑脊液分泌过多,或(和)循环吸收障碍导致颅内脑脊液量增加,脑室系统或(和)蛛网膜下腔扩大的一种疾病。该病通常以脑脊液循环通路梗阻和吸收不良较为多见,而分泌过多者较为少见。

【治疗原则】

尽可能去除病因,早期行脑脊液分流术。

【护　理】

(一)术前护理

1.术前护理常规

参见神经外科术前护理常规。

2.与本病相关的主要护理

(1)评估要点

1)健康史及相关因素　了解患儿出生前母亲的健康状况,是否有难产史,是否动用产钳或胎头吸引器。评估患儿头部有无外伤史,有无感染史。了解家族史、喂养史。评估患儿头围增长速度。

2)症状、体征　检查患儿头围大小,有无"日落"征、MacEwen征,有无神经功能缺失和颅内压增高的表现。

3)辅助检查　了解头颅 X 线摄片、脑超声检查、CT、MRI 检查结果。

4)心理和社会支持状况　了解患儿及家长的文化水平,评估家长对疾病和手术的认知程度,是否因担心治疗费用和预后而产生焦虑情绪。评估家庭经济状况和社会支持系统。

(2)主要护理措施

1)病情观察　观察患儿有无头痛、恶心、呕吐等颅内压增高的表现。监测患儿体温,预防发生上呼吸道感染。

2)皮肤准备　术前一日清洁头皮和腹部皮肤。术日晨修剪毛发,避免损伤头皮。术日晨用醋酸氯己定消毒液清洁头皮和腹部皮肤。

3)安全管理　加强看护,因患儿头颅大,拥抱或移动患儿时要用一只手托住患儿的头部,避免对头颅造成直接或间接的冲击。减少搬动,避免引起患儿呕吐。

(二)术后护理

1.术后护理常规

参见神经外科术后护理常规。

2.与本病相关的主要护理

(1)评估要点　评估患儿伤口有无渗血、渗液,有无发生感染,颅内压增高症状有无改善,有无腹部不适等。

(2)主要护理措施

1)病情观察　①观察意识、瞳孔:对于手术麻醉清醒后又出现意识障碍者和(或)出现一侧瞳孔散大、对光反射迟钝或消失者,应警惕并发硬膜外血肿。观察颅内压增高症状有无缓解或加重。观察前囟张力,患儿有无头痛、呕吐、抽搐、持续哭闹等现象。监测头围大小。②监测生命体征:按要求测量脉搏、呼吸、血压,警惕术后颅内压增高。观察患儿体温变化,有无上升趋势。③观察腹部体征:脑脊液引流入腹腔可能刺激肠管,密切观察有无腹痛、腹胀、腹泻、恶心、呕吐等消化道症状,一般 3～5 天后逐渐减轻,1 周后消失。④观察切口:密切观察头部、腹部伤口有无渗血、渗液情况。

2)饮食管理　麻醉未清醒期间禁食,进食前护士利用 Steward 苏醒评分表进行评分,当分值≥4 分时,告知医师,患儿即可开始进食,宜给予营养丰富、高热量、高蛋白、富含维生素、易消化饮食;对于食欲较差者,给予少食多餐;对于有呕吐者,可遵医嘱给予静脉补充。

3)体位　麻醉未清醒期间取平卧位,头侧向一边;麻醉清醒后根据患儿颅内压适应情况采取合适的头高卧位。禁止患儿突然坐起、站立。

(3)并发症护理

1)分流管阻塞　分流管阻塞包括脑室端阻塞及腹腔端阻塞,主要观察有无颅高压症状。

2)感染　感染包括颅内感染、腹膜炎及皮下通道感染,主要观察体温、神经系统症状及腹部体征。

3)分流过度和不足　分流过度和不足是脑室腹腔分流术后较常见的功能性并发症。引流过度表现为前囟凹陷、呕吐、反应迟钝、脉搏细弱等。分流不足、引流不充分则会造成临床症状无改善,应及时通知医师监测并调节分流囊压力。

4)裂隙脑室综合征　直立时脑室内压低于大气压,导致分流过度,造成引流管周围脑室坍塌,进而导致分流系统发生不可逆的梗阻,使颅内压急剧升高,此时需行紧急手术,做好相关的术前准备及遵医嘱进行降颅内压治疗。

5)颅内血肿　患儿出现头痛、呕吐、颅内压增高表现,CT提示颅内血肿,遵医嘱予止血、降颅内压治疗。

6)腹部并发症　腹部并发症较多,有肠穿孔、肠扭转、麻痹性肠梗阻等,需密切观察患儿消化道症状及腹部体征,如出现腹痛、恶心、呕吐、腹胀、腹膜炎症状,应及时报告医师,以便对症处理。

7)切口感染　指导家长不要让患儿抓头部及腹部的伤口,防止发生感染。

【出院指导】

(一)自我监测

由于患儿需要终身体内带管,指导家长学会引流管的护理;保持引流通畅;强调进行脑功能、语言功能训练的必要性,以促进患儿智力、行为的发展。指导家长如何观察颅内压增高的症状。

(二)饮食指导

加强营养,给予富含维生素、蛋白质饮食,促进脑循环,加强脑代谢。

(三)伤口护理

保持伤口清洁、干燥,忌用手抓,以防发生破损、感染。

(四)定期复诊

遵医嘱定期来院复诊。如出现剧烈头痛、频繁呕吐、腹痛、腹胀、意识障碍等情况,应及时来院就诊。

附录

脑室引流的护理

【概　述】

脑室引流指通过引流装置将脑脊液引流至体外。在侧脑室穿刺部位置入引流管,固定于头皮上,另一端接于脑室引流装置上,进行持续或间断引流,以降低颅内压。

【护　理】

(一)术前护理

参见神经外科术前护理常规。

(二)术后护理

1.病情观察

密切观察血压、脉搏、呼吸、体温变化。记录24h引流液的量和颜色,如发现引流液混浊,则及时留标本送检。

2.引流瓶及管道护理

(1)保持患儿安静,对于意识不清、躁动不安、有精神症状的患儿和小婴儿,应给予适当约束,防止意外拔除引流管。

(2)引流装置高出床头10～15cm(距侧脑室前角水平约15cm)。脑室引流早期要特别注意引流速度,切勿引流过快、过多。因患儿原处于颅高压状态,骤然减压会使脑室塌陷,导致硬膜下血肿;对于颅后窝占位性病变者,幕下压力本已偏高,幕上压力骤然减低,小脑中央叶可向上疝入小脑幕裂孔,从而发生小脑幕裂孔上疝等严重并发症。

(3)保证引流装置及管道清洁、无菌,不能任意拆卸各接头处,不能在引流管上任意穿刺。

(4)保持头部创口或穿刺点敷料干燥,如发现敷料潮湿,应查明原因,并及时更换。

(5)观察引流液的性状、颜色、性质、量并记录,正常脑脊液无色透明,术后1～2天可带血性,以后转为橙黄色。术后如有大量鲜红色脑脊液或术后血性脑脊液颜色逐渐加深,常提示脑室出血,应及时报告医师予以处理。

(6)保持引流通畅,引流管不可受压、扭曲、成角、折叠;如发现引流管堵塞,应及时查找原因,并给予相应处理。

(7)脑脊液细菌培养需每周进行一次,感染后的脑脊液浑浊,呈毛玻璃样状或悬有絮状物。故脑室引流时间一般为7～10天。

(8)拔管前一日可试行抬高引流瓶或夹闭引流管,以便了解脑脊液循环是否通畅,颅内压是否有再次升高等情况。夹管后初期应密切观察,如患儿出现头痛、呕吐等颅高压症状,应立即开放夹闭的引流管,并通知医师。拔管后切口处如发现有脑脊液漏出,应及时告知医师予以缝合,以免引起颅内感染。

参考文献

[1]鲍南,陈若平,靳文,等.先天性脊柱裂的常见类型及手术对策专家共识.中华神经外科杂志,2016,32(4):331-335.

[2]蔡威,孙宁,魏光辉.小儿外科学.5版.北京:人民卫生出版社,2014.

[3]雷霆.小儿神经外科学.2版.北京:人民卫生出版社,2011.

[4]刘玉光.简明神经外科学.济南:山东科学技术出版社,2010.

[5]佘亚雄.小儿外科学.3版.北京:人民卫生出版社,2008.

[6]施城仁,金先庆,李仲治.小儿外科学.4版.北京:人民卫生出版社,2010.

[7]赵正言.实用儿科护理.北京:人民卫生出版社,2009.

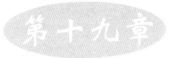

整形外科疾病护理常规

第一节　整形外科术前护理常规

一、一般护理

热情接待患儿及家长,办理入院手续,测量患儿生命体征,双人称量患儿体重并记录。做好晨晚间护理,保证患儿充足睡眠。

二、病情观察

评估患儿烧伤的部位、面积及深度,根据脱水情况做好补液护理;密切监测生命体征,评估神志及心、肺、肝、肾等重要脏器的状况,纠正水、电解质和酸碱平衡失调,改善全身营养状况;评估专科阳性体征,及早发现病情变化,并做好记录。

三、健康教育

向患儿及家长介绍病区的环境、入院须知。根据患儿情况,结合病情对家长及患儿进行多种形式的术前教育。告知家长术前检查的目的。指导年长患儿和家长学会有效深呼吸、有效咳嗽,指导患儿练习床上大小便。共同制订术后活动锻炼计划,说明术后早期活动的重要性,指导家长掌握术后疼痛的应对措施。告知术后体位、饮食、伤口、吸氧及引流管等护理要点。告知家长术后患儿哭吵的原因及应对措施。

四、心理护理

评估患儿及家长对疾病的认知程度和心理反应,识别并判断其所处的心理状态,及时提供有效的心理护理,消除患儿及家长的焦虑、恐惧、紧张情绪,取得患儿及家长的理解和信任,使其以积极的心态配合手术。

五、术前准备

1. 术前一日准备

(1)皮肤准备　剪指(趾)甲,洗澡,如手术区皮肤有破溃或疖肿等,应及时报告医师。

(2)根据医嘱备血、备药 详细询问药物过敏史,做药物过敏试验,如试验结果为阳性,应报告医师,并在床头、病历中做好醒目标识。术前一晚加测体温、心率、呼吸一次,注意有无咳嗽、流涕。

(3)胃肠道准备 术前禁食6～8h,禁饮2h,强调禁食禁饮的重要性,床头做好禁食卡提醒标识。

2. 术日晨准备

根据手术备皮范围的要求,使用醋酸氯己定消毒湿巾纸擦拭患儿皮肤,必要时修剪手术区皮肤的毛发。换好手术衣裤,取下贵重物品,正在做牙矫形的患儿要摘除矫形支架等;监测体温、脉搏、呼吸是否正常;观察有无病情变化,发现异常及时通知医师;术前半小时遵医嘱给予术前用药;核对腕带信息及手术部位标识,备好病历及CT片、MRI片、X线片等特殊用物,填写手术患儿转运交接单;进手术室前排空尿液,再次检查手术部位标识,遵医嘱术前给药和术中带药,并与手术室做好交接。

六、病室准备

按手术、麻醉方式备好术后用物,如麻醉床、氧气装置、心电监护仪、引流瓶、负压装置等。

第二节　整形外科术后护理常规

一、术后接待患儿流程

1. 正确核对患儿身份,将其安全搬移至病床,安置合适卧位。
2. 评估患儿意识及生命体征;评估感知觉恢复、四肢活动度及皮肤完整性。
3. 必要时遵医嘱给予吸氧、心电监护。
4. 检查切口部位及敷料包扎情况,妥善固定引流管,并做好标识。
5. 检查输液通路并调节滴速。
6. 与麻醉医师或复苏室护士交接并签字。
7. 告知患儿及家长术后注意事项。
8. 核对并执行术后医嘱。
9. 做好术后护理记录。

二、麻醉清醒期护理

严密观察患儿面色,呕吐时将其头偏向一侧,及时清除呼吸道分泌物,保持呼吸道通畅。全麻术后遵医嘱监测心率、呼吸、血压及血氧饱和度。注意安全,安抚烦躁患儿,必要时遵医嘱给予适当约束。

三、病情观察

监测生命体征并记录,遵医嘱和级别护理测量体温、脉搏、呼吸、血压,病情变化时随时测量。观察切口渗血、渗液情况；观察负压装置的密封性，保证有效吸引。

四、体液管理

根据病情合理安排输液速度和顺序，遵医嘱正确使用抗生素，给予营养支持。监测血气，维持水、电解质和酸碱平衡。遵医嘱记录 24h 尿量或出入量。

五、呼吸道护理

评估呼吸、血氧饱和度情况，正确使用氧疗；鼓励较大患儿做有效深呼吸和有效咳嗽，遵医嘱给予雾化吸入、叩背；保证病室温湿度适宜。

六、疼痛护理

评估患儿的疼痛部位和性质，根据疼痛管理规范做好疼痛护理。

七、导管护理

妥善固定各类导管，防止滑脱，对于不合作的患儿，适当约束四肢；保持标识清晰；严格执行无菌技术操作规程；保证引流通畅，防止发生逆流；观察引流液的量及性质并记录；掌握拔管指征，加强对患儿及家长的安全教育。

八、体位管理

病情稳定后，根据麻醉方式、手术方式、患儿全身情况、疾病性质和医嘱选择合适的体位。

九、活动指导

根据患儿病情评估患儿是否可以早期活动。

十、饮食管理

术后利用 Steward 苏醒评分表进行评分，当分值≥4 分时，告知医师，患儿即可开始进食。对于呕吐频繁者，应给予静脉补充液体及电解质，防止发生脱水。做好饮食宣教，评估患儿进食后反应。

十一、皮肤黏膜护理

对于病情危重、术后长期卧床及大面积烧伤而体位限制的患儿，要做好皮肤护理，预防压力性损伤发生。禁食期间做好口腔护理并观察口腔黏膜的变化。对于留置导尿、留置肛管的患儿，要做好会阴护理。

十二、心理护理

由于术后伤口疼痛,患儿可表现为焦虑和烦躁不安,因此要针对患儿不良的心理反应提供个体化的心理支持;安抚患儿和家长,正确指导家长心理护理的方法,如讲故事、唱儿歌,以分散患儿的注意力,减轻伤口疼痛。

十三、术后不适护理

1.发 热

评估体温及伴随症状,安抚患儿并解释原因,遵医嘱选择物理或药物降温。对于能进食者,鼓励其多饮水,及时擦干汗液,更换内衣,保持皮肤清洁、干燥。

2.恶心、呕吐、腹胀

评估恶心、呕吐、腹胀的原因及伴随症状,并遵医嘱予以对症处理。

3.尿潴留

评估尿潴留的原因、症状,诱导排尿(如下腹部热敷,轻柔按摩膀胱区),如无禁忌,则可协助患儿坐起或下床排尿,必要时给予导尿。

十四、并发症护理

1.术后出血

(1)外出血 评估伤口敷料渗出情况,及时通知医师,更换伤口敷料,保持伤口敷料干燥。

(2)内出血 评估出血的部位、速度、出血量及性质;评估生命体征、尿量、意识、末梢循环,及时通知医师做好应急处理。

2.术后感染

根据不同的感染做好相应的护理。

第三节　先天性唇裂护理常规

【概　述】

先天性唇裂是指在胚胎发育过程中,由于某种因素使上颌突与球状突在一侧或双侧未能融合,形成单侧或双侧唇裂。

【治疗原则】

施行唇裂整复术。

【护 理】

(一)术前护理

1.术前护理常规

参见整形外科术前护理常规。

2.与本病相关的主要护理

(1)评估要点

1)健康史及相关因素 了解母亲妊娠史,是否有病毒感染或曾接受放射性物质;患儿有无上呼吸道感染、营养不良及合并其他脏器畸形。

2)症状、体征 评估患儿畸形程度,以及畸形影响功能的程度。评估患儿生长发育情况及营养状况。

3)辅助检查 了解辅助检查结果。

4)心理和社会支持状况 评估患儿是否因面部畸形而感到自卑,家长是否因疾病的治疗费用、预后影响面容美观等而产生恐惧、焦虑心理。

(2)主要护理措施

1)保持口腔、鼻腔清洁,防止发生上呼吸道感染和口腔炎症。

2)训练用滴管或小软匙喂食。

(二)术后护理

1.术后护理常规

参见整形外科术后护理常规。

2.与本病相关的主要护理

(1)评估要点 评估伤口有无出血、感染。

(2)主要护理措施

1)体位 麻醉清醒前置去枕平卧头侧位,麻醉清醒后取自由体位。多拥抱、安抚患儿,约束其双上肢,减少哭闹,防止抓、碰伤口,避免切口裂开、出血。

2)饮食管理 用滴管或小软匙喂流质,尽量不接触创口,以免引起创口感染。根据伤口愈合情况,逐渐安排患儿吮吸母乳或奶瓶。避免啃咬坚硬的食物。

3)病情观察 ①保持呼吸道通畅,及时清除分泌物。观察有无上呼吸道感染征象,及时给予对症治疗。②注意伤口出血情况,有无红肿、溃烂。术后第1天切口暴露,保持局部清洁,每4h及每次进食后用1∶1生理盐水与3%过氧化氢混合液清洁创口一次,避免血液、鼻腔分泌物、泪水污染。避免患儿剧烈哭吵,安抚患儿,必要时遵医嘱应用镇静药物,预防切口出血裂开。

(3)并发症护理

1)术后出血 评估伤口敷料渗出情况,特别注意口腔内黏膜针眼处有无出血。若少量出血,可用棉签轻轻拭去。避免患儿哭闹。

2)术后感染 评估伤口有无红肿、溃烂,保持局部清洁。

【出院指导】

(一)伤口护理

指导家长继续保持唇部创面清洁、干燥。预防患儿感冒,以免流涕而污染创口。继续定时用1:1生理盐水和3%过氧化氢混合液清洁创口。注意约束患儿双手,以防抓伤,避免创口裂开、出血。

(二)饮食指导

耐心喂养,可用滴管或小软匙喂流质,避免啃咬坚硬的食物。术后根据伤口愈合情况,一般10天后可允许患儿吮吸母乳或奶瓶。

(三)定期复诊

如伤口红肿、裂开,应及时来院就诊。

第四节 先天性腭裂护理常规

【概 述】

先天性腭裂是指在胚胎发育过程中,由于某种因素使三个腭突(额鼻突、上颌突的两个侧腭突)在一侧或双侧未能融合,形成单侧或双侧腭裂。

【治疗原则】

施行腭裂修复术。

【护 理】

(一)术前护理

1.术前护理常规

参见整形外科术前护理常规。

2.与本病相关的主要护理

(1)评估要点

1)健康史及相关因素 了解母亲妊娠史,是否有病毒感染或曾接受放射性物质;患儿有无上呼吸道感染、营养不良及合并其他脏器畸形。

2)症状、体征 评估腭裂的部位及程度,有无吞咽困难,有无溢食导致窒息的风险。

3)辅助检查 了解辅助检查结果。

4)心理和社会支持状况 评估患儿是否因先天畸形、言语不清、不能正常交流而感到自卑。评估家长是否因疾病的治疗费用、预后影响功能等而产生恐惧、焦虑心理。

（2）主要护理措施

1）指导合理喂养，防止发生窒息，纠正营养不良。

2）保持口腔清洁，防止发生上呼吸道感染。对于小儿、婴儿，嘱家长多喂服水；对于稍大的患儿，应教会其用漱口液漱口，每日3～4次。

1. 术后护理常规

参见整形外科术后护理常规。

2. 与本病相关的主要护理

（1）评估要点　评估伤口有无出血、感染，患儿有无窒息的风险。

（2）主要护理措施

1）体位　麻醉清醒前置去枕平卧头侧位，麻醉清醒后取自由体位。多拥抱、安抚患儿，减少哭闹，避免切口裂开、出血。

2）饮食管理　遵医嘱予流质饮食。小婴儿进食后，嘱家长喂服少量的温凉开水；年长患儿可用温凉开水漱口，保持口腔清洁。

3）病情观察　严密观察生命体征变化，给予心电监护。观察伤口有无渗血，了解口、鼻分泌物的性状；观察有无声音嘶哑、喉头水肿现象。

4）保持呼吸道通畅　随时清理口、鼻腔分泌物。患儿多因疼痛而不敢下咽，常在口腔内积有多量分泌物，当用吸引器吸引时，应将吸痰管放在下颌龈颊沟间吸引，避免触及伤口引起出血。

5）伤口护理　遵医嘱予抗生素眼药水滴鼻及消毒液外喷，每8h一次。

6）一般护理　注意保暖，预防发生感冒，避免因咳嗽而影响创口愈合。术后2周内必须保持安静，切勿大声哭叫，以免引起术后出血或伤口裂开，并且要避免对腭部伤口做过多检查。

（3）并发症护理

1）术后出血　评估伤口有无渗血，如口内有少量渗血，无明显出血点，则局部用纱布压迫止血。如发现血块，则应检查出血点；如有明显的出血点，应缝扎止血；对于出血量多者，应及时送回手术室探查，彻底止血。

2）术后感染　评估有无发热不退及伤口红肿、溃烂情况，遵医嘱予创面上药及抗生素眼药水滴鼻，每8h一次，保持口腔清洁。

3）切口裂开　评估伤口有无裂开，早期行清创缝合，后期积极行抗感染治疗。

【出院指导】

（一）饮食指导

术后1个月内摄入易消化、刺激性小、渣少的食物，如牛奶、豆浆等流质。术后第2个月摄入软食、面片、软饭、粥等半流质，避免进食干硬、有渣的食物，以免刺激伤口而影响愈合或导致再裂。不宜食用荷花糕、年糕等黏性强、质硬的食物。之后可逐步过渡到普通饮食。

（二）伤口护理

指导家长术后2周内要注意保护伤口，避免患儿哭吵、大笑，并且要避免外力碰撞及进食坚硬的食物,每次进食后漱口。预防发生呼吸道感染。

(三)语言训练

伤口愈合后1~2个月开始进行语言训练,加强腭咽闭合功能、唇舌运动和吐气练习。家长要坚持不懈,纠正患儿不正确的发音。

(四)定期复查

遵医嘱按时来院复查。

第五节 烧伤护理常规

【概　述】

烧伤是指皮肤受到热物质损伤引起的局部和全身的一系列反应。

【治疗原则】

补液抗炎,促进愈合;手术治疗,如取皮植皮术、削痂术、生物敷料覆盖术。

【护　理】

(一)护理常规

参见整形外科疾病护理常规。

(二)与本病相关的主要护理

1.评估要点

(1)健康史及相关因素　了解患儿烧伤原因、时间,现场急救情况,以及有无伴发呼吸道损伤。

(2)症状、体征　评估患儿生命体征、意识、尿量等动态变化和体液失衡状况。评估烧伤的面积和深度,有无特殊部位烧伤。

(3)辅助检查　了解血气分析和血常规结果。

(4)心理和社会支持状况　评估患儿是否因意外伤害造成疼痛而产生恐惧心理。评估家长对受伤患儿的关爱程度,是否因治疗过程、经济负担、影响美观和功能而高度焦虑、恐惧。评估家庭经济状况。

2.主要护理措施

(1)体位　取合适体位,如为头面部烧伤患儿,可提高肩部,使头后仰,并保证呼吸道通畅。尽量避免创面受压,休克期保持平卧位。对于植皮术后患儿,植皮区应制动,避免摩擦。

(2)病情观察　①密切观察意识状态、生命体征变化,特别是血压、尿量的变化;输液后密切注意患儿尿量、神志、脉搏、血压、肢端温度、皮肤颜色、毛细血管充盈时间及足背动脉搏动等情况,警惕低血容量休克的发生。②观察创面渗液及愈合情况,注意创面的颜色,观察痂下创面有无愈合或发生感染。③烧伤后 2～10 天创面回吸收期和烧伤后 2～3 周要密切注意体温变化,做好高热护理,警惕脓毒性休克的发生。

(3)维持有效的血容量　建立通畅的输液路径,遵医嘱及时、正确补充液体,根据血压、尿量、神志、周围血液循环情况等调节补液的量和补液速度,维持水、电解质平衡。遵医嘱予静脉营养液,维持机体正氮平衡。

(4)创面护理　可根据情况包扎或暴露创面,或两者结合。包扎创面的敷料要保持清洁,渗出多时应给予更换。暴露创面应遵医嘱定时予外用药物并观察药物疗效。

(5)饮食管理　遵医嘱加强肠内营养,维持机体正氮平衡。恢复期补充大量高蛋白、富含维生素、易消化饮食,为机体修复提供营养素和热量。

(6)特殊部位烧伤的护理　①呼吸道烧伤:及时清除呼吸道分泌物,保持呼吸道通畅,必要时给予气管切开护理。②眼睑烧伤:用生理盐水纱布覆盖双眼,涂敷眼药膏。③会阴部烧伤:予留置导尿,防止大小便污染创面。④四肢手足烧伤:抬高肿胀的肢体,使其处于功能位;分别包扎指(趾)头,防止粘连。⑤五官烧伤:应随时清洁、处理五官的分泌物和组织的渗出物,尽量避免创面被污染;如为头部烧伤,应尽量剃除头部毛发,防止创面被污染。如为外耳道烧伤,应避免烧伤部位受压,保持外耳道清洁、干燥;当耳道肿胀、渗液多时,可在外耳道放置干棉球,以便引流。

(7)植皮术护理　术前做好取皮区的皮肤清洁,术后根据植皮的部位采取相应的制动措施,取功能位,并且密切观察肢端血液循环,如皮肤温度、颜色变化。观察敷料有无渗血、渗液等,如有渗出,应及时更换敷料。

(8)疼痛护理　评估疼痛的程度,采用听音乐、讲故事等方法来分散患儿的注意力。每次处理创面或换药前向患儿及家长解释治疗的目的,以取得其配合。同时观察患儿对疼痛的反应和耐受性,酌情给予镇痛药。

(9)安全管理　①如为头面部烧伤,应注意保持呼吸道通畅,预防发生窒息。②取俯卧位时,加强预防窒息的安全宣教。③妥善固定引流管,避免意外拔管。

(10)心理护理　烧伤后,患儿和家长常有焦虑、恐惧等心理,须立即给予心理支持,如安排最亲近的人陪守床旁,多安慰和鼓励患儿,尽量满足患儿的需求等,减轻患儿和家长的恐惧心理。

(11)健康教育　①预防感染:向家长解释消毒、隔离的重要性,限制陪客和探视人员的目的,讲解正确处理创面的目的和意义。指导家长做好个人卫生,勤洗手,不能与患儿同睡。②功能锻炼:向患儿和家长讲解功能锻炼的意义、时间和方法,创面基本愈合后鼓励并指导患儿进行功能锻炼,促使患儿和家长积极进行主动锻炼和被动锻炼。

3.并发症护理

(1)急性肾功能衰竭、应激性溃疡　监测尿量,及时了解肾功能,定期监测血钾水平,预防发生高血钾危象,警惕急性肾功能衰竭的发生;密切观察有无腹痛腹胀、恶心呕吐等胃肠道并发症,注意首次排便的性状,警惕应激性溃疡的发生。

(2)感染性休克　参见休克护理常规。

【出院指导】

(一)饮食指导

鼓励患儿进食营养丰富、易消化的食物。

(二)创面护理

创面愈合后,可局部外敷瘢痕贴或积雪苷霜,以软化和减少瘢痕的形成。保持愈合创面清洁,防止搔抓和暴晒。

(三)功能锻炼

如为关节部位烧伤,应保持功能位并加强功能锻炼,防止发生瘢痕挛缩、关节僵硬,必要时局部予弹性绷带固定。

(四)定期复诊

瘢痕形成影响功能和美观者可来院行瘢痕切除或松解整形术。

参考文献

[1]蔡威,孙宁,魏光辉. 小儿外科学.5 版. 北京:人民卫生出版社,2014.

[2]韩春茂. 烧伤管理诊疗常规与技术规范. 杭州:浙江大学出版社,2014.

[3]施城仁,金先庆,李仲治. 小儿外科学.4 版. 北京:人民卫生出版社,2010.

[4]石冰. 唇腭裂的护理.2 版. 北京:人民军医出版社,2015.

[5]赵正言. 实用儿科护理. 北京:人民卫生出版社,2009.

心胸外科疾病护理常规

第一节　心胸外科术前护理常规

一、一般护理

1. 热情接待患儿及家长，办理入院手续，测量患儿生命体征、体重并记录。做好晨晚间护理，保证患儿充足睡眠。

2. 保持室内温湿度适宜；限制探视人数，避免与感染性疾病患儿接触，防止发生交叉感染。

3. 进食高蛋白、高热量、富含维生素、易消化的食物。心力衰竭患儿由于气急，进食易疲劳，宜少食多餐。

4. 保证患儿充分休息。

5. 衣服应宽松、柔软，包裹不宜过紧。当出汗较多时，应勤换内衣。

二、病情观察

评估患儿病情和心、肺、肝、肾等重要脏器的状况。观察有无水、电解质和酸碱平衡失调，改善全身营养状况。密切监测生命体征，评估专科情况，并做好记录，及早发现病情变化。

三、健康教育

向患儿及家长介绍病区的环境、入院须知。根据患儿情况，结合病情对家长及患儿进行多种形式的术前教育。告知家长术前检查的目的。指导年长患儿和家长学会有效深呼吸、有效咳嗽。指导患儿练习床上大小便。共同制订术后活动锻炼计划，说明术后早期活动的重要性。告知术后疼痛评估方法及疼痛的应对措施。告知术后体位、吸氧及引流管等情况。告知家长术后患儿哭闹的原因及患儿在监护室期间的必备生活用品。

四、心理护理

了解患儿及家长的文化水平，对疾病的认知程度。评估患儿及家长常见的心理反应，识别并判断其所处的心理状态。有针对性地介绍和解释有关疾病的知识,及时提供有效的心理护理,消除患儿及家长的紧张情绪,取得其理解和信任,使其以积极的心态配合手术。

五、术前准备

(一)术前一日准备

1. 根据医嘱备血、备药

详细询问药物过敏史,做好药物过敏试验,如试验结果为阳性,应告知医师,并按规定在病历中用红笔注明,床头挂阳性标识。术前一晚加测体温、脉搏、呼吸一次,注意有无咳嗽、流涕。

2. 胃肠道准备

根据手术时间,术前禁食6~8h,禁饮2h,向家长详细说明禁食、禁饮的时间、目的和重要性,并在床头挂禁食标识,通知停发饮食。禁食后遵医嘱予以补液。

(二)术日晨准备

1. 剪指(趾)甲,洗澡。遵医嘱范围准备皮肤,必要时剃除手术区皮肤的毛发。如手术区皮肤有破溃或疖肿等,应及时报告医师。

2. 监测体温、脉搏、呼吸是否正常。观察有无病情变化,发现异常及时通知医师。对于经胸腹手术的患儿,遵医嘱术前留置胃管,根据手术需要做好肠道准备。术前半小时遵医嘱给予术前用药;更衣、进手术室前排空尿液,取下贵重物品,做好手术标识,再次核对患儿身份。备好病历、CT片、MRI片、X线片、术中用药等特殊用物。填写手术交接单。

六、病室准备

1. 对于术后返回病房者,按手术、麻醉方式备好术后用物,如麻醉床、氧气装置、心电监护仪、胸腔闭式引流装置、胃肠减压装置、吸引器等。

2. 对于术后转ICU继续治疗者,通知工人做好终末消毒,铺好备用床。

第二节　心胸外科术后护理常规

一、术后接待患儿流程

1. 将患儿置于监护床,连接呼吸机,观察胸廓运动是否对称及幅度大小,初步了解设定的呼吸机参数是否合适。

2. 贴上心电探头,连接监测导线,观察心率、心律。

3. 连接各测压管道,校零并开通微量冲洗泵,从监护仪上获得各压力数值及动态曲线。

4. 连接、开放导尿管,连接心包、胸腔引流管,引流瓶接低负压吸引器。

5. 连接各种输液系统,使用微量输液泵输入正性肌力药物或血管扩张剂。核实剂量、浓度,并做好标签。

6. 置胃管,末端开放并连接引流瓶或引流袋。

7. 约束患儿四肢,安置合适体位。

8. 听取麻醉医师和手术医师交班,了解术中情况和手术方法。

9. 安置完毕立刻记录各种监护数据。各类导管做好标识。

二、生命体征监测

对于麻醉未清醒者,每半小时测量一次生命体征并记录,麻醉清醒后每小时测量一次生命体征并记录。测压系统要定期校零。

三、心包、纵隔、胸腔引流护理

保持引流通畅,确保引流瓶处于负压状态($-2\sim-1$kPa)。密切观察引流液的量、性质,如引流液的量>3ml/(kg·h)且连续超过3h,或每小时引流液的量>5ml/kg,则需怀疑手术后出血的可能,应立即通知医师。

四、循环功能监测

术后给予患儿持续心电监护,密切观察心率、心律、ST-T改变,谨防心律失常的发生。监测动脉压、中心静脉压、血压,结合患者术前心功能、皮肤的温度和湿度、尿量、脉压等情况,合理安排输液速度及量;根据心包引流液、血常规情况,遵医嘱及时补充新鲜血液或血浆。遵医嘱使用血管活性药物。

五、呼吸功能监测

术后对患儿进行常规机械通气治疗,促进心肺功能恢复。机械通气期间保持呼吸道通畅,加强呼吸道湿化,采用胸部物理疗法,及时、有效地清除呼吸道分泌物,加强口腔护理。

六、肾功能监测

保持导尿管引流通畅,准确记录尿量,保持在2ml/(kg·h)为宜。同时,注意观察尿液的性质及颜色,若发现血尿、浑浊尿等异常情况,应及时报告医师。

七、神经系统功能监测

体外循环可导致患儿术后出现脑部症状,而脑缺氧、代谢性酸中毒、代谢性碱中毒,或低心排血量引起的脑供血不足均可导致患者意识障碍。在全麻清醒前应密切观察神志、瞳孔情况,全麻清醒后应观察肢体活动情况,以便早期发现脑部并发症。

八、体温管理

体外循环患儿回ICU后要重视保温,尤其是四肢末端。对于术后体温升高者,可采取综合性降温措施。

九、饮食管理

术后当天拔除气管插管的患儿,术后第 1 天可开始进流质,肠鸣音恢复后可改半流质。对于术后第 2 天不能停用呼吸机的患儿,常规开始鼻饲。对于长期插管的患儿,在拔管前 4h 停止鼻饲。吸痰或胸部体位疗法应在进食前半小时进行。

十、疼痛护理

评估患儿疼痛的原因、性质及程度,鼓励患儿诉说疼痛。指导患儿采用精神放松法分散注意力,如听音乐、玩玩具等,缓慢深呼吸。注意保护引流管,防止牵拉、移位引起疼痛、不适,必要时使用镇痛药并评估药物效果。

第三节 室间隔缺损护理常规

【概 述】

室间隔缺损指左右心室之间有缺损,是先天性心脏病最常见的类型,可分为流入道型、膜周型、流出道型、肌部型四种。室间隔缺损可单独存在,也可与肺动脉狭窄、房间隔缺损、动脉导管未闭、大动脉错位等并存。

【治疗原则】

明确诊断后行手术治疗。

【护 理】

(一)术前护理

1. 术前护理常规

参见心胸外科术前护理常规。

2. 与本病相关的主要护理

(1)评估要点

1)健康史及相关因素 评估活动耐力、饮食状况、体重增加情况,有无反复发生呼吸道感染、发绀及心力衰竭史。了解有无服用药物,以及药名、服用目的、剂量、时间等。询问母亲妊娠史。

2)症状、体征 评估患儿有无因心功能不全而活动减少,身高及体重是否符合患儿年龄的正常范围。评估皮肤颜色在休息和活动时有无差异。评估呼吸频率、节律、深度,有无发绀,以及发绀的程度和分布。有无心力衰竭表现。听诊在胸骨左缘第 3—4 肋间可闻及Ⅲ级以上粗糙全收缩期杂音,伴收缩期震颤。

3)辅助检查 了解胸片、心电图、超声心动图、心导管等检查结果,判断疾病的严重程度。

4)心理和社会支持状况　评估家长及患儿的心理状况,了解其心理反应和对疾病的认知程度。评估家庭经济状况和社会支持系统。

(2)主要护理措施

1)预防感染　向家长解释预防感染的重要意义,对患儿进行保护性隔离,限制探视人数,保证室内空气新鲜,温湿度适宜,观察患儿体温变化。

2)监测生命体征　评估肝脏大小,观察有无颈静脉怒张,及时判断有无心力衰竭发生。对于伴有肺动脉高压的患儿,避免其剧烈哭吵,间歇给予低流量吸氧。口服地高辛前需测量心率,并观察用药后效果及有无洋地黄中毒症状。口服降肺动脉压药物后应密切观察血压变化。

3)饮食管理　室间隔缺损伴肺动脉高压的婴儿吸吮力较弱,易喘、呛咳,需耐心喂养、少食多餐、奶嘴适中,避免其过度疲劳及呛咳。喂奶后应拍背排气,吐奶时立即侧卧,避免将奶吸入肺部。应给予高热量、高蛋白、低盐、低脂饮食,当服用利尿剂或洋地黄时,应多进食含钾丰富的食物,如香蕉、柑橘、菠菜、新鲜肉类等,并观察药物疗效及不良反应。

(二)术后护理

1.术后护理常规

参见心胸外科术后护理常规。

2.与本病相关的主要护理

(1)评估要点　评估有无心律失常、肺动脉高压等并发症发生。

(2)主要护理措施

1)病情观察　严密监测生命体征,定时评估患儿全身各系统情况。密切观察血压、心率、心律、肝脏大小、中心静脉压及尿量。密切观察血管活性药物、利尿剂等药物的疗效及不良反应。

2)呼吸道护理　对于术前伴肺动脉高压的患儿,术后呼吸道护理尤为重要,密切评估肺部呼吸音及气体交换情况,保持呼吸道通畅。吸痰前后充分给氧,每次抽吸时间不超过15s。持续监测血氧饱和度、动脉血气,评估有无缺氧的症状、体征。每2～4h实施胸部物理治疗,鼓励患儿进行有效咳嗽、有效深呼吸,可以用手护住伤口,以减轻咳嗽引起的不适。

(3)并发症护理

1)心律失常　密切观察患儿心律、心率变化,定期或连续描记心电图,如出现房室传导阻滞或心率减慢,则可遵医嘱静脉泵入异丙肾上腺素,同时给予激素或极化液等心肌营养药物。

2)肺动脉高压危象　肺动脉高压危象是一种综合征,一般发生于术后72h内,临床表现为患儿极度烦躁、四肢湿冷、心率加快、呼吸急促、肝脏进行性增大或变硬、少尿等,动脉血气示低氧血症或高碳酸血症或代谢性酸中毒等,须密切监测肺动脉压、中心静脉压、生命体征、末梢循环、尿量。在心脏术后24～48h,持续的肌肉松弛和镇静是一项重要的预防措施,遵医嘱使用肌松药、镇静药,避免患儿剧烈哭吵。当出现肺动脉高压危象时,吸痰时间间隔应相对延长,尽可能减少吸痰及体位疗法的次数,以减少刺激,避免缺氧加重而再次诱发肺动脉高压危象。

3)感染性心内膜炎　参见感染性心内膜炎护理常规。

【出院指导】

(一)饮食指导

术后 1 个月内应少食多餐,摄入低脂、高蛋白食物,以促进伤口愈合。

(二)伤口护理

应避免剧烈运动及撞击伤口,穿着宽松的衣服,伤口敷料保持清洁、干燥。睡眠姿势应保持平卧,避免侧睡,以防发生胸骨移位。

(三)活动指导

逐渐增加活动量,以患儿不劳累为宜。

(四)用药指导

部分患儿术后需继续服药,指导家长掌握服药的注意事项及药物的不良反应,如需服用洋地黄糖浆,应使用 1ml 针筒精确给药,每次服用前需测量心率或脉搏 1min。

(五)定期复诊

遵医嘱定期复诊,如出现发热、心慌、气短、咳嗽、发绀、水肿等症状、体征,应及时就诊。

第四节　房间隔缺损护理常规

【概　述】

房间隔缺损是由心房间隔在胎儿期发育不全所致的,出生后在心房内造成左向右分流。房间隔缺损按病理解剖主要分为继发孔型和原发孔型两型,以继发孔型为多见。

【治疗原则】

明确诊断后行房间隔缺损修补术或微创伞片封堵术。

【护　理】

(一)术前护理

1.术前护理常规

参见心胸外科术前护理常规。

2.与本病相关的主要护理

(1)评估要点

1)健康史及相关因素 评估患儿饮食状况、体重增加情况。有无反复发生呼吸道感染，有无活动后气急、发绀及心力衰竭病史。了解日常是否服用药物,以及药物名称等。询问母亲妊娠史。

2)症状、体征 评估患儿有无因心功能不全而活动减少,身高及体重是否符合患儿年龄的正常范围。评估呼吸、心率、心律有无异常。听诊在肺动脉瓣区有Ⅱ—Ⅲ级收缩期杂音伴肺动脉瓣第二心音亢进并有固定分裂。

3)辅助检查 了解 X 线胸片、心电图、超声心动图、心导管等检查结果。

4)心理和社会支持状况 了解患儿及家长对疾病的认知程度,患儿患病的感受。评估家庭经济状况和社会支持系统。

(2)主要护理措施

1)预防感染 耐心向家长解释预防感染的重要意义,对患儿进行保护性隔离,限制探视人数,观察患儿体温变化。

2)饮食管理 给予高蛋白、高热量、富含维生素、易消化饮食。分流量大的患儿由于气急,进食易疲劳,宜少食多餐。

3)休息 充分休息,保证充足睡眠。

(二)术后护理

1.术后护理常规

参见心胸外科术后护理常规。

2.与本病相关的主要护理

(1)评估要点 评估患儿全身各系统情况,有无心律失常等并发症发生。

(2)主要护理措施

1)严密监测生命体征,密切观察血压、心率、心律、肝脏大小、中心静脉压及尿量。

2)监测术后血流动力学,将中心静脉压维持在正常水平。

3)注意观察术后心律,维持水、电解质及酸碱平衡,各种护理操作要轻柔,减少对患儿的刺激。维持患儿体温及血流动力学稳定,监测恶性心律失常的出现。

(3)并发症护理

1)心律失常 密切观察患儿心率、心律变化,维持水、电解质及酸碱平衡,持续心电监护,如出现房室传导阻滞或心率减慢,则可遵医嘱静脉泵入异丙肾上腺素,同时给予激素或极化液等心肌营养药物,并观察药物的疗效及不良反应。

2)房间隔封堵器移位或脱落 对于行房间隔缺损微创伞片封堵术的患儿,如患儿突然出现烦躁不安,面色发绀,呼吸困难,以及心悸、胸闷、胸痛等心前区不适,剧烈咳嗽,心电图出现严重心律失常,听诊杂音复发,应及时告知医师,考虑房间隔封堵器移位或脱落的可能。应立即限制活动,床边行心脏超声检查,安抚患儿,消除紧张情绪,并做好急诊术前准备。

【出院指导】

(一)休息与活动

患儿可逐渐恢复活动,3个月至半年内仍需避免剧烈活动,如剧烈奔跑、跳跃等。

(二)饮食指导

适当补充营养,坚持少食多餐,切勿暴饮暴食。

(三)定期复诊

遵医嘱定期复查,如出现不适症状,应及时就诊。

第五节 动脉导管未闭护理常规

【概 述】

动脉导管未闭(PDA)指因动脉导管在成长发育过程中未关闭(约90%的婴儿在出生2周内即自动关闭),使得左心室血液进入主动脉后,有一部分血液由动脉导管进入肺循环。该病多见于女童。

【治疗原则】

明确诊断后行外科手术治疗。

【护 理】

(一)术前护理

1.术前护理常规

参见心胸外科术前护理常规。

2.与本病相关的主要护理

(1)评估要点

1)健康史及相关因素 评估活动耐力、进食、体重增加情况。了解日常是否服用药物,以及药物名称等。询问家长患儿出生时是否有早产或缺氧现象,有无发生反复呼吸道感染及心力衰竭病史。

2)症状、体征 评估有无活动量减少、呼吸困难、呼吸道感染;有无心力衰竭表现;有无差异性发绀。评估四肢血压,有无脉压增大。听诊在胸骨左缘第2—3肋间可闻及机器样、连续性杂音。

3)辅助检查 了解胸片、超声心动图、心导管等检查结果。

4)心理和社会支持状况 评估患儿情绪、认知、心理、行为反应,患儿及家长对疾病的了解程度。评估家庭经济状况和社会支持系统。

（2）主要护理措施

1）预防感染　耐心向家长解释预防感染的重要意义。对患儿进行保护性隔离,限制探视人数,保证室内空气新鲜。评估患儿体温变化,监测血常规,尤其是白细胞计数。

2）饮食管理　给予高蛋白、高热量、富含维生素、易消化饮食。分流量大的患儿由于气急,进食易疲劳,宜少食多餐。

3）休息　保证足够的休息,减少机体消耗。

（二）术后护理

1.术后护理常规

参见心胸外科术后护理常规。

2.与本病相关的主要护理

（1）评估要点　评估患儿全身各系统情况,有无高血压危象的前兆,有无乳糜胸症状,有无声音嘶哑。

（2）主要护理措施

1）呼吸道护理　听诊双肺呼吸音,评估呼吸频率、节律,咳嗽是否有效,以及痰液的性质、量。了解肺部情况。按时雾化,按需吸痰,每4h给予一次胸部物理疗法。鼓励患儿在深呼吸后进行有效咳嗽,咳嗽时用手压住伤口,以减轻咳嗽引起的疼痛。

2）预防高血压危象　术后早期存在反应性血压升高的风险,应严密监测体温、脉搏、呼吸,特别是血压的变化。遵医嘱予降压药、镇静药,并观察药物疗效。保证患儿安静、舒适。

3）术后乳糜胸的观察　多为术中损伤胸导管,术后2～3天可出现大量乳糜胸液。严密观察胸腔引流液的量、性质。经胸腔闭式引流,营养支持,给予低脂、高蛋白饮食,一般2～4周可自愈。

4）术后声音嘶哑的观察　主要为左喉返神经麻痹,可能由术中过分牵拉而引起左声带麻痹。术后声音嘶哑多为暂时性损伤,1～2个月后可恢复。

（3）心理护理　与家长制定出院指导,探讨他们的家庭关系,了解家长对患儿将来的期望,帮助患儿调整情绪,避免过度保护,逐渐恢复身体活动。

（4）并发症护理

1）高血压危象　术后早期存在反应性血压升高的风险,应严密监测体温、脉搏、呼吸,特别是血压的变化。遵医嘱予降压药、镇静药,并观察药物疗效。保证患儿安静、舒适。

2）乳糜胸　多为术中损伤胸导管,术后2～3天可出现大量乳糜胸液,呈乳白色牛奶状,乳糜试验呈阳性。严密观察胸腔引流液的量、性质。经胸腔闭式引流,营养支持,给予低脂、高蛋白饮食,一般2～4周可自愈。

【出院指导】

（一）自我监测

指导家长如患儿出现不明原因发热、胸痛、呼吸困难或乏力等症状,应立即到医院复诊。

如接受拔牙等治疗,应遵医嘱应用预防性抗生素,以预防感染性心内膜炎的发生。若患儿伴有心功能不全,则出院后仍需继续接受药物治疗。

(二)饮食指导

宜给予低脂、刺激性小、高蛋白饮食,少食多餐,适当增加营养,促进伤口愈合。

(三)伤口护理

术后1周内保持干燥、清洁,2周后可淋浴,避免用力摩擦。适当限制活动量,避免剧烈活动及碰撞伤口。

(四)定期复诊

术后遵医嘱复查 X 线胸片、心电图、心脏超声,观察心脏功能恢复情况。

第六节　法洛四联症护理常规

【概　述】

法洛四联症是1岁以后小儿最常见的发绀型先天性心脏病,其发病率占先天性心脏病的12%~14%,病理改变包括室间隔缺损、右心室流出道狭窄、主动脉骑跨和右心室肥厚四部分。

【治疗原则】

手术治疗包括姑息手术和根治性手术。

(1)姑息手术,其目的是增加肺部血流量,减轻发绀症状,扩大肺血管床,使肺动脉进一步发育,以利于施行二期根治性手术。

(2)根治性手术,即彻底矫正法洛四联症的畸形,使血流动力学趋于正常。

【护　理】

(一)术前护理

1.术前护理常规

参见心胸外科术前护理常规。

2.与本病相关的主要护理

(1)评估要点

1)健康史及相关因素　评估患儿活动、睡眠、饮食形态、体重增加情况、生长发育状况,以及服药史、缺氧发作史。询问母亲妊娠史,以及有无遗传疾病史。

2)症状、体征　评估患儿有无发绀及发绀的程度、分布,有无杵状指,有无特别的喜好姿势(如蹲踞、屈膝等)。评估呼吸形态、心功能状况。听诊在胸骨左缘第3—4肋间有一粗糙收缩期杂音,伴震颤。

3)辅助检查 了解血常规、胸片、超声心动图、计算机体层血管成像(CTA)、心导管等检查结果。

4)心理和社会支持状况 评估患儿的心理状态及社会适应能力,了解患儿及家长对疾病的认知程度,以及亲子关系。评估家庭经济状况和社会支持系统。

(2)主要护理措施

1)心理护理 多与家长、患儿沟通,了解其心理状态,加强心理疏导,讲解疾病相关知识,减轻其焦虑、恐惧心理。

2)饮食管理 宜给予高热量、高蛋白、富含维生素、易消化饮食,少食多餐,以增强患儿对手术的耐受力。

3)预防缺氧发作和脑血管栓塞 监测生命体征,密切观察患儿的意识和行为,鼓励其多饮水,防止发生脱水使血液黏稠度增加而形成血栓。注意休息,避免激烈活动、哭吵,饮食宜少食多餐,保持排便通畅。遵医嘱给予低流量吸氧,预防缺氧发作。缺氧发作时取膝胸卧位,给予高流量吸氧,以缓解缺氧症状。

(二)术后护理

1.术后护理常规

参见心胸外科术后护理常规。

2.与本病相关的主要护理

(1)评估要点 评估有无低心排血量综合征、心律失常等并发症的发生。

(2)主要护理措施

1)监测生命体征 评估患儿全身各系统状况,观察心率、心律、血压、中心静脉压、尿量的变化,随时评估周围循环的情况,如皮肤颜色、湿度、温度,动脉搏动,以及口唇、甲床毛细血管和静脉充盈情况,观察有无低心排血量综合征发生。使用血管活性药物应严格控制浓度、速度,并保持管道畅通,以改善心肌功能,减少心脏前、后负荷,并观察用药效果及不良反应。

2)呼吸道护理 保持呼吸道畅通,及时吸出呼吸道分泌物。每次吸痰前后给予高浓度吸氧,膨肺1～2min,防止发生缺氧。吸痰次数不要过于频繁,每次吸引时间控制在10s内。法洛四联症患儿术后肺部并发症相对较多,若发生血性泡沫痰、氧分压偏低,应延长呼吸机使用时间并加用呼气末正压通气(PEEP)。

3)胸腔引流管的护理 患儿术前低氧血症、侧支循环丰富以及术中抗凝、血液稀释等均可导致术后出血,故术后应严密观察引流液的量及性质,避免引流管受压、打折,定时挤压引流管,以防凝血块堵塞管道,保持引流通畅,如引流量>3ml/(kg·h)且连续超过3h,则需怀疑术后出血的可能,应立即通知医师。

(3)并发症护理

1)低心排血量综合征 患儿术后需常规应用血管活性药物,以改善和支持循环。根据患儿血压及中心静脉压的情况调节输液速度,同时观察低心排血量综合征改善情况,严格控制出入量。尿量是反映心排血量的敏感指标之一,给予患儿留置导尿,每小时测量一次尿量。

2)心律失常 密切观察心率、心律变化,维持电解质平衡,充分供氧,保证充足的血容量和冠状动脉灌注,避免发生心肌缺氧。

3)出血 胸腔引流不畅会造成术后早期的心脏压塞。血液或血块压迫心脏会造成舒张期充盈受损、静脉压增高、颈静脉怒张、脉压减小、动脉血压明显下降,对扩容几乎无反应。对于心脏压塞,需外科紧急探查,以排除心包腔内积血并控制出血。

【出院指导】

(一)自我监测

指导家长若患儿出现不明原因发热、胸痛、水肿、气急等异常情况,应立即与医师联系。避免用力摩擦及碰撞手术切口处。睡眠时宜取平卧位,避免侧卧,防止发生胸骨移位。

(二)休息与活动

活动量由少到多,逐渐适应学习生活,避免剧烈运动。少去公共场所,预防发生交叉感染。

(三)用药指导

指导家长出院后严格遵医嘱用药,掌握遵医嘱用药的重要性,提高患儿用药依从性,并注意观察用药疗效和不良反应。服用地高辛时应监测脉搏,以便及时发现洋地黄中毒。服用利尿剂时应多食含钾丰富的食物和橘子、香蕉等水果。

(四)饮食指导

应适当增加营养,坚持少食多餐,忌暴饮暴食,以免加重心脏负担。

(五)伤口护理

避免用力摩擦及碰撞手术切口处。睡眠时宜取平卧位,避免侧卧,防止发生胸骨移位。

(六)定期复诊

遵医嘱定期来院复查。如有少尿、水肿、纳差等不适症状,应及时来院就诊。

第七节　完全性大动脉错位护理常规

【概　述】

完全性大动脉错位指主动脉与肺动脉干位置互换,主动脉接受体循环的静脉血,而肺动脉干接受肺静脉的动脉血(即氧合血),大多伴室间隔缺损、房间隔缺损、动脉导管未闭或其他复杂畸形,使得体循环血液在心脏内相互混合,否则患儿难以存活。

【治疗原则】

1. 姑息手术:体-肺动脉分流术、肺动脉环缩术。

2. 根治性手术:大动脉转换术(Switch 术)、心房内血流改道术(Senning 术)、右室至肺动脉带瓣管道架接术(Rastelli 术)。

【护 理】

(一)术前护理

1. 术前护理常规

参见心胸外科术前护理常规。

2. 与本病相关的主要护理

(1)评估要点

1)健康史及相关因素 了解母亲妊娠史,询问患儿发绀发生的时间及进展情况,有无气促及其程度。询问家族中有无类似疾病发生。

2)症状、体征 评估发绀、呼吸困难的程度,有无心力衰竭。

3)辅助检查 了解 X 线检查、心电图、超声心动图、心导管、血气分析及电解质测定等检查结果。

4)心理和社会支持状况 了解家长对疾病的认知程度,以及对患儿的关爱程度和对手术效果的期望情况。评估家庭经济状况。

(2)主要护理措施

1)病情观察 密切观察生命体征、面色和口唇的发绀情况及 SpO_2。

2)防止动脉导管关闭 对于伴有 PDA 的患儿,为了防止动脉导管关闭,遵医嘱微泵内泵入前列腺素 E,以保持动脉导管通畅。

3)吸氧 对于伴有 PDA 的患儿,术前仅靠 PDA 分流含氧量高的血液到体循环,以维持生命,因此应予低流量吸氧,吸入气氧流量为 $0.5\sim1.0L/min$,使用呼吸机辅助呼吸时可选择 21% 氧浓度,将 SpO_2 维持在 60%~70% 即可。

4)纠正酸中毒 根据血气分析的结果,遵医嘱及时纠正酸中毒。

(二)术后护理

1. 术后护理常规

参见心胸外科术后护理常规。

2. 与本病相关的主要护理

(1)评估要点 评估有无出血、心律失常、低心排血量综合征、肺动脉高压危象等并发症发生。

(2)主要护理措施

1)体位和呼吸辅助 患儿回监护室后,置平卧位,接人工呼吸机辅助呼吸,并按呼吸机护理常规进行护理。

2)持续心电监护　密切监测心率、心律、血压及各种心内压力。收缩压和左房压应维持在正常低限水平,并观察是否有良好的末梢循环。术后常规做床边全导联心电图,注意 ST 段、T 波、Q 波的改变,并与术前心电图进行比较。

3)严格控制出入量　手术当日严格控制输液速度,按输液速度≤5ml/(kg·h)泵入。密切注意各心内压力、血压、心率的情况,及时调整输液速度。同时密切注意早期出血量,如术后连续 3h 输液速度>3ml/(kg·h)或任何 1h 输入量>5ml/kg,应及时报告医师。维持尿量 1ml/(kg·h)。每小时总结一次出入量,保持出入量平衡。

4)正确应用血管活性药物　术后常规静脉泵入血管活性药物,根据心率、血压和心内压力调节输入量。在更换药物时动作要快,同时具备两条升压药物静脉通道,并密切观察血压、心率的变化。药物必须从中心静脉内输入,以防外渗。

5)加强呼吸道管理　每 2h 翻身、拍背、气管内吸痰一次,动作宜轻柔,吸痰时严格无菌操作。加强对通气回路的消毒,每 7 天更换呼吸机管道。

6)预防切口感染　观察切口有无渗血、渗液和红肿,保持切口敷料清洁、干燥,以防发生切口感染。

7)饮食管理　在呼吸机使用期间,须禁食 24～48h,在肠蠕动恢复、无腹胀情况下予鼻饲牛奶。对于呼吸机撤离后 12～24h 无腹胀者,予鼻饲牛奶,量从少到多,浓度从稀到浓,并密切观察有无腹胀、呕吐,以及大便的性状。指导家长合理喂养,喂奶时注意患儿体位,以防发生窒息。

(3)并发症护理

1)低心排血量综合征　临床典型的低心排血量综合征表现为低血压、脉压减小、脉搏细弱、心率加快、少尿、外周血管收缩末梢灌注不足(肢端皮肤花纹、苍白、湿冷,甚至发绀)。患儿术后需常规应用血管活性药物,以改善和支持循环。根据患儿血压及中心静脉压的情况调节输液速度,同时观察低心排血量综合征改善情况,严格控制出入量。尿量是反映心排血量的敏感指标之一,应严密观察尿量,并及时记录,发现异常及时报告医师。

2)肺动脉高压危象　参见室间隔缺损护理常规。

3)心律失常　参见法洛四联症护理常规。

4)出血　参见法洛四联症护理常规。

【出院指导】

(一)自我监测

术后患儿体质较弱,抵抗力差,不宜去公共场所,避免发生交叉感染。

(二)饮食指导

指导合理喂养,少食多餐,不宜过饱,较大患儿多食含蛋白质、维生素丰富的食物。

(三)休息与活动

避免上下举逗患儿,术后 3 个月内限制剧烈活动,小学生 6 个月内不宜参加剧烈的体育活动。

(四)切口护理

保持切口清洁,1 周内保持干燥,2 周后方可淋浴,且避免用力摩擦。

(五)用药指导

遵医嘱定时服用药物,不得擅自停服或加服。

(六)定期复诊

术后 3 个月复查 X 线胸片、心电图、心脏超声,观察心脏功能恢复情况。

第八节 食管裂孔疝护理常规

【概　述】

食管裂孔疝是由于膈肌食管裂孔部发育存在缺陷,食管下端贲门通过此薄弱或缺损部进入胸腔而形成的。食管裂孔疝可分为滑动型、食管旁型和混合型三种,其中以滑动型最常见,一般以呕吐为首发症状。

【治疗原则】

对于有严重且持续的症状,经内科治疗无效者,行食管裂孔疝修补术。

【护　理】

(一)术前护理

1. 术前护理常规

参见心胸外科术前护理常规。

2. 与本病相关的主要护理

(1)评估要点

1)健康史及相关因素　评估有无生长发育迟缓,有无黑便、贫血史。有无吞咽困难及胸骨后烧灼和疼痛。有无恶心、呕吐,以及其与体位的关系。

2)症状、体征　评估患儿呕吐物的性质、量,呕吐发生是否与体位有关。评估患儿进食情况,有无吞咽困难及胸骨后烧灼和疼痛症状。评估大便性质。

3)辅助检查　了解食管、胃钡餐造影结果,如伴有黑便,应了解外周血红细胞计数及血红蛋白含量。

4)心理和社会支持状况　评估家长对疾病的认知程度及心理反应,了解家庭经济状况和社会支持系统。

(2)主要护理措施

1)将患儿上半身抬高 45°～60°或者竖立。

2)观察呕吐的次数、呕吐物的量及性质。

3)喂养黏稠食物，少食多餐。

4)根据病情营养状况遵医嘱予抗感染及支持治疗。

(二)术后护理

1.术后护理常规

参见心胸外科术后护理常规。

2.与本病相关的主要护理

(1)评估要点　评估有无呕吐、腹胀、吞咽困难，以及伤口有无出血等情况；评估有无肠梗阻等并发症发生。

(2)主要护理措施

1)术后体位　麻醉清醒、撤除呼吸机后，血压稳定时取半卧位，以减少对膈肌的压力。

2)呼吸道护理　及时清除呼吸道分泌物，保持呼吸道通畅。安置合适的体位，防止发生呕吐和窒息。避免患儿哭吵，以防腹压增高。

3)饮食管理　持续胃肠减压，减轻胃肠道张力，促进伤口愈合。禁食2～3天，待肠蠕动恢复后开始进食，从流质到半流质逐渐过渡，少食多餐，逐渐增量。观察有无呕吐、腹胀等，防止疝复发。

4)病情观察　监测血压、心率、呼吸、尿量，评估黏膜和皮肤弹性，注意有无脱水。观察手术部位有无红肿、分泌物，保持伤口敷料清洁、干燥。

(3)并发症护理

1)肠梗阻　表现为呕吐、腹胀、腹痛。予禁食、胃肠减压，观察呕吐情况，保持胃肠减压通畅。观察引流液的性质、颜色、量。评估疾病的进展，如出现腹痛、腹胀加剧，胃肠引流液量增加或出现腹膜炎症状，应立即向医师汇报。

2)吞咽困难　术后因为食管水肿，常出现一定程度的咽下困难，一般持续3～6周。若长期存在，则为手术时膈肌脚缝缩太紧。

3)非感染性腹泻　由于肠道对食物吸收的不适应，进食后可出现腹泻，持续3～5天，多见于6个月内婴儿。当出现脱水时，遵医嘱给予静脉补液治疗。

4)胃瘫　一般是由手术损伤迷走神经造成的。进食过多易引起腹胀、呕吐，故饮食应少食多餐，必要时禁食，持续胃肠减压，减轻胃的负担，有利于胃动力的恢复。

【出院指导】

(一)自我监测

如患儿出现呕吐、腹胀或伤口发生红、肿、痛等情况，需及时去医院就诊。

(二)饮食指导

指导合理饮食，少食多餐，逐渐增量，以进食黏稠食物为宜。观察体重是否符合正常指标。指导家长注意饮食卫生，防止发生腹泻。

(三)伤口护理

保持伤口清洁干燥,嘱患儿不可用手搔抓伤口,勤换内衣,1周内避免盆浴。预防发生呼吸道感染,避免剧烈咳嗽,防止疝复发。

第九节　先天性肺囊肿护理常规

【概　述】

先天性肺囊肿是一种常见的肺发育异常症,病变肺组织常出现单个或多个囊肿,可累及一个或多个肺叶。囊肿可因黏液潴留过多或继发感染而易与支气管相通,常形成单向活瓣样通气。囊肿内压力不断升高导致张力性肺气囊肿,可出现严重的压迫症状。

【治疗原则】

肺囊肿易并发感染、出血等,明确诊断后立即行肺囊肿切除术。对于有感染者,先控制感染。

【护　理】

(一)术前护理

1.术前护理常规

参见心胸外科术前护理常规。

2.与本病相关的主要护理

(1)评估要点

1)健康史及相关因素　询问首次发病过程,尤其是气促、发绀发生的时间及程度,有无就医史。

2)症状、体征　评估呼吸情况,观察呼吸困难的程度、动态变化,以及患儿的全身状况,有无吞咽困难、发热、喘鸣、咳嗽等。

3)辅助检查　了解 X 线、CT 检查结果,囊肿的波及范围,以及有无张力性肺气囊肿形成。

4)心理和社会支持状况　评估家长对患儿需施行手术的认知程度及心理承受能力,是否因患儿幼小,难以承受开胸手术的创伤而产生焦虑、恐惧心理。

(2)主要护理措施

1)监测生命体征,观察呼吸频率、呼吸困难情况。

2)保持呼吸道通畅,视患儿缺氧情况选择合适的给氧方式。

(二)术后护理

1.术后护理常规

参见心胸外科术后护理常规。

2.与本病相关的主要护理

(1)评估要点　评估患儿的肺部情况及胸腔引流液情况。有无肺不张等并发症发生。

(2)主要护理措施

1)术后体位　麻醉清醒前取平卧位,麻醉清醒、撤除呼吸机后,血压稳定时取半卧位,以利于呼吸及引流。

2)呼吸道护理　保持呼吸道通畅,定时进行胸部物理治疗,必要时给予雾化吸入。

3)饮食管理　术后当天禁食,拔除气管插管后12～24h经口进食,从流质饮食逐渐过渡到半流质饮食。

4)保持胸腔引流管通畅　定时挤压,妥善固定引流管。观察引流液的量及性质,更换引流管时应严格无菌操作。观察切口敷料有无渗血、渗液等。拔管后注意观察有无皮下气肿、气胸等异常情况。

5)病情观察　监测生命体征,观察有无缺氧症状。评估患儿的肺部情况及呼吸频率、呼吸音等。

(3)并发症护理　肺不张:术后咳嗽无力,支气管内分泌物以及小的凝血块排出不畅,可引起支气管堵塞,导致肺不张。定时翻身、拍背,结合雾化吸入、电按摩,鼓励和协助患儿做有效咳嗽,将痰咳出;对于无力咳嗽排痰者,使用电动吸引器及时清除呼吸道分泌物。早期活动促进肺膨胀。

【出院指导】

(一)自我监测

保持房间内空气流通,少去公共场所,避免发生呼吸道感染。多给患儿拍背,可鼓励较大患儿进行有效深呼吸、有效咳嗽,并做伸臂、扩胸运动。

(二)定期复诊

遵医嘱按时来院复查。

第十节　先天性膈膨升护理常规

【概　述】

先天性膈膨升指膈的肌纤维发育不全,使膈成为菲薄的膜,当腹压增高时,一部分消化道升入胸腔,使膈的位置上移,肺被压缩,导致呼吸窘迫。

【治疗原则】

对于严重的呼吸窘迫症,行急症手术,合并呼吸道感染时可行择期手术。全麻经胸或经腹行膈肌折叠术。

【护 理】

(一)术前护理

1. 术前护理常规

参见心胸外科术前护理常规。

2. 与本病相关的主要护理

(1)评估要点

1)健康史及相关因素 了解患儿发生呼吸困难的时间及诱因,既往有无反复呼吸道感染;患儿禁食、剧烈哭吵与呼吸困难是否相关。

2)症状、体征 评估患儿呼吸困难的程度、双侧呼吸音是否对称,以及喂奶后患儿的反应。

3)辅助检查 了解 X 线检查结果,以及有无膈的反常运动。

4)心理和社会支持状况 评估家长对手术的认知程度及心理状况,患儿是否因惧怕手术而产生焦虑心理。

(2)主要护理措施

1)保持上半身抬高位,使内脏下移,以减轻对膈的压迫。

2)保持呼吸道通畅,给予吸氧,观察用氧疗效。

3)监测生命体征并记录,完善术前准备。

(二)术后护理

1. 术后护理常规

参见心胸外科术后护理常规。

2. 与本病相关的主要护理

(1)评估要点 评估患儿肺部情况及胸腔引流液情况。评估有无肺不张、肠梗阻、胸腔积液等并发症发生。

(2)主要护理措施

1)继续抬高床头,保持患儿安静,避免剧烈哭吵。

2)监测生命体征,注意体温变化。评估患儿肺部情况及呼吸频率、呼吸音、对称度等,定期监测 SpO_2,观察患儿有无缺氧症状,如有,应及时给氧。

3)禁食期间遵医嘱按时按量完成静脉液体输入,注意观察尿量及末梢循环。拔管12～24h后进食流质,逐渐过渡到半流质。开始进食后先少食多餐,逐渐增加食量,并观察有无腹胀、呕吐情况。

4)保持呼吸道通畅,定时进行胸部物理疗法。补充适当的水分,避免分泌物黏稠,必要时给予雾化吸入。

5)定时挤压胸腔引流管,保持引流通畅,及时记录引流液的量及性质,更换引流袋时要严格执行无菌技术操作规程。

6)观察切口敷料渗出情况,保持敷料清洁、干燥。

（3）并发症护理

1）肺不张　参见先天性肺囊肿护理常规。

2）肠梗阻　参见食管裂孔疝护理常规。

3）胸腔积液　评估患儿肺部情况及呼吸频率、呼吸音、对称度等,及早发现异常,及时报告医师,必要时协助医师行胸腔穿刺。

【出院指导】

(一)自我监测

保持房间内空气流通,少去公共场所,避免发生呼吸道感染。

(二)饮食指导

合理喂养,继续遵照少食多餐的原则给予饮食。

(三)休息与活动

避免患儿剧烈哭闹而导致腹压增高。

(四)定期复诊

遵医嘱按时到医院复查。

第十一节　漏斗胸护理常规

【概　述】

漏斗胸是一种先天性胸骨的内陷型畸形,约占小儿胸壁畸形的90％。该病表现为以胸骨体下端及剑突为中心,胸骨连同两侧肋软骨向内凹陷,形似漏斗。

【治疗原则】

手术是目前治疗漏斗胸唯一有效的方法。目前普遍采用微创漏斗胸矫治术(Nuss 手术)。手术的最佳年龄为3～6岁,内固定钢板要求保留2～4年后取出。

【护　理】

(一)术前护理

1.术前护理常规

参见心胸外科术前护理常规。

2.与本病相关的主要护理

（1）评估要点

1）健康史及相关因素　评估患儿有无家族遗传倾向，是否在新生儿时期即出现胸廓畸形，压迫心肺而易发生呼吸道感染，患儿有无生长发育落后状况。

2）症状、体征　评估患儿有无气促、心悸等心肺压迫症状，以及胸骨凹陷程度。评估患儿有无消瘦、耐受力差、体重减轻等状况。

3）辅助检查　了解胸部 X 线、CT 检查和心肺功能测定结果。

4）心理和社会支持状况　了解患儿及家长对疾病的认知程度，有无心理压力。评估家庭经济状况和社会支持系统。

（2）主要护理措施

1）心理护理　多与患儿及家长沟通，了解其心理状态，倾听其感受，宣教疾病相关知识。讲解手术的必要性、简要过程和术后效果。借助宣传资料提高患儿及家长的心理承受能力，减轻其焦虑、恐惧心理。

2）一般护理　加强营养，保证睡眠。根据天气变化及时增减衣物，以防发生呼吸道感染。指导患儿进行有效咳嗽，练习床上大小便。

（二）术后护理

1.术后护理常规

参见心胸外科术后护理常规。

2.与本病相关的主要护理

（1）评估要点　评估术后患儿的疼痛及呼吸情况，有无气胸、胸腔积液、肺部感染、肺不张等并发症发生。

（2）主要护理措施

1）术后体位　微创漏斗胸矫治术后体位十分特殊且重要，术后要选择硬板床，保持平卧，不要使用海绵等软床垫；年长患儿可枕一薄枕，盖被轻薄，避免胸部负重。注意扶患儿坐起时应平托其后背，保持胸背部挺直，不要牵拉上肢。同时严禁翻身侧卧，不屈曲转动，胸腰不滚翻，以防胸廓受压变形，影响矫形效果。一天后可下床活动。

2）呼吸道护理　保持呼吸道通畅，术后患儿多不敢用力呼吸、咳痰，因此要及时吸出呼吸道分泌物（胸壁矫治术后早期吸痰不要拍背）。可遵医嘱定时给予雾化吸入，使痰液稀释易于咳出，鼓励较大患儿咳嗽吐痰。

3）疼痛护理　正确评估患儿疼痛的程度，可采取分散注意力、安慰患儿、营造舒适的环境等方法来减轻患儿的疼痛感，必要时遵医嘱给予镇痛药，并及时评价干预效果。

（3）并发症护理

1）气胸　注意观察有无鼻翼煽动、口唇发绀、呼吸急促等缺氧体征，同时密切观察呼吸频率、节律和血氧饱和度变化。给氧，协助医师行胸腔穿刺，大量气胸应行胸腔闭式引流，并做好胸腔闭式引流的护理。术后避免翻身、拍背和肺部叩击动作，以免造成支架移位，损伤肺组织，形成医源性气胸。

2）胸腔积液　术中易发生胸膜损伤，造成胸腔积气、积液。评估患儿肺部情况及呼吸频率、呼吸音、对称度等,如有异常,应及时告知医师,必要时协助医师行胸腔穿刺。

3)肺部感染、肺不张　胸壁矫治术后易并发肺部感染及肺不张,应鼓励患儿进行有效咳嗽,同时指导患儿进行腹式呼吸。定时给予雾化吸入,使痰液稀释易于咳出。对于咳痰困难者,给予电动吸痰。

4)获得性脊柱侧弯　一般是由害怕疼痛、保护性体位造成的。重视术后疼痛管理,早期应用静脉泵镇痛,后期给予心理治疗甚至口服镇痛药等,加强术后健康宣教,以防发生获得性脊柱侧弯。

【出院指导】

(一)自我监测

在植入物取出前,禁止行胸部和上腹部 MRI 检查,如需进行心脏除颤,则要将电极板置于前后位置进行心脏电击。

(二)休息与活动

经常进行行走训练。每日早晚做深呼吸运动。术后 5 天可沐浴。术后 1 个月内不可弯腰、扭腰或滚翻,必须做到背部挺直。术后 2 个月内不搬重物,3 个月内不进行对抗性运动,如踢足球、打篮球。

(三)定期复诊

遵医嘱定期复诊,术后 2～4 年至医院行钢板取出术。

参考文献

[1]郭加强,吴清玉. 心脏外科护理学. 北京:人民卫生出版社,2003.

[2]江载芳,申昆玲,沈颖. 诸福棠实用儿科学. 8 版. 北京:人民卫生出版社,2015.

[3]江泽熙,胡廷泽. 小儿胸部外科学. 武汉:湖北科学技术出版社,2007.

[4]史艺,闫军,张晶,等. 一岁以内复杂先心病双向格林手术结果分析. 中华小儿外科杂志,2011,32(2):86-88.

[5]陶曙光,韩剑刚,杨仕海,等. 右心室双出口的解剖矫治. 中华胸心血管外科杂志,2013,29(5):273-275,285.

[6]徐志伟. 小儿心脏手术学. 北京:人民军医出版社,2006.

[7]张金哲. 张金哲小儿外科学. 北京:人民卫生出版社,2013.

[8]赵正言. 实用儿科护理. 北京:人民卫生出版社,2009.

[9]朱晓东,张宝仁. 心脏外科学. 北京:人民卫生出版社,2007.

耳鼻咽喉头颈外科疾病护理常规

第一节 耳鼻咽喉头颈外科术前护理常规

一、环境要求

病房的温度、相对湿度以 18～22℃、50％～60％为宜，并保持空气流通。

二、基础护理

1. 指导家长保持患儿头皮皮肤清洁，鼻腔、外耳道清洁、干燥。
2. 患儿应着开衫或领口大的衣服，衣物宜宽松，包裹不能过紧，同时要避免受凉。

三、病情观察

监测生命体征，评估患儿专科病情和全身状况，并记录病情变化，发现异常及时通知医师。

四、健康教育

1. 应热情接待患儿和家长，耐心讲解疾病的治疗过程，减轻患儿及家长的恐惧心理。
2. 加强术前、术后宣教。
(1)术前宣教　禁食、禁饮的时间，以及备皮的范围。
(2)术后宣教　病情观察、体位宣教。

五、术前准备

完善各项术前准备，了解检验检查结果，备皮，做药物皮试。术前一晚根据手术时间遵医嘱禁食、禁饮，术前 6～8h 开始禁食(母乳禁食 4h，牛奶和配方奶禁食 6h，淀粉类固体食物禁食 6h，脂肪类固体食物禁食 8h)，禁饮 2h，向家长详细说明禁食、禁饮的时间、目的和重要性，并在床头挂禁食标识，通知停发饮食。

六、入手术室前准备

更换手术衣裤,排空大小便,去除饰物,并遵医嘱给予术前用药。认真填写手术交接单,查对患儿身份、手术名称、手术标识、病历,携带术中用药。

七、病室准备

按手术、麻醉方式准备床单位及备好术后用物,如氧气装置、心电监护仪、吸引器等。

第二节　耳鼻咽喉头颈外科术后护理常规

一、术后接待患儿流程

1. 核对患儿身份。
2. 将患儿安全搬移至病床,并安置合适的卧位。
3. 评估患儿意识及生命体征。评估感知觉恢复、四肢活动度及皮肤完整性。
4. 遵医嘱给予吸氧、心电监护。
5. 检查切口部位及敷料包扎情况。
6. 检查输液通路并调节滴速。
7. 与麻醉医师或复苏室护士交接并签字。
8. 告知患儿及家长术后注意事项。
9. 核对并执行术后医嘱。
10. 做好术后护理记录。

二、麻醉清醒期护理

严密观察患儿面色,呕吐时将其头偏向一侧,及时清除呼吸道分泌物,保持呼吸道通畅。全麻术后遵医嘱监测心率、呼吸、血压及血氧饱和度。注意安全,安抚烦躁患儿,必要时遵医嘱给予适当约束。

三、病情观察

按手术类别及麻醉方式监测生命体征并记录,有变化随时测量;观察伤口出血情况;密切观察有无眩晕、呕吐、眼震,以及头痛、意识障碍、昏迷等异常情况。

四、呼吸道管理

评估呼吸、血氧饱和度情况,正确使用氧疗;鼓励较大患儿进行有效深呼吸和有效咳嗽,遵医嘱给予雾化吸入、叩背;保证病室温湿度适宜。

五、疼痛管理

评估患儿疼痛的部位和性质,根据年龄采用脸谱或数字疼痛分级法,或者 FLACC 疼痛评估量表评估疼痛的程度,判断疼痛对患儿休息、饮食、情绪的影响;安抚和鼓励患儿,指导家长采用讲故事、听音乐等方法来分散患儿的注意力;必要时遵医嘱应用镇痛药,并观察药物的疗效与副作用。

六、体位管理

待病情稳定后,根据麻醉方式、患儿全身情况、术式、疾病性质和医嘱选择合适的卧位。

七、活动与安全

保持病房安静、整洁,拉好床栏。协助患儿如厕,以防跌倒、摔伤等意外事件发生。保证充分休息,注意天气变化,预防感冒。

八、饮食管理

术后饮食视手术和患儿具体情况遵医嘱执行,做好饮食宣教,评估进食后的反应。

九、心理护理

关心、爱护患儿,帮助患儿消除入院恐惧感、陌生感。加强与家长的沟通,向其讲解疾病相关知识、常见治疗方式,以及术前、术中、术后有关注意事项,使其积极配合治疗。

第三节　慢性扁桃体炎护理常规

【概　述】

慢性扁桃体炎多由急性扁桃体炎反复发作或因腭扁桃隐窝体引流不畅,窝内细菌、病毒滋生感染而演变为慢性炎症,其好发年龄为 7～14 岁,是临床上最常见的疾病之一。

【治疗原则】

(一)非手术治疗

非手术治疗适用于 4 岁以下儿童,鼓励其锻炼身体,保证营养,增强机体抵抗力;适当应用抗生素;采用免疫疗法或抗变应性治疗,如使用具有脱敏作用的细菌制品以及增强免疫力的药物等。

(二)手术治疗

对于不可逆的炎症病变,可考虑施行扁桃体切除术。

【护　理】

(一)术前护理

1.术前护理常规

参见耳鼻咽喉头颈外科术前护理常规。

2.与本病相关的主要护理

(1)评估要点

1)健康史及相关因素　询问全身健康状况,有无过敏性疾病病史及药物过敏史,发病前有无急性扁桃体炎、呼吸道炎症反复发作史,以及有无风湿热、急性肾炎等全身性疾病。

2)症状、体征　询问有无引起口臭及呼吸、吞咽、言语共鸣障碍,有无咽痛、咽部不适、睡眠时打鼾。评估扁桃体大小。

3)辅助检查　了解血常规、出凝血时间、鼻咽侧位片等检查结果。

4)心理和社会支持状况　评估患儿及家长的心理状况,对疾病的认知程度和对治疗的配合情况。

(2)主要护理措施　保持口腔清洁,教会患儿餐后漱口,以防术后创口发生感染。

(二)术后护理

1.术后护理常规

参见耳鼻咽喉头颈外科术后护理常规。

2.与本病相关的主要护理

(1)评估要点　评估切口有无出血、感染,白膜形成或覆盖情况,了解有无疼痛,以及进食情况。

(2)主要护理措施

1)保持呼吸道通畅　术后麻醉未清醒期间,取去枕平卧位,头偏向一侧;麻醉清醒后可取平卧位、半卧位或者舒适卧位,也可以适当怀抱,减少患儿哭吵。给予吸氧,必要时吸除鼻咽部分泌物。监测生命体征及 SpO_2,观察面色、意识状态的变化。术后避免咳嗽,轻轻吐出口腔分泌物,切勿咽下。

2)饮食管理　术后饮食视手术和患儿具体情况遵医嘱执行,做好饮食宣教,评估进食后反应。

3)伤口的观察　观察创口出血情况,唾液中带血丝属正常现象;如持续口吐鲜血,应立即通知医师,并做好患儿及家长的安抚工作。术后扁桃体窝出现一层白膜是正常反应,对创口有保护作用,一般在 7～15 天逐渐脱落。术后第 2 天要鼓励患儿"三多"(多讲话、多进食、多漱口),以增强体力,防止伤口粘连。

4)伤口疼痛的处理　术后疼痛为正常现象(一般为术后 1～10 天),疼痛程度因人而异,并可放射产生耳痛,一般不需服用镇痛药。颈部冰敷或进食冷牛奶有助于镇痛和止血。

(3)并发症护理

1)出血　密切观察生命体征、面色、神志等变化,有无频繁吞咽动作,定时监测血压、脉搏,及早发现出血倾向。如失血过多,应采取补液、输血等措施积极治疗,必要时做好再次手术的准备。

2)创面感染 术后严密监测体温,体温突然升高或术后体温一直持续在 38.5℃ 以上;术后腭弓肿胀,创面无白膜生长,或白膜生长不匀;患儿咽痛加剧;下颌角淋巴结肿大、疼痛。遵医嘱正确使用抗生素。做好口腔护理,每日 2～3 次;保持口腔清洁,嘱患儿进食后漱口。

【出院指导】

(一)自我监测

保持室内空气流通,少去公共场所,增强体质,防止发生感冒。注意口腔卫生,多漱口,防止伤口发生感染。

(二)饮食指导

指导家长注意饮食卫生,适当给患儿增加营养,半个月内给予温凉的半流质饮食,不宜进食粗硬、油炸及大团块食物,以免进食不慎擦伤创面而导致出血。

(三)定期复诊

遵医嘱按时用药,定期复诊。

第四节 慢性化脓性中耳炎护理常规

【概 述】

慢性化脓性中耳炎是指中耳黏膜、骨膜或深达骨质的慢性化脓性炎症,重者炎症深达乳突骨质。临床上以内耳长期间断或持续性流脓、鼓膜穿孔、听力下降为其主要表现。严重时可引起颅内外的并发症,急性化脓性中耳炎治疗 8 周以上炎症未得到控制,则转为慢性。根据病理及临床表现可将慢性化脓性中耳炎分为单纯型、骨疡型,或继发胆脂瘤。

【治疗原则】

控制感染,清除病灶,保持引流通畅,恢复听力,消除病因。

(一)药物治疗

对于引流通畅者,以局部用药为主;在炎症急性发作时,可根据脓液细菌培养及药物敏感试验结果,指导性使用抗生素。

(二)手术治疗

鼓室成形术、乳突根治术。

【护　理】

(一)术前护理

1.术前护理常规

参见耳鼻咽喉头颈外科术前护理常规。

2.与本病相关的主要护理

(1)评估要点

1)健康史及相关因素　了解患儿全身健康状况,询问有无鼻部及咽部慢性疾病病史,有无急性中耳炎病史,是否进行了治疗。病程是否迁延超过8周。

2)症状、体征　评估耳溢液的性质及量,听力下降程度;有无耳鸣、眩晕等全身伴随症状。

3)辅助检查　了解耳镜检查、听力检查、乳突X线或颞骨CT检查结果,血常规有无改变。

4)心理和社会支持状况　评估患儿及家长的心理状况,对疾病的认知程度及对治疗的配合情况。

(2)主要护理措施

1)避免呼吸道感染　保持病室空气流通,减少陪客,预防上呼吸道感染。

2)正确局部用药　掌握局部用药的注意事项和滴耳法。

(二)术后护理

1.术后护理常规

参见耳鼻咽喉头颈外科术后护理常规。

2.与本病相关的主要护理

(1)评估要点　评估切口有无出血、感染。密切观察有无眩晕、呕吐、眼震,以及头痛、意识障碍、昏迷等异常情况。

(2)主要护理措施

1)体位　术后麻醉未清醒期间取去枕平卧位,头偏向一侧;麻醉清醒后可取平卧位、半卧位或者舒适卧位,也可以适当怀抱,减少患儿哭吵。

2)病情观察　监测生命体征,观察伤口出血情况;密切观察有无面瘫、眩晕、呕吐、眼震,以及头痛、意识障碍、昏迷等颅内并发症的发生。

3)伤口护理　术后加压包扎并持续至拆线,注意观察敷料有无松脱。

4)安全管理　术后若有头晕等情况,须卧床休息,并有家长陪同,以防摔倒等意外发生。

5)饮食管理　术后饮食视手术和患儿具体情况遵医嘱执行,做好饮食宣教,评估进食后反应。

6)环境要求　保持房间光线暗淡,周围环境安静,避免噪声和光线晃动。取舒适体位,嘱患儿闭眼休息,以减轻不适症状。避免移动体位,以减少眩晕。关心、体贴患儿,满足其各种基本需求。

【出院指导】

1. 少去公共场所及人多的地方,积极预防上呼吸道感染。如发生感冒,须强调不可用手捏紧双鼻孔擤鼻涕,鼻涕可向后抽吸由口吐出或将手帕放在鼻孔前轻轻将鼻涕挤出,亦可轻压一侧前鼻孔,轻轻地擤出对侧开放鼻腔内的鼻涕。

2. 禁止用尖锐的物品(如耳掏、发夹等)挖耳,以免碰伤鼓膜。建议戒除挖耳的习惯。陈旧性鼓膜穿孔及鼓室置管者禁止游泳,洗澡时防止污水流入耳内。

3. 定期复诊。

第五节　鼻息肉护理常规

【概　述】

鼻息肉由鼻部黏膜长期炎性水肿所致,好发于筛窦、上颌窦、中鼻道、中鼻甲及筛泡等处,目前认为变态反应、上呼吸道慢性感染是鼻息肉产生的主要原因。鼻息肉的主要表现为渐进性持续性鼻塞、鼻涕增多、嗅觉障碍、听力下降、头痛、头昏等症状。鼻息肉可单发或多发,单侧或双侧,多数为多发性及双侧性。

【治疗原则】

(一)药物治疗

如鼻息肉较小,鼻塞症状较轻,可行药物治疗。

(二)手术治疗

对于药物治疗失败、体积较大或多发的阻塞性息肉,可行手术治疗。

【护　理】

(一)术前护理

1. 术前护理常规

参见耳鼻咽喉头颈外科术前护理常规。

2. 与本病相关的主要护理

(1)评估要点

1)健康史及相关因素　询问患儿全身健康状况,有无变态反应性疾病及鼻腔的慢性炎症病史,既往疾病发作及手术情况,近期有无发生上呼吸道感染。

2)症状、体征　评估鼻塞、流涕、嗅觉障碍的程度,是否伴随头痛、头昏和听力下降等症状。

3)辅助检查　了解 CT 检查结果。

4)心理和社会支持状况　评估患儿及家长的心理状况,对疾病的认知程度和对手术的了解情况。

(2)主要护理措施

1)教会患儿正确使用喷鼻剂。

2)完善各项术前准备,了解检验检查结果,备皮,做药物皮试。

3)剪去患侧鼻毛。

(二)术后护理

1.术后护理常规

参见耳鼻咽喉头颈外科术后护理常规。

2.与本病相关的主要护理

(1)评估要点　监测生命体征、意识状态的变化,有无伤口出血情况,了解有无眼部并发症、脑脊液鼻漏、鼻泪管损伤情况。

(2)主要护理措施

1)体位　术后麻醉未清醒期间取去枕平卧位,头偏向一侧;麻醉清醒后可取平卧位、半卧位或者舒适卧位,也可以适当怀抱,减少患儿哭吵。

2)饮食管理　术后饮食视手术和患儿具体情况遵医嘱执行,做好饮食宣教,评估进食后反应。

3)伤口出血护理　观察出血情况,鼻腔有少量渗血属正常现象;如颜色鲜艳且量多,应立即通知医师,并做好患儿及家长的安抚工作。鼻腔填塞期间应避免患儿随意触摸和拉扯填塞物,勿弯腰低头、用力咳嗽。尽量避免打喷嚏,可嘱患儿张口深呼吸予以抑制,如不能抑制,则嘱患儿张口打喷嚏。不要用力擤鼻涕,可轻轻吸鼻后吐出。

4)伤口疼痛护理　评估疼痛程度,指导家长采用讲故事、唱儿歌等方法来分散患儿的注意力,必要时遵医嘱服用镇痛药,并观察药物的效果。

5)鼻腔护理　在鼻腔填塞期间,如填塞物为膨胀海绵,则不使用滴鼻剂。填塞物取出后每日或隔天清理鼻腔一次直至出院。使用皮质类固醇鼻喷剂喷鼻,有助于防止鼻息肉复发。

(3)并发症护理

1)出血　术后5h予半卧位,24h内可用冰袋冷敷鼻、额部,以收缩血管,减少出血。给予温凉的半流质饮食,避免进食过热、过硬及刺激性食物。术后48h内禁止擤鼻、打喷嚏、用力咳嗽,指导患者通过张口呼吸或舌尖顶上腭来抑制打喷嚏。口腔内有分泌物要尽量吐出,以免引起胃部不适,同时便于记录出血量。予以心电监护,观察血压变化。病房内备好鼻止血包。保持呼吸道通畅,密切观察咽后壁出血情况,防止发生上呼吸道阻塞,尤其在夜间睡眠时。去除鼻腔填塞物后,嘱患儿勿做剧烈运动,以免发生延迟性出血。

2)眼部并发症　常见的眼部并发症有眶纸样板损伤、泪道损伤、眼球运动障碍、视神经损伤等。护理:对于局部麻醉患儿,取半卧位;全身麻醉完全清醒后,抬高床头 $30°\sim45°$,取斜坡卧位或半坐卧位,以利于分泌物引流及静脉回流,减轻鼻及眼眶周围组织肿胀、出血,24h局部冷敷,72h局部热敷或理疗。嘱患儿暂时不要用力擤鼻、打喷嚏、剧烈咳嗽,以防气体进入眶内而引起眶周皮下气肿。做好生活护理、心理护理,以防发生意外。

3）脑脊液鼻漏 主要是筛窦内多发性息肉压迫,筛板变得菲薄、缺损,切除时易损伤筛板、硬脑膜而引起脑脊液鼻漏。仔细观察术侧鼻腔有无清亮液体流出,若有,应及时取鼻溢液送实验室检查,以明确诊断。护理:取头高卧位,抬高床头 30°～40°,遵医嘱应用抗生素等。密切观察头晕、头痛、恶心、呕吐、体温、鼻腔分泌物等情况。严禁擤鼻、用力咳嗽及鼻腔滴药,保持排便通畅。

4）鼻泪管损伤 主要表现为溢泪,可以立即出现于术后,也可以出现于术后 1～2 周。护理:密切观察溢泪的量、性状。嘱患儿不要揉眼,鼻腔及眼部滴用抗生素液。

【出院指导】

(一)自我监测

保持室内空气流通,防止感冒。

(二)饮食指导

注意饮食卫生,适当增加营养。

(三)用药指导

遵医嘱正确服药,以及正确使用喷鼻剂。

(四)定期复诊

每周复诊一次。对于新生的肉芽和小息肉,要及时清除,若有粘连,应予以分离,直至术腔完全愈合(一个半月至 3 个月时间)。

第六节 喉乳头状瘤护理常规

【概 述】

多数喉乳头状瘤与人乳头状瘤病毒(HPV)感染有关,是儿童喉部最常见的良性肿瘤之一,也是引起儿童声嘶的第二因素。该病病程多样,多数患儿随着年龄的增加可自行缓解,有的呈现浸润性生长,需要在数年内进行多次手术。喉乳头状瘤的多发性和沿气道播散的倾向使其成为临床上一种难治性疾病。该病可发生于任何年龄,甚至新生儿,以 10 岁以下儿童多见。

【治疗原则】

最常用的方法是手术疗法加免疫疗法。

【护 理】

(一)术前护理

1.术前护理常规

参见耳鼻咽喉头颈外科术前护理常规。

2.与本病相关的主要护理

(1)评估要点

1)健康史及相关因素　询问患儿全身健康状况,评估声嘶、咳嗽、呼吸困难的发生和持续时间,有无明显诱因,如上呼吸道感染史。评估营养发育状况,是否为复发,以及手术次数等。

2)症状、体征　评估呼吸困难的程度、声嘶或失声的程度及进展情况。

3)辅助检查　了解血常规、喉镜检查结果等。

4)心理和社会支持状况　评估患儿及家长的心理状况,对疾病的认知程度和对治疗的配合情况。

(2)主要护理措施

1)完善各项术前准备,术前禁食 6～8h,禁饮 2h。禁食前宜进食易消化食物,避免过饱,以防呕吐而致窒息。

2)严密观察患儿病情变化,有无喘鸣、呼吸困难等症状,如气急、胸闷、发绀、三凹征等。应卧床休息,给予吸氧,并尽早手术,必要时予以气管切开。

(二)术后护理

1.术后护理常规

参见耳鼻咽喉头颈外科术后护理常规。

2.与本病相关的主要护理

(1)评估要点　评估生命体征及 SpO_2,观察面色、意识状态的变化,了解伤口情况,有无声嘶、声门后部狭窄、声门下狭窄、气管狭窄等并发症发生。

(2)主要护理措施

1)体位　术后麻醉未清醒期间,取去枕平卧位,头偏向一侧;麻醉清醒后可取平卧位、半卧位或者舒适卧位,也可以适当怀抱,减少患儿哭吵。

2)病情观察　严密监测生命体征,观察面色、意识状态的变化,了解伤口情况,必要时给予吸氧、吸痰,吸痰时注意压力不宜过高。唾液中带血丝属正常现象,如持续口吐鲜血,应立即通知医师,并做好患儿及家长的安抚工作。避免大声哭喊,对于能配合者,建议噤声半个月。

3)饮食管理　术后饮食视手术和患儿具体情况遵医嘱执行,做好饮食宣教,评估进食后反应。

（3）并发症护理

1）声嘶 做好患儿的安抚工作，避免大声哭喊，对于能配合者，建议噤声半个月。

2）声门后部狭窄、声门下狭窄、气管狭窄 严密监测生命体征，观察面色、意识状态的变化；有气管切开的，按气管切开护理常规进行护理。

【出院指导】

（一）自我监测

保持室内空气流通，防止感冒。如有复发迹象，如出现声嘶、气急胸闷等症状，应及时就诊复查。

（二）饮食指导

指导家长注意饮食卫生，补充多种维生素，适当增加营养。

（三）用药指导

遵医嘱正确服药，防止伤口感染。

第七节 鼻出血护理常规

【概　述】

鼻出血可由鼻部疾病引起，偶有因鼻腔邻近病变出血经鼻腔流出者。鼻出血多为单侧，亦可为双侧；可间歇反复出血，亦可持续出血；出血量多少不一，轻者仅鼻涕中带血，重者可引起失血性休克；反复可自止。鼻出血在儿童中常见，大多数鼻出血为自限性的，采取简单的急救措施即可缓解。根据鼻腔出血的位置，鼻出血可分为鼻腔前部出血和鼻腔后部出血。在儿童中多为鼻腔前部出血。鼻腔前部出血通常位于鼻中隔前下部（利特尔区），此处血管汇合形成克氏静脉丛。鼻腔后部出血多为吴氏静脉丛出血，多见于老年人，在儿童中不常见。

【治疗原则】

（一）非手术治疗

局部压迫止血（包括前、后鼻孔填塞或简单的无效填塞的压迫止血）。

（二）手术治疗

鼻内镜下查找出血点并电凝止血。

【护 理】

(一)术前护理

1.术前护理常规

参见耳鼻咽喉头颈外科术前护理常规。

2.与本病相关的主要护理

(1)评估要点

1)健康史及相关因素 评估患儿的既往史,有无出血的全身或局部诱因,有无家族史,有无接触风沙或天气干燥的生活史,发病后的诊治经过等。

2)症状、体征 询问鼻出血的持续时间、频率、失血量,以及鼻出血情况(单侧、双侧);了解相关创伤、异物、鼻腔阻塞情况、分泌物情况和疼痛情况等。

3)辅助检查 鼻腔检查是最直接的检查方法之一。对于怀疑创伤或肿瘤的患儿,可进行影像学检查。了解实验室检查(包括血常规、出凝血时间等)结果。

4)心理和社会支持状况 评估患儿及家长的心理状况,对疾病的认知程度和对治疗的配合情况。

(2)主要护理措施 保持患儿情绪稳定,注意患儿精神状态、面色变化,监测生命体征,避免用力擤鼻,保持口腔清洁。

(二)术后护理

1.术后护理常规

参见耳鼻咽喉头颈外科术后护理常规。

2.与本病相关的主要护理

(1)评估要点 评估鼻部有无出血、感染,以及精神状态、面色、生命体征情况。

(2)主要护理措施

1)保持呼吸道通畅 术后麻醉未清醒期间,取去枕平卧位,头偏向一侧;麻醉清醒后可取平卧位、半卧位或者舒适卧位,也可以适当怀抱,减少患儿哭吵。监测生命体征及 SpO_2,观察面色、意识状态的变化,了解伤口情况,必要时给予吸氧、吸除鼻咽部分泌物。

2)饮食管理 术后饮食视手术和患儿具体情况遵医嘱执行,做好饮食宣教,评估进食后反应。

3)伤口观察 嘱患儿将口腔内分泌物轻轻地吐出,切勿咽下,以便观察出血情况,同时避免血液咽下引起胃部刺激不适,必要时遵医嘱给予止血药物治疗及手术止血处理。

4)伤口疼痛的处理 术后因鼻腔填塞,部分患儿可能出现头痛、溢泪等不适症状,告知患儿一般在术后 24～48h 医师会将填塞物取出,填塞物取出后症状可消失,如疼痛严重,可遵医嘱给予适量镇痛药。

5)其他情况的处理 避免剧烈活动,尽量多休息,避免用力擤鼻,鼻腔填塞易造成鼻腔感染,注意观察鼻腔分泌物颜色,常规配合抗生素治疗直至填塞物取出。

（3）并发症护理

1）低氧血症　术后早期采用鼻导管或面罩吸氧治疗，监测血氧饱和度，尽早改半坐卧位，预防呕吐、反流和误吸。

2）失血性休克　迅速开放静脉通道，补充血容量，立即止血，必要时备血，做好术前准备。

【出院指导】

（一）自我监测

指导家长增加居住空间湿度，少去公共场所，增强体质，防止感冒。出院后4～6周内避免用力擤鼻、剧烈运动，打喷嚏时张开嘴，减小鼻腔压力，避免使用含水杨酸钠的药物。

（二）饮食指导

指导家长注意饮食卫生，适当给患儿增加营养，给予富含维生素、高蛋白、易消化饮食，忌食辛辣等刺激性食物，多饮水，保持排便通畅。

（三）定期复诊

告知家长有关鼻出血的预防保健知识，少量出血可自行处理，如一次出血量较多，应立即送医院就诊。

第八节　甲状舌管囊肿及瘘管护理常规

【概　述】

甲状舌管囊肿及瘘管是颈部最常见的先天畸形，系胚胎期随甲状腺下降的甲状腺舌管未完全萎缩，残留成囊肿。如合并感染，则可出现红肿、破溃，形成甲状舌管瘘。该病是小儿颈部常见的先天性疾病之一，一般在7岁前被发现，也有因无感染或进展缓慢到中年甚至老年才发病。

【治疗原则】

确诊后尽早行手术切除（除感染期外）。

【护　理】

（一）术前护理

1. 术前护理常规

参见耳鼻咽喉头颈外科术前护理常规。

2.与本病相关的主要护理

(1)评估要点

1)健康史及相关因素 了解患儿全身健康状况,询问颈部肿块出现的时间,瘘管感染发作情况,颈部有无不适症状。

2)症状、体征 评估肿块大小、活动度,有无红肿、触痛等。

3)辅助检查 了解外周血白细胞计数、颈部 B 超、甲状腺同位素扫描等检查结果。

4)心理和社会支持状况 评估患儿及家长的心理状况,对疾病的认知程度和对治疗的配合情况。

(2)主要护理措施 完善各项术前准备,做好颈部皮肤清洁。术前禁食 6~8h,禁饮 2h。禁食前宜进食易消化食物,避免过饱,以防呕吐而致窒息。

(二)术后护理

1.术后护理常规

参见耳鼻咽喉头颈外科术后护理常规。

2.与本病相关的主要护理

(1)评估要点 评估生命体征及 SpO_2,观察面色、意识状态的变化,以及伤口出血情况。

(2)主要护理措施

1)体位 术后麻醉未清醒期间,取去枕平卧位,头偏向一侧;麻醉清醒后可取平卧位、半卧位或者舒适卧位,也可以适当怀抱,减少患儿哭吵。

2)监测生命体征 监测 SpO_2、生命体征,观察面色、意识状态的变化,特别是血压变化,注意有无出血先兆出现。

3)伤口出血的处理 做好引流皮片护理,保持引流通畅。密切注意引流液颜色、量的变化,如引流液量多、颜色鲜红,应及时通知医师予以处理;如引流不畅或出血增加形成血肿,出现气促、三凹症等呼吸道压迫症状,应及时通知医师。

4)饮食管理 术后饮食视手术和患儿具体情况遵医嘱执行,做好饮食宣教,评估进食后反应。给予清淡、易消化的软食,避免牵拉切口而引起疼痛、出血。

5)疼痛护理 评估创口疼痛程度,指导家长采用听音乐、看书、讲故事等方法来分散患儿的注意力,以减轻疼痛,必要时遵医嘱应用镇痛药,并观察药物疗效。

【出院指导】

(一)饮食指导

注意饮食卫生,适当增加营养。

(二)用药指导

遵医嘱正确服药,注意局部卫生,防止伤口发生感染。

(三)休息与活动

保持室内空气流通,少去公共场所,增强体质,防止发生感冒。

参考文献

[1]韩德民. 鼻内窥镜外科学. 北京：人民卫生出版社，2001.

[2]韩杰. 耳鼻咽喉头颈外科临床护理手册. 北京：科学技术文献出版社，2007.

[3]黄选兆，汪吉宝，孔维佳. 实用耳鼻咽喉头颈外科学. 2 版. 北京：人民卫生出版社，2008.

[4]田勇泉. 耳鼻咽喉头颈外科学. 8 版. 北京：人民卫生出版社，2013.

[5]席淑新，陶磊. 实用耳鼻咽喉头颈外科护理学. 北京：人民卫生出版社，2014.

[6]徐荣，付勇，刘新泉，等. 实用临床耳鼻咽喉与眼科诊疗学. 天津：天津科学技术出版社，2016.

[7]张亚梅，张天宇. 实用小儿耳鼻咽喉科学. 北京：人民卫生出版社，2011.

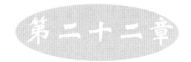

肿瘤外科疾病护理常规

第一节　血管瘤护理常规

【概　述】

血管瘤是一种先天性脉管发育畸形的错构瘤。

【治疗原则】

1. 手术治疗。

2. 非手术治疗,包括糖皮质激素治疗、抗癌药物局部治疗、硬化剂局部注射、激光治疗、口服普萘洛尔等。

【护　理】

(一)术前护理

1. 术前护理常规

参见普外科术前护理常规。

2. 与本病相关的主要护理

(1)评估要点

1)健康史及相关因素　了解瘤体的部位、大小、颜色、生长速度,有无上呼吸道感染、营养不良。

2)症状、体征　评估瘤体表面的完整性及出血、感染情况。有无压迫气道及重要脏器。

3)辅助检查　了解患儿术前检查结果。对于巨大血管瘤,注意是否有血小板减少,警惕血管瘤伴血小板减少综合征的发生。

4)心理和社会支持状况　评估较大患儿及家长对疾病和治疗的心理反应、认知程度、期望情况,是否对特殊部位的血管瘤治疗产生焦虑心理。

(2)主要护理措施

1)密切观察血管瘤的大小、颜色、瘤体和周围组织的关系、表面皮肤的完整性。

2)保护瘤体的完整性,防止瘤体破损、出血。

3)监测患儿体温,防止发生上呼吸道感染。给予营养丰富和含铁元素的饮食,纠正贫血。

(二)术后护理

1.术后护理常规

参见普外科术后护理常规。

2.与本病相关的主要护理

(1)评估要点　评估切口有无出血、感染。有无溃疡、出血、感染、血管瘤伴血小板减少综合征等并发症发生。

(2)主要护理措施

1)体位　取合适体位,防止切口受压,适当抬高肢体,有利于改善血液循环,并置肢体于功能位。

2)饮食管理　给予清淡、易消化、富含维生素和铁、高蛋白饮食。口腔局部注射术后应进食软食,并保持口腔清洁。

3)病情观察　①严密观察切口有无渗血,保持呼吸道通畅,尤其注意口腔及颈部局部注射后,防止局部肿胀、出血而压迫气道。②对于皮瓣转移或取皮植皮术后外固定的患儿,应给予局部制动,加强皮肤护理,防止发生皮肤压力性损伤。③密切观察肢端血液循环情况并指导进行功能锻炼。④保持切口敷料清洁、干燥。暴露切口,根据医嘱按时使用外用药;对于会阴部切口,予留置导尿,防止大小便污染切口。

4)局部注射术后护理　①密切观察被注射瘤体的颜色变化、肿胀程度,保护瘤体不破损,防止发生感染;观察针眼处有无出血情况。②密切观察生命体征,注意有无发热、呕吐、腹泻等药物不良反应。③颈部血管瘤注射术后观察是否压迫气道,有无呼吸困难、三凹征、口唇发绀等表现。

5)激光治疗术后护理　密切观察激光处瘤体的颜色变化、肿胀程度,保持局部清洁、干燥,防止发生感染;遵医嘱使用外用药膏,促进创面愈合,使痂皮自行脱落。

6)口服普萘洛尔护理　①指导家长按时、按量正确服药。②用药后30min监测血糖、心率、呼吸、血压,观察有无心率减慢、血压降低、低血糖、反应迟钝、睡眠障碍、肢端发凉、支气管痉挛、呼吸困难、腹泻、恶心等不良反应;服药前后观察瘤体大小、颜色及张力变化,如有异常,应及时报告医师。

7)疼痛护理　评估患儿疼痛的程度,采用非药物方法或药物进行镇痛,并观察疗效。

(3)并发症护理

1)皮肤破损、感染　局部刺激、摩擦易引起血管瘤患儿局部皮肤破溃、感染,进一步发展形成蜂窝组织炎,应及时报告医师予以处理。

2)出血　大面积血管瘤出血及内脏血管瘤外伤大出血可导致休克,反复出血消耗血小板、纤维蛋白原等凝血因子,造成出血难以控制,因此患儿出现出血倾向,应立即报告医师,予以积极止血、抗休克等处理。

3)重要器官损伤　眼眶血管瘤会影响视力,颅内血管瘤可引起癫痫,四肢广泛血管瘤则会影响运动功能。

【出院指导】

(一)自我监测

1.对于应用注射疗法的患儿,告知家长观察血管瘤的大小、颜色,注意其表面有无破溃、感染。保持手术切口清洁,注意有无复发。

2.告知家长口服普萘洛尔的注意事项及可能出现的不良反应,低血糖的表现及处理方法。

(二)定期复诊

根据医嘱按时来院复诊。

第二节 肾母细胞瘤护理常规

【概 述】

肾母细胞瘤,又称肾胚胎瘤,是小儿常见的恶性实体瘤之一,居小儿肾脏肿瘤第一位。

【治疗原则】

手术、化疗和放疗的综合治疗。

【护 理】

(一)术前护理

1.术前护理常规

参见普外科术前护理常规。

2.与本病相关的主要护理

(1)评估要点

1)健康史及相关因素 询问有无家族史,检查患儿有无合并其他畸形,如隐睾、两性畸形、尿道下裂、偏侧身体肥大、虹膜缺如等。询问腹部肿块出现的时间、大小及进展情况。

2)症状、体征 评估腹部肿块的大小、质地及活动度,了解有无发热、消瘦、贫血、疼痛、血尿、高血压等情况。

3)辅助检查 了解 B 超、CT、X 线检查等检查结果。

4)心理和社会支持状况 评估家长对疾病的认知程度和治疗态度。评估家庭经济状况和社会支持系统。

(2)主要护理措施

1)心理护理 家长因担心预后情况,情绪悲观,护士要富有同情心,告知手术及化疗的目的、注意事项,可能出现的不良反应及并发症,消除其疑虑,减轻焦虑和恐惧心理,使其积极配合,保证治疗顺利进行。

2)卧床休息　注意保护瘤体,避免腹部受撞击而引起肿块破裂、出血。

3)病情观察　观察腹部肿块的大小、进展,以及生命体征变化。腹部巨大肿瘤可引起呼吸加快,应取半卧位,必要时给予吸氧。对于血压增高者,注意有无头痛、头晕、呕吐等症状,必要时应用降压药并观察药物疗效。

4)化疗护理　①严格执行"三查七对",正确、安全使用化疗药物,防止药物外渗。②熟悉各种化疗药物的作用、使用注意事项,观察药物副作用,做好对症护理。③化疗期间加强营养,做好保护性隔离。④介入治疗的护理参见附录肿瘤介入治疗的护理。

(二)术后护理

1.术后护理常规

参见普外科术后护理常规。

2.与本病相关的主要护理

(1)评估要点　评估有无出血、感染;评估尿量及血压,有无肠梗阻等并发症发生。

(2)主要护理措施

1)体位　可取平卧位或半卧位。

2)饮食管理　术后禁食,持续胃肠减压,防止发生肠胀气;待肛门排气排便后给予流质饮食,逐渐过渡到正常饮食,注意营养补充。

3)病情观察　监测生命体征,观察切口出血情况及腹部体征,如有渗血渗液、腹胀腹痛等情况,应及时报告医师。术后予留置导尿,监测对侧肾功能,确保每小时尿量＞1ml/kg。

4)引流护理　对于腹腔热灌注者,引流管夹管24h后开放,观察引流液的性质和量,如血性引流液突然增多或出现可凝固的血性液体,应及时通知医师。术后3～4天拔管。

(3)并发症护理　出血:如发现口唇、甲床苍白,黑便,血红蛋白及血细胞比容短时间内急剧下降,应及时报告医师,抽血,行交叉配血试验,备血,并配合医师做好相应处理。

【出院指导】

(一)休息与活动

避免剧烈活动,少去公共场所;及时添加衣服,预防感冒和传染病。

(二)饮食指导

加强营养,适当增加蛋白质摄入,提高机体抵抗力。

(三)切口护理

保持清洁,发现红肿及时就诊。

(四)定期复诊

坚持有计划地完成化疗方案;定期行B超检查,观察肿瘤是否复发转移;平时谨慎使用对肾脏有毒副作用的药物。

第三节　骶尾部畸胎瘤护理常规

【概　述】

畸胎瘤是由三种原始胚层组织演变而来的先天性肿瘤，为胚芽性肿瘤，其好发部位为身体的中线及两旁。发生于骶尾部的为骶尾部畸胎瘤，临床上畸胎瘤以骶尾部畸胎瘤最多见。

【治疗原则】

一经诊断，无论年龄大小，都应实施手术切除。如有破裂出血的风险或发生坏死，应尽早实施手术。对于恶性畸胎瘤术后或复发者，可采用化学疗法作为辅助治疗。

【护　理】

(一)术前护理

1.术前护理常规

参见普外科术前护理常规。

2.与本病相关的主要护理

(1)评估要点

1)健康史及相关因素　了解发现肿块的时间。

2)症状、体征　评估肿块的大小，肿块及其周围皮肤有无破损、感染情况；评估直肠、膀胱有无压迫症状。

3)辅助检查　了解 X 线、B 超检查结果，以及 AFP 水平。

4)心理和社会支持状况　评估患儿及家长对手术的承受能力和心理反应。

(2)主要护理措施

1)体位　术前保持侧卧或取俯卧位，家长怀抱患儿时避免压迫、摩擦和挤压肿块。

2)皮肤准备　注意保护肿块不破溃，对于已并发感染者，应先控制感染后再行手术。

3)心理护理　向家长说明早期手术的重要性，防止发生恶变。

(二)术后护理

1.术后护理常规

参见普外科术后护理常规。

2.与本病相关的主要护理

(1)评估要点　评估切口有无出血、感染，了解有无肛门失禁、切口感染等并发症发生。

(2)主要护理措施

1)体位　术后 4～6h 取俯卧位，利于切口暴露。注意保暖。保持呼吸道通畅，防止堵塞口鼻。

2)饮食管理　合理喂养,防止发生腹泻。

3)病情观察　观察暴露切口有无红肿、出血、感染等,以及切口愈合情况。

4)切口护理　切口暴露后定时用5％聚维酮碘溶液擦拭,并予高频磁疗照射。保持切口清洁、干燥。保持切口负压引流管引流通畅,防止引流管滑脱,并观察引流液的性质和量。做好大小便管理,避免污染切口。

5)皮肤护理　卧软垫床,加强局部受压处皮肤的护理,每日用温水擦洗腹部及会阴皮肤,以防皮肤糜烂。

6)化疗护理　恶性畸胎瘤化疗期间注意观察药物副作用,做好对症护理。

(3)并发症护理

1)切口感染　密切观察生命体征,尤其是体温变化;观察局部切口有无渗血渗液,保持敷料清洁、干燥,避免大小便污染切口。

2)切口裂开　取俯卧位,以利于切口愈合;切口予间断拆线,以防切口裂开,若发现切口裂开,应及时通知医师予以处理。

【出院指导】

(一)饮食指导

注意饮食卫生,防止发生腹泻。

(二)定期复诊

术后随诊,定期监测 AFP 水平,及早发现肿瘤是否复发。了解有无大便失禁等并发症发生。

附录

肿瘤介入治疗的护理

【概　述】

介入治疗指在放射影像诊断仪数字减影血管造影(DSA)引导下进行的外科操作,具有放射诊断和临床治疗的双重意义。对肿瘤的介入治疗方法有两种:

1. 经导管动脉化疗栓塞指将化疗药与栓塞剂(如碘油)混合后,经导管注入肿瘤供血动脉,栓塞肿瘤血管,并使药物在肿瘤内滞留,缓慢释放,引起肿瘤细胞凋亡和坏死。

2. 经导管动脉化疗灌注指将化疗药经导管注入肿瘤的主要供血动脉,对肿瘤所在部位进行区域性动脉化疗灌注,使药物在局部达到高浓度,充分发挥对肿瘤细胞的杀灭作用。

【护　理】

(一)术前护理

1.术前护理常规

参见普外科术前护理常规。

2.与治疗相关的主要护理

(1)心理护理　向家长耐心介绍介入治疗的目的和意义,消除其顾虑。

(2)了解病史　了解患儿的病情,如生命体征,心、肺、肝、肾功能,血常规,出凝血时间等。

(3)术前准备　按时术前用药,留置针应尽量选择左侧肢体,以免影响手术操作。

(4)用物准备　备好介入治疗所需的所有药物,连同病历一起送介入治疗室。

(二)术后护理

1.术后护理常规

参见普外科术后护理常规。

2.与治疗相关的主要护理

(1)体位　术后取平卧位,休息24h,穿刺侧肢体保持伸直位4～6h,下肢制动。

(2)饮食管理　麻醉清醒后饮少量温开水,如无呕吐,则遵医嘱给予饮食,注意营养补充。

(3)病情观察

1)严密监测生命体征,注意观察穿刺部位有无出血。

2)严密观察足背动脉搏动,皮肤颜色、温度、感觉,了解穿刺肢体血液循环情况,若出现手术侧足背动脉搏动减弱或双侧不对称、肢体末梢发冷、皮肤苍白或发绀,应警惕血栓形成。

3)观察肿块大小变化,有无腹痛、发热等情况。

(4)股动脉穿刺部位的护理　股动脉插管拔除后应压迫止血15～20min,然后加压包扎24h。保持穿刺部位敷料清洁、干燥,观察有无伤口出血、皮下血肿情况。

(5)化疗药物所致毒性反应的护理

1)造血系统毒性反应　定期复查血常规,注意血常规动态变化。对白细胞减少者做好保护性隔离,血小板减少时注意有无皮肤黏膜出血及内脏、颅内出血。

2)消化系统毒性反应　注意检查口腔内是否有溃疡、破损,保持口腔清洁,观察有无呕吐及腹泻情况。合理调整饮食,避免进食辛辣、坚硬类食物。

3)心血管系统毒性反应　阿霉素、表柔比星可引起心脏毒性,术中推注时应严格控制速度,术后严密监测心率、心律及血压变化,必要时行心电图检查。

4)肝、肾毒性反应　定期复查肝肾功能,遵医嘱应用保护肝肾功能的药物。监测尿量,鼓励多饮水,给予静脉水化治疗和碱化尿液。

参考文献

[1]江载芳,申昆玲,沈颖.诸福棠实用儿科学.8版.北京:人民卫生出版社,2015.

[2]李民驹.小儿恶性肿瘤介入治疗进展.实用儿科临床杂志,2012,27(23):1779-1781.

[3]李幸霞,张玲月,韩蓉,等.腹腔镜手术治疗34例小儿卵巢囊肿的护理.中华护理杂志,2009,44(2):154-155.

[4]张金哲.现代小儿肿瘤外科学.北京:科学出版社,2013.

[5]赵正言.实用儿科护理.北京:人民卫生出版社,2009.

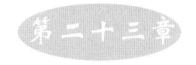

眼科疾病护理常规

第一节 眼科术前护理常规

一、病情观察

监测生命体征,评估患儿专科病情和全身状况,及时记录病情变化,术前一晚加测体温一次,发现异常及时通知医师。

二、健康教育

根据患儿病情进行多种形式的术前教育。告知患儿及家长术后体位、吸氧及进食等情况。

三、心理护理

评估患儿及家长的文化水平和心理状况,以及对疾病的认知程度;讲解疾病相关知识及预后等,提供心理护理,消除紧张情绪,取得患儿及家长的理解和信任,使其配合手术。

四、术前准备

协助完成各项术前检查,如血常规、尿常规、肝肾功能、凝血功能、传染病四项、心电图、X线片等。遵医嘱备血、备药。取下隐形眼镜,术前遵医嘱按时、正确滴抗生素眼药水,每日 4次;涂药膏,避免用眼过度,保持眼部卫生及颜面部清洁。避免用手和不洁手帕擦眼,以免发生感染。根据手术时间术前 6～8h 开始禁食(母乳禁食 4h,牛奶和配方奶禁食 6h,淀粉类固体食物禁食 6h,脂肪类固体食物禁食 8h),禁饮 2h,向家长详细说明禁食、禁饮的时间、目的和重要性,并在床头挂禁食标识,通知停发饮食。术前做好术后所用药物的过敏试验;对于需输血者,做好交叉配血准备。

5. 预防感冒,少去公共场所,避免发生交叉感染。

6. 术前一日做好个人清洁,取下首饰、手表等,长发患儿可将头发编成简单发型绕于头顶。

七、入手术室前准备

认真填写手术交接单,更换手术衣裤,排空大小便,去除饰物,遵医嘱注射术前用药和(或)滴眼药水。认真查对患儿姓名、床号、住院号、手术名称及部位、病历、腕带,携带术中用眼药水、眼药膏、冲洗液。送患儿至手术室。

八、病室准备

按手术、麻醉方式准备床单位及备好术后用物,如氧气装置、心电监护仪、吸引器等。

第二节 眼科术后护理常规

一、术后护理

1. 按全身麻醉术后护理常规进行护理。
2. 将患儿安全搬移至病床,并安置合适的卧位。
3. 责任护士接待患儿,听取麻醉医师或复苏室护士交班,了解手术情况及注意事项,并检查静脉通道及液体名称、滴速等,伤口包扎情况;评估患儿意识及体温、脉搏、呼吸、血压、血氧饱和度;评估感知觉恢复情况和四肢活动度并记录;交接清楚后签字,并填写手术交接单。
4. 告知患儿及家长术后注意事项。
5. 核对并执行术后医嘱。
6. 做好术后护理记录。

二、呼吸道护理

鼓励较大患儿进行有效深呼吸和有效咳嗽,遵医嘱给予雾化吸入、叩背;保证病室温湿度适宜。评估呼吸、血氧饱和度情况,正确使用氧疗。

三、病情观察

术后遵医嘱监测生命体征及血氧饱和度,注意观察局部伤口的渗血情况,眼垫、绷带有无松脱。术后患儿如出现烦躁、疼痛、呕吐等情况,应及时通知医师,遵医嘱给予镇静、止吐药物。

四、活动与安全

保持病房安静、整洁,卧床期间保证患儿安全,拉好床栏,不留障碍物,对于视物不清的患儿,应注意安全,防止意外发生。充分休息,合理用眼,注意用眼卫生。注意天气变化,预防感冒。

五、饮食管理

术后饮食视手术和患儿具体情况遵医嘱执行,做好饮食宣教,评估进食后反应。

六、术眼护理

保持术眼伤口敷料清洁、干燥,防止发生碰撞。注意观察局部伤口的渗血情况,眼垫、绷带有无松脱。术后第2天换药后遵医嘱按时、正确滴眼药水,涂眼药膏,避免用眼过度及强光刺激,保持眼部卫生。在眼部包扎期间,嘱患儿勿随意揭开眼带,以免发生感染。嘱患儿在术后2周内不要做摇头、挤眼等动作。

七、疼痛护理

参见普外科术后护理常规。

八、心理护理

关心、爱护患儿,帮助患儿消除入院恐惧感、陌生感;加强与家长的沟通,讲解疾病相关知识、常见治疗方式,以及术前、术中、术后有关注意事项,使其积极配合治疗。

九、定期复诊

出院后常规每周复诊。

第三节 上睑下垂护理常规

【概　述】

上睑下垂指上睑提肌和 Müller 平滑肌的功能不全或丧失,导致上睑部分或全部下垂,即在向前方向注视时,上睑缘遮盖超过角膜上部的1/5。该病单眼或双眼发病,轻者遮盖部分瞳孔,重者全部瞳孔被遮盖,以致影响视力。上睑下垂可分为先天性上睑下垂和获得性上睑下垂。

【治疗原则】

针对病因给予相应治疗。

1. 眼外伤所致上睑下垂

对于由钝挫伤所致的上睑下垂,先行保守治疗,3～6个月仍不恢复,再予手术治疗。对于由锐器或手术所致的上睑下垂,应尽早行手术治疗。

2. 先天性上睑下垂

对于轻度下垂,不影响视力的,可暂不手术;对于影响视力的,一般行手术治疗。

【护　理】

(一)术前护理

1.术前护理常规

参见眼科术前护理常规。

2.与本病相关的主要护理

(1)评估要点

1)健康史及相关因素　了解患儿有无眼睑外伤史、神经系统疾病和家族遗传史等。

2)症状、体征　①先天性上睑下垂的特点是多为双侧。了解出生时睑裂是否能睁开到正常大小,有无眼球上转运动障碍、抬头仰视、皱额、耸肩等现象。评估有无其他眼睑发育异常,如内眦间距过宽、睑裂狭小、鼻梁低平及眼球震颤等。②获得性上睑下垂的特点是多为单侧。评估有无其他神经系统病变,如动眼神经麻痹、交感神经损伤、重症肌无力等。

3)辅助检查　了解视力、出凝血功能等检查结果。

4)心理和社会支持状况　评估患儿有无自卑感,是否愿意与人交往;评估家长的心理状况及对疾病的认知程度。

(2)主要护理措施

1)对于睁眼困难、视物不清的患儿,应注意安全,防止意外发生。

2)对于获得性上睑下垂患儿,应帮助患儿查找病因,以便对因治疗。

3)按眼科手术术前护理冲洗泪道,注意眼部卫生,冲洗结膜囊,按时滴抗生素滴眼液,预防感染。监测生命体征等。

4)做好心理护理,消除患儿自卑感,缓解患儿及家长的紧张情绪。

(二)术后护理

1.术后护理常规

参见眼科术后护理常规。

2.与本病相关的主要护理

(1)评估要点　评估伤口敷料有无渗血,特别注意有无缝线和睫毛刺激角膜。评估眼睑闭合状态、角膜暴露程度及穹隆部结膜脱垂情况等。

(2)主要护理措施

1)保持创口干燥,一般术后加压包扎 24h,术后第 2 天拆除敷料,术后 7 天拆线。

2)如夜间角膜暴露,眼睑闭合不全,遵医嘱涂眼药膏,防止引起暴露性角膜炎。

3)遵医嘱应用抗生素药物及术眼滴眼药水、涂眼药膏,并向患儿及家长讲解用药目的。滴眼药水时动作宜轻柔,不要压迫眼球,并且严格无菌操作。全身用药时应密切观察药物副作用,有无过敏反应。

(3)心理护理　对于出现的各种症状,予以指导处理,避免患儿过度紧张和焦虑。

(4)并发症护理

1)继发出血血肿形成　术后加压包扎 24h,如绷带松弛或脱落,应及时重新包扎,避免揉搓、挤压眼睑。

2)睑裂闭合不全　白天滴抗生素眼药水,睡前涂抗生素眼膏,以保护角膜,防止暴露性角膜炎发生。

【出院指导】

(一)自我监测

指导家长观察夜间患儿睡眠时眼睑闭合情况,发现异常及时就诊。

(二)用药指导

遵医嘱给患儿服用口服药及滴眼药水、涂眼药膏。术眼滴眼药水、涂眼药膏时动作宜轻柔,不要压迫眼球,并且严格无菌操作。

(三)康复指导

教会患儿和家长保护角膜的方法。告知家长进行弱视训练的目的、方法和重要性。

(五)定期复诊

按时复诊,如病情发生变化,应及时就诊。

第四节　斜视护理常规

【概　述】

斜视指眼位发生偏斜,同一物像落在双眼视网膜非对应点而引起复视与混淆,即两眼不能同时注视一个目标。

【治疗原则】

对因治疗,纠正屈光不正,消除复视,解除代偿头位,治疗弱视,训练双眼视功能。

【护　理】

(一)术前护理

1.术前护理常规

参见眼科术前护理常规。

2.与本病相关的主要护理

(1)评估要点

1)健康史及相关因素　询问发病年龄、诱因、斜视的变化和发展情况,有无治疗史、外伤史及家族史。

2）症状、体征　评估患儿的视力，了解患儿是否有复视、眼疲劳、阅读时感字体模糊、畏光、眩晕、头痛、恶心、呕吐、步态不稳等症状，是否伴有代偿头位、屈光不正等。

3）辅助检查　了解视力、斜视度数、出凝血功能等检查结果。

4）心理和社会支持状况　评估患儿及家长的心理状况、对疾病的认知程度。评估家长对患儿的关爱程度。

（2）主要护理措施

1）合理休息，特别注意眼睛休息及用眼卫生，减少视觉疲劳。

2）对于视物不清的患儿，应注意安全，防止意外发生。

3）对于戴镜治疗的患儿，应强调持续戴镜的重要性。

（二）术后护理

1. 术后护理常规

参见眼科术后护理常规。

2. 与本病相关的主要护理

（1）评估要点　评估伤口敷料有无渗血。评估代偿头位、屈光不正纠正程度，有无复视等。

（2）主要护理措施

1）卧床休息，保持安静，避免剧烈哭吵，不要用力咳嗽、打喷嚏。

2）术后保持术眼创口清洁、干燥。一般遮盖术眼1天，以控制术后水肿，避免患儿牵拉缝线。术后每日换药一次，检查缝线及伤口局部情况。注意洗脸时水不要溅入眼内，不能用手揉搓眼睛，以防发生感染。

3）遵医嘱术眼滴眼药水，并向患儿及家长讲解用药目的。滴眼药水时动作宜轻柔，并且严格无菌操作。

4）术后加强巡视，注意患儿日常活动，避免碰撞术眼。

（3）并发症护理　复视：对于术后出现复视，向患儿及家长解释这是暂时现象，鼓励患儿主动去看清物像，不要注意模糊的物像，一般1周后可逐渐消失，应避免跌倒、坠床等意外发生。

【出院指导】

（一）用药指导

遵医嘱给患儿服用口服药及滴眼药水。术眼滴眼药水时动作宜轻柔，不要压迫眼球，并且严格无菌操作。

（二）眼部护理

嘱患儿不可长时间看电视，注意眼睛休息。术后患儿如感觉光线刺眼，外出时可戴遮阳帽。加强患儿个人卫生，特别是眼部卫生。

(三)康复指导

1. 对于部分斜视术后应继续戴镜治疗的患儿,应强调持续戴镜的重要性,不可反复脱戴。

2. 对于有弱视的患儿,应向家长详细讲解弱视治疗的措施和注意事项,鼓励患儿坚持规范训练。

3. 对于使用阿托品散瞳验光的患儿,应向家长讲述阿托品的具体用法,并告知用药后患儿会出现畏光和近视模糊情况,持续约 3 周时间,以免患儿及家长产生不必要的紧张和担忧。

(四)定期复诊

术后 1 周门诊随访,斜视患儿术后每 3 个月复查眼位,必要时 8 个月后行二次手术。如病情发生变化,应及时就诊。

第五节　先天性白内障护理常规

【概　述】

先天性白内障是胎儿发育过程中,晶状体发育障碍的结果,其表现为各种形态与部位的晶状体混浊。该病是一种常见的儿童眼病,指出生时即存在或出生后第 1 年内发生的晶状体混浊,是儿童失明和弱视的重要原因。

【治疗原则】

(一)非手术治疗

对于视力影响不大的,不需手术治疗,定期随访观察。

(二)手术治疗

对于明显影响视力的,应尽早行手术治疗,一般宜在出生后 3～6 个月进行手术。

【护　理】

(一)术前护理

1. 术前护理常规

参见眼科术前护理常规。

2. 与本病相关的主要护理

(1)评估要点

1)健康史及相关因素　了解患儿母亲在妊娠 3 个月内有无患病毒感染性疾病(风疹、麻疹、水痘等),以及甲状腺功能不全、营养不良、维生素缺乏等疾病,有无家族史,患儿有无全身先天性疾病或其他先天性眼病,发现患儿白内障的时间。

2)症状、体征 评估患儿是单眼还是双眼发病。评估疾病进展情况,是静止性还是出生后继续发展,有无影响视力,评估视力下降程度。评估是否有并发症存在,如斜视、弱视和眼球震颤。

3)辅助检查 了解视力、眼压、角膜内皮检查、人工晶状体、眼科 B 超、出凝血功能等检查结果。

4)心理和社会支持状况 评估患儿及家长的心理状况、对疾病的认知程度。评估家长对患儿的关爱程度。

(2)主要护理措施

1)内眼全麻手术前做好常规准备,如冲洗泪道、冲洗结膜囊、监测生命体征等。

2)术前遵医嘱散大瞳孔,使用扩瞳眼药水前应严格查对,用药后压迫泪囊 2～3min。患儿卧床休息,家长加强看护。

(二)术后护理

1.术后护理常规

参见眼科术后护理常规。

2.与本病相关的主要护理

(1)评估要点 评估伤口敷料有无渗血,有无眼痛主诉或长时间哭闹等反常表现。评估有无高眼压、角膜水肿、眼内炎等并发症发生。

(2)主要护理措施

1)全麻手术后给予吸氧,密切监测生命体征、神志、排尿情况,以及有无呕吐等;术后密切观察局部敷料有无渗血,注意眼压、视力,有无眼痛主诉或长时间哭闹等反常表现,如有上述表现,应及时通知医师予以处理。

2)加强看护,同时嘱家长注意保护患儿术眼,术后避免强光刺激,防止患儿因眼部不适抓挠眼垫,误伤术眼。

3)遵医嘱应用抗生素药物及术眼滴眼药水,并向患儿及家长讲解用药目的,滴眼药水时动作宜轻柔,不要压迫眼球,并且严格无菌操作。全身用药时应密切观察药物的副作用,有无过敏反应。

4)避免术后便秘、剧烈咳嗽、剧烈运动。

(3)并发症护理

1)高眼压 如患儿术眼出现胀痛,伴同侧头痛、恶心、呕吐,应警惕高眼压发生,需及时通知医师,密切监测眼压,遵医嘱应用降眼压药物。

2)角膜水肿 如患儿诉眼部异物感等,发生角膜水肿的可能性高,应做好解释、安慰工作,并遵医嘱使用润滑剂、高渗液、角膜上皮营养剂等。

3)眼内炎 眼内炎是白内障手术后最严重的并发症,多于术后 1～4 天内急骤起病,伴有剧烈眼部疼痛和视力急剧下降。术后应密切观察病情,一旦发生感染迹象,应立即通知医师,并配合医师抽取房水或玻璃体液进行细菌培养及药物敏感试验,全身及局部应用敏感抗生素。

【出院指导】

(一)用药指导

遵医嘱给患儿服用口服药及滴眼药水。术眼滴眼药水时动作宜轻柔,不要压迫眼球,并且严格无菌操作。

(二)眼部护理

嘱患儿不可长时间看电视,注意眼睛休息。术后患儿如感觉光线刺眼,外出时可戴遮阳帽。加强患儿个人卫生,特别是眼部卫生。术后1周内洗脸、洗澡时,应避免污水入眼。术后3个月内避免揉搓眼睛,碰撞术眼。

(三)康复指导

无论是否行人工晶状体植入,术后都应尽早验光配镜,并开始弱视训练。

(四)定期复诊

按时复诊,如病情发生变化,应及时就诊。

第六节　视网膜母细胞瘤护理常规

【概　述】

视网膜母细胞瘤是一种儿童最常见的原发性眼内恶性肿瘤。该病多见于3岁以下儿童,约30%的患儿双眼发病,并且具有家族遗传倾向。视网膜母细胞瘤易发生颅内及远处转移,常危及患儿生命。

【治疗原则】

首先控制肿瘤生长、转移,挽救患儿生命;其次考虑是否保留眼球及有用视力。可根据肿瘤发展程度选择激光或冷冻治疗、放射治疗、眼球摘除术等治疗方法。

【护　理】

(一)术前护理

1.术前护理常规

参见眼科术前护理常规。

2.与本病相关的主要护理

(1)评估要点

1)健康史及相关因素 评估患儿的发病年龄;了解患儿病史、出生时有无产伤、早产、吸氧等情况;了解家族遗传史;了解母亲妊娠期间有无患风疹、流行性感冒,以及服药史等。

2)症状、体征 由于肿瘤大多发生于婴幼儿,早期不被家长注意,往往肿瘤发展到后极部,经瞳孔可见黄白色反光,或视力低下造成失用性斜视,甚至继发青光眼,患儿因高眼压而疼痛、哭闹。评估患儿有无眼球表面肿块、眼球突出、眼睑闭合不全等情况。有无肿瘤细胞转移至肝、脾、肾等脏器的症状、体征。评估患儿神志、意识、生命体征是否改变。

3)并发症 肿瘤向眼眶、颅内或全身转移扩散。

4)辅助检查 了解出凝血功能、X线检查、B超检查、CT、MRI、荧光眼底血管造影、前房细胞学检查等结果。

5)心理和社会支持状况 因患儿年幼不能诉说,故心理症状很难被发现。评估家长的心理状况、对疾病的认知程度,以及对患儿的关爱程度。评估家庭经济状况。

(2)主要护理措施

1)安全管理 保持病房安静、整洁,不留障碍物。卧床期间保证患儿安全,拉好床栏。告知家长注意监管患儿,特别对于视物不清的患儿,要慎防患儿跌倒、坠床、迷路走失。

2)病情观察 监测生命体征,观察眼球表面肿块、眼球突出、眼睑闭合不全等情况。

3)饮食管理 哺乳期继续给予母乳喂养,并及时添加辅食,加强患儿营养。

4)心理护理 向家长讲解疾病的相关知识,以减轻心理负担。指导家长保持稳定的情绪,避免不良情绪影响患儿,积极、乐观地面对生活,树立战胜疾病的信心。与较大患儿多沟通,取得患儿的信任,消除其对医院环境的恐惧感。

(二)术后护理

1.术后护理常规

参见眼科术后护理常规。

2.与本病相关的主要护理

(1)评估要点 评估伤口敷料有无渗血;评估患儿有无长时间哭闹等反常表现;评估生命体征是否正常。

(2)主要护理措施

1)术后患眼加压包扎,术后2天换药,更换结膜囊内的凡士林纱布,结膜囊用抗生素眼药水冲洗后仍加压包扎,避免患儿用手抓眼部及揉搓术眼,防止缝线松脱及切口裂开;术后5天拆除结膜缝线。

2)保持眼部清洁,拆除绷带后用生理盐水清洁眼睑及周围皮肤,避免用不洁毛巾及手帕擦洗眼部,防止切口感染。

3)对于化疗的患儿,应加强用药护理,避免药液外渗;注意观察药物的副作用,如恶心、呕吐、贫血、脱发等;保证患儿营养,根据患儿口味选择营养丰富、易消化的食物。

【出院指导】

(一)义眼管理

眼球摘除加义眼座植入术的患儿于出院后 3 周回院做好义眼。佩戴义眼后应教会患儿家长义眼的放入、取出和清洁方法。遵医嘱滴抗生素眼药水。若发现义眼座暴露、分泌物增多,应及时就诊。

(二)定期复诊

出院后定期携带详细病理资料至门诊随访。第一次复诊时间为出院后 1 周,一般出院后 3 个月、6 个月各复诊一次。以后每年定期检查患眼有无复发、非患眼有无出现癌肿及有无其他部位转移。

(三)亲属筛查

该病有遗传倾向,如有肿瘤家族史或患儿双眼患病,其父母、兄弟姐妹应到医院检查。患儿父母若再次生育,应进行育前遗传咨询。

参考文献

[1]何金莲. 最新眼科临床护理精细化操作与优质护理服务规范化管理及考评指南. 北京:人民卫生出版社,2011.

[2]刘家琦,李凤鸣. 实用眼科学. 2 版. 北京:人民卫生出版社,2005.

[3]王宇鹰,唐丽玲. 眼耳鼻咽喉口腔科护理学. 3 版. 北京:人民卫生出版社,2012.

[4]徐荣,付勇,刘新泉,等. 实用临床耳鼻咽喉与眼科诊疗学. 天津:天津科学技术出版社,2016.

[5]杨培增,范先群. 眼科学. 9 版. 北京:人民卫生出版社,2018.

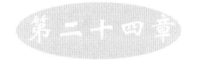

新生儿重症监护

第一节 新生儿重症监护常规

1. 新生儿监护室必须保证安全,保持整洁、舒适、安静。早产儿病室温度 24～26℃,足月新生儿病室温度 22～24℃,相对湿度 55%～65%,配有冷暖气设备。视天气情况,每日开窗通风 2 次。安装有良好的新风系统或层流设备,以保证病室空气新鲜。

2. 患儿入院时更换医院衣服、尿布和包被,测量体温,双人称量体重,并立即在患儿指定部位系上双人核对确认的腕带,写明患儿姓名及住院号,每日检查一次,如发现遗失,经双人确认后及时佩戴。新患儿入科后由床边护士按监护室入科记录要求逐项评估全身各系统状况,测量生命体征并记录各种数据;应用新生儿皮肤风险评估量表(NSRAS)进行评分,并记录分值;完成口腔、脐部、眼部护理等各项基础护理。入院第一次及复温过程中测肛温,常规测皮肤温度。

3. 将患儿安置在辐射床上或保温箱中,连接伺服系统的探头并将探头贴在患儿的皮肤上,根据病情提供各种生命脏器功能状态的监护功能,如心电监护、血氧饱和度监测、血压监测等。给予 24h 床边监护,遵医嘱监测体温、脉搏、呼吸、血压。

4. 尽快建立静脉通道,遵医嘱要求用药或输液,每小时记录液体进量。检查静脉输注部位,确认输液通畅。外院带入输液导管需要重新固定,确保通畅,并注明带入时间。

5. 及时完成所有治疗与护理,准确记录病情与出入量。入量包括静脉补液及经口摄入的奶、水,出量包括大小便、呕吐、胃肠引流及抽血量。每日早晨统计 24h 出入量,并精确到每千克体重几毫升。

6. 对于接受氧疗者,应严格监测氧浓度、血氧分压、血氧饱和度,防止早产儿发生视网膜病变。所有管道及湿化器根据相关规定进行更换、消毒。

7. 使用呼吸机时常规留置胃管。将床头抬高 30°～45°,加强口腔护理和呼吸道护理,每 2h 记录一次呼吸机参数,数据发生变化及时记录,气管插管及其他高危导管每班测量并记录外露部分长度。

8. 按时按量喂养,每次喂奶前应回抽胃内残留量,如残留量>喂入奶量的 1/5,应与医师联系,决定停喂或减量,必要时每次喂奶前测量腹围,观察腹部体征。每次胃管喂养前必须确定胃管的位置。

9. 做好晨晚间护理,保持患儿口腔、五官、全身皮肤清洁,以及床单位整洁。

10. 及时留取各种检验标本并送检。

11. 对于早产儿,每日早晨空腹测量体重一次,每周测量头围、血压一次。

12. 及时、客观地做好护理记录,责任护士每班对患儿各系统进行常规评估并记录,病情发生变化及时记录。

第二节 早产儿护理常规

1. 保持环境舒适,灯光柔和。在保温箱外罩上专用的深色箱罩,以减少光线和噪声的刺激,必需的操作要集中进行。给予鸟巢式护理,采取边缘有支撑的屈曲侧卧或俯卧位。

2. 将早产儿置于辐射床保温时要使用塑料薄膜。将生命体征平稳者直接放入温箱内,维持皮肤温度 $36\sim36.5℃$。低体温者复温速度 $<1℃/h$,保温的方法为戴帽子,封闭保温箱端口的袖套。患儿使用的护理用品均需放在保温箱内预热,包括输液用的液体、听诊器、布匹类。

3. 正确调整监护仪各参数的报警值,心率为 $100\sim180$ 次/min,氧疗患儿的 SpO_2 为 $85\%\sim95\%$。

4. 及早建立 PICC 通道,导管使用肝素钠 $0.5U/(kg\cdot ml)$ 24h 维持,匀速输液,保证 PICC 管道通畅。

5. 为维持血糖水平稳定,低血糖患儿在泵注抗生素时需要另建立一路静脉通道,并保持含糖液体的输入。

6. 更换体位时动作宜轻柔,以免诱发颅内出血。气管内吸痰动作应轻快,按需吸引,肺泡表面活性物质(PS)应用后 6h 内切勿行气管内吸引。行 X 线检查确定气管插管位置时,保持头轻度后仰正中位;调整气管插管位置时,需精确测量外露部分长度。

7. 早期微量喂养,推荐母乳喂养,无条件时采用早产儿配方奶粉。胃管喂养时切勿快速推入,每次喂奶前回抽胃内残留量,观察有无腹胀、呕吐,警惕新生儿坏死性小肠结肠炎的发生。

8. 准确记录出入量,每次排尿、排便后立即称重。

9. 保持皮肤完整,接触患儿前后严格洗手,衣物、床单、布匹类物品至少每周更换;每日更换湿化装置,每周更换保温箱及呼吸机管道一次。对于体重 $<1000g$ 的早产儿,做好保护性隔离,所有布类用物需高温消毒后使用。

10. 每日早晨空腹测量体重一次,每周测量头围、血压一次。

第三节 早产儿呼吸暂停护理常规

【概 述】

呼吸暂停指呼吸停止时间 $≥20s$,或呼吸停止时间 $<20s$,但合并有心率减慢(<100 次/min)及(或)发绀、肌张力低下等。1h 内反复发作 2 次及以上的呼吸暂停,称为反复呼吸暂停。呼吸暂停是一种严重现象,如不及时处理,长时间缺氧可导致脑损伤甚至死亡。

【治疗原则】

1. 监护仪监测。
2. 物理刺激。
3. 药物治疗。
4. 原发病治疗。
5. 机械通气治疗。

【护　理】

(一)一般护理

参见早产儿护理常规和新生儿重症监护常规。

(二)与本病相关的主要护理

1. 评估要点

(1)健康史及相关因素　了解患儿胎龄、日龄、体重、分娩史、Apgar 评分。有无感染史。有无低体温、低血糖、低血钙、败血症、颅内出血、胃食管反流等。

(2)症状、体征　评估呼吸暂停的时间,是否伴有心率减慢、发绀、肌张力低下等。

(3)辅助检查　了解血糖、血气分析、电解质和酸碱平衡等检查结果。

(4)心理和社会支持状况　评估家长对疾病的认知和接受程度、对患儿的关爱程度。评估家庭经济状况和社会支持系统。

2. 主要护理措施

(1)病情观察　对于发生呼吸暂停的患儿,应严密观察病情变化,使用心电监护仪或血氧饱和度监护仪监测呼吸和心率,并定时监测体温、血糖、电解质的变化。

(2)体位　取平卧位,头置中线位,颈部取自然姿势或鼻吸位,以防发生上呼吸道梗阻。

(3)去除诱因　根据机体状况予以纠正代谢紊乱,纠正贫血,保持正常体温,控制感染等。

(4)促使呼吸恢复　当呼吸暂停时,可先采用物理刺激促使呼吸恢复,如拍打足底、睡水床等。为避免导致早产儿颅内出血,切勿摇晃患儿。对于反复或长期的呼吸暂停,可选用药物治疗。如使用咖啡因,负荷量为 20mg/kg,30min 静脉泵入,24h 后用维持量,每次 5～10mg/kg,每日一次。

(5)持续气道正压通气(CPAP)　对于药物治疗无效的反复发作的呼吸暂停,可采用鼻塞 CPAP,压力为 3～4cmH₂O(1cmH₂O≈0.098kPa)。

(6)机械通气　对于 CPAP 和药物治疗均无效的呼吸暂停,需气管插管行机械通气。

【出院指导】

(一)自我监测

建议家长自备家用血氧饱和度监护仪,教会家长正确的监测方法。告知家长如何判别正常呼吸和呼吸停顿,当儿童呼吸正常时,可见胸廓和腹部上下有节奏的起伏,面色红润;当儿童呼吸停顿时,给予物理刺激,如捏耳垂、拍打足底等,如不能恢复呼吸,则表明呼吸停止时间过长,指导家长掌握正确的处理方法,如将患儿的头偏向一侧,并给予更强烈的刺激(如用力拍打足底),吸出口鼻内奶液,并且立即送就近医院急救。

(二)用药指导

根据医嘱按时补充钙剂、维生素、微量元素和铁剂。

(三)饮食指导

少食多餐,耐心喂养,在喂养过程中家长要注意患儿的呼吸,尤其是夜间喂奶后。密切观察患儿,即使未呕吐,少量奶汁反流也可引起呼吸暂停,喂奶后建议取半卧位或者将头偏向一侧,防止发生窒息。

(四)预防呼吸暂停

早产儿体温过高或过低,喂奶后和咽部受到刺激时均易诱发呼吸暂停。若颈部向前弯或气管受压,则也易发生呼吸暂停,故早产儿枕头勿太高,并保持气道畅通。

(五)定期复诊

曾接受氧疗的患儿,每2周到眼科进行眼底检查,直至矫正胎龄40周,以便及时发现和治疗视网膜病变。每2周随访一次,检查体格、智力及行为发育并给予指导。

第四节　新生儿肺透明膜病护理常规

【概　述】

新生儿肺透明膜病,又称新生儿呼吸窘迫综合征(RDS),因组织切片镜检可见肺泡壁附着有嗜伊红透明膜而得名。该病主要发生于35周以下的早产儿,为肺泡表面活性物质(PS)缺乏导致广泛肺泡萎陷和肺顺应性降低,以出生后不久出现进行性呼吸困难和呼吸衰竭为临床特点。

【治疗原则】

1. PS替代疗法。
2. 供氧、CPAP支持、机械通气。
3. 恢复期动脉导管未闭的治疗。
4. 抗生素治疗。
5. 液体治疗。

【护 理】

(一)一般护理

参见早产儿护理常规和新生儿重症监护常规。

(二)与本病相关的主要护理

1. 评估要点

(1)健康史及相关因素 询问出生史、孕产史、出生后症状;有无窒息抢救史;母亲分娩前用药史,有无糖尿病病史等。

(2)症状、体征 监测生命体征,尤其是呼吸变化;评估胎龄。

(3)辅助检查 了解血气分析结果、电解质和酸碱平衡情况。根据胸片了解 RDS 的进展程度。

(4)心理和社会支持状况 评估家长对疾病的认知和接受程度、对患儿的关爱程度。评估家庭经济状况和社会支持系统,是否能接受 PS 替代治疗。

2. 主要护理措施

(1)给予心电监护、血气监测,备好各类急救物品。

(2)根据病情给予氧疗,首选 CPAP 支持,设置起始压力为 $4\sim6cmH_2O$,再根据临床表现及 SpO_2 等进行调节。安全用氧,吸入氧气需要加温、湿化,监测氧浓度,维持患儿 SpO_2 在 90%~94%。当需呼吸机辅助呼吸时,应根据血气分析结果随时调整吸入气氧浓度(FiO_2)和压力,尤其在行 PS 治疗时,应及时下调氧浓度与压力,防止因肺泡表面张力的快速改善而发生气压伤或高氧血症。对于 CPAP 治疗失败的患儿,可选择 INSURE 技术(气管插管-应用 PS-拔管使用 CPAP),PS 应用后 6h 内禁行气管内吸痰。对于行机械通气治疗的患儿,撤机后可使用无创呼吸支持来提高撤机的成功率,包括经鼻间歇正压通气(NIPPV)、加温湿化高流量鼻导管通气(HHHFNC)、CPAP 等。在无创呼吸支持期间需加强对鼻部皮肤的保护,避免鼻黏膜或鼻中隔损伤。

(3)保持气道通畅,定时翻身,按需吸痰。动作轻快,气管内吸引每次少于10s,吸引前后充分供氧。

(4)记录 24h 出入量,控制液体速度,保持 24h 匀速补液,合理安排用药和补液顺序。

(5)做好保护性隔离。

(6)做好健康教育。对于由 PS 缺乏所引起的 RDS,有条件的应尽早向家长说明使用 PS 的意义。

3. 并发症护理

(1)动脉导管未闭 严密观察心音、心率、心律和杂音的改变,尤其在 RDS 恢复期开始出现尿量增多时,早期发现动脉导管开放。动脉导管开放早期症状表现以心率加快和血压下降为主。动脉导管开放后应严格限制液体量及控制液体速度,口服吲哚美辛治疗,必要时行手术结扎。吲哚美辛药物治疗参见特殊用药护理。

(2)肺动脉高压 参见肺动脉高压护理常规。

(3)气胸　监测呼吸机参数,在使用 PS 时避免压力过大,在 PS 使用后需调整呼吸机参数,以免气胸的发生。气胸护理参见新生儿气漏护理常规。

【出院指导】

(一)自我监测

告知家长每周监测患儿体重,了解患儿生长发育情况。

(二)用药指导

根据医嘱按时补充钙剂、维生素、微量元素和铁剂。

(三)饮食指导

合理、耐心喂养,逐渐增加奶量,鼓励母乳喂养,注意奶具消毒。

(四)休息与活动

保持室内空气新鲜、温度适宜,注意保温,防止发生呼吸道感染。

(五)定期复诊

接受氧气治疗的早产儿,每 2 周到眼科进行眼底检查,直至矫正胎龄 40 周,以便及时发现和治疗视网膜病变。定期随访,检查体格、智力及行为发育并给予指导。

第五节　新生儿持续性肺动脉高压护理常规

【概　述】

由于宫内和出生后缺氧,酸中毒造成肺小动脉收缩而致肺动脉高压,引起大量血液右向左分流,使婴儿出现严重发绀等症状,称为新生儿持续性肺动脉高压(PPHN),又称持续胎儿循环。PPHN 多见于足月儿和过期产儿。

【治疗原则】

1.维持体循环。
2.降低肺动脉高压。
3.治疗原发病。
4.PS 替代疗法。
5.体外膜氧合(ECMO)治疗。

【护　理】

(一)一般护理

参见早产儿护理常规和新生儿重症监护常规。

(二)与本病相关的主要护理

1. 评估要点

(1)健康史及相关因素　出生时有无窒息、缺氧、胎粪吸入史。是否患有红细胞增多症。是否患有先天性心脏病。

(2)症状、体征　全身发绀的出现时间,伴随症状,吸氧后发绀是否有改善。患儿体温、肢端循环。

(3)辅助检查　了解吸氧与血氧饱和度情况,以及心脏超声检查结果。

(4)心理和社会支持状况　评估家长对疾病的认知和接受程度、对患儿的关爱程度。评估家庭经济状况和社会支持系统,是否能接受 PS、一氧化氮(NO)、ECMO 治疗。

2. 主要护理措施

(1)保暖　放入辐射床保暖,给予中性环境温度,使体温维持正常。

(2)保持安静　保持绝对镇静,在对抗呼吸机时,可给予神经肌肉松弛剂。在镇静剂与神经肌肉松弛剂一起使用时,先使用镇静剂。杜绝一切不必要的操作,及时行动脉置管和建立 PICC 通道。切勿按时吸痰,只有在气管插管内可见明显分泌物时才能予以吸痰,气管内吸引时间 $<10s$。

(3)吸氧　给予 100% 氧气吸入,进行高频机械通气。在发生 PPHN 的 48h 内,切勿随意下调 FiO_2,每次下调 FiO_2 不超过 5%,保证 SpO_2 维持在 95% 以上。

(4)机械通气　在使用呼吸机时,必须保证持续氧气供应,不能任意中断。在吸痰、更换氧气装置时都应皮囊加压给氧,使压力、频率尽量与呼吸机保持一致。在使用高频呼吸机时,每小时加湿化水一次,减少环路无效腔,提高通气效果。

(5)用药护理　建立三路以上静脉通道,保证静脉通畅,按时正确使用各种药物,并随时观察液体速度,局部有无渗出以及药物不良反应。合理安排输液顺序。切勿将纠酸液体与多巴胺、肾上腺素同路静脉泵注。如需更换血管活性药物的输液管道,应在临输完前快速更换,确保输液通路无中断。

(6)NO 吸入疗法　在应用 NO 吸入治疗时,密切观察病情变化,并注意相应的毒副作用。常用剂量开始时为 $20\mu g/m^3$,4h 后可降到 $6\mu g/m^3$,一般持续 24h,也可根据病情持续应用数天。在应用过程中注意监测 NO 及二氧化氮(NO_2)浓度,定时测定高铁血红蛋白浓度;对于早产儿,应用时注意出血倾向。

(7)PS 替代疗法　胎粪吸入和细菌性肺炎与 PS 失活有关,PS 替代疗法可以改善患儿的气体交换。在应用 PS 替代疗法前先清理呼吸道分泌物,以提高 PS 的效果。

【出院指导】

(一)自我监测

指导家长每周监测患儿体重,了解患儿生长发育情况。

(二)用药指导

根据医嘱按时补充钙剂、维生素和铁剂。

(三)饮食指导

合理、耐心喂养,逐渐增加奶量,鼓励母乳喂养,注意奶具消毒。

(四)休息与活动

保持室内空气新鲜、温度适宜,注意保温,防止发生呼吸道感染。

(五)定期复诊

定期随访,检查体格、智力及行为发育并给予指导。

第六节 新生儿湿肺护理常规

【概　述】

新生儿湿肺,又称新生儿暂时性呼吸困难,是出生后肺内液体吸收延迟或剖宫产胸廓未受到挤压而使液体暂时滞留肺内所致,是一种自限性疾病。该病多见于足月儿或足月剖宫产儿,其症状消失较快,预后良好。

【治疗原则】

1.加强监护。
2.对症治疗。

【护　理】

(一)一般护理

参见早产儿护理常规和新生儿重症监护常规。

(二)与本病相关的主要护理

1. 评估要点

(1)健康史及相关因素　询问患儿胎龄、日龄、体重、分娩史、Apgar 评分。患儿有无感染史。了解喂养情况。

(2)症状、体征　有无呼吸加快、呻吟和三凹征,有无发绀。了解患儿反应情况和肺部听诊情况。

(3)辅助检查　了解血气分析、X 线检查等检查结果。

(4)心理和社会支持状况　评估家长对疾病的认知和接受程度、对患儿的关爱程度。

2. 主要护理措施

(1)对于一般轻型病例,无须特殊处理。

(2)纠正低氧血症。当出现呼吸急促和发绀时,可经鼻导管给予低流量吸氧,吸入气氧流量为 0.5L/min。对于重症者,给予头罩或面罩吸氧,监测患儿的氧合情况,部分患儿需要采用 CPAP 和进行人工辅助通气。

(3)对于呼吸急促较明显而致哺乳困难者,给予胃管喂养。对于重症不能进食者,可给予静脉高营养治疗,且匀速进入。

(4)纠正酸中毒。当发生代谢性酸中毒时,可加用 5‰碳酸氢钠溶液,每次 2～3ml/kg,稀释至 1.4‰经静脉泵输入,必要时可重复使用。

(5)镇静。对于烦躁、呻吟者,可选用苯巴比妥钠,每次 5～10mg/kg。

(6)在双肺湿啰音较多时,可使用呋塞米利尿,每次 1mg/kg。加强呼吸道护理,定时翻身、拍背,必要时进行气道吸引,保持呼吸道通畅。

【出院指导】

(一)自我监测

指导家长每周监测患儿体重,了解患儿生长发育情况。

(二)用药指导

根据医嘱按时补充维生素、钙剂和铁剂。

(三)饮食指导

合理、耐心喂养,逐渐增加奶量,鼓励母乳喂养,注意奶具消毒。

(四)休息与活动

保持室内空气新鲜、温度适宜,注意保温,防止发生呼吸道感染。

(五)定期复诊

定期随访,检查体格、智力及行为发育并给予指导。

第七节　新生儿低血糖护理常规

【概　述】

目前多主张无论胎龄和日龄,如血糖浓度<2.2mmol/L,即诊断为新生儿低血糖症,而血糖浓度<2.6mmol/L 为临床需要处理的界线值。许多疾病会导致低血糖,如果不及时纠正,就会造成永久性脑损伤。

【治疗原则】

1.尽早喂奶。

2.积极治疗各种原发病。

【护　理】

(一)一般护理

参见早产儿护理常规和新生儿重症监护常规。

(二)与本病相关的主要护理

1. 评估要点

(1)健康史及相关因素　了解患儿胎龄、日龄、体重、分娩史、Apgar评分,已经开奶时间、奶量、喂奶间隔时间。询问患儿母亲是否患有糖尿病。

(2)症状、体征　观察患儿有无嗜睡、淡漠或激惹、颤抖、眼球震颤、肌张力异常、惊厥等神经系统症状,是否有呼吸暂停、面色苍白、哭声异常情况;了解喂奶情况。

(3)辅助检查　了解血糖值及其他如血气、血生化、脑电图等检查结果。

(4)心理和社会支持状况　评估家长对疾病的认知和接受程度、对患儿的关爱程度。评估家庭经济状况。

2. 主要护理措施

(1)病情观察　对于有低血糖高危因素的患儿,要加强观察,定期监测血糖是早期发现低血糖的最有效方法。同时要做好早吸吮,注意有无低血糖的临床表现,观察患儿的精神状态、肌张力、反应、肤色、呼吸,如出现反应差、阵发性发绀、震颤、眼球不正常转动、惊厥、呼吸暂停、多汗、嗜睡、拒奶等低血糖症状,应及时测量血糖,并立即报告医师予以处理。

(2)纠正低血糖　①口服补糖:对于轻度低血糖,且无低血糖症状,呼吸平稳,吸吮吞咽协调者,遵医嘱口服5ml/kg奶。严重低血糖时暂禁食,症状好转后及时喂奶。②静脉补糖:适用于严重低血糖,开始给予10%葡萄糖溶液2ml/kg,以1ml/min速度推注;随后根据病情以6～8mg/(kg·min)的速度静脉输注,注意保持输液速度的准确性,防止医源性高血糖发生。外周静脉输注葡萄糖要求浓度≤12.5%,浓度>12.5%时需采用中心静脉输注,并注意保持输液通畅,避免外渗。③激素治疗:顽固性低血糖需采用激素治疗。应严格遵医嘱给药,使用输液泵控制速度,使用期间注意观察大便的量、颜色和性状,及时发现由长期使用激素治疗引起的应激性消化道出血。

(3)监测血糖　口服补糖后60min、静脉补糖后30min监测血糖直至正常,如血糖水平未恢复正常,及时汇报医师,以采取相应措施。①足跟采血方法:在足跟内外侧缘采血,应用虎口的力量轻轻挤去第一滴含组织液的血,采第二滴血进行检测。采血时应严格无菌操作,避开足跟正中部位,以免发生骨髓炎。反复多次采血应避免同一部位穿刺。②全血血糖检测:室温自然凝固的血标本,葡萄糖仍可被血细胞中的酶酶解而使血糖水平下降,每小时下降7%左右,因此尽量在0.5～1h内送检离心处理。

(4)环境要求　保持一定的环境温度,以降低热量的消耗,保持安静。

【出院指导】

1. 指导家长观察低血糖的症状,定期称量患儿体重,如患儿体重增长不明显,应及时就诊。

2．日常注意保暖，防止发生感染。

3．合理喂养。

第八节　新生儿坏死性小肠结肠炎护理常规

【概　述】

新生儿坏死性小肠结肠炎(NEC)多见于早产儿。目前认为 NEC 与肠道发育不成熟,围产期缺氧、缺血、感染,有脐动脉插管、交换输血史,高浓度配方奶等因素有关,以胃肠道缺血坏死及常伴发肠穿孔为其特征。该病是新生儿死亡的主要原因之一。

【治疗原则】

1．禁食。

2．胃肠减压。

3．抗炎、抗休克治疗。

4．支持治疗。

5．外科治疗。

【护　理】

(一)一般护理

参见早产儿护理常规和新生儿重症监护常规。

(二)与本病相关的主要护理

1．评估要点

(1)健康史及相关因素　重点了解围产期缺氧史,新生儿期感染史及喂养史。

(2)症状、体征　①测量腹围,评估腹胀程度,听诊肠鸣音是否减弱或消失。②对于有围产期缺氧史、早期鼻饲史、感染性疾病的新生儿,应询问出现拒食、呕吐胆汁样物或腹胀的时间。

(3)并发症　并发症包括胃肠道穿孔、腹膜炎、短肠综合征、肠管狭窄。

(4)辅助检查　了解大便隐血试验、腹部 X 线平片等检查结果。

(5)心理和社会支持状况　评估家长对疾病的认知程度和对患儿的关爱程度。评估家庭经济状况和社会支持系统。

2．主要护理措施

(1)监测体温　将患儿安置在适宜的环境温度中,根据监测的体温结果给予相应的处理;早产儿常表现为体温不升,应注意保暖。

(2)减轻腹胀　对于腹胀明显或疑诊为 NEC 的婴儿,应立即禁食,行胃肠减压,并做好胃肠减压护理。观察腹胀消退情况及引流液的颜色、性质和量。

(3)病情观察 当患儿出现皮肤花斑、四肢末梢冷、毛细血管充盈时间延长、心率加快、血压下降等感染性休克症状时,立即通知医师进行抢救。应迅速补充有效循环量,改善微循环,纠正脱水、电解质紊乱及酸中毒,补充热量及营养。当发现有完全性肠梗阻、肠穿孔、肠出血时,应立即与医师取得联系。如考虑手术,则做好术前准备及术前宣教。观察大便情况,记录排便次数及大便的性质、颜色、量,了解大便变化过程。及时、正确留取大便标本送检。每次便后用温水洗净臀部并涂油膏,减少大便对皮肤的刺激,保护臀部皮肤的完整性。观察呕吐情况,如患儿呕吐,则将其头偏向一侧,及时清除呕吐物,保持皮肤及床单位清洁。记录呕吐物的颜色、性质及量。

(4)补液护理 保持药物及液体进入,建立良好的静脉通道,合理安排药物速度;准确记录 24h 出入液量。

(5)饮食管理 立即禁食。对于肠胀气明显者,行胃肠减压,并做好口腔护理。恢复喂养时少量、逐渐增加奶量。切勿喂奶过早,增奶过快,否则易复发或致病情恶化。对于禁食较久者,在控制败血症的基础上,给予静脉高营养治疗。在调整饮食期间,继续观察腹部及大便情况,发现异常及时处理。

(6)消毒隔离 对于疑有某种暴发流行、具有传染性的病因,短期内发生数例坏死性小肠结肠炎,应将患儿隔离,并对其余接触婴儿进行连续评估。

(7)健康教育 帮助家长了解饮食控制的必要性,掌握有关饮食的控制方法,急性期应严格禁食,恢复喂养后应循序渐进,从稀到浓,从少到多,根据病情选择适当的奶方。

3.并发症护理

(1)肠道穿孔 表现为生命体征不稳定(低血压、心动过速或过缓、呼吸暂停、低体温)、血便、无尿、代谢性酸中毒、DIC、中性粒细胞减少、毛细血管渗出和多器官功能障碍综合征(MODS)。病情突然恶化往往提示肠道穿孔。给予绝对禁食,有效胃肠减压,抗炎,补充血容量,维持内环境稳定、电解质平衡,以及手术治疗。

(2)腹膜炎 出现高度腹胀、腹壁红肿或极度腹壁压痛,常提示腹膜炎。严密观察病情变化,给予绝对禁食、胃肠减压、抗炎等支持治疗。

(3)短肠综合征 术后表现为营养不良和水、电解质吸收障碍。有计划性地保护静脉,预见性行 PICC,长期全肠外营养(TPN)至关重要;同时监测体重变化,动态观察电解质情况等。

(4)肠管狭窄 一般好发于左侧结肠部位。通常在病后 2~3 周再次出现肠梗阻表现,如呕吐、腹胀、顽固性便秘,持续或反复发生败血症,需手术治疗。

【出院指导】

(一)自我监测

1.每周监测患儿体重,了解患儿生长发育情况。

2.指导家长观察婴儿的腹部及大便情况,如有拒奶、腹胀、呕吐、便血、排便次数增多等情况,应及时就诊。

(二)用药指导

根据医嘱按时补充维生素、微量元素、钙剂和铁剂。

(三)饮食指导

合理、耐心喂养,逐渐增加奶量,鼓励母乳喂养,避免喂养张力过高的配方奶,注意奶具消毒。

(四)心理护理

鼓励肠造瘘患儿家长积极面对造瘘的现实,耐心、细致教会家长正确护理造瘘口。同时指导家长检查造口皮肤、造口外露肠管血供情况。

(五)休息与活动

预防细菌感染,做好口腔及皮肤护理。消除患儿腹压升高的诱因,如剧烈哭吵、便秘。避免取俯卧位。

(六)定期复诊

定期外科随访,检查造瘘口皮肤、造瘘肠管血供、生长发育等情况。

第九节　新生儿食管闭锁及食管气管瘘护理常规

【概　述】

新生儿食管闭锁及食管气管瘘是新生儿时期较为常见的影响呼吸及消化的一类先天性发育缺陷,常合并其他畸形,通常需要手术治疗。该病可分为五型,最常见的是第三型,即食管上端闭锁,下端起始部与气管相通。

【治疗原则】

1. 早期诊断是治疗成功的关键。一旦明确诊断,需行手术治疗。
2. 一期食管端端吻合术和食管气管瘘结扎术。
3. 延期手术。
4. 分期手术。

【术前护理】

(一)术前护理常规

参见新生儿重症监护常规。

(二)与本病相关的主要护理

1. 评估要点

(1)健康史及相关因素 了解母亲是否有羊水过多或糖尿病病史;患儿出生时评分;出生后是否有口腔分泌物增多、口吐泡沫及经常性的发绀;有无呕吐,了解呕吐物的性质及排便情况。

(2)症状、体征 评估呼吸道分泌物的量,观察有无气促、呼吸困难、发绀及腹部情况。

(3)并发症 并发症包括吻合口瘘、肺不张、吻合口狭窄、气管软化、胃食管反流。

(4)辅助检查 了解 X 线检查及造影结果。

(5)心理和社会支持状况 评估家长对疾病的认知程度、对手术风险的接受程度,以及对患儿的关爱程度。评估家庭经济状况和社会支持系统。

2. 主要护理措施

(1)严格禁食,置胃管。保持胃肠减压及呼吸道通畅,及时吸引近端盲端内的分泌物。插入食管盲端及口咽部时动作宜轻柔,以免损伤和引起强烈的咳嗽反射。防止滞留分泌物吸入呼吸道,以减轻肺部合并症,为患儿耐受术后气管内插管做好准备。

(2)放入辐射床保温,监护各种生命脏器的功能状态,提供合适的中性环境温度。婴儿取半卧位或侧卧位,保持头高位 30°左右,右侧卧位有利于胃的排空及降低经瘘管吸入胃酸的风险。

(3)根据缺氧程度选择不同的氧疗方式。在检查和转运途中,使用转运床或床边护士携带吸引球一同前往,随时抽吸,以防发生窒息。造影结束后即刻将口腔、鼻咽部液体吸引干净。

(4)静脉供给足够热量和水分,纠正电解质和酸碱平衡失调,输注血浆、白蛋白,提高手术耐受力。

【术后护理】

(一)术后护理常规

参见新生儿重症监护常规。

(二)与本病相关的主要护理

1. 评估要点

评估有无感染、上呼吸道梗阻、吻合口瘘等并发症发生。

2. 主要护理措施

(1)呼吸道护理 术后由于麻醉和创伤使机体呼吸能力减弱,气管插管使上呼吸道防御能力下降等,造成肺炎加剧和肺不张,因此呼吸道护理尤为重要。监测生命体征,每 2h 记录呼吸机数据一次,根据血气分析结果调整呼吸机数据,保证呼吸机环路通畅。每 3h 行胸部物理治疗一次。胸部物理治疗时要掌握手法和力度,术后第 1 天避免胸部叩击,以免造成外科修补处伤口裂开。测量气管插管顶端至插管最外端的距离,在床边作等距离的安全记号,气管内吸引时插入深度比安全记号短 1cm,吸引负压<13.33kPa(100mmHg),以防影响气管瘘口修复处愈合。撤机后根据呼吸道分泌物的量逐步减少吸痰次数。氧气雾化吸入时取半坐位。1 天后喉头水肿症状改善,继予冷湿化面罩吸氧,待上呼吸道梗阻症状消失后改予温湿化面罩吸氧。

(2)引流护理 在修补术中放置 10Fr 胃管,起到支撑和固定食管吻合口的作用,一旦胃管滑出,即意味手术失败。胃管外固定要松紧适宜,做好标识,防止胃管移动、脱落、牵拉摩擦引起食管黏膜损伤而致吻合口破裂。胃管需保持 7~15 天,滑脱后不可再置入。将床头抬高 30°,胃管和胃造瘘管每 4h 抽一次胃液,有效防止消化液反流,以免胃液刺激食管吻合口而影响愈合。术后哭闹和咳嗽会强烈牵拉食管远端,易发生吻合口穿孔断裂,可适当使用镇静剂。胸腔引流管每 2h 挤压一次,保持引流通畅,持续 10~15cmH$_2$O 低负压吸引。每班准确记录引流液的量、性状,并及时补充继续损失量,维持进出平衡。

(3)营养支持 给予 TPN 治疗 7~10 天,保证每千克体重热量超过 100kcal。喂养从低浓度、小剂量开始,逐步增加,由胃造瘘管或胃管缓慢注入。喂养时严密观察有无呛咳及发绀情况。支撑胃管拔除后过渡到经口喂养,能耐受正常喂养后拔除胃造瘘管。

3. 并发症护理

(1)吻合口瘘 术后出现气促,呼吸困难加剧,胸腔引流不畅或泡沫样引流液突然增多,心率加快,全身花斑,四肢末梢发凉,血常规增高等临床表现,高度怀疑吻合口瘘的发生。吻合口瘘大多可保守治疗,必要时才考虑再次手术。早期发现吻合口瘘并及时予加强营养支持、控制感染、保持引流通畅是护理的关键。

(2)肺不张 表现为呼吸困难、发绀、氧合难以维持或用氧要求增高、心率加快等。取合适体位,加强胸部物理治疗,保持呼吸道通畅,定期超声雾化,遵医嘱使用药物等。

【出院指导】

(一)自我监测

指导家长观察患儿面色、呼吸情况,注意喂奶后有无呛咳、发绀等情况。

(二)用药指导

根据医嘱按时补充维生素、微量元素、钙剂和铁剂。

(三)饮食指导

指导家长耐心喂养,喂奶后将患儿安置在正确的体位。若有呕吐,应及时处理,以防发生窒息或吸入性肺炎。

(四)心理护理

告知家长由于食管是手术后重建,训练患儿吞咽功能是一个循序渐进的过程,不要急于添加辅食。

(五)休息与活动

保持室内空气新鲜、温度适宜,注意保暖,防止发生呼吸道感染。建立良好的睡眠和觉醒周期。

(六)定期复诊

胸外科定期随访,评估患儿生长发育情况。对于喂养困难者,须早期随访,检查有无吻合口狭窄,必要时行食管扩张术。

第十节 新生儿膈疝护理常规

【概 述】

膈疝指腹腔部分脏器通过膈肌缺损突入胸腔。先天性膈疝通常发生在膈肌的后外部分,90%位于左侧。

【治疗原则】

1. 手术治疗。
2. ECMO。

【术前护理】

(一)术前护理常规

参见新生儿重症监护常规。

(二)与本病相关的主要护理

1. 评估要点

(1)健康史及相关因素 了解母亲是否有羊水过多或糖尿病病史;了解妊娠期健康检查情况;了解出生后评分,是否有窒息和呼吸困难;是否有呕吐,呕吐物的性质及排便情况。

(2)症状、体征 观察胸廓运动情况,听诊双肺呼吸音,有无气促、呼吸困难、发绀等,是否有舟状腹。

(3)辅助检查 了解胸腹 X 线平片结果。

(4)心理和社会支持状况 评估家长对疾病的认知程度、对手术风险的接受程度,以及对患儿的关爱程度。评估家庭经济状况和社会支持系统。

2. 主要护理措施

(1)进行持续性胃肠减压,减少空气进入消化道,从而减轻肺部受压。取患侧卧位,以利于健侧肺的通气。

(2)根据病情选择鼻导管或面罩吸氧,当患儿动脉血气提示明显的酸中毒和高碳酸血症时,应进行气管插管正压通气。禁止使用复苏皮囊和面罩加压通气,以免肠管胀气而导致胸腔压力增高。

(3)及时监测血气,遵医嘱予补液及支持治疗,纠正酸碱平衡失调,做好术前准备。

【术后护理】

(一)术后护理常规

参见新生儿重症监护常规。

(二)与本病相关的主要护理

1. 评估要点

观察有无出血、感染、气胸等并发症发生。

2. 主要护理措施

(1)严密观察生命体征。术后取半卧位或者健侧卧位。

(2)做好人工气道及呼吸机的护理,保持动脉血气在正常范围。

(3)严密观察腹部情况,保持胃肠减压管引流通畅,观察引流液的量、颜色、性状,注意排便情况。观察胸、腹部伤口情况,保持敷料干燥、清洁。

(4)观察患儿喂养是否耐受,喂养过程中需要及时评估患儿有无潴留及呕吐情况;对于呕吐严重者,需取半卧位,并请外科医师会诊。

(5)评估患儿是否对氧气产生依赖性。

3. 并发症护理

(1)肺动脉高压 参见新生儿持续性肺动脉高压护理常规。

(2)气漏 参见新生儿气漏护理常规。

【出院指导】

(一)自我监测

观察患儿面色、呼吸情况,注意喂奶后有无呛咳、发绀等情况。避免患儿剧烈哭吵。

(二)用药指导

根据医嘱按时补充维生素、钙剂和铁剂。

(三)饮食指导

指导家长耐心喂养,喂奶后将患儿安置在正确的体位。若有呕吐,应及时处理,以防发生窒息或吸入性肺炎。

(四)心理护理

如一侧肺发育不良,则易导致反复呼吸道感染,指导家长积极预防。

(五)休息与活动

保持室内空气新鲜、温度适宜,注意保暖,防止发生呼吸道感染。建立良好的睡眠和觉醒周期。

(六)定期复诊

对于喂养困难者,须早期随访。定期胸外科随访。

第十一节　新生儿气漏护理常规

【概　述】

新生儿气漏指气体从正常的肺部气腔中漏出,包括肺间质气肿、纵隔气肿、气胸和皮下气肿。

【治疗原则】

1.保守治疗。保持安静,给予吸氧,严密监护,X线摄片,定期随访。

2.治疗原发病和并发症。

3.抗生素控制感染。

4.排气减压。

5.氧疗。

6.手术治疗。

【护　理】

(一)一般护理

参见早产儿护理常规和新生儿重症监护常规。

(二)与本病相关的主要护理

1. 评估要点

(1)健康史及相关因素　了解窒息抢救史、Apgar评分。是否有胎粪污染情况。病情变化时是否患儿在进行机械通气。

(2)症状、体征　观察患儿生命体征,尤其注意呼吸变化,观察两侧胸廓活动是否对称,心尖搏动位置,比较两侧呼吸音。观察皮肤颜色、血氧饱和度变化。

(3)辅助检查　了解血气分析及胸片结果。

(4)心理和社会支持状况　评估家长对疾病的认知和接受程度、对患儿的关爱程度。评估家庭经济状况和社会支持系统。

2.主要护理措施

(1)严密监测呼吸、心率、血压、血氧饱和度。

（2）对于无原发肺部疾病的婴儿，气胸仅造成轻微的呼吸加快或无症状，如婴儿未发生窒迫，则只需给予吸入氧气治疗，维持血氧分压在正常高限水平，严密观察，等待其自行恢复。

（3）若有严重的呼吸困难及张力性气胸，则应立即采取措施，以静脉留置针或输液蝶形针，由锁骨中线第 2 肋间或腋中线第 5 或第 6 肋间插入，接上空针筒抽气，先解除呼吸困难。对于纵隔气肿重症者，可从胸骨旁第 2、3 肋间抽气进行纵隔减压；如无改善，则可考虑进行胸骨上切开引流或剑突下闭式引流。如出现心脏压塞症状，应先用头皮针迅速排出气体，然后行心包导管插入，以挽救生命。对于皮下气肿严重者，可进行皮下切开减压。

（4）对于患有肺部原发疾病或使用机械通气的婴儿，使用 12 号胸腔穿刺针行胸腔闭式引流术，并连接到持续低负压吸引装置，吸引器负压 $-10\sim-5cmH_2O$。通过胸透和 X 线检查确定导管是否位置恰当。

（5）对于需继续人工通气者，改用高频振荡通气。

（6）如肺间质气肿一侧严重，应取患侧卧位，以压迫患侧肺而减少气漏，同时改善健侧肺的通气。

【出院指导】

(一)自我监测

观察患儿面色、呼吸情况，注意喂奶后有无呛咳、发绀等情况。

(二)用药指导

根据医嘱按时补充维生素、钙剂和铁剂。

(三)饮食指导

指导家长耐心喂养，喂奶后将患儿安置在正确的体位。若有呕吐，应及时处理，以防发生窒息或吸入性肺炎。

(四)心理护理

气漏治疗后通常无继发问题，嘱家长无须担忧。

(五)休息与活动

保持室内空气新鲜、温度适宜，注意保暖，防止发生呼吸道感染。建立良好的睡眠和觉醒周期。

(六)定期复诊

定期随访，检查体格、智力及行为发育并给予指导。

附录

特殊治疗的护理

一、开放式远红外辐射床

开放式远红外辐射床采用远红外线取暖,利用伺服系统或者手控系统对低体温新生儿进行复温治疗,或者为需要监护与抢救的重危新生儿提供检查、操作、监护场所。

1. 评估要点

(1)评估辐射床放置的位置,辐射床不宜放在阳光直射、有对流风或取暖降温设备附近,以及其他各种冷、热风直吹处,以利于保持恒温。

(2)评估患儿的体温、皮肤颜色、四肢末梢循环情况。

(3)评估患儿胎龄、体重、日龄,设定合适的中性环境温度。

(4)根据患儿病情确定辐射床温度控制方法,床温控制或者肤温控制。①床温控制法:将传感器置于床上,测温传感器头部金属面朝上,设定床温为中心环境温度。②肤温控制法:将传感器头部金属面紧贴患儿右上腹部皮肤,覆盖小片锡纸并用胶布固定。设定患儿所需肤温,一般为 $36.1 \sim 36.5 ℃$ 。

2. 主要护理措施

(1)用物准备,如远红外辐射床、寒暑表、塑料薄膜、胶布、锡纸。

(2)预热。接通电源,打开开关,将传感器置于床上,开机后严禁用手直接触摸远红外辐射板,以免烫伤。当床温上升到 $30 ℃$ 时,将患儿移入辐射床。除兜尿布外,患儿其余部位均裸露。

(3)调节至所需温度,直到上升至设定温度时恒温灯亮,此时机器处于自动调节的恒温状态。

(4)患儿颈部以下覆盖塑料薄膜,减少皮肤不显性失水。

(5)每 $2h$ 测量一次体温、心率、呼吸并记录,随体温改变随时调节床温。严密监测床温及患儿体温情况。

(6)密切观察并保持传感器探头位置正确。肤温控制法的传感器探头金属面需紧贴腹部皮肤;床温控制法的传感器探头必须放在床上,其上不能遮盖任何物品,以免造成床温调节失控,使床温无限升高而引起皮肤烫伤或高热。

(7)床挡板检查操作后随手翻上,确保患儿安全。

(8)长时间辐射会增加患儿失水量,应适当增加补液量。

(9)辐射床使用结束后用 1∶100 施康消毒液或一次性消毒湿巾彻底清洁、消毒,并用紫外线照射 1h 。

二、机械通气

机械通气的目的在于改善通气、换气功能,纠正低氧血症和高碳酸血症,是一种治疗新生儿呼吸衰竭的重要方式。目前临床上将机械通气主要分为常频通气和高频通气两种。临床上常用的通气模式有间歇指令、辅助/控制、持续气道正压、间歇正压、呼吸末正压、压力支持、目标容量通气模式等。气道损伤、堵管、脱管、人-机对抗、气胸、慢性肺损伤、心血管并发症等是机械通气常见的并发症。

1. 评估要点

(1)评估患儿神志、瞳孔、心率、血压、血氧饱和度、面色等情况。

(2)评估患儿气道情况,是否需要吸痰,插管的型号、外露长度,以及是否耐受呼吸机。

(3)评估患儿呼吸受困体征、呼吸节律、氧合、血气分析结果等。

2. 主要护理措施

(1)准备呼吸机、连接管道、空气气源、2个氧气气源、加压复苏皮囊、负压吸引装置,并使其均处于正常工作状态。

(2)将患儿置于辐射床中,连接监护仪,摆好合适体位,固定头部。

(3)在医师插管时,观察患儿面色、呼吸、心率、血氧饱和度等变化,当心率、血氧饱和度下降,面色发绀时,应及时报告,暂停插管,用面罩加压呼吸至面色转红后方可继续插管。

(4)妥善固定管道。管道用胶布妥善固定,如被唾液、汗液打湿,引起胶布松脱,应通知医师重新固定;做好插入长度记录,并且每班评估;若患儿烦躁,则可使用药物镇静,防止意外拔管;在改变体位或称量患儿体重时,要采取防范措施,防止脱管。

(5)做好气道管理。吸痰是保持呼吸道通畅的一种重要手段,首选密闭式吸痰。吸痰时需注意选择合适的吸痰管,一般不超过气管插管内径的 1/2。每次吸痰时间不宜超过 15s,原则上每次吸痰不超过 3 次;吸痰负压不超过 13.33kPa(100mmHg);吸痰管插入长度:根据气管插管插入的深度来确定吸痰深度,有利于减少并发症发生。吸痰过程中严密观察患儿的面色、心率、呼吸和血氧饱和度,如患儿出现面色发绀、血压下降等表现,应立刻停止吸痰,给予复苏皮囊加压给氧。按需吸痰,不宜过多、过频,以免加重损伤和增加感染。保持气道湿化,对于采用机械通气的患儿,将呼吸机湿化器调至插管模式。

(6)预防呼吸机相关性肺炎发生。每日评估呼吸机及气管插管的必要性,尽早脱机或拔管。若无禁忌证,则将患儿床头抬高 $30°\sim45°$。加强口腔护理,每 $6\sim8h$ 护理一次。在进行与气道相关的操作时,应严格执行无菌技术操作规程。宜选择经口气管插管。呼吸机管路湿化液应使用无菌水。每日评估镇静药使用的必要性,尽早停用。留置并开放胃管,保持引流通畅,对于胃管鼻饲患儿,每次喂奶前监测胃潴留量。

(7)及时评估病情,包括生命体征,心、肺、肾功能,消化系统、神经系统变化,血气分析结果等。每 $1\sim2h$ 记录一次呼吸机参数,参数调整后及时记录,注意并发症如气漏、心排血量下降等的发生。

(8)发现呼吸机故障报警要及时处理,短时间不能纠正的,暂停呼吸机改用复苏皮囊加压通气,去除故障后继续使用呼吸机,必要时更换呼吸机。

(9)在呼吸机使用过程中一般不予经口喂养。

(10)患儿一般情况好转,动脉血气分析结果正常,呼吸机参数气道峰压(PIP)$\leqslant10\sim15cmH_2O$,PEEP$=2\sim4cmH_2O$,呼吸频率(RR)$\leqslant10$ 次/min,$FiO_2\leqslant40\%$,可考虑撤机。撤机后严密观察患儿生命体征(有无呼吸困难症状),合理氧疗。

三、持续气道正压通气

持续气道正压通气(CPAP)可为有自主呼吸的患儿在整个呼吸周期提供一定的正压,以保持气道处于一定的扩张状态,防止呼气末肺泡萎陷。CPAP适用于新生儿RDS、早产儿呼吸暂停,协助早产儿脱离呼吸机,以及用于其他呼吸困难患儿。

1. 评估要点

(1)评估患儿体重、头围,选择大小合适的固定帽子。

(2)测量鼻孔间距,选择合适的鼻塞或鼻罩。鼻塞对鼻孔的张力相对较大,但容易固定,压力较稳定。鼻罩不会扩张鼻孔,但通常需要加压固定,对鼻中隔的压力较大,影响其发育。两者可以交替使用。

(3)评估患儿呼吸受困体征、呼吸节律、氧合、血气分析结果等。

2. 主要护理措施

(1)清洁鼻腔。

(2)将人工皮剪成适当的形状贴在使用CPAP鼻塞的患儿鼻部,可以起到均衡鼻部的压力,减轻物理性伤害的作用。需根据患儿鼻孔大小、间距及鼻翼厚度来修剪人工皮。原则上人工皮两孔大小不超出患儿鼻孔,两孔间距不窄于鼻中隔,整片人工皮应超出鼻塞的边缘。人中部位也应在人工皮的保护范围。人工皮软化、发白要及时更换。

(3)调节CPAP的压力气流,通常压力为$4\sim6cmH_2O$,流量为$8\sim12L/min$。气流稳定后连接患儿,固定压力装置。应注意鼻塞与鼻孔前端的切面在同一平面上,避免挤压鼻腔。可以适当抬高固定端,同时力臂应与鼻梁在同一垂直的平面上,避免左右倾斜,以求在发挥有效压力的同时将对患儿鼻腔的伤害降至最低。

(4)给予有效镇静。哭吵既影响CPAP压力的恒定,也影响固定,故对于烦躁、哭吵的患儿,需使其保持镇静。

(5)进行胃肠减压,缓解肠胀气。对于长期应用CPAP的早产儿,胃肠道长期处于通气状态,应注意有效减压,定时抽取胃内空气,保持排便通畅。观察腹部情况,区分喂养不耐受与肠胀气引起的腹胀。

(6)在使用过程中,还需注意每日检查鼻腔是否挤压受损,有分泌物及时清理,增加舒适度。保证有效的湿化,及时倒净管道内的积水,保持压力恒定。

四、脐血管插管术

脐血管插管术指经脐动脉或脐静脉插管,分别为采集血气标本、换血术、监测动脉血压提供动脉通道和为危重新生儿提供静脉输液通道。

1. 评估要点

(1)评估患儿全身情况,包括生命体征、机体耐受性等。

(2)评估脐带新鲜度、脐带残端、脐带有无出血等手术区域;评估脐动脉、静脉显露情况。测量脐到肩的距离,查得插入的长度。

(3)评估血常规、凝血酶原时间、血小板功能等。

2. 主要护理措施

(1)做好用物准备。

(2)将患儿置于预热的辐射床上,适当固定约束。连接心电监护仪和血氧饱和度监护仪。

(3)消毒脐带。

(4)用无菌棉纱线结扎脐带,在结扎上1.5cm处水平切断脐带。从切面上可见一根大的静脉(壁薄,往往是开启的)和两根小的动脉(壁较厚,往往是关闭的)。

(5)助手用蚊式钳固定脐带,选择动脉或静脉,扩张血管后进行送管。脐动脉插管时向患儿脚的方向送管,送管过程中不要放松,以免动脉的压力将导管顶出,直到所需的长度。因脐动脉往往呈弯曲状态,故导管插入时应慢慢向前推进,避免穿破动脉壁进入间质。撑开脐动脉时稍用力拉直脐带,有助于导管顺利插入。在动脉插管过程中,进入腹壁皮肤或5～7cm膀胱水平时会有阻力。当导管插入6～8cm时,常在髂内动脉交界处稍遇阻力,一般情况下导管会向上进入腹主动脉,而不会沿髂内动脉下行。脐动脉插入的最高位置为胸8至胸10,插入的最低位置为腰4至腰5。若导管位置不好,误入肠系膜上动脉时易引起反应性低血糖,血凝块进入肠系膜上动脉易引起肠坏死,血凝块进入肾动脉可引起肾栓塞、高血压,故选择胸8至胸10、腰4至腰5的位置可避开肠系膜上动脉和肾动脉。

(6)脐静脉插管时朝患儿头部方向送管,送入所需的长度并顺利抽到回血。脐静脉导管顶端的位置应在下腔静脉与右心房交界处,膈肌以上,过低时液体可能输入肝脏,引起肝坏死。如X线片显示导管过深,则可稍作退出;但如太浅,则不能再送入,必要时更换导管重新插管。

(7)适当固定后行床边X线摄片,根据摄片再调整导管位置。

(8)用缝线在脐残端上行荷包缝合,将导管与脐带固定。

(9)将外露的导管再以搭桥方式固定于腹壁。

(10)拔管后,如为脐动脉出血,则用手抓紧患儿的脐带及周围的皮肤至少5min,以达到止血的目的;如为脐静脉出血,则只要用手指压住脐带上方的腹部皮肤即可。

五、换血疗法

换血是治疗高胆红素血症最迅速的方法,主要用于治疗重症母婴血型不合的溶血病。换血可及时换出患儿血液中的免疫抗体、致敏红细胞以及过量胆红素,预防胆红素脑病,阻断继续溶血,并纠正贫血。

(一)术前护理

1. 评估要点

(1)询问患儿母亲妊娠史、分娩史,有无死胎史;了解血型、溶血试验报告。

(2)评估患儿血型,Coomb's试验结果,血清总胆红素,血红蛋白、血细胞比容,血生化、电解质。

(3)评估患儿有无早期胆红素脑病症状。

(4)治疗Rh溶血病,应采用的Rh血型与其母亲相同,ABO血型与患儿相同的全血,或

O 型红细胞、AB 型血浆混合而成的血液。换血量为 150～180ml/kg(约为患儿全血量的 2 倍)。

2. 主要护理措施

(1)做好用物准备。血(已交叉配血、血型已经测定)、脐血管插管的器械、辐射床、温箱(用于加温血液)、心电监护仪、电子血压计及合适的袖带、输血器、注射器、废物桶、急救器材、急救药物、标本试管、消毒后的单独房间。

(2)换血前 3～4h 禁食。

(3)将患儿移至消毒后的单独房间内由伺服系统控制的辐射床中,根据需要提供氧气。

(4)建立外周静脉通道,以供换血过程中输液,补充钙剂。

(5)接上监护仪,调高音量,可清楚听到心跳的声音。绑好血压袖带,接上电子血压计,自动监测血压。提供各种生命脏器功能状态监护。在换血过程中,注意病情观察,每 30min 测量一次心率、呼吸、血压。换血开始 30min 测量血糖一次,以后每 60min 测量一次。

(6)将血放在箱温为 32～34℃的保温箱中加温 30～45min。

(7)确定脐血管插管的位置后开始换血。换血前根据医嘱留取各种血液标本。

(8)以抽输式方式进行换血,对于体重<3kg 的新生儿,每次抽输 10ml;对于体重≥3kg 的婴儿,如生命体征稳定,则每次可抽输 20ml,每 2min 交换一次。如脐动脉抽血与脐静脉输血同步进行,则保持速度一致即可。

(9)换血过程中严格记录出入血量,使用特制的换血记录表格。

(二)术后护理

1. 评估要点

(1)评估脐血管处有无出血以及渗血,如为脐动脉出血,则用手抓紧患儿的脐带及周围的皮肤至少 5min,以达到止血的目的;如为脐静脉出血,则只要用手指压住脐带上方的腹部皮肤即可。

(2)对于脐血管插管保留的患儿,评估导管是否有效固定,血管通路是否通畅。

(3)评估有无并发症,如有无继发感染、心力衰竭、心律失常、空气和血块栓塞等。

(4)评估有无电解质紊乱、酸中毒、低血糖等。

(5)评估换血术后患儿血清总胆红素、血红蛋白及血生化。

2. 主要护理措施

(1)术后继续禁食 6h。

(2)注意黄疸消退程度与血胆红素含量,继续进行光疗,必要时可进行第二次换血。

(3)注意观察低血钙、高血钾等副作用。在输注钙剂过程中,需要密切观察输液部位,防止钙剂外渗导致皮肤坏死。

(4)换血后继续每小时测量血糖一次,稳定后改每 4h 测量一次。

(5)每 2h 测量一次生命体征,稳定后根据医嘱进行监测。

六、亚低温治疗

亚低温治疗是围产期窒息导致的中重度缺氧缺血性脑病早期主要的治疗方法。其原理是利用半导体制冷,将水箱内的蒸馏水冷却,通过主机工作与冰毯内的水进行循环交换,利用毯面接触皮肤进行散热,从而达到降温的目的。通过低温降低患儿脑细胞代谢,避免细胞毒素大量积聚,抗细胞死亡机制发挥神经保护作用。出生后6h内是使用亚低温治疗的最佳窗口,一般治疗持续72h。亚低温治疗分为选择性头部亚低温治疗和全身亚低温治疗。

(一)评估要点

1. 评估患儿的病情,是否为亚低温治疗的适应证,排除禁忌证。
2. 评估患儿意识、神志、肌张力、全身灌注、体温、心率、血压以及全身皮肤情况。
3. 了解血气分析、血常规、凝血功能及头颅CT、B超等检验检查结果。

(二)主要护理措施

1. 降温操作

(1)患儿准备　将患儿放置于辐射床中,取平卧位,监测生命体征;根据患儿病情将患儿头发剃除干净,贴上皮肤保护膜,预防发生压力性损伤。

(2)用物准备及降温操作　①根据患儿疾病情况选择合适的降温设施;②将亚低温治疗仪放在患儿床旁固定,选择大小合适的降温服平整地垫于患儿身下或包住患儿身体;③将水床垫于患儿头部和身体下方;④将温度传感器插入亚低温治疗仪的中心插孔内,降温服连接亚低温治疗仪;⑤亚低温治疗仪的水箱内注入7500ml注射用水;⑥打开电源开关,仪器自检;⑦将中心温度传感器插入直肠4～5cm;⑧选择合适的降温模式,每1～2h降低温度1℃,不宜降温过快,调节设定温度34℃。

2. 亚低温期间护理要点

(1)皮肤管理　每4h检查一次全身皮肤变化,特别是受压部位,防止发生冻疮,出现花纹表明末梢循环差,可予以按摩;治疗期间尽量减少患儿搬动,每2h更换一次体位,更换时注意幅度不宜过大,以免导致血压波动。

(2)病情观察　①观察患儿意识反应、四肢肌张力;②复温时注意观察有无出现惊厥症状,复温后动态观察患儿神经系统表现;③持续24h心电监护,及时发现低血压、心律失常、心动过缓等心功能不全真相;④持续低温可致肺不张、肺炎,注意气道管理,分泌物多时要及时吸引;⑤监测尿量,及时监测低温造成的肾功能不全;⑥注意观察穿刺点有无渗血现象,监测凝血功能,血小板功能,凝血酶原时间(PT)、活化部分凝血活酶时间(APTT)延长,血液黏滞度升高等凝血功能障碍情况,必要时提前终止亚低温治疗;⑦其他,如注意有无肺出血和肝功能异常、代谢紊乱、免疫抑制等并发症发生。

(3)复温护理　每4h复温1℃,需要在12h以上使患儿体温恢复至37℃。复温过快会导致血管扩张,回心血量减少,造成低血容量休克,甚至颅内压反跳等并发症。准确记录亚低温开始治疗时间和停止时间。

七、早产儿袋鼠式护理

袋鼠式护理是一种针对早产儿的人性化照护模式,即让父亲或母亲将早产儿拥抱在胸前,借由皮肤与皮肤的接触,使早产儿感受到父母的心跳、呼吸和皮肤温度,模拟子宫内的环境。袋鼠式护理能够稳定早产儿生命体征,提高安全感,促进早产儿生长发育,缓解疼痛,有效地建立和保持母乳喂养,增进亲子关系,提高父母养育的自信度。

1. 评估要点

(1)评估患儿的病情,是否有吸氧。

(2)评估患儿生命体征、对袋鼠式护理的耐受性。

(3)了解家长有无感冒、发热或肠胃不适等感染症状,评估家长的文化水平。

2. 主要护理措施

(1)按早产儿护理常规做好环境准备,评估早产儿生命体征。

(2)向需要袋鼠式护理的早产儿家长(母亲或父亲)说明袋鼠式护理的优点、具体的实施方法。家长签署特殊项目服务知情同意书。告知家长操作前最好沐浴清洁皮肤。测量父母亲体温,询问父母亲如有感冒、发热或肠胃不适等感染症状,须停止操作。

(3)做好操作过程中的护理。操作时机选择在两次喂养之间,避免早产儿因体位等改变发生不必要的呕吐等情况。家长严格手卫生和乳房皮肤护理。医护人员要注意早产儿保暖,连接床边监护仪,持续动态监测早产儿的生命体征,如有呼吸暂停、疲倦、面色不佳等不耐受情况,应及时停止操作。根据早产儿病情每15~30min巡视一次,床边监护仪设置安全的报警界值,告知产妇如有异常,及时呼叫医护人员处理。根据早产儿的耐受性确定袋鼠式护理时间,一般为60~120min,操作完成后及时妥善安置早产儿。

(4)操作完毕后评估早产儿的耐受性和吸吮能力,如能全量经口肠道喂养,则指导产妇母乳喂养,帮助产妇采取合适的喂养体位,并帮助早产儿完成乳头衔接,关注哺乳时血氧饱和度监护值,有异常波动及时停止操作。

(5)严格执行消毒隔离制度,袋鼠式护理专用浴袍做到专人专用,每日高温消毒,结束后对房间进行彻底消毒。

参考文献

[1]李杨,彭文涛,张欣. 实用早产儿护理学. 北京:人民卫生出版社,2015.

[2]邵肖梅,叶鸿瑁,丘小汕. 实用新生儿学. 4版. 北京:人民卫生出版社,2011.

[3]张玉侠. 实用新生儿护理学. 北京:人民卫生出版社,2015.

[4]赵正言. 实用儿科护理. 北京:人民卫生出版社,2009.

[5]中华医学会肠外肠内营养学分会儿科协作组,中华医学会儿科学分会新生儿学组,中华医学会小儿外科学分会新生儿学组,等. 中国新生儿营养支持临床应用指南. 临床儿科杂志,2013,31(12):1177-1182.

[6]中华医学会儿科学分会儿童保健学组,中华医学会围产医学分会,中国营养学会妇幼营养分会,等. 母乳喂养促进策略指南(2018版). 中华儿科杂志,2018,56(4):261-266.

[7]中华医学会小儿外科学分会新生儿学组. 新生儿坏死性小肠结肠炎小肠造瘘术后临床治疗专家共识. 中华小儿外科杂志,2016,37(8):563-567.

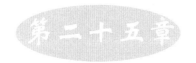

危重症监护常规

第一节 高热护理常规

【概 述】

体温超过 39℃（口表）或 39.5℃（肛表）称为高热，超过 41℃ 称为超高热。

【治疗原则】

对症治疗，使患儿舒适，查明病因，治疗原发病。

【护 理】

（一）一般护理

参见儿内科一般护理常规。

（二）与本症状相关的主要护理

1. 评估要点

（1）健康史及相关因素 详细询问发热时间、次数、热峰、体温波动情况，以及伴随症状。

（2）症状、体征 监测体温，评估有无面颊潮红或苍白，口唇、口腔黏膜干燥，脉搏、呼吸加快，烦躁或嗜睡，是否伴四肢冰冷、寒战、惊跳，甚至出现惊厥等症状。

（3）辅助检查 及时送检血、尿、大便标本，必要时行血培养和脑脊液检验，协助医师查找高热原因。

（4）心理和社会支持状况 评估家长及患儿对该症状的认知程度，家长对治疗、护理措施的了解程度。评估患儿及家长的精神、情感状态。

2. 主要护理措施

（1）及时采取正确、合理的降温措施 ①首选药物降温，推荐使用对乙酰氨基酚或布洛芬。不推荐两种药物联合使用，也不推荐交替使用。②关于物理降温，指南不推荐。临床上，对于超高热患儿，如药物降温效果不明显，可予以变温毯持续降温，同时配合人工冬眠疗法。无论采用哪种降温方式,以患儿感到舒适为准则。

(2)监测体温,密切观察体温变化及其伴随症状　对于高热患儿,降温处理后半小时到1h测量体温,并密切观察神志及出汗情况,防止发生虚脱。体温骤升或骤降时要随时测量并记录。

(3)卧床休息,做好基础护理　降温后出汗较多,应及时更换衣服及被褥,防止受凉。加强口腔护理。

(4)用药护理　对乙酰氨基酚副作用少,偶有过敏反应(如皮疹);低血容量下使用布洛芬会增加肾功能损害的机会,长期使用则会导致水钠潴留,故心肾功能不全患儿使用布洛芬后,应观察血气和心率、心律、血压、尿量的变化。《中国 0 至 5 岁儿童病因不明急性发热诊断和处理若干问题循证指南》指出:解热镇痛药不能有效地预防热性惊厥发作。故对于此类患儿,不建议使用退热药预处理。

(5)饮食管理　根据病情鼓励患儿多饮水,进食高热量、高蛋白、富含维生素、易消化的流质或半流质。必要时给予静脉补液。

【出院指导】

(一)自我监测

当有上呼吸道感染等情况时,指导家长及时监测体温变化。电子体温计是替代水银体温计测量体温的理想工具之一。红外线体温计与前两者差值不大,可重复测量取平均值,提高测量的准确性。

(二)用药指导

一般情况下,2 月龄及以上儿童,肛温≥39.0℃(口温 38.5℃,腋温 38.2℃),或因发热出现不舒适和情绪低落,推荐口服对乙酰氨基酚;6 月龄及以上儿童,推荐使用对乙酰氨基酚或布洛芬。再次服用退热药,必须间隔 4～6h,24h 不超过 4 次。

(三)饮食指导

宜进食高热量、高蛋白、富含维生素、易消化的食物。

(四)休息与活动

保证充分休息,避免劳累和过度活动。

第二节　惊厥护理常规

【概　述】

惊厥指全身或局部骨骼肌突然发生不自主的收缩,常伴有意识障碍,是一种儿科较常见的急症。

【治疗原则】

1.控制惊厥发作。

2.保持呼吸道通畅,维持生命功能。

3.治疗原发疾病。

4.预防复发。

【护　理】

(一)一般护理

参见儿内科一般护理常规。

(二)与本病相关的主要护理

1.评估要点

(1)健康史及相关因素　询问起病情况,有无明显的病因及诱因,患儿是否有发热、缺钙、中毒、外伤等情况。询问有无惊厥史、癫痫病史。询问出生时有无产伤、窒息,有无热性惊厥家族史。

(2)症状、体征　评估患儿体温、意识情况,观察惊厥持续时间、抽搐的部位(全身性或局限性)、惊厥发作频次;检查呼吸和循环功能;观察瞳孔变化及肢体运动,有无神经系统阳性体征。

(3)辅助检查　及时了解辅助检查结果,如血钙、脑脊液等生化指标。协助行脑电图、CT、MRI等检查,查找惊厥原因。

(4)心理和社会支持状况　评估家长及患儿对疾病的认知程度,家长对治疗、护理、安全措施等的了解程度。评估患儿及家长的精神、情感状态。

2.主要护理措施

(1)急救处理　①惊厥发作时就地抢救,立即松解患儿衣扣,让患儿去枕平卧,头偏向一侧,并及时清除呼吸道分泌物及口腔呕吐物,以防误吸发生窒息。将舌轻轻向外牵拉,防止舌根后坠阻塞呼吸道,保持呼吸道通畅。②保持安静,禁止一切不必要的刺激,治疗、护理尽量集中进行。③供给氧气,窒息时先清理呼吸道,必要时施行人工呼吸。④准确、及时遵医嘱给予镇惊药物,并观察药物疗效。⑤对因镇惊。

(2)常规护理

1)防止外伤　①对于已出牙的患儿,在上下臼齿之间放置牙垫或人工气道,防止发生舌咬伤。②防止坠床,对于可能再次发生惊厥的患儿,要进行持续监护、专人守护,以防发作时受伤。切勿强行牵拉或按压患儿肢体,以免导致骨折或脱臼等外伤。③保护骨突、受压和易摩擦部位的皮肤,防止发生皮肤受损。

2)高热护理　参见高热护理常规。

3)病情观察　①监测患儿体温、脉搏、呼吸、血压,注意瞳孔及神志改变。发现异常及时通报医师,以便采取紧急抢救措施。②惊厥发作时应注意惊厥类型。若惊厥持续时间长、频繁发作,应警惕有无脑水肿、颅内压增高发生,遵医嘱及时采取降颅内压措施。③密切观察患儿用药后的反应,监测有无药物副作用。

【出院指导】

(一)自我监测

向家长讲解惊厥的有关知识,指导家长掌握惊厥发作时的应对措施,观察惊厥持续时间、抽搐的部位,如有异常,应及时来院就诊。

(二)用药指导

对于患有癫痫的儿童,指导使用抗癫痫药物,说明擅自停药的危害性、按时服药的重要性,不能任意停药。

(三)饮食指导

给予高热量、富含维生素、高蛋白、易消化饮食,耐心喂养,少食多餐,以防发生窒息。

(四)心理护理

保持乐观、稳定的心理状态,消除紧张、悲观等不良情绪,避免情绪波动。

(五)休息与活动

保证充分休息,避免劳累和过度活动。

(六)定期复诊

强调定期门诊随访的重要性,根据病情及时调整药物。

附录

惊厥持续状态的护理

一、急救处理

1.0~5min,稳定患儿阶段

(1)稳定患儿,包括气道检查及呼吸、循环、神经系统检查。就地抢救,立即松解患儿衣扣,使患儿去枕平卧,头偏向一侧,以防衣服束缚颈、胸部而影响呼吸,以及防止呕吐物误吸发生窒息。及时清除呼吸道分泌物及口腔呕吐物,保持呼吸道通畅。

(2)惊厥发作时开始计时,监测生命体征。

(3)根据患儿的氧合、血气分析等临床情况选择氧疗方式,如鼻导管、面罩、无创辅助通气,必要时行机械通气。

(4)开始心电监护。

（5）采集血糖，及时处理异常血糖。

（6）建立静脉通道，采集血标本，对因镇惊。

2. 6～20min，开始治疗阶段

（1）选择以下其中一种一线药物：咪达唑仑，肌内注射（体重＞40kg：10mg/次；体重 13～40kg：5mg/次，或者 0.15～0.3mg/kg，静脉注射）；或劳拉西泮，静脉注射（每次 0.1mg/kg，可重复）；或地西泮，静脉注射（每次 0.15～0.2mg/kg，最大量每次 10mg，可重复）。

（2）如果上述三种药物无法获得，那么可以选择以下其中之一：苯巴比妥，静脉注射 [15mg/（kg·次）]；或地西泮，直肠给药（0.2～0.5mg/kg）；或咪达唑仑，经鼻或经颊黏膜给药。

3. 21～40min，第二治疗阶段

选择以下其中一种二线药物：磷苯妥英，静脉注射；或丙戊酸，静脉注射；或左乙拉西坦，静脉注射。

如果上述三种药物不能获得，那么选用苯巴比妥，静脉注射 [15mg/（kg·次）]。

4. 41～60min，第三治疗阶段

（1）重复使用二线药物或选用其他麻醉剂，如硫喷妥钠或戊巴比妥钠或丙泊酚或咪达唑仑静脉维持。在使用麻醉剂时，必须持续心电监护、脑电图监测，并在机械通气支持下安全用药。

（2）对因镇惊。对于热性惊厥，予退热降温；对于由低血糖引起的惊厥，必须静脉注射葡萄糖；对于由低血钙引起的惊厥，须补充钙剂或镁剂；对于惊厥伴高血压者，宜给予降压药；对于惊厥持续时间长并出现呼吸节律改变或瞳孔大小不等，疑有脑水肿者，宜同时应用脱水剂；对于颅内感染患儿，及时应用能通过血脑屏障的抗生素；对于由食物中毒或药物中毒所致的惊厥，必须给予相应的处理。

二、一般处理

参见惊厥护理常规。

第三节　休克护理常规

【概　述】

休克指机体遭受强烈的致病因素侵袭后，有效循环血量减少，机体失去代偿，重要脏器组织灌注不足，微循环障碍而引起的代谢和细胞受损的病理过程，最终出现多器官功能衰竭。休克可分为低血容量性休克、心源性休克、分布异常性休克、梗阻性休克、贫血性休克。脓毒性休克有上述多种类型休克的表现。

【治疗原则】

尽快恢复有效循环血量，纠正微循环障碍，去除休克的原因，改善心脏功能，恢复人体的正常代谢。

【护　理】

(一)一般护理

参见儿内科一般护理常规。

(二)与本病相关的主要护理

1.评估要点

(1)健康史及相关因素　详细询问外伤史、过敏史、感染史、心脏病病史。

(2)症状、体征　监测生命体征,尤其是心率及血压变化,注意伴随症状。观察组织灌注情况如皮肤、黏膜色泽与温度,大便性质与尿量。进行全面体格检查,尽快找出休克的病因。

(3)辅助检查　了解血红蛋白和血细胞比容结果,判断是否有进行性出血情况。了解血气分析、电解质和酸碱平衡、肝肾功能、凝血功能。了解各种分泌物、引流物、血液培养的结果。

(4)心理和社会支持状况　评估患儿的意识及心理状况。评估家长的心理状况和对疾病的认知程度。

2.主要护理措施

(1)急救处理

1)取平卧位,下肢略抬高,以利于静脉血回流。如有呼吸困难,则适当抬高头部,以利于呼吸。给氧,必要时行人工辅助通气。

2)保持呼吸道通畅,尤其对休克伴昏迷者,打开气道,头偏向一侧,以防呕吐物和分泌物误吸入气道。

3)快速输液,必须迅速建立 1～2 条大管径的静脉输液通道,补充血容量,及时恢复血流灌注;对于短期内不能建立通道者,可行骨髓腔穿刺输液。对于低血容量性休克、分布异常性休克,5～10min 内快速输入 20ml/kg 的生理盐水,总量可至 60ml/kg;对于心源性休克和新生儿期的休克,可以输入 5～10ml/kg 的生理盐水,30min 内输完。同时采血、备血,纠正酸中毒,保持水、电解质平衡。

4)就地抢救,如必须转运,在运送途中应有专人护理,随时观察病情变化,并做好急救准备。

5)针对病因采取相应的急救措施。

6)做好手术患儿的术前准备,备血,包括纠正水、电解质紊乱和低蛋白血症;预防术中发生低血容量性休克。

(2)常规护理

1)对于体温过低的休克患儿,注意保暖;对于高热者,给予降温。

2)在禁食期间,由静脉供给全胃肠外营养,以后根据病情逐渐供给胃肠内营养。

3)遵医嘱正确使用抗生素,尤其对脓毒性休克的患儿,注意早期抗生素应用,可有效降低患儿的致死率。使用抗生素前做好血液细菌培养。对于需要引流排脓的患儿,做好术前准备,及早手术治疗。

4)监测患儿的脉搏、呼吸、血压及尿量,特别注意患儿的意识、精神状态,做好记录;观察皮肤、黏膜有无瘀斑、出血,或消化道出血,有无早期弥散性血管内凝血症状。

5)匀速输入血管活性药物,并观察药物的疗效与副作用;对于烦躁不安者,遵医嘱予镇静剂。

6)遵医嘱记录出入量,必要时予留置导尿,记录每小时尿量。

7)做好年长患儿的心理安抚工作,耐心解释有关病情变化,以稳定患儿情绪,减轻痛苦。同时做好患儿家长或陪伴人员的安慰、解释工作。

【出院指导】

(一)自我监测

对家长进行儿童意外防范、紧急事件处理方面的医学常识教育。对于有过敏史的儿童,家长要牢记在心,尽量避免其接触过敏原。

(二)饮食指导

加强营养,给予高热量、富含维生素、高蛋白、易消化饮食,注意饮食卫生。

第四节 充血性心力衰竭护理常规

【概 述】

慢性心功能不全亦称充血性心力衰竭,是指心脏在充足的回心血量的前提下,收缩或舒张功能受限,即心排血量绝对或相对不足,心搏出量不能满足周身循环和组织代谢的需要而出现的一种病理生理状态。

【治疗原则】

1.减轻心脏前、后负荷。

2.增强心肌收缩力。

3.纠正心律失常。

4.去除病因。

【护 理】

(一)一般护理

参见儿内科一般护理常规。

(二)与本病相关的主要护理

1.评估要点

(1)健康史及相关因素 询问患儿的基础疾病及发病的过程,包括诱因,症状出现的时间、程度等。

(2)症状、体征　测量生命体征,注意心律、心音;观察面色、精神状态、肝脏大小及尿量变化;评估心力衰竭程度、心功能级别。

(3)辅助检查　了解 X 线检查、心电图、超声心动图及血生化等检验检查结果。

(4)心理和社会支持状况　评估家长及患儿对疾病的认知程度,家长对治疗、护理措施的了解程度。评估患儿及家长的精神、情感状态。

2.主要护理措施

(1)休息与活动　保持病室安静、舒适,宜取半坐卧位或怀抱,使横膈下降,有利于呼吸运动。休息视心力衰竭程度而定,Ⅰ级心力衰竭可起床活动,增加休息时间;Ⅱ级心力衰竭应限制活动,延长卧床休息时间;Ⅲ级心力衰竭须绝对卧床休息,避免剧烈哭闹,以免加重心脏负担。

(2)饮食管理　进食富含维生素、高热量、少油、含钾镁丰富及适量纤维素的食物,少食多餐,避免进食刺激性食物。轻者可给予少盐饮食,每日饮食中钠盐不超过 0.5g。重者给予无盐饮食,即在食物烹调时不加食盐或其他含盐食物。婴儿吸吮费力,宜少量多次喂奶,奶嘴孔大小适宜,避免吸吮费力或奶流速过快而发生呛咳。

(3)吸氧　对于有呼吸困难、发绀、低氧血症者,给予吸氧。当有急性肺水肿时,可给予呼气末正压通气(PEEP)支持治疗。

3.病情观察

(1)及时发现早期心力衰竭的临床表现,如发现患儿心率加快、乏力、尿量减少、心尖部闻及奔马律,应及时与医师联系;一旦出现急性肺水肿征兆,应及时抢救。

(2)给予心电监护,监测心率、心律、呼吸、血压。

(3)控制输液速度和浓度,静脉输液速度以小于 5ml/(kg·h)为宜。

(4)记录 24h 出入量,按时测量体重。

4.用药护理

(1)使用洋地黄类药物前须双人核对患儿姓名、药物、剂量、用法、时间,并监测心率,如新生儿心率<120 次/min,婴儿心率<100 次/min,幼儿心率<80 次/min,学龄儿童心率<60 次/min,应停用并报告医师。

(2)观察洋地黄类药物的不良反应,服药期间如有恶心、呕吐、食欲减退、心率减慢、心律失常、嗜睡及色视等,应报告医师及时停用洋地黄类药物。

(3)关注血气中的钾、钙离子,如在使用洋地黄的同时需用钙剂,应至少间隔4~6h。

(4)保证洋地黄剂量的准确性,当剂量<0.5ml 时,需加生理盐水稀释,然后用 1ml 注射器取药。

5.保持排便通畅

嘱患儿不能用力排便,以免加重心脏负荷。

6.心理护理

根据患儿的心理特点采取相应的对策,主动与患儿沟通,给予安慰、鼓励,取得其配合。避免患儿抗拒、哭闹,加重心脏负担。

【出院指导】

(一)自我监测

告知家长有关疾病的防治与急救知识,积极治疗原发病,消除诱因,如感染、劳累、情绪激动等。根据天气变化及时增减衣服,防止受凉感冒。保持排便通畅。

(二)用药指导

在使用洋地黄制剂、血管扩张剂、利尿剂时,应向家长详细介绍所用药物的名称、剂量、给药时间和方法,并使其掌握疗效和不良反应。出现不良反应须及时就诊。在使用利尿剂期间应补充含钾丰富的食物,如香蕉、橘类、绿叶蔬菜等。

(三)饮食指导

注意营养,进食富含维生素、高热量、低盐、易消化的食物,少食多餐,耐心喂养。小婴儿宜选择大小合适的奶嘴。

(四)休息与活动

根据病情不同适当安排休息,避免情绪激动和过度活动。

(五)定期复诊

根据医嘱定期复诊。

第五节 急性呼吸衰竭护理常规

【概　述】

急性呼吸衰竭是由于呼吸功能异常,使得肺通气和换气功能发生障碍,导致动脉血氧含量下降和二氧化碳潴留,并由此引起器官功能障碍的一种临床综合征。

【治疗原则】

1.纠正缺氧,改善通气。
2.纠正水、电解质和酸碱平衡失调。
3.对因治疗。

【护　理】

(一)一般护理

参见儿内科一般护理常规。

(二)与本病相关的主要护理

1.评估要点

(1)健康史及相关因素　详细询问呼吸系统疾病、异物梗阻、颅内感染、多发性神经根炎、脊髓灰质炎等病史。询问发病过程和进展情况。

(2)症状、体征　观察呼吸频率、节律、心率、心律、血压的变化,注意有无呼吸困难(鼻翼煽动、三凹征)、皮肤发绀。评估患儿是否有烦躁不安、意识模糊、昏迷、惊厥等神经系统表现,有无消化道出血、肾功能不全及代谢紊乱的表现(如尿量减少、酸中毒、低钠、高钾血症等)。

(3)辅助检查　了解血气分析、SpO_2、酸碱平衡、电解质测定及血生化等检验检查结果。

(4)心理和社会支持状况　评估患儿及家长的应对状态,有无焦虑、恐惧或其他不良情绪。评估家庭经济状况和社会支持系统。

2.主要护理措施

(1)急救处理

1)改善通气功能　迅速清除呼吸道分泌物或异物,取平卧位,抬高头肩部,有呕吐者予侧卧。

2)给氧　根据缺氧严重程度给氧,方式有鼻导管、面罩、头罩、CPAP及机械通气。给氧原则以能缓解缺氧而不抑制颈动脉和主动脉体化学感受器对低氧血症的敏感性为宜。

3)气管插管　当常规治疗无效,或出现下列任一情况时,应给予气管插管:①呼吸困难加重,呼吸频率减慢(婴儿低于15次/min,儿童低于10次/min)。②FiO_2为40%,而动脉血氧分压(PaO_2)≤6.67kPa(50mmHg),动脉血二氧化碳分压($PaCO_2$)≥6.67kPa(50mmHg)。③中枢性呼吸衰竭,凡出现呼吸节律不齐、深浅快慢不等、反复呼吸暂停等,均应插管。

4)解除支气管痉挛　对于支气管痉挛者,遵医嘱应用支气管解痉剂,常用解痉剂有吸入用丙酸倍氯米松混悬液、吸入用异丙托溴铵溶液、硫酸特布他林雾化液,以及静脉用醋酸泼尼松、硫酸镁、氨茶碱。

5)建立静脉通道　适当补液,维持水、电解质平衡。

6)纠正酸中毒　对于单纯呼吸性酸中毒,改善通气即可纠正;对于合并代谢性酸中毒,在有效通气情况下可使用碳酸氢钠纠正。

7)应用正性肌力药　有心功能不全时,可使用正性肌力药,常用药物有多巴胺或多巴酚丁胺,亦可使用洋地黄类药物,但对于缺氧严重、心肌损害者,应减量使用。

(2)常规护理

1)保持呼吸道通畅　取平卧位,抬高头肩部;雾化吸入,稀释痰液;清除呼吸道分泌物。

2)合理用氧　给氧方式、氧流量及氧浓度根据缺氧程度和血气分析而定,但要防止氧中毒。给氧应加温、湿化,吸入气体温度应在37℃左右。

3)营养支持　根据病情给予营养丰富饮食,少食多餐。对于病情危重者,给予鼻饲,必要时遵医嘱给予静脉营养,满足患儿热量所需。

4)维持体温　正常高热者予降温,以减少氧耗;低温者予保暖。

5)病情观察 ①心电监护:密切观察面色,肢端皮肤颜色和温度,呼吸频率、节律和类型,心音、心律,血压,意识等。②监测血气和电解质:注意 pH、PaO_2、$PaCO_2$、SpO_2 等指标的变化。③并发症观察:注意观察心率、心音、呼吸、肝脏大小、面色等,警惕心力衰竭发生的可能。注意观察反应、意识、前囟(前囟未闭者),以及有无抽搐等,警惕脑水肿发生的可能。

6)心理支持 向患儿及家长解释疾病过程和治疗过程。关心患儿,抚摸患儿,与患儿握手、进行眼神交流等。护理操作前做好必要的解释,尽可能使患儿有安全感。认真听取家长的陈述,耐心解答疑问。

【出院指导】

(一)自我监测

居室通风,保持良好的温湿度,少去人群拥挤的地方,预防发生呼吸道感染。避免吸入刺激性气体,劝告患儿家长戒烟。若有咳嗽加剧、痰液增多或气急加重等变化,应尽早就诊。

(二)用药指导

指导家长遵医嘱给患儿服药,并观察有无相应的副作用。在病情允许的情况下,按时预防接种。

(三)饮食指导

注意营养,避免进食过敏食物。进食富含维生素、高热量、易消化的食物,少食多餐,耐心喂养,注意饮食卫生。

(四)心理护理

指导患儿和家长了解疾病的相关知识、日常生活中的注意事项,减轻患儿和家长的心理负担。

(五)休息与活动

适当参加体育活动,增强体质,消除各种诱发呼吸衰竭的因素。进行耐寒锻炼和呼吸功能锻炼。

(六)定期复诊

遵医嘱定期至门诊复查,定时进行呼吸功能测试。

第六节 急性肾功能衰竭护理常规

【概 述】

急性肾功能衰竭指各种因素引起肾脏泌尿功能急剧障碍,以致机体不能排泄代谢产物,迅速出现氮质血症,水、电解质及酸碱平衡失调并产生一系列的临床综合征。

【治疗原则】

1.少尿期,以维持内环境的相对平衡为总原则。

(1)控制输入液量,"量出为入"。

(2)纠正高钾血症。

(3)纠正酸中毒。

(4)控制氮质血症。

(5)预防并积极抗感染。

(6)血液净化疗法。

2.多尿期,初期仍需按上述原则处理,后期防止发生脱水和电解质紊乱。

3.恢复期,加强营养,避免使用肾毒性药物,逐渐增加活动量。

【护　理】

(一)一般护理

参见儿内科一般护理常规。

(二)与本病相关的主要护理

1.评估要点

(1)健康史及相关因素　询问既往肾脏病病史、肾毒性药物服用史、毒物中毒史。询问发病过程和治疗情况。

(2)症状、体征　评估患儿的精神状态,恶心、呕吐、厌食等症状,尿量变化,皮肤水肿及水肿的部位、性质和程度,血压变化。

(3)辅助检查　了解蛋白尿、血尿和尿渗透压情况,血清肌酐和尿素氮检验结果,有无高钾、低钠等电解质紊乱和代谢性酸中毒。

(4)心理和社会支持状况　评估患儿及家长的心理状况、对疾病的了解程度,以及对治疗、护理的需求。评估家庭经济状况。

2.主要护理措施

(1)急救处理　①密切观察患儿生命体征及精神状态,监测电解质,及早发现高钾血症导致的心律失常,一旦发现血钾过高,应立即遵医嘱用药,拮抗钾离子对心肌的毒性作用。②少尿期严格控制水、钠摄入,坚持量出为入的原则,正确执行输液计划,根据病情调节输液速度。③准确记录24h出入量,包括口服和静脉输入的液体量、尿量及异常丢失量,如呕吐物、胃肠引流液、腹泻时粪便中的水分等都需要准确测量;每日早晨定时测量空腹体重,以检查水肿情况。④有高血压、心力衰竭及肺水肿时,应遵医嘱正确使用扩血管、利尿、强心药物。⑤在紧急进行腹膜透析、血液透析、血液滤过和连续性肾脏替代治疗时,按相应的护理常规进行护理。

(2)病情观察　①少尿期严密观察病情变化,监测水、电解质平衡,准确记录出入量,包括静脉和口服进入的液量、尿量及异常丢失量,每日称量体重,水肿严重者应测量腹围。按病情做好各种护理记录。观察患儿有无嗜睡、肌张力低下、心律不齐、腹胀、恶心、呕吐等高钾血症症状。严密监测血压变化,以及时发现高血压、高血压脑病及心力衰竭等并发症的发生。②多尿期注意观察血钾、血钠及血压的变化。同时,由于患儿长期消耗,抵抗力下降,易并发感染,注意观察各项感染指标。③恢复期注意观察用药不良反应,定期复查肾功能。

(3)常规护理 ①休息:一般少尿期、多尿期均应绝对卧床休息,恢复期可逐渐增加适当的活动。②饮食:供给原则为高热量、富含维生素、低钾、低钠、适量蛋白质。少尿期应限制水、钠、钾、磷和蛋白质的摄入量,供给足够的热量,以减少组织蛋白的分解;在行透析治疗时,不需要限制蛋白质摄入量;多尿期应嘱患儿多饮水,给予含钾丰富的食物,蛋白质可逐日加量,以保证组织的需要;恢复期给予高热量、高蛋白饮食。

(4)预防感染 加强皮肤及口腔护理,保持皮肤清洁、干燥;定时翻身、拍背,保持呼吸道通畅;保持病室清洁,空气新鲜;限制病室的探访人数、次数和时间。

(5)心理支持 认真听取家长和患儿的诉说,让他们将焦虑不安的心情表达出来。耐心做好病情的解答工作,使患儿及家长树立战胜疾病的信心。告知早期卧床休息、严格控制进液量、记录出入量、饮食控制的重要性。

【出院指导】

(一)自我监测

每周查尿常规一次,直至正常,以后每2~4周查验一次,尿标本以留取晨起第一次尿较好。血常规、肾功能一般每1~2个月复查一次,直至正常。

(二)用药指导

避免使用对肾功能有损害的药物,治疗性药物需遵医嘱服用,不得随意减量或停药。如系明确由药物导致的急性肾功能衰竭,要告知家长,避免再次使用。

(三)饮食指导

宜给予清淡、刺激性小、易消化、高热量、低蛋白饮食,多食新鲜蔬菜、水果。如无水肿、高血压,则可不必忌盐。注意饮食卫生,预防发生消化道感染。

(四)心理护理

大部分急性肾功能衰竭患儿预后良好,嘱患儿保持愉快的心情,遵医嘱进行治疗和休息,预防发生呼吸道及皮肤感染。

(五)休息与活动

出院后应充分休息,如无水肿、高血压,则可适当进行室内活动;3~6个月后,如病情稳定,则可逐渐恢复体力活动。

(六)定期复诊

强调定期门诊随访的重要性,根据医嘱随访。

第七节　颅内高压护理常规

【概　述】

颅内高压是由于各种因素使得颅腔内容物增加,导致颅内压增高,并引起头痛、呕吐、视神经乳头水肿等一系列临床症候。重者迅速发展形成脑疝而危及生命。小儿颅内压正常值随年龄增加而变化:新生儿为 $10\sim20mmH_2O$,婴儿为 $30\sim80mmH_2O$,幼儿为 $40\sim150mmH_2O$,年长儿为 $60\sim180mmH_2O$。

【治疗原则】

1. 积极降低颅内压,确保脑血流灌注,保护脑组织。
2. 对症治疗及防治并发症。
3. 治疗原发病。

【护　理】

(一)一般护理

参见儿内科一般护理常规。

(二)与本症状相关的主要护理

1. 评估要点

(1)健康史及相关因素　详细询问病史,有无外伤史、感染史。

(2)症状、体征　评估患儿生命体征、瞳孔、前囟、意识障碍及颅内高压等变化。

(3)辅助检查　了解血常规、脑脊液检验、血生化及头颅 CT、MRI 等检验检查结果。

(4)心理和社会支持状况　评估患儿及家长的心理状况,对该症状的了解程度。评估家庭经济状况和社会支持系统。

2. 主要护理措施

(1)病情观察　严密观察意识、瞳孔、前囟等变化,意识障碍加重是颅内压增高、病情加重的主要症状之一;一侧瞳孔改变(疝侧瞳孔先缩小后散大),对光反射迟钝或消失,并迅速出现双侧瞳孔散大、固定,多提示有小脑幕切迹疝发生。双侧瞳孔对称性缩小,继而扩大,光反射消失,眼球固定,常提示枕骨大孔疝发生。如发现患儿头痛剧烈、呕吐频繁或烦躁不安,应考虑颅内压增高或脑疝先兆。

(2)监测生命体征　按时测量血压、脉搏、呼吸、体温并记录,如血压上升、脉搏缓慢而有力、呼吸慢而深,提示颅内压增高,应警惕颅内血肿或脑疝早期;如有中枢性高热或体温不升,提示有严重的颅脑损伤;如有体温逐渐升高且持续不退,提示病情有危重的迹象。

(3)体位　适当抬高头部 $30°$,以利于静脉回流。如有脑疝前驱症状,则以平卧为宜。

(4)给氧　选择合适的给氧方式,保持 PaO_2 正常,$PaCO_2$ 在正常低值,同时保持呼吸道通畅。

(5)控制液体入量及速度 维持水、电解质和酸碱平衡,控制液体滴速,及时、正确使用脱水剂、利尿剂和激素治疗,观察药物疗效和副作用。

(6)饮食管理 对于意识清醒者,应耐心喂食,避免误吸或窒息。加强营养,给予富含维生素、高热量、易消化饮食。对于神志不清、病情危重者,需禁食,给予肠内或肠外营养。

(7)消除导致颅内压继续增高的因素 绝对卧床休息,保持患儿安静,必要时使用镇静剂;保持大小便通畅,必要时使用开塞露。护士要集中施行治疗、护理操作,动作宜轻柔,减少不良刺激。如吸痰时应选择粗导管、低负压,操作时动作轻快,避免加重缺氧。

(8)加强基础护理 加强皮肤及口腔护理,保持皮肤清洁、干燥;定时翻身,以防发生压力性损伤。同时,要防止坠床等意外发生。当头部亚低温时,使用透明敷料、泡沫敷料保护双耳和骨突处皮肤不被冻伤。

【出院指导】

(一)自我监测

指导家长密切注意患儿的不适主诉,积极治疗原发病。

(二)用药指导

指导家长遵医嘱给患儿服药,并观察有无相应的副作用。

(三)定期复诊

根据医嘱定期至门诊复诊。

第八节 昏迷护理常规

【概 述】

昏迷指患儿深度、持久的意识丧失,与之讲话及给予感官和物理刺激均不能被唤醒。

【治疗原则】

1. 病因治疗。
2. 对症处理。
3. 消除脑水肿。

【护 理】

一、一般护理

参见儿内科一般护理常规。

二、与本病相关的主要护理

1.评估要点

(1)健康史及相关因素　了解既往史、外伤史、毒物接触史。对于平素健康而突然发生昏迷者,应详细了解有无服毒、服药或者接触有害(毒)物质的可能。询问昏迷是否是首发症状或在疾病过程中逐渐发生,以及伴随的症状。注意年龄、季节、发病现场、周围环境。

(2)症状、体征　评估患儿昏迷程度,肢体动作及伴随症状;评估各种生理和病理反射,注意瞳孔及生命体征变化。

(3)并发症　并发症包括坠积性肺炎、压力性损伤、颅内高压综合征。

(4)辅助检查　了解血糖、尿糖、尿酮体、血气、电解质、血氨、肝肾功能、血清酶、胸片、脑脊液检验等结果,以及心电图、脑电图、脑超声、头颅CT、MRI、脑血管造影、血生化、毒物检查等特殊检查结果。

(5)心理和社会支持状况　评估家长的心理反应,以及家庭经济状况。

2.主要护理措施

(1)急救处理

1)保持呼吸道通畅　清除患儿鼻咽部分泌物或异物,保持呼吸道通畅。若无禁忌证,则取侧卧位,或去枕平卧头侧位。

2)氧疗　根据病情给予不同方式的氧疗或呼吸支持。

3)安全管理　对于躁动者,应加强防护,拉好床栏,必要时使用保护带,防止坠床与造成其他损伤。

4)保护脑功能　给予头部降温,避免低血糖,纠正脱水,维持水、电解质和酸碱平衡。

5)对症处理　积极治疗原发病。对于颅内感染,需控制感染,抗炎,降低颅内压;对于低血糖性昏迷,需立即静脉输注葡萄糖;对于酮症酸中毒所致昏迷,需扩容补液,控制血糖;对于甲基丙二酸血症所致昏迷,需限制蛋白质摄入并立即肌内注射维生素 B_{12} 和 L-肉碱;对于尿素循环障碍所致昏迷,需静脉滴注精氨酸;对于中毒引起的昏迷,给予针对性的解毒措施;对于颅内出血、肿瘤或颅脑损伤所致昏迷,在内科治疗的同时请外科介入治疗。

(2)常规护理

1)保暖　长期昏迷的患儿机体抵抗力较低,要注意给患儿保暖,防止受凉、感冒。

2)预防坠积性肺炎　无论患儿取何种卧位,都要使其面部转向一侧,以利于呼吸道分泌物的引流;当患儿有痰或口中有分泌物和呕吐物时,要及时吸出;每次翻身变换体位时,要轻叩患儿背部,以防坠积性肺炎的发生。

3)饮食管理　应给予高热量、易消化的流质饮食;对于不能吞咽者,给予鼻饲。每次鼻饲量根据患儿体重而定,每4～6h一次。鼻饲期间应观察腹部体征,有无腹胀。加强患儿所用餐具的清洗、消毒。

4)预防压力性损伤　定时翻身,一般每2h翻身一次。受压部位预防性贴皮肤保护膜,定时进行压力性损伤评分,保持衣服、床单清洁、干燥。

5)预防便秘　给予富含纤维素的食物,每日早晚给患儿按摩腹部。对于3天未排便者,使用开塞露帮助排便。

6)预防泌尿系感染　做好留置导尿管的护理,每 4h 松开导尿管放尿一次;做好尿道口护理;注意无菌操作,防止尿液反流造成泌尿系感染。

7)预防结膜、角膜炎　对于眼睛不能闭合者,可涂用抗生素眼膏并加盖湿纱布,以防结膜、角膜炎的发生。

8)肢体功能锻炼　将肢体置于功能位,定时进行肢体的被动运动,防止关节僵硬、肌肉萎缩。

9)严密观察病情变化　每班进行昏迷评分。密切观察意识、神志、瞳孔、面色、体温、脉搏、呼吸、血压、出汗、大小便等情况,注意高热、抽搐、瘫痪、呕吐、出血、黄疸等并发症情况。做好各项记录,随时与医师联系。

10)心理支持　向家长解释病情、预后、治疗护理方法、检查方法,以取得家长的配合。

3. 并发症护理

(1)坠积性肺炎　表现为发热、咳嗽、气促、呼吸困难等,X 线检查可见肺纹理增粗,或斑片状阴影,可伴有肺不张。以预防为主,一旦发生坠积性肺炎,应加强胸部物理治疗,如翻身、叩背、雾化吸入、吸痰;给予药物消炎、祛痰等治疗,必要时行纤维支气管镜下灌洗治疗。

(2)压力性损伤　重在预防,如勤翻身,使用设备减小压力,避免潮湿,加强营养等。1 期、2 期处理:解除局部受压,改善局部血运,消除危险因素,避免疾病进展;3 期及以上处理:保护创面,必要时清洁创面,预防感染,去除坏死组织,促进肉芽组织生长。

(3)颅内高压　表现为剧烈头痛、喷射性呕吐、视神经乳头水肿(颅内压增高三主征);前囟隆起,张力增高;无其他原因的高血压(血压＞年龄×2＋100)。具体参见病毒性脑炎护理常规。

【出院指导】

(一)自我监测

向家长传授一些疾病相关知识,如患儿发生急性昏迷时的紧急处理方法、正确的体位、如何防止意外损伤,并尽快送患儿到医院抢救。对于躁动不安的患儿,应防止坠床、摔伤等意外发生。

(二)用药指导

遵医嘱给患儿服药,并观察有无相应的副作用。部分药物要定时监测血药浓度。

(三)饮食指导

加强营养,进食富含维生素、高热量、易消化的食物,少食多餐,耐心喂养,注意饮食卫生。根据患儿的摄食、吞咽和消化能力制作相应的食物类型。

(四)心理护理

为家长提供心理支持,使家长做好长期治疗和康复的心理准备。

(五)休息与活动

将卧床的患儿置于功能位,指导家长定时进行肢体按摩和被动运动,做好皮肤护理,防止发生压力性损伤。定时到专业机构进行康复训练。防止发生各种感染。

(六)定期复诊

遵医嘱定时到门诊复查并进行相关的检查,了解患儿的康复情况。

附录

昏迷评分

格拉斯哥(Glasgow)昏迷评分法根据刺激所引起的反应来综合评价意识。该方法简单易行,与病情变化的相关性较好,比较实用。使用时将检查睁眼、语言和运动三个方面的反应结果分值相加,总分为15分,最低分为3分,分值越低说明意识障碍越重,总分<8分常表现为昏迷(见下表)。

格拉斯哥(Glasgow)昏迷评分法

功能测定	年龄<1岁	年龄≥1岁	评分
睁眼反应	自发	自发	4
	声音刺激时	语言刺激时	3
	疼痛刺激时	疼痛刺激时	2
	刺激后无反应	刺激后无反应	1
最佳运动反应	自发	服从命令动作	6
	因局部疼痛而动	因局部疼痛而动	5
	因疼痛而屈曲回缩	因疼痛而屈曲回缩	4
	因疼痛而呈屈曲反应(似去皮质强直)	因疼痛而呈屈曲反应(似去皮质强直)	3
	因疼痛而呈伸展反应(似去大脑强直)	因疼痛而呈伸展反应(似去大脑强直)	2
	无运动反应	无运动反应	1

功能测定	0~23个月	2~5岁	>5岁	评分
最佳语言反应	微笑,发声	适当的单词,短语	能定向说话	5
	哭闹,可安慰	词语不当	不能定向说话	4
	持续哭闹,尖叫	持续哭闹,尖叫	语言不当	3
	呻吟,不安	呻吟	语言难以理解	2
	无反应	无反应	无说话反应	1

第九节　急性中毒护理常规

【概　述】

急性中毒指具有毒性作用的物质,通过不同途径进入人体,损害组织和器官的生理功能或结构,从而产生一系列症状和体征,甚至危及生命。

【治疗原则】

1.迅速脱离中毒环境,并清除未被吸收的毒物,防止毒物进一步被吸收。

2.迅速判断生命体征,并及时处理危及生命的情况。

3.及时清除已吸收的毒物。

4.解除毒物的毒性。

5.对症支持治疗,处理并发症。

6.一旦明确诊断,应尽快使用特效解毒剂,给予对症治疗。

【护　理】

(一)一般护理

参见儿内科一般护理常规。

(二)与本病相关的主要护理

1.评估要点

(1)健康史及相关因素　详细询问发病经过,摄入或接触毒物的时间、毒物名称等。如已明确为何种毒物中毒,则需了解服用时间、剂量、发病时间、主要表现及经过何种处理。

(2)症状、体征　评估患儿意识状态、瞳孔大小,有无震颤、麻痹及病理反射等。检查皮肤黏膜有无发绀、黄疸、潮红、口腔有无腐蚀现象。密切监测脉搏、心率、心律、血压,呼吸是否规律,呼出气味有无异常。同时检查衣服或皮肤上以及口袋中是否留有毒物。

(3)辅助检查　送检患儿呕吐物(或胃内洗出液)、血、尿、大便等标本。

(4)心理和社会支持状况　评估家长对中毒后果的认知程度,了解患儿及家长的心理状态,有无恐惧和焦虑情绪。评估家长角色是否称职,是否具备一定的安全防护知识。评估家庭经济状况及环境等。如为年长患儿,应向家长、老师、同学了解患儿近期生活、学习是否有异常表现,情绪有无变化等。

2.主要护理措施

(1)急救处理

1)脱离染毒环境

2)迅速去除毒物　①清洁皮肤。对于经皮肤中毒者,立即脱去其外衣,并根据毒物性质采取相应的皮肤冲洗方法。②毒物溅入眼内,立即用清水或生理盐水冲洗。③对于口服中毒者,采取以下处理措施。(a)催吐:适用于食入毒物 4～6h 内,患儿神志清楚、年龄较大且合作的,禁忌证为昏迷、惊厥、食入腐蚀性毒物、休克、严重心脏病、肺水肿、主动脉瘤、最近有上消化道出血或食管胃底静脉曲张病史。(b)洗胃:洗胃的原则是越早越好,建议 1h 内洗胃;对于胃排空障碍者,可延长至 4～6h。如患儿就诊时间已超过 6h,酌情考虑洗胃。当毒物性质不明时,可用温生理盐水洗胃,常规给予牛奶、豆浆、蛋清等护胃;如为强酸、强碱中毒,切勿洗胃,以防发生胃穿孔;对于油剂中毒或昏迷者,洗胃可能引起吸入性肺炎,应特别谨慎,建议在建立气道保护的基础上洗胃。(c)使用吸附剂:活性炭是一种安全有效、能减少毒物从胃肠道吸收入血的清除剂,但肠梗阻者禁用。国外文献报道服毒 1h 内给予活性炭治疗有意义,口服剂量是 1g/kg,临床上在洗胃后从胃管灌入活性炭。(d)导泻:对于口服毒物 6h 以上者,可采用 50%硫酸镁溶液导泻。强酸、强碱中毒者及严重腹泻患儿禁用。(e)灌肠:对于误服毒物时间较长者,可行灌肠,常使用生理盐水,将毒物从消化道清除。④对于吸入中毒者,立即撤离现场,给予吸入新鲜空气或氧气,保持呼吸道通畅。⑤及时留取各种标本进行毒物鉴定,并送检血液及尿液等标本。

3)促进已吸收毒物的排泄 鼓励患儿多饮水;给予静脉补液,必要时使用利尿剂;根据病情进行血液净化治疗,加速毒物排出;对于有肾功能不全者,采用透析疗法进行治疗。

4)解除毒物的毒性 使用化学中和、特效解毒剂等来阻滞毒物的吸收;通过输液、腹膜透析等来促进毒物的排泄。

5)严密观察病情并及时处理 ①观察患儿神志、呼吸和循环状态,监测生命体征,记录体温、呼吸、脉搏、血压、瞳孔及神志等变化。记录中心静脉压及出入量等。观察使用解毒剂后患儿的反应及可能产生的副作用。②保持呼吸道通畅,及时清除呼吸道分泌物,尤其是有机磷农药中毒患儿,分泌物特别多,必要时行气管插管。③施行氧气疗法。氧疗不仅是一种对症处理方法,还是一种治疗手段。高压氧疗是一氧化碳中毒的特殊治疗方法。但个别毒物除外,如百草枯中毒,常规吸氧会加重病情。④做好心电监护,及早发现心脏损害,及时对症处理。

⑤维持水及电解质平衡 迅速建立静脉通道,根据医嘱进行静脉输液,注意观察患儿皮肤、黏膜的弹性、呕吐、腹泻情况,以及尿量的变化。

(2)常规护理

1)饮食管理 在病情允许情况下,尽量鼓励患儿进食,饮食应为高蛋白、高碳水化合物、富含维生素的无渣食物;对于腐蚀性毒物中毒者,应早期给予乳类等流质。

2)口腔护理 对于吞服腐蚀性毒物者,应特别注意口腔护理,密切观察口腔黏膜变化。

3)皮肤护理 对于昏迷者,须做好皮肤护理,防止压力性损伤的发生;如有皮肤溃疡及破损,应及时处理,预防感染。

4)对症护理 对于高热者,采用物理降温等措施;对于体温低者,注意保暖;对于留置导尿者,按相关护理常规进行护理等。

【出院指导】

(一)安全宣教

加强对幼儿的宣教,提高防范意识。普及防毒知识,讲解中毒急救知识。提高家长的饮食卫生意识,防止食物中毒。做好家庭用药管理,药物放在患儿不易获取的地方。在农村,做好农药管理,不可饮料瓶中存放农药。

(二)饮食指导

注意营养,进食富含维生素、高热量、易消化的食物,注意饮食卫生。教育儿童不食用来历不明的饮料、食物,外出不随便摘吃野果。

(三)心理护理

了解中毒的具体原因,根据患儿不同的心理特点给予心理指导。树立青春期儿童正确的世界观、人生观。

第十节　溺水护理常规

【概　述】

溺水指儿童在游泳或失足落水时发生的意外伤害,呼吸道被水、泥沙、杂草等杂质堵塞,引起通气换气功能障碍,反射性使喉头痉挛而缺氧、窒息,造成血流动力学及血液生化改变的状态。严重者可危及生命或导致遗留永久性脑损伤。

【治疗原则】

1. 现场急救,尽早行心肺复苏,保持呼吸道通畅,亚低温治疗保护脑组织。
2. 密切观察病情变化,给予对症治疗。

【护　理】

(一)一般护理

参见儿内科一般护理常规。

(二)与本病相关的主要护理

1. 评估要点

(1)健康史及相关因素　了解溺水的时间、地点、水源性质(如淡水、海水、粪水等),获救时意识状态,有无自主呼吸。

(2)症状、体征　评估神志、脉搏、血压、瞳孔大小、对光反射、体温、皮肤、黏膜等情况,有无自主呼吸。注意头部、心脏、肺、腹部及四肢情况。

(3)并发症　并发症包括吸入性肺炎、脑水肿。

(4)辅助检查　了解血气分析结果及电解质变化情况。

(5)心理和社会支持状况　评估家长的心理承受能力,对疾病发生、发展及预后的认知程度。

2.主要护理措施

(1)急救处理

1)现场抢救 患儿被救上岸后应立即倾倒呼吸道积水,迅速恢复自主呼吸和心跳。

2)医院内救护 经现场初步处理后应迅速转送至附近医院进一步救治,在转送途中仍需继续监护和救治。

3)安置体位 迅速将患儿安置于抢救室,换下湿衣裤,盖被保暖。

4)维持呼吸功能 开放气道,保持呼吸道通畅。对于尚有自主呼吸的淹溺者,给予高流量吸氧;如氧疗无效,淹溺者出现意识水平下降,或发生心搏骤停,则考虑早期气管插管,并给予正压通气。由于肺水肿,肺顺应性低,通常设置较高呼气末正压,一般为 $5\sim10cmH_2O$。对于污水淹溺者,除进行常规抢救外,还应尽早实施经支气管镜下灌洗。

5)维持循环功能 对于无心跳者,继续进行胸外心脏按压,可经静脉及气管给予肾上腺素。对于心跳已恢复者,做好血压、脉搏、呼吸等心电监测,观察有无心室颤动存在,如有心室颤动,可采用电除颤或药物除颤。遵医嘱使用血管活性药物,以维持血压稳定。

6)对症治疗 ①纠正血容量:《淹溺急救专家共识》指出,大多数淹溺者会出现低血容量,不管是海水淹溺还是淡水淹溺,其对人的电解质影响很小。但如果低血压不能被纠正,那么均应快速进行生理盐水补液。②处理肺水肿:给予吸氧,必要时行 PEEP 支持治疗。③防止发生脑水肿:对于有脑水肿者,遵医嘱应用20%甘露醇溶液快速静脉滴注,同时头部应用冰帽降温。对于有抽搐者,及时给予地西泮、苯巴比妥、水合氯醛等止痉。④纠正酸中毒及水、电解质紊乱:如患儿出现代谢性酸中毒,可调节呼吸机参数,不推荐常规使用碳酸氢钠溶液。⑤防止发生感染:如患儿淹溺在污水中,则预防性使用抗生素;如明确有感染,则应用广谱抗生素。⑥及时处理其他并发症,如骨折等。⑦一旦患儿病情稳定,即恢复自主呼吸,尽早行高压氧脑康复治疗。

(2)病情观察 ①严密观察患儿的神志,呼吸频率、深度,并判断呼吸困难的程度。观察有无咳痰,注意痰的颜色、性质,听诊肺部啰音及心率、心律情况,测量血压、脉搏、血氧饱和度。观察瞳孔反射、角膜反射及肌张力变化,如有异常,应及时报告医师。②保持呼吸道通畅,对于有气道堵塞的患儿,及时清理异物和呼吸道分泌物。在机械辅助通气期间,如患儿使用较高的 PEEP 时,不宜频繁吸痰;通常使用密闭式吸痰管,避免断开呼吸机。③注意观察尿的颜色、量、性质,准确记录尿量;了解血气分析及电解质报告。④严格、正确执行医嘱,准确控制输液滴速,并观察药物的疗效及副作用。

3.并发症护理

(1)吸入性肺炎 保持呼吸道通畅,及时清除呼吸道分泌物。在紧急情况下,应立即给予高浓度氧吸入或气管插管,使用纤维支气管镜或气管插管将异物吸出,用拍背、吸痰、雾化等方法去除肺部分泌物。

(2)脑水肿 抬高床头 $30°$,有利于脑静脉血回流。根据病情采用不同的吸氧方式,改善脑细胞缺氧,限制液体摄入,准确记录出入量。观察有无头痛、呕吐、躁动、抽搐等症状,并给予对症处理。观察有无意识障碍突然加重、双侧瞳孔不等大、呼吸变慢而深沉、抽泣样呼吸或骤停、血压升高、心率缓慢等脑疝的表现,如有,应及时处理。

【出院指导】

(一)自我监测

指导家长掌握一定的安全防护知识,切实做好儿童监护。

(二)心理护理

了解溺水的具体原因,根据患儿不同的心理特点给予心理指导。

(三)定期复诊

遵医嘱定时到门诊复查,并进行相关的检查,了解患儿的康复情况。

第十一节 异物护理常规

【概　述】

异物可以是任何物质,只要其体积大小适当,被儿童吞入消化道,或吸入呼吸道,或塞入耳道、鼻腔、直肠、膀胱或阴道内,按异物位置、梗阻程度、异物性质不同,引起不同的组织反应而出现各种症状,临床上常表现为梗阻、穿孔和刺激征。

【治疗原则】

1.根据不同部位的异物存留,选择合适的急救措施。
2.密切观察病情变化,给予对症治疗。

【护　理】

(一)一般护理

参见儿内科一般护理常规。

(二)与本病相关的主要护理

1. 评估要点

(1)健康史及相关因素　往往有异物吸入、吞入或放入史。不同部位的异物存留往往有特定的临床表现,详细的检查有助于诊断。

(2)症状、体征　不同部位的异物存留有特定的临床表现。①外耳道异物:可有耳痛、耳鸣或听力障碍。②鼻腔异物:多有一侧性鼻塞、鼻涕带血含脓、有臭气。异物多嵌顿于下鼻甲与鼻中隔之间。③咽、食管异物:颈部可有肿胀、压痛,可有咽痛、吞咽困难、唾液外溢等。在存留较大异物时,可出现呼吸困难。④气管异物:可出现刺激性咳嗽、吸气性呼吸困难、声音嘶哑及气喘喉鸣等,可听到"拍击音"或突然发生窒息,可直接行喉镜或支气管镜检查。⑤支气管异物:常表现为阵发性痉挛性咳嗽。⑥胃肠道异物:大多不引起任何症状,能顺利地由肠道经肛门排出。少数带有棱角或尖刺的异物可引起腹痛、肠道出血等。⑦直肠异物：可引起便秘症状，肠壁损伤可引起直肠出血。直肠指检可以发现异物，检查者有时可用手指将其挖出。⑧软组织异物：可有触痛或压迫症状，位置表浅者可扪及。

（3）并发症　并发症包括气道梗阻、窒息、消化道出血、消化道穿孔。

（4）辅助检查　了解 X 线透视和摄片、内镜检查结果。

（5）心理和社会支持状况　评估家长对意外事件的了解程度、家长的心理状况，有无恐惧和焦虑情绪，是否具备一定的安全防护知识。评估家庭经济状况及环境等。

2. 主要护理措施

（1）急救处理

1）外耳道异物　①如为细小的异物，可用生理盐水将其冲洗出来。②如为圆球形的异物，可用小钩从异物后钩出。切勿用镊子夹取，以免将异物推向深部。③如为昆虫，先在黑暗处将电筒放在耳边，使虫子见光爬出；如无效，可将乙醇滴入耳内，使其溺死，再用耳镊取出。

2）鼻腔异物　用手指压紧无异物的鼻孔，用力擤鼻。无效时：①取平卧头低位。②将 0.1％肾上腺素溶液滴入患侧鼻腔。③如为圆形、质硬异物，用一弯钩自前鼻孔伸入，经异物上方伸至异物后面，然后向前钩出。此外，也可将回形针拉开，将小回开口处捏合，手持大回，用小回伸入鼻腔钩取异物。④如有黏膜肿胀和溃疡，取异物后用 1％呋麻滴鼻剂滴鼻腔。

3）咽异物　①咽部喷 1％丁卡因溶液进行表面麻醉。②喉镜下用长弯钳钳取。③如为尖锐的异物，钳取后应用抗生素。④喉、气管、支气管异物致突发窒息，须采取以下紧急处理措施。（a）叩背、胸部挤压法。该方法适用于年龄<1 岁的患儿，分以下四步。（ⅰ）患儿背部朝上，头低于肩线，注意不应呈倒立位。用右手掌根部冲击患儿肩胛骨之间 4～5 次，方向向前、向下。（ⅱ）患儿面部朝上，用右手示指、中指冲击患儿胸骨下段 4～5 次，方向同上。（ⅲ）清除患儿口鼻部的异物或分泌物。（ⅳ）如患儿无呼吸，应立即给予复苏（面罩加压吸氧）。上述四步循环 4～5 次，若无效，则给予复苏皮囊加压吸氧。（b）Heimlich 手法，即横膈下腹部挤压法，以解救儿童完全性上呼吸道阻塞。该挤压法可增加胸腔内压，产生人工催咳，迫使气体及异物从气道内排出。该方法适用于神志仍清醒的患儿。（ⅰ）站于患儿背后，用双臂从患儿腋下围抱住胸部。将一只手握成拳头，拇指侧对着患儿的腹部中线脐的稍上方，正好在剑突的下面。（ⅱ）用另一只手握住这个拳头，施行 5 次快速的冲压，注意不要碰到剑突或肋骨的下缘，以免伤及内脏器官。（ⅲ）冲压应是间断的、确切的动作，以排出异物，解除阻塞；冲压应连续进行直到异物排出。（c）挤压腹部法。该方法适用于年龄>1 岁、神志不清的患儿。（ⅰ）患儿平卧，抢救者面对患儿，一只手置于另一只手上，将下面一只手的掌根置于患儿脐与剑突之间，用身体重量快速向上冲击患儿的腹部直到异物排出，注意防止损伤肝脏。（ⅱ）检查患儿口腔，清除其内的分泌物或异物。（ⅲ）对于无自主呼吸者，给予复苏皮囊加压呼吸。（d）备好气管插管用物，协助气管插管。（e）若上述处理仍未解除窒息，备好气管切开包。（f）在紧急情况下，经家长同意，可用大号针头穿刺环甲膜，以争取时间。（g）如异物为液体凝胶类，应立即行电动吸引。（h）保持静脉通道通畅，以便使用药物。

4）气管、支气管异物　如无窒息，可采取以下处理措施：①避免剧烈活动、剧烈哭吵；避免雾化吸入；避免剧烈咳嗽；避免肺部叩击、吸痰。②尽早行 X 线胸透或摄片。③抽血，进行凝血谱、乙肝三系、HIV 抗体测定。④纤维支气管镜、气管镜术前禁食、禁饮 4～6h，术前半小时肌内注射地西泮 0.1~0.3mg/kg、阿托品 0.01~0.03mg/kg。

5）食管异物　①食管镜直视下将异物取出。②禁止用吞咽食物的方法将异物推下或用手指盲目挖取。③如为尖锐的异物，已发生局部感染的，先使用抗生素，再行手术。

6）胃肠道异物　①照常进食，检查排出的粪便有无异物。②对停留在某一部位达 5 天而毫无移动的或并发胃肠道穿孔、梗阻或溃疡出血的，行手术取出。

7）直肠异物　①直肠内注入植物油，使其自行排出。②肛门镜直视下取出异物，如为嵌塞性异物，扩张肛门括约肌后钳取。

（2）观察要点

1）外耳道异物　①观察有无耳鸣、耳痛、听力减退、昆虫爬行骚动感；②观察外耳道和黏膜有无损伤或炎症。

2）鼻腔异物　①观察有无一侧鼻塞，鼻涕带血含脓，有臭气。阻塞严重的，有无头昏、头痛等鼻窦炎症状。②观察鼻前庭有无红肿及脓血性分泌物。③观察鼻黏膜有无肿胀及溃疡。

3）咽异物　①观察有无吞咽困难、疼痛及咽部异物感。②如为鱼刺类异物，观察有无刺伤咽部而并发感染症状，如疼痛加剧、发热、颈部肿胀和压痛等。③如为尖锐的异物，需观察有无脓肿形成。

4）喉、气管、支气管异物　①观察面色、口唇有无发绀，有无呼吸暂停、吸气性呼吸困难、三凹征、喉鸣、声音嘶哑、吞咽困难及咯血症状。②有无阵发性强烈的咳嗽、憋气、呕吐等症状，并与身体活动的关系。③观察有无异物刺激和感染引起的炎症反应，如分泌物增多、咳嗽加重或出现高热等。④钳取异物后，观察有无喉水肿合并症，一旦出现合并症，予镇静、激素、抗生素治疗。

5）食管异物　①观察有无咽下困难、咽下疼痛及异物横于食管感；有无唾液增多现象。②观察体温、颈部有无肿胀。③观察有无食管穿孔并发症，如疼痛加剧。

6）胃肠道异物　①观察腹痛部位和性质，有无腹膜刺激征，有无呕血、便血。②在每次排出的粪便中查找异物，直至找到。

7）直肠异物　①观察有无便秘及便血。②查找粪便有无异物。

3.并发症护理

（1）气道梗阻　患儿突然出现呼吸困难、明显气急；可有鸡鸣、犬吠样喘鸣音；口唇、面色发绀或苍白；神志不清甚至昏迷。一旦出现，可采用 Heimlich 手法、纤维支气管镜、环甲膜穿刺、气管切开等方法取出异物，并密切观察生命体征。

（2）消化道出血、穿孔　表现为腹痛、呕血、黑便、腹膜炎。应严密观察生命体征，禁食，侧卧位或头偏向一侧，以防发生窒息；请外科紧急处理，并做好术前相关准备。

【出院指导】

（一）自我监测

指导家长掌握一定的安全防护知识，对 3 岁以下儿童加强监护。小儿进食或口含物体时不可逗乐、责骂或说话，也不要乱跑乱跳，以免吸气时异物进入气道。不要给小儿可能吸入或吞下的物品作为玩具。

(二)饮食指导

选择与婴幼儿年龄相符的食物,如 3 岁以下小儿吞咽和咀嚼功能未成熟,不能给予花生、瓜子、豆类以及其他较硬或带壳的食物,以免误吸;不能食用果冻类易致窒息的食物。

参考文献

[1]崔焱,仰曙芬.儿科护理学.6 版.北京:人民卫生出版社,2017.

[2]封志纯,洪小杨.儿童重症医学.3 版.北京:军事医学科学出版社,2015.

[3]封志纯,祝益民,肖昕,等.实用儿童重症医学.北京:人民卫生出版社,2012.

[4]江载芳,申昆玲,沈颖.诸福棠实用儿科学.8 版.北京:人民卫生出版社,2015.

[5]王卫平,孙锟,常立文.儿科学.9 版.北京:人民卫生出版社,2018.

[6]张波,桂莉.急危重症护理学.4 版.北京:人民卫生出版社,2017.

[7]赵正言.实用儿科护理.北京:人民卫生出版社,2009.

[8]郑显兰.儿科危重症护理学.北京:人民卫生出版社,2015.

缩写词表

（按英文字母排序）

缩写词	英文全称	中文全称
AA	aplastic anemia	再生障碍性贫血
ACOG	American College of Obstetricians and Gynecologists	美国妇产科医师学会
ACTH	adrenocorticotrophic hormone	促肾上腺皮质激素
AFP	α-fetoprotein	甲胎蛋白
AGC	atypical glandular cell	非典型腺细胞
AGN	acute glomerulonephritis	急性肾小球肾炎
AID	artificial insemination with donor's semen	供精人工授精
AIH	artificial insemination with husband's semen	夫精人工授精
AIS	adenocarcinoma in situ	原位腺癌
ALG	antilymphocyte globulin	抗淋巴细胞球蛋白
APTT	activated partial thromboplastin time	活化部分凝血活酶时间
ASC-H	atypical squamous cell cannot exclude high-grade squamous intraepithelial lesion	不排除高度鳞状上皮细胞内病变细胞
ASC-US	atypical squamous cell of undetermined significance	意义不明的非典型鳞状上皮细胞
ATG	antithymocyte globulin	抗胸腺细胞球蛋白
AUB	abnormal uterine bleeding	异常子宫出血
AVP	vasopressin	加压素
BV	bacterial vaginosis	细菌性阴道病
CA	carbohydrate antigen	糖类抗原
Ccr	creatinine clearance rate	肌酐清除率
CIN	cervical intraepithelial neoplasia	宫颈上皮内瘤变
CPAP	continuous positive airway pressure	持续气道正压通气
CRF	chronic renal failure	慢性肾功能衰竭
CRP	C-reactive protein	C反应蛋白
CT	computed tomography	计算机体层成像

续表

缩写词	英文全称	中文全称
CTA	computed tomography angiography	计算机体层血管成像
DET	discolouration, erosion/ulceration, tissue overgrowth	变色,侵蚀/溃疡,组织增生
DIC	disseminated intravascular coagulation	弥散性血管内凝血
DIE	deep infiltrating endometriosis	深部浸润型子宫内膜异位症
DNA	deoxyribonucleic acid	脱氧核糖核酸
DSA	digital subtraction angiography	数字减影血管造影
DVT	deep venous thrombosis	深静脉血栓形成
ECMO	extracorporeal membrane oxygenation	体外膜氧合
EDTA	ethylenediaminetetraacetic acid	乙二胺四乙酸
EN	enteral nutrition	肠内营养
FiO_2	fractional concentration of inspired oxygen	吸入气氧浓度
FLACC	face, legs, activity, crying, consolability	表情、肢体运动、活动、哭泣、可安慰性
FPG	fasting plasma glucose	空腹血糖
G-6-PD	glucose-6-phoshate dehydrogenase deficiency	葡萄糖-6-磷酸脱氢酶缺乏症
GCS	Glasgow Coma Scale	格拉斯哥昏迷量表
GDM	gestational diabetes mellitus	妊娠期糖尿病
GER	gastroesophageal reflux	胃食管反流
GnRH-a	gonadotropin-releasing hormone-agonist	促性腺激素释放激素激动剂
HbA1c	glycosylated hemoglobin	糖化血红蛋白
HCG	human chorionic gonadotropin	人绒毛膜促性腺激素
HHHFNC	heated humidified highflow nasal cannula	加温湿化高流量鼻导管通气
HIE	hypoxic ischemic encephalopathy	缺氧缺血性脑病
HIV	human immunodeficiency virus	人类免疫缺陷病毒
HLH	hemophagocytic lymphohistiocytosis	噬血细胞性淋巴组织细胞增生症
HP	helicobacter pylori	幽门螺杆菌
HPS	hemophagocytic syndrome	噬血细胞综合征
HPV	human papilloma virus	人乳头状瘤病毒
HSP	Henöch-Schönlein purpura	过敏性紫癜
ICP	intrahepatic cholestasis of pregnancy	妊娠期肝内胆汁淤积症
ICU	intensive care unit	重症监护病房

缩写词	英文全称	中文全称
ITP	immune thrombocytopenia	免疫性血小板减少症
IVF-ET	in vitro fertilization and embryo transfer	体外受精-胚胎移植
IVP	intravenous pyelography	静脉肾盂造影
JIA	juvenile idiopathic arthritis	幼年特发性关节炎
KD	Kawasaki disease	川崎病
LNG-IUS	levonorgestrel-releasing intrauterine system	左炔诺孕酮宫内缓释节育系统
LSIL	low-grade squamous intraepithelial lesion	低级别鳞状上皮内病变
MCLS	mucocutaneous lymph node syndrome	黏膜皮肤淋巴结综合征
MDT	multidisciplinary team	多学科会诊
MODS	multiple organ dysfunction syndrome	多器官功能障碍综合征
MRCP	magnetic resonance cholangiopancreatography	磁共振胰胆管成像
MRI	magnetic resonance imaging	磁共振成像
NEC	necrotizing enterocolitis	坏死性小肠结肠炎
NIPPV	nasal intermittent positive pressure ventilation	经鼻间歇正压通气
NO	nitric oxide	一氧化氮
NO_2	nitrogen dioxide	二氧化氮
NS	nephrotic syndrome	肾病综合征
NSAA	non-severe aplastic anemia	非重型再生障碍性贫血
NSRAS	The Neonatal Skin Risk Assessment Scale	新生儿皮肤风险评估量表
NST	non-stress test	无应激试验
OCT	oxytocin challenge test	催产素激惹试验
OGTT	oral glucose tolerance test	口服葡萄糖耐量试验
OHSS	ovarian hyperstimulation syndrome	卵巢过度刺激综合征
ORS	oral rehydration salt	口服补液盐
$PaCO_2$	arterial partial pressure of carbon dioxide	动脉血二氧化碳分压
PaO_2	arterial partial pressure of oxygen	动脉血氧分压
PCA	patient-controlled analgesia	患者自控镇痛
PDA	patent ductus arteriosus	动脉导管未闭
PEEP	positive end expiratory pressure	呼气末正压通气
PGDM	pre-gestational diabetes mellitus	糖尿病合并妊娠
PICC	peripherally inserted central venous catheter	经外周静脉穿刺中心静脉置管

续表

缩写词	英文全称	中文全称
PIP	peak inspiratory pressure	气道峰压
PPD	tuberculin purified protein derivative	结核菌素纯蛋白衍生物
PPHN	persistent pulmonary hypertension of the newborn	新生儿持续性肺动脉高压
PS	pulmonary surfactant	肺泡表面活性物质
PT	prothrombin time	凝血酶原时间
PVC	premature ventricular contraction	室性期前收缩
RCOG	Royal College of Obstetricians and Gynaecologists	英国皇家妇产科医师学会
RDS	respiratory distress syndrome	呼吸窘迫综合征
RR	respiratory rate	呼吸频率
SAA	severe aplastic anemia	重型再生障碍性贫血
SASP	salazosulfapyridine	柳氮磺胺吡啶
SBAR	situation，background，assessment，recommendation	现状,背景,评估,建议
SGOT	serum glutamic-oxaloacetic transaminase	血清谷草转氨酶
SGPT	serum glutamic-pyruvic transaminase	血清谷丙转氨酶
sIUGR	selective intrauterine growth restriction	选择性胎儿宫内生长受限
SLE	systemic lupus erythematosus	系统性红斑狼疮
SO_2	saturation of blood oxygen	血氧饱和度
SpO_2	percutaneous arterial oxygen saturation	经皮动脉血氧饱和度
STD	sexually transmitted disease	性传播疾病
T_3	triiodothyronine	三碘甲状腺原氨酸
T_4	thyroxine	甲状腺素
TAPS	twin anemia polycythemia sequence	双胎贫血-红细胞增多序列征
TCS	tethered cord syndrome	脊髓栓系综合征
TCT	thin-prep cytology test	液基薄层细胞学检查
TIVAP	totally implantable venous access port	完全植入式静脉输液港
TLS	tumor lysis syndorme	肿瘤溶解综合征
TOLAC	trial of labor after cesarean	剖宫产术后阴道试产
TORCH	toxoplasma， other viruses， rubellavirus，cytomegalovirus，herpes simplex virus	弓形虫、其他病毒、风疹病毒、巨细胞病毒、单纯疱疹病毒
TPN	total parenteral nutrition	全肠外营养
TSH	thyroid stimulating hormone	促甲状腺激素
TTTS	twin to twin transfusion syndrome	双胎输血综合征

续表

缩写词	英文全称	中文全称
TV	trichomonas vaginitis	滴虫阴道炎
UC	ulcerative colitis	溃疡性结肠炎
UPJO	ureteropelvic junction obstruction	肾盂输尿管连接部梗阻
UTI	urinary tract infection	尿路感染
VAS	Visual Analogue Scale	视觉模拟评分法
VBAC	vaginal birth after cesarean	剖宫产术后阴道分娩
VSAA	very severe aplastic anemia	极重型再生障碍性贫血
VVC	vulvovaginal candidiasis	外阴阴道假丝酵母菌病
WHO	World Health Organization	世界卫生组织